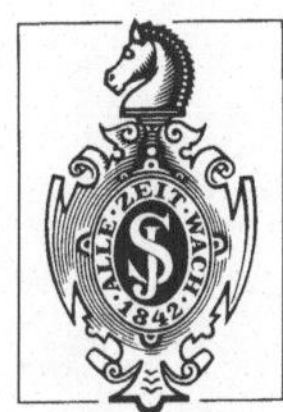
ALLE·ZEIT·WACH
1842
SJ

Thomas J. Vogl

Kernspintomographie der Kopf-Hals-Region

Funktionelle Topographie – klinische Befunde – Bildgebung – Spektroskopie

Unter Mitarbeit von
J. Balzer S. Dresel G. Grevers F. Peer
W. Steger C. Wilimzig

Mit 141 Abbildungen in 344 Einzeldarstellungen und 44 Tabellen

Springer-Verlag Berlin Heidelberg GmbH

Privatdozent Dr. med. Thomas J. Vogl
Radiologische Klinik Innenstadt
der Radiologischen Universitätsklinik München,
Ziemssenstraße 1, W-8000 München 2

Mitarbeiter

J. Balzer, S. Dresel, F. Peer, W. Steger, C. Wilimzig
Radiologische Klinik Innenstadt
der Radiologischen Universitätsklinik München,
Ziemssenstraße 1, W-8000 München 2

PD Dr. G. Grevers
Klinik und Poliklinik für HNO-Kranke
der Universität München, Klinikum Großhadern,
Marchioninistraße 15, W-8000 München 70

ISBN 978-3-662-08064-1

Die Deutsche Bibliothek – Cip-Einheitsaufnahme
Vogl, Thomas J.: Kernspintomographie der Kopf-Hals-Region: funktionelle Topographie – klinische Befunde – Bildgebung – Spektroskopie; mit 44 Tabellen / Thomas J. Vogl. Unter Mitarb. von J. Balzer…

ISBN 978-3-662-08064-1   ISBN 978-3-662-08063-4 (eBook)
DOI 10.1007/978-3-662-08063-4

Reproduktion der Abbildungen: Gustav Dreher, Württembergische Graphische Kunstanstalt GmbH, Stuttgart
Gesamtherstellung: Appl, Wemding
21/3130-543210. Gedruckt auf säurefreiem Papier

Geleitwort

Die Kernspintomographie hat weltweit in den letzten Jahren die bildgebende Diagnostik entscheidend beeinflußt. Bereits seit Beginn der ersten Gehversuche der Methode war die Kopf-Hals-Region in den Vordergrund des Interesses gerückt. Erkrankungen dieser Region gehören zu den Krankheitsbildern, die sich aufgrund ihrer vielfältigen klinischen Erscheinungen nicht einem einzigen Fachgebiet der Medizin zuordnen lassen. Von besonderem Interesse ist die bildgebende Diagnostik dieser Region für die HNO-Heilkunde, die Kieferchirurgie, die Neurochirurgie sowie die innere Medizin und die Onkologie. Die komplexen Krankheitsbilder stellen eine Herausforderung für viele klinische und theoretische Fachgebiete der Medizin dar.

Dieses Werk über die Einsatzmöglichkeiten der Kernspintomographie in der Kopf-Hals-Region setzt sich spezifisch mit der funktionellen Topographie, den klinischen Befunden, der Bildgebung wie auch der Spektroskopie auseinander. Ausgestattet mit reichhaltigem Bildmaterial und unter enger Korrelation zu anderen bildgebenden Verfahren soll dieses Werk einen breiten Leserkreis ansprechen, um vielen Kollegen den Einstieg in dieses Gebiet zu ermöglichen und die Einsatzmöglichkeiten der Kernspintomographie aufzuzeigen. Sämtliche Gebiete der Kopf-Hals-Region, die bildmäßig erfaßt werden können, werden besprochen und mit herausragendem Bildmaterial zur Darstellung gebracht. Der Autor hat sich in engster interdisziplinärer Zusammenarbeit mit vielen klinischen Kollegen über einen Zeitraum von 10 Jahren mit der Problemstellung auseinandergesetzt, wurde durch viele Fachgesellschaften anerkannt und mit dem Deutschen Röntgenpreis für seine Arbeit ausgezeichnet.

Durch die konsequente Gliederung nach Krankheitsbildern und die Darstellung der diagnostischen Möglichkeiten der Kernspintomographie wird dieses Buch zu einem echten Nachschlagewerk für den Radiologen wie auch den klinischen Fachkollegen.

Ich hoffe, daß diese erste Monographie meines Mitarbeiters Priv.-Doz. Dr. Thomas Vogl über die Anwendung der Kernspintomographie in der Kopf-Hals-Region weite Verbreitung finden und das Verständnis für Erkrankungen dieser Region als interdisziplinäre Aufgabe stärken wird.

München, August 1991 — Prof. Dr. Dr. Josef Lissner

Vorwort

Die Entwicklung der Diagnostik in der Kopf-Hals-Region hat in den letzten Jahren revolutionäre Veränderungen durch die Einführung neuer bildgebender Verfahren wie der Computertomographie und der Kernspintomographie erfahren. Die Verfügbarkeit dieser Methoden sowie deren zunehmende Komplexität erfordern ein neues Konzept in der diagnostischen Strategie der Kopf-Hals-Region.

Vor der breiten Einführung der Kernspintomographie war eine sorgfältige Korrelation der klinischen Ergebnisse zur effektiven Befundung erforderlich. Während der Entwicklungsphase wurden viele technisch-methodische Fortschritte gemacht, wie spezielle Untersuchungstechniken sowie die Anwendung von paramagnetischen Kontrastmitteln.

Auf dem Gebiet der Felsenbein- und Schädelbasistumoren ermöglicht die Anwendung der hochauflösenden bildgebenden Kernspintomographie dem Radiologen einen Dialog mit den HNO-Chirurgen und dem Neurochirurgen.

Neue Erkenntnisse der Kernspintomographie ermöglichen eine größere Auflösung im Weichteilgewebe zur Darstellung von Tumoren des Nasopharynx und der Nasennebenhöhlen.

Der Radiologe spielt zunehmend eine wichtigere Rolle in der Auswahl der besten diagnostischen und therapeutischen Möglichkeiten für die Erkrankungen der Speicheldrüsen. Mit Hilfe der Kernspintomographie kann heute exakt Lokalisation, Größe und Art einer Läsion der Glandula submandibularis und Glandula parotis bestimmt werden.

Die Regionen Oropharynx und Mundhöhle sind sehr gut zugänglich für Inspektion und Palpation. Die Kernspintomographie ist der Computertomographie überlegen bei Weichteilläsionen und bei der Erkennung von malignen Tumoren, insbesondere von Karzinomen. Das Problem der nativen Kernspintomographie liegt in der Überschätzung der Größe des Tumors in langen T2-gewichteten Sequenzen. Um die Wertigkeit der T1-gewichteten Sequenzen zu verbessern, wird das Kontrastmittel Gd-DTPA eingesetzt, das den Tumor-Muskel-Kontrast erhöht.

Für viele Regionen ist heute der Stellenwert der neuen bildgebenden Verfahren wie Kernspintomographie und magnetische Resonanzspektroskopie im Vergleich zu anderen bildgebenden Verfahren exakt definiert.

Der anhaltende technologische Fortschritt wird auch den Einsatz der Kernspinresonanzverfahren weiter entscheidend verbessern. Zusätzlich wird die Entwicklung neuer paramagnetischer Kontrastmittel die Diagnostik der Kopf-Hals-Region beeinflußen. Zukünftige Anstrengungen sind darauf ausgerichtet, Tumoren in möglichst frühen Stadien zu erfassen und das biologische Verhalten vorherzusagen. Um dieses Ziel zu erreichen, muß der Tumor lokalisiert und das Stadium der Erkrankung exakt vorhergesagt werden, damit die Strategie der Behandlungsmaßnahmen geplant werden kann.

Seit ihrer Einführung hat die Kernspintomographie zu einer revolutionären Verbesserung der klinischen Diagnostik geführt. Die folgenden Ausführungen sollen dem Leser einen Einblick in die vielfältigen Untersuchungstechniken und die Differentialdiagnostik in der Kopf-Hals-Region ermöglichen.

München, August 1991   Dr. Thomas J. Vogl

Inhaltsverzeichnis

1 Einleitung

1.1 Problemstellung und Zielsetzung

Bei steigenden Ansprüchen an die radiologische Diagnostik in der Kopf-Hals-Region wurden in den letzten Jahren immer häufiger die Grenzen der bislang zur Verfügung stehenden bildgebenden Verfahren aufgezeigt. Verfeinerte mikrochirurgische Operationstechniken sowie neue Möglichkeiten der Radio- und Chemotherapie stellen zunehmend höhere Ansprüche an die radiologische Diagnostik in dieser Körperregion. Die *computertomographischen* Untersuchungsverfahren erlauben zwar eine überzeugende Darstellung von Knochenstrukturen und deren Läsionen, die diagnostische Genauigkeit erfährt jedoch Einschränkungen durch eine ungenügende Weichteildifferenzierung. Moderne Applikationen der *Sonographie* können nur zum Teil diese Lücke schließen, insgesamt gesehen ist jedoch die zu erzielende topographische Information dieser Untersuchungsverfahren unzureichend.

Mit der Entwicklung des Kernresonanzexperiments bis hin zur Bildgebung muß die Frage geklärt werden, ob dieses Verfahren zu einer verbesserten Diagnostik in der Kopf-Hals-Region beitragen kann. Da entzündliche und traumatische Problemstellungen mit den etablierten Diagnoseverfahren sicher erfaßbar sind, konzentrierten wir unsere Bemühungen auf die Diagnostik tumoröser Läsionen. In einer einzigartigen Weise kann die Kernresonanz zur *Bildgebung* und simultan zu Stoffwechseluntersuchungen mittels *In-vivo-Spektroskopie* genutzt werden (Tabelle 1). Basierend auf der hervorragenden Weichteildifferenzierung und den multiplanaren Abbildungsmöglichkeiten wird ein Indikationsbereich für die bildgebende Kernspintomographie erarbeitet [156, 157, 161]. Während die Mehrzahl der Schnittbildverfahren

Tabelle 1. Schematische Darstellung der In-vivo-Einsatzmöglichkeiten der Kernspinresonanzverfahren

Bildgebende Kernspintomographie	In-vivo-Spektroskopie
Protonendichte	Häufigkeit des untersuchten Atomkerns
T1-Relaxationszeit (Spin-Gitter-Relaxationszeit)	Häufigkeit der Moleküle mit dem untersuchten Atomkern
T2-Relaxationszeit (Spin-Spin-Relaxationszeit)	T2-Relaxationszeit (Spin-Spin-Relaxationszeit) pH-Wert
Mit Ortsauflösung	Mit/ohne Ortsauflösung

auf der zweidimensionalen Darstellung von Schichtbildern in den 3 Raumebenen beruhen, ermöglichen neueste Entwicklungen in der Computertechnologie angewandte *dreidimensionale Darstellungen*.

Diese Technik ist für die chirurgischen Fachgebiete und für verschiedene klinische Disziplinen wichtig, da oft Schwierigkeiten bei der Umsetzung einer Serie von Schnittbildern in die dreidimensionale Topographie bestehen. Im Kopf-Hals-Bereich ist die dreidimensionale Darstellung von Läsionen besonders problematisch, da eine Vielzahl verschiedener Strukturen in dieser Region zur Darstellung kommen und die Läsionen zum Teil komplexe Infiltrationsverläufe aufweisen. Im Rahmen dieses Buches soll die diagnostische Aussagekraft einer speziell entwickelten dreidimensionalen Rekonstruktionstechnik vorgestellt werden, abhängig von Art und Lokalisation einer Läsion im Kopf-Hals-Bereich.

Eine weitere Verbesserung der diagnostischen Information konnte durch den Einsatz des neuen *paramagnetischen Kontrastmittels Gd-DTPA* erzielt werden, das die Relaxationszeiten T1 wie T2 verkürzt. Durch die notwendige intravenöse Applikation dieser Substanz wird allerdings der Vorteil der Nichtinvasivität der Kernspintomographie aufgehoben. Daher mußte geklärt werden, ob durch diese Substanz die morphologische und differentialdiagnostische Beurteilung von Raumforderungen verbessert werden kann. Während die bildgebende Kernspintomographie aufgrund der verbesserten Weichteildifferenzierung sowie der Möglichkeit der multiplanaren Schichtführung die höchste Sensitivität der bislang zur Verfügung stehenden Methoden zeigt, sind die Ergebnisse der Spezifität bisher unbefriedigend. Große Erwartungen werden in die Resultate der *In-vivo-Spektroskopie* bei hohen Feldstärken gesetzt. Die zu erzielenden Ergebnisse sollen Rückschlüsse auf Zusammenhänge zwischen den kernspintomographischen und den spektroskopischen Daten erlauben. Anhand präoperativer Untersuchungen und engmaschiger Verlaufskontrollen sollen die Ergebnisse dieser beiden Verfahren im Vergleich untersucht werden.

Dieses Buch stellt einen Versuch dar, folgende Fragestellungen zu beantworten:

Bildgebende Kernspintomographie (KST)

1. Entwicklung und Wertigkeit einer optimierten Untersuchungstechnik
2. Diagnostischer Stellenwert und Ersatz bildgebender Verfahren
3. Indikationen für das paramagnetische Kontrastmittel Gd-DTPA
4. Tumorspezifität der Kernspintomographie
5. Regionenspezifische Mehrinformation durch die Diagnostik mittels Kernspintomographie

In-vivo-^{31}Phosphorspektroskopie

6. Metabolische Information durch In-vivo-Untersuchungen

1.2 Einführung

1.2.1 Klinische Grundlagen

Das Spektrum der Kopf-Hals-Pathologie ist breit gefächert und reicht vom Gesichtsschädel, der Rhino- und Otobasis bis zu den Tumoren des Ösophagus und der Trachea. Nach 5 topographisch bedeutsamen Regionen gegliedert, sollen die für die Diagnostik relevanten klinischen Grundlagen vorgestellt werden.

Felsenbein und Kleinhirnbrückenwinkel

Die Diagnostik und Differenzierung von Tumoren der Schädelbasis und der hinteren Schädelgrube wurde durch Entwicklung audiologischer Testverfahren und neuer bildgebender Techniken entscheidend verbessert. Bei der differentialdiagnostischen Analyse von Raumforderungen der Felsenbeinregion kommen verschiedene Prozesse in Frage, die von der Temporalschuppe, dem Mastoid, dem Felsenbein und von angrenzenden Strukturen wie der V. jugularis, den Hirnnerven und den Meningen ausgehen können [14]. Beim *Akustikusneurinom* handelt es sich histologisch um eine gutartige Geschwulst, die von den Schwann-Zellen des Neurilemms – meist von einem der Hauptäste des N. vestibularis – ausgeht. Der Ursprung liegt dabei meist an der Stelle, an der das periphere Ganglienneurilemm auf die Hirnstammneuroglia trifft. Je nach dem Ort der Entstehung unterscheidet man laterale, d. h. *intrameatal* wachsende Tumoren, von *mediolateral* und *medial* gelegenen Akustikusneurinomen [60].

Die Vielfalt der Symptome entsteht durch den Druck des wachsenden Tumors auf die umgebenden nervalen Strukturen [174]. Zunächst sind im vestibulären und kochleären Anteil des N. vestibulocochlearis Ausfälle oder Funktionseinschränkungen zu erwarten, da sich die überwiegende Mehrzahl der Neubildungen im inneren Gehörgang entwickelt [59, 127]. Die Frühdiagnose des Akustikusneurinoms und anderer Neubildungen im Kleinhirnbrückenwinkel ist daher eine wichtige interdisziplinäre Aufgabe für die Otoneurologie und die Radiologie [174]. Als objektive klinische Symptome bei diesen Tumoren gelten vestibuläre Herdsymptome und eine retrokochleäre Schallempfindungsstörung. Neben Nachbarschaftssymptomen wie Fazialis- und Abduzensparese können in fortgeschrittenen Stadien Hirnstammkompressionssymptome auftreten. Die klinische Diagnostik stützt sich im wesentlichen auf audiologische und vestibuläre Testverfahren. Trotz gezielter neurootologischer und neuroradiologischer Untersuchungsmethoden war es mit den bislang verfügbaren Verfahren oft nur unzureichend möglich, kleine Tumoren sicher zu erfassen [59, 266]. Präoperativ ist jedoch der sichere Nachweis einer Raumforderung durch Klinik und bildgebende Verfahren zur Therapieentscheidung unerläßlich [14, 174].

Glomustumoren sind die zweithäufigsten Tumoren dieser Region und entstehen aus Chemorezeptoren (Glomera), die eine Vielzahl von Lokalisationen im menschlichen Körper aufweisen können [73, 110]. Der Tumor zeigt histologisch präkapillare arteriovenöse Kurzschlüsse mit einer Ansammlung von chemorezeptorischen, nichtchromaffinen Paraganglionzellen. Am häufigsten betroffen sind die Glomera im Bereich des Bulbus venae jugularis, des Plexus tympanicus und der Karotisbifurkation [224]. Die an der Schädelbasis gelegenen Glomustumoren liegen dabei im Ausbreitungsgebiet des N. glossopharyngeus (Glomus *tympanicum, jugulare* und *vagale*). Bei der präoperativen Diagnostik dieser Tumoren ist die exakte topographische Lagebestimmung sowie die Klärung der selektiven Gefäßversorgung und des Vaskularisationsgrads von Bedeutung. Die klinische Symptomatologie dieser Tumoren ist vielfältig und hängt von der Lokalisation der Raumforderung im Bereich des Felsenbeins oder der Schädelbasis ab [230]. Zusätzlich muß bei der differentialdiagnostischen Abklärung von Läsionen in der Felsenbeinregion auch das Vorliegen von primären und sekundären *Knochengeschwülsten, Plasmozytomen* und *Meningeomen* berücksichtigt werden. In seltenen Fällen können *Dermoidzysten, eosinophile Granulome* sowie weitere Raumforderungen auftreten.

Nasopharynx und Gesichtsschädel

5% aller malignen Tumoren der Kopf-Hals-Region haben ihren Ursprung im Nasopharynx, davon entsprechen über 90% histologisch *Karzinomen* [134]. Die häufigsten Vertreter bösartiger Tumoren im Nasopharynx sind Plattenepithelkarzinome sowie lymphoepitheliale Neubildungen. Bei Kindern treten hingegen häufiger *Lymphome* auf. Charakteristisch für diese Tumoren ist die frühzeitige und ausgedehnte lymphatische Metastasierung. Gutartige Geschwülste im Nasopharynx sind selten, am häufigsten findet sich hier das *juvenile Nasen-Rachen-Fibrom* (Angiofibrom der Schädelbasis) [21]. Obwohl das typische Nasen-Rachen-Fibrom histologisch gutartig ist, zeigt es in seinem klinischen Verhalten durch ein verdrängendes Wachstum Kriterien der Malignität. *Mesenchymale Tumoren* sind am häufigsten in der Gruppe benigner Tumoren der Nase und Nasennebenhöhlen vertreten [134]. Zu dieser Gruppe gehören Papillome, Hämangiome, Fibrome und weitere seltene Tumoren. Die im Inneren der Nase und der Nasennebenhöhlen entstehenden Malignome machen weniger als 1% aller bösartigen Geschwülste aus. Histologisch läßt sich das Gesamtkollektiv in Plattenepithelkarzinome (60%), Adenokarzinome (20%) differenzierte Karzinome (10%) sowie mesenchymale Tumoren aufteilen [132].

An klinischen Untersuchungsmethoden stehen für diese Region Inspektion, Palpation und Spiegeluntersuchungen zur Verfügung. Bei klinischem Tumorverdacht wird die endoskopische Inspektion mit starren oder flexiblen Optiken angeschlossen. Bildgebende Verfahren werden in der Regel erst nach Vorliegen des endoskopischen Befunds durchgeführt.

Speicheldrüsen

Die Gruppe der Kopfspeicheldrüsen läßt sich in 3 paarige große Speicheldrüsen aufteilen, die *Glandulae parotides, submandibulares* und *sublinguales*. Dabei repräsentieren die *epithelialen Tumoren* 90% der Speicheldrüsengeschwülste. Der Rest verteilt sich auf *nichtepitheliale Tumoren* wie Hämangiome, Lymphangiome, periglanduläre Tumoren und maligne Lymphome [145]. 85% der gutartigen epithelialen Sialome entsprechen pleomorphen oder monomorphen *Adenomen. Zystadenolymphome* (Warthin-Tumor) und sonstige Tumoren sind dagegen wesentlich seltener. Malignome der Speicheldrüsen treten in 25–30% aller Tumoren auf und zeigen häufig klinisch bereits eine typische Symptomatik mit schnellem Wachstum, Schmerzen, derber Infiltration und Fazialisparese. Histologisch finden sich *Azinuszelltumoren* in 15% und *Mukoepidermoidtumoren* in 30% der Fälle [35]. Die *Karzinome* zeigen histologisch eine breite Streuung. In absteigender Häufigkeit treten auf: adenoidzystische Karzinome (35%), Adenokarzinome (10%), Plattenepithelkarzinome (10%) sowie weitere seltene Tumoren [14].

Zur Differenzierung der einzelnen Läsionen, der Therapieplanung und der Therapiekontrolle sollten bei diesen Tumoren bildgebende Verfahren eingesetzt werden.

Oropharynx und Mundhöhle

Die Mundhöhle und der Oropharynx sind Teile des aerodigestiven Systems, deren Durchgängigkeit von existentieller Bedeutung ist [14]. Obwohl *gutartige Tumoren* klinisch selten auftreten, können alle Tumorformen in der Region des Oropharynx und der Mundhöhle vorkommen. Häufige epitheliale gutartige Geschwülste sind Papillome und Adenome. Angeborene Tumoren sind in der Regel das Hämangiom, Lymphangiom und die Zungengrundstruma [14, 138]. Die überwiegende Mehrzahl der *Malignome* in der Mundhöhle und im Oropharynx sind Plattenepithelkarzinome, seltener anaplastische Karzinome, adenoidzystische Karzinome und Adenokarzinome [216].

Bei der Karzinomentstehung in der Mundhöhle ist die Symptomatik zu Beginn meist auffallend gering. Inspektion, Palpation und Endoskopie sind wichtige klinische Untersuchungsverfahren für die Diagnostik von Raumforderungen dieser Region. Um die exakte Tiefenausdehnung und die Infiltration von Nachbarschaftsstrukturen zu erfassen, ist die bildgebende Diagnostik prätherapeutisch indiziert.

Hypopharynx, Larynx und Halsweichteile

Maligne Tumoren des *Hypopharynx* entstehen am häufigsten im Sinus piriformis, seltener an der hinteren Rachenwand und der Postkrikoidregion [216]. In über 40% der Fälle ist das Primärsymptom dieser Tumoren eine regionale Lymphknotenmetastasierung laterozervikal. Gutartige wie bösartige Tumoren des *Larynx* zeigen eine charakteristische klinische Symptomatik, insbesondere wenn sie von der Glottisebene ihren Ausgang nehmen. Häufige gutartige Neubildungen sind dabei Stimmbandpolypen, Papillome und Atypien der Kehlkopfschleimhaut. Das *maligne Larynxkarzinom* ist mit 45% die häufigste Tumorform unter den Kopf-Hals-Karzinomen [14]. Tumoren des Larynx und Hypopharynx werden zur Beurteilung des Tumorstadiums nach der Spiegeluntersuchung zunächst primär einer Stützlaryngoskopie zugeführt [123]. Das Ergebnis dieser Untersuchung wird für die Wahl des weiteren therapeutischen Vorgehens wie Operation, Radiatio oder Chemotherapie zugrunde gelegt. Ergänzend zu den klinischen Untersuchungsverfahren haben sich in den vergangenen Jahren bei bestimmten Fragestellungen bildgebende Verfahren wie Computertomographie und Magnetresonanztomographie zur Beurteilung des Primärtumors und des Lymphknotenbefalls etabliert.

1.2.2 Bildgebende Verfahren in der Kopf-Hals-Region

Konventionelle Röntgendiagnostik

Seit Einführung der konventionellen Röntgentechnik um die Jahrhundertwende fand in der Röntgendiagnostik des Schädels und des pneumatisierten Nebenhöhlensystems eine rasche Entwicklung statt. Scheier und Henle [196] hatten 1904 erstmals über die Röntgendiagnostik des Ohrs und der angrenzenden Räume berichtet. 1905 erschien von Schüller [203] *Die Schädelbasis im Röntgenbild.* Henschen [106] beschrieb in seinem 1914 erschienenen Buch mit dem Titel *Röntgendiagnostik des Nasen- und Ohrenarztes* die Veränderungen am inneren Gehörgang, beim Akustikustumor und die Beurteilung der Röntgenbilder bei normalen und pathologischen Pneumatisierungsverhältnissen des Mastoids. Stenvers [221] und Mayer [153] veröffentlichten 1917 bzw. 1923 erstmals eine halbsagittale Projektion der Pyramide und die Darstellung des Felsenbeins im axialen Strahlengang. Dadurch wurden Projektionen geschaffen, die auch heute noch eine sachgerechte *Röntgendiagnostik des Ohres und der Nasennebenhöhlen* bestimmen. Im Rahmen von Studien wurde zunehmend der Skelettschädel in die Tomographie miteinbezogen. Aus Gründen der technischen Entwicklung der Röntgenapparate und der Röntgenröhren wurde zunächst die einfache lineare Verwischung angewandt. Mit dem Bau geeigneter Schichtgeräte wurden zyklische und polyzyklische Verwischungen mit Schichtabständen von 1–2 mm ermöglicht. Für die konventionelle Tomographie des Os temporale zeigte die mehrdimensionale Verwischung die besten diagnostischen Resultate [65]. Die konventionelle Übersichtstechnik hat teilweise auch heute noch ihre Bedeutung erhalten, die konventionelle Tomographie ist hingegen aus der Routinediagnostik verschwunden.

Angiographische Techniken

Die angiographische Diagnostik ist eine wichtige Ergänzung der nichtinvasiven bildgebenden Abklärung für stark vaskularisierte Prozesse sowie für vaskuläre Läsionen im Kopf-Hals-Bereich [34, 133, 227]. Die *konventionelle angiographische Technik* ist in den letzten 5 Jahren nahezu vollständig durch die *digitale Subtraktionsangiographie* (DSA) ersetzt worden [228]. Dabei hat sich die *intravenöse* DSA für die Abklärung von vaskulären Prozessen des Felsenbeins und Gesichtsschädels nicht bewährt. Der Grund hierfür liegt in der gleichzeitigen Darstellung aller Kopf-Hals-Gefäße und in der hohen Anfälligkeit der Methode für bewegungsinduzierte Artefakte. Die *arterielle* DSA weist mehrere Vorteile gegenüber der konventionellen Blattfilmangiographie auf [228]. Hier sind die höhere Kontrastauflösung, die höhere Bildfrequenz und die Möglichkeit der sofortigen Wiedergabe der Subtraktionsaufnahmen durch digitale Bildverarbeitung aufzuführen. Vor einer geplanten Embolisation erlaubt die arterielle DSA die präzise Erfassung des morphologischen Aufbaus und der komplexen hämodynamischen und angioarchitektonischen Verhältnisse von vaskulären Läsionen und stark vaskularisierten Tumoren [227]. Trotz niedriger Komplikationsraten bei der arteriellen DSA im Kopf-Hals-Bereich bleiben Risiken wegen der Invasivität des Verfahrens bestehen. Diese Methode sollte daher lediglich vor geplanten interventionellen Techniken zum Einsatz kommen, im Normalfall jedoch nicht zur diagnostischen Abklärung von Raumforderungen. Mit Etablierung der arteriellen und venösen MR-Angiographie in die klinische Routine werden die angiographischen Untersuchungszahlen aus diagnostischen Indikationen weiter rückläufig sein.

Ultraschall

Die Entwicklung der Ultraschalldiagnostik im Kopf-Hals-Bereich erfolgte in Dekadensprüngen. Im Bereich der Nasennebenhöhlen gab Keidel Ende der 40er Jahre die ersten Impulse [125]. In den 70er Jahren erschienen Arbeiten aus der Freiburger Universität, die sowohl die *A-* als auch die *B-Diagnostik* der Nasennebenhöhlen in breiten klinischen Untersuchungen hinsichtlich ihrer Anwendungsmöglichkeiten analysierten [146]. Derzeit wird bei verschiedenen Fragestellungen Ultrasonographie im Kopf-Hals-Bereich als A-Bild-Sonographie für die Nasennebenhöhlen und als B-Bild-Sonographie für die fazialen Gesichtsweichteile, Speicheldrüsen und Halsweichteile eingesetzt [98]. Im experimentellen Stadium befinden sich sonographische Untersuchungen anderer Regionen, z.B. des Kehlkopfs, des Hypopharynx und des Pharynx [68].

Schnittbildverfahren

Die Geräte zur Erzeugung transversaler Tomogramme mit Hilfe eines Computers wurden oft abgewandelt und verbessert, so daß man bislang 4 Generationen von Computertomographen unterscheidet. Trotz erheblicher Unterschiede in der Bildentstehung und der technischen Ausführung gilt für alle *Computertomographen* das gleiche Grundprinzip. Bei der Rotation eines Röntgenstrahls in einer Ebene senkrecht zur Körperachse wird mit Hilfe eines oder mehrerer Detektoren die Schwächung der Röntgenstrahlung im durchstrahlten Körperquerschnitt gemessen. Die unterschiedlichen Gewebe des Körpes wie Fett, Muskel, Knochen oder auch Tumoren schwächen Röntgenstrahlen um so stärker, je größer ihre Dichte ist. Das Ziel der Computertomographie ist es daher, die Verteilung der unterschiedlichen linearen Schwächungskoeffizienten zu erfassen [82]. Auf diesem Verfahren basierend, ermöglicht die Computertomographie eine deutlich bessere *Kontrastabstufung* der Weichteile als konventionelle Röntgenverfahren. Ferner ist eine direkte und differenzierte Abbildung der verschiedenen Organe im Kopf-Hals-Bereich gewährleistet. Während die Computertomographie in erster Linie Bilder in transversalen Schichtorientierungen liefert, können durch entsprechende Lagerung des Patienten auch direkte koronare Schichten angefertigt werden [79]. Zusätzlich können aus den gespeicherten Daten auch sagittale oder zusätzliche Ebenen mit Hilfe des Computers rekonstruiert werden. Bezüglich der topographischen Auflösung ist die Computertomographie den konventionellen Röntgenverfahren jedoch überlegen. Seit Einführung der „*High-resolution-Computertechnik*" (hochauflösende Computertomographie, HR-CT) in die Röntgendiagnostik ist es möglich, feinste anatomische Strukturen des Felsenbeins detailgerecht darzustellen. Die hochauflösende Computertomographie und der spezielle Rekonstruktionsalgorhythmus stellen eine Ergänzung zur konventionellen Röntgentechnik dar. Diese Meßtechniken haben in der Planung der modernen Mikrochirurgie des Mittelohrs, insbesondere bei Traumen der Otobasis und bei Mittelohrmißbildungen eine besondere Bedeutung.

Basierend auf der Entdeckung der *magnetischen Kernspinresonanz* 1946 durch Purcell [176] sind im Jahre 1973 die ersten Voraussetzungen für die klinische Magnetresonanztomographie durch Lauterbur [128] geschaffen worden [148]. Zur Diagnostik von Erkrankungen im Kopf-Hals-Bereich stehen moderne Kernspintomographie-Anlagen seit 6 Jahren zur Verfügung. Auf die Grundlagen der Bildentstehung, des Auflösungsvermögens und der speziellen Untersuchungstechnik wird in den folgenden Kapiteln eingegangen.

1.2.3 Therapieverfahren

Operative Verfahren

In jüngster Vergangenheit hat die Otorhinolaryngologie eine rasche und eindrucksvolle Entwicklung der diagnostischen und therapeutischen Möglichkeiten erfahren.
Die Entwicklung und der Einsatz des Operationsmikroskops für die verschiedenen Explorationsverfahren war stimulierend für die moderne Hals-Nasen-Ohren- und Neurochirurgie [14, 127, 174]. Die Wahl des operativen Verfahrens bei Tumoren des Felsenbeins und Kleinhirnbrückenwinkels wird in erster Linie durch die Größe des Tumors bestimmt [59, 60]. Tumoren, die auf den inneren Gehörgang beschränkt sind, werden vom Otochirurgen auf transtemporalem oder translabyrinthärem Weg operiert [266]. Tumoren mit einem Durchmesser über 25 mm und Tumoren, die teils intra-/extrameatal bzw. ausschließlich extrameatal gelegen sind, werden mikrochirurgisch vom Neurochirurgen entfernt [60]. Bei den Glomustumoren können tympanale Tumoren otochirurgisch entfernt werden [14]. Glomus-jugulare-Tumoren erfordern meist je nach Ausdehnung entweder den rein otochirurgischen oder neurochirurgischen Eingriff, wobei der Erhalt des N. facialis angestrebt wird [73]. Im Vordergrund der Therapie bei Raumforderungen der Nase und Nasennebenhöhlen steht eine radikale Tumorresektion. Eine Sicherheitszone im Gesunden läßt sich aller-

dings im Gesichtsbereich nicht immer einhalten, so daß hier zusätzliche Behandlungsverfahren zum Einsatz kommen müssen [14, 86]. Sowohl bei den gutartigen wie bösartigen Tumoren der Kopfspeicheldrüsen entscheidet meist die Erstoperation über den Erfolg und die Überlebenschance der Patienten. Lediglich bei inoperablen Primärtumoren, unvollständigen Resektionen und bei malignen Lymphomen ist ein Behandlungsversuch mit anderen Therapieverfahren indiziert [14].

Radiatio

Neben der Operation ist die Strahlentherapie eine wichtige kurative wie palliative Behandlungsmethode bei malignen Kopf-Hals-Tumoren [197], die primär oder als *Vor- und Nachbestrahlung* in Verbindung mit der Operation eingesetzt werden kann. Bei einer Reihe von Tumoren sind Operation und Strahlentherapie in Hinblick auf den Therapieerfolg nahezu gleichwertig [126]. Abhängig von den klinischen Schwerpunkten können bei glottischen T1-Tumoren die operative Behandlung (Chordektomie) oder die primäre Radiatio eingesetzt werden [123, 216]. Die Nachbestrahlung hat zum Ziel, die Überlebensraten nach der Operation zu verbessern. Diese ist indiziert bei Operationen „non in sano", bei ausgedehnten T3-/T4-Tumoren und bei histologisch nachgewiesenem Lymphknotenbefall. Voraussetzung zur Durchführung einer optimalen Strahlentherapie *(perkutan oder interstitiell)* sind neben einer exakten prätherapeutischen Diagnostik ein Therapiesimulator sowie ein Therapieplanungsrechner. Die individuell angepaßte Therapieplanung mittels bildgebender Verfahren wie Computertomographie und Magnetresonanztomographie bietet die beste Grundlage für eine optimale Dosisverteilung in tumorbefallenen Regionen und zur Schonung von nichtbefallenem gesunden Gewebe.

Chemotherapie, Radiochemotherapie

Eine Indikation zur Chemotherapie ist bei primär inoperablen Tumoren gegeben, die für eine kurative Strahlenbehandlung nicht mehr in Frage kommen. Zusätzliche Indikationen ergeben sich bei Fernmetastasierung sowie bei Inoperabilität [14]. Die Patientenauswahl für die *simultane Radiochemotherapie* mit kurativer Zielsetzung beschränkt sich auf histologisch gesicherte und in ihrer Ausdehnung begrenzte Plattenepithelkarzinome der Mundhöhle, des Kehlkopfs und des Oro- wie Hypopharynx. Der Hauptschwerpunkt der KST-Diagnostik liegt daher auf der *prätherapeutischen Tumordiagnostik* sowie der *Therapiekontrolle.* Von hohem klinischen Interesse ist zusätzlich die *Rezidivdiagnostik* nach Operation oder Radio-/Chemotherapie.

2 Technisch-physikalische Grundlagen

Ebenso wie die Kernspintomographie beruht die Spektroskopie auf dem Prinzip der magnetischen Kernspinresonanz. Dieses Phänomen wurde erstmals 1939 von Rabi [178] beschrieben, als er beobachtete, daß Wasserstoffmoleküle beim Durchqueren eines magnetischen Felds durch elektromagnetische Hochfrequenzenergie abgelenkt werden können. 1946 entdeckten Purcell und Pound [176] sowie Bloch und Hansen [21] unabhängig voneinander die unterschiedliche HF-Absorption von Paraffin und Wasser in einem konstanten Hochfrequenzfeld und einem variablen Magnetfeld. Aber erst in den frühen 50er Jahren wurden die tatsächlichen Möglichkeiten der MR-Spektroskopie erkannt. Diverse Forschungsgruppen demonstrierten, daß Protonen verschiedener Moleküle auch leicht unterschiedliche Hochfrequenzen absorbieren. Diese *chemische Verschiebung* ist Grundlage der gesamten MR-Spektroskopieanalytik. Die chemische Verschiebung ermöglicht die Identifizierung und Quantifizierung unbekannten Materials. Nach 1950 schritt die Entwicklung der MR-Spektroskopie rasch voran. Der Einsatz der *Fourier-Transformation*, sowie supraleitende Magnete, die Mittelung von Meßsignalen und die verbesserte HF-Elektronik führten zu höheren Empfindlichkeiten und machten damit auch mehr Kerne für die MR-Spektroskopie zugänglich [63].

2.1 Kernspin und Magnetisierung

Die physikalische Grundlage der Magnetresonanztomographie basiert auf der *Rotation* von Atomkernen mit ungerader Protonenzahl und/oder Neutronenzahl um die eigene Achse. Durch die Rotation der positiven Ladung des Kerns wird ein *elektrischer Ring-strom* erzeugt, der als magnetisches Feld beschrieben wird. Äquivalent einem Stabmagneten wird dieses magnetische Feld durch ein magnetisches Moment definiert, das eine Richtung und einen Betrag aufweist. In einem Körper verteilen sich die magnetischen Momente der Atomkerne statistisch in alle Raumrichtungen und die Beträge kompensieren sich zu Null. Wird ein Körper in ein äußeres Magnetfeld von ausreichend hoher Feldstärke gelegt, so tritt eine Wechselwirkung zwischen dem äußeren Magnetfeld und den magnetischen Momenten der Atomkerne des Körpers auf, bei der die Kerne parallel oder antiparallel zum äußeren Magnetfeld ausgerichtet werden. Dabei präzedieren die Kerne phasenasynchron um die Magnetfeldachse des außen anliegenden Magnetfelds. Die *Präzessionsfrequenz* ist abhängig von der Stärke des anliegenden Magnetfelds und von dem Atomkern. Die parallele Anordnung der Atomkerne hat dabei ein niedrigeres Energieniveau als die antiparallele Anordnung. Da bei Raumtemperatur dem Körper thermische Energie zugeführt wird, nehmen fast 50% der Spins die antiparallele Lage ein. Bei Zufuhr von weiterer Energie klappen die noch parallel angeordneten Kerne ebenfalls in die antiparallele Lage. Die dazu benötigte Energie liegt weit unter der chemisch oder molekular wirksamen Energie, da die Energiedifferenz der Spinstellungen sehr niedrig ist. Die Energie wird durch eine hochfrequente, der Präzessionsfrequenz entsprechende, *elektromagnetische Strahlung* induziert. Nach Energiezufuhr klappen die Kerne wieder in die Gleichgewichtslage zurück, die sie vor der Energiezufuhr einnahmen. Da die Gleichgewichtslage energetisch ein niedrigeres Niveau besitzt, wird bei der Relaxation der Spins Energie in Form von elektromagnetischer Strahlung abgegeben. Mit Hilfe geeigneter Empfangsspulen kann dieses Resonanzsignal bezüglich Verlauf und Geschwindigkeit der Spinrelaxation gemessen und ausgewertet werden. Bei der KST werden selektiv das ^{1}H-Atom angeregt, da dieses Isotop mit Abstand am häufigsten in biologischen Systemen vorkommt. Bei der Spektroskopie werden auch andere Isotope angeregt, z.B. ^{13}C oder ^{31}P, ihre Verteilung wird jedoch nicht als direkte Abbildung der Körperstruktur, sondern in Form von Verteilungskurven wiedergegeben.

2.2 Resonanzanregung

Die Nettomagnetisierung eines Körpers in einem Magnetfeld errechnet sich aus der Differenz der *antiparallel und parallel präzedierenden Kerne*. Bei Raumtemperatur und magnetischen Induktionen von 0,5–2,0 Tesla liegt diese Differenz und somit der Anteil der zur Nettomagnetisierung beitragenden Atome in der Größenordnung von 0,001%. Dennoch ist dieser Anteil ausreichend hoch, um eine meßbare Magnetisierung des Körpers zu erreichen. Zur Anregung dieser Kerne wird eine hochfrequente elektromagnetische Strahlung eingesetzt, durch die diese Kerne aus der parallelen in die höherenergetische antiparallele Lage umklappen. Die Anzahl der Kerne, die aufgrund dieser Energiezufuhr umklappen, hängt dabei von der Lage des Zeitintervalls ab, in dem die Strahlung auf den Körper einwirkt. Dazu muß die Energie senkrecht zu der Magnetfeldebene einstrahlen. Voraussetzung für die Energieabsorption ist die Phasenkohärenz der präzedierenden Spins. Diese Synchronisation erfolgt bei Aussendung der Hochfrequenzstrahlung. Wählen wir als Magnetfeldachse die Z-Achse, so wirkt die Strahlung in der X-Y-Ebene. Mit Zunahme der Phasenkohärenz wächst die ursprünglich Null betragende Magnetisierung in der X-Y-Ebene an, womit der Nettomagnetisierungsvektor von der Z-Achse in die X-Y-Ebene wandert. Ist das Zeitintervall der Energieeinstrahlung so gewählt, daß exakt die Hälfte der resonanzfähigen Spins umgeklappt sind, so entspricht die Nettomagnetisierung in der Z-Achse Null und der Nettomagnetisierungsvektor liegt in der X-Y-Ebene. Dieser Vorgang wird 90°-Impuls genannt. Bei Verlängerung des Zeitintervalls bis die resonanzfähigen Kerne umgeklappt sind, sprechen wir vom 180°-Impuls, da nun der Nettomagnetisierungsvektor antiparallel zum außen liegenden Magnetfeld in der Z-Achse liegt.

Eine weitere Verlängerung des Zeitintervalls bewirkt wieder die Rückkehr der Kerne in die parallele Lage (360°-Impuls). Die Erklärung dieses scheinbaren Widerspruchs liegt darin, daß die Kerne während der Anregungsphase nicht nur Energie absorbieren, sondern auch bereits Energie emittieren. Diese maximal zuführbare Energie entspricht dabei dem 180°-Impuls. In der Kernspintomographie kommen vorwiegend der 90°- und der 180°-Impuls zur Anwendung.

2.3 Relaxation

Während der Einstrahlung eines Anregungssignals in Form eines 90°-Impulses wird der Magnetisierungsvektor in die X-Y-Ebene geklappt [95]. Die Aussendung des Relaxationssignals erfolgt dabei unmittelbar nach Beginn des Anregungssignals. Die Intensität des Relaxationssignals steigt stetig an und erreicht ihr Maximum am Ende der Einstrahlung des Anregungssignals. Danach zerfällt die Magnetisierung wieder und die Intensität des Relaxationssignals nimmt ab, bis bei Erreichen des Gleichgewichtszustands der Kernspins kein Signal mehr meßbar ist. Aus dem Verlauf des Relaxationssignals läßt sich die Spindichte, die longitudinale Relaxationszeit T1 und die transversale Relaxationszeit T2 ableiten. Die Spindichte ist bei obigem Experiment der Signalintensität proportional und kann daher direkt erfaßt werden. Die Relaxationszeiten T1 und T2 beschreiben die Magnetisierungsänderungen in der Z-Ebene und in der X-Y-Ebene während und nach der Einstrahlung eines Anregungssignals.

Die T1-Zeit beschreibt das Zeitintervall, in dem die Magnetisierung der Z-Ebene nach einem 90°-Impuls von 10% bis auf 63,2% der vor dem Anregungssignal bestehenden Magnetisierung ansteigt. Die T2-Zeit erfaßt den Magnetisierungszerfall in der X-Y-Ebene, der nach Einstrahlung des Anregungssignals durch die wieder zunehmende Dephasierung der Kernspinpräzession auftritt.

Der kombinierte Vorgang der T1- und T2-Relaxation nach einem einmaligen 90°-Impuls wird *freier Induktionszerfall ("free induction decay", FID)* genannt. Die Relaxationszeiten T1 und T2 werden durch die physikalische und chemische Umgebung der relaxierenden Atomkerne bestimmt. Da die Empfangsspule die Magnetisierungsvorgänge in der X-Y-Ebene aufnimmt, liefert der FID ausschließlich Informationen über T2 und Spindichte, nicht jedoch über T1. Durch eine Kombination von 90°- und 180°-Impulsen zu sogenannten Pulssequenzen ist jedoch die T1-Relaxationszeit indirekt einer Messung zugänglich. Allerdings ist der Einfluß der verschiedenen Parameter je nach Pulssequenz unterschiedlich, und damit kann die Betonung eines Relaxationsparameters durch Variation der Pulssequenz erreicht werden. Variiert man die Aufnahmeparameter bei gleicher Pulssequenz, so lassen sich nachträglich die Relaxationszeiten mathematisch separieren und quantifizieren. Folgende charakteristische Parameter bestimmen also die bildgebende Kernspintomographie [109]:

1. Spindichte
2. Relaxationszeit T1
3. Relaxationszeit T2
4. Blutfluß

2.4 Spektroskopie

Grundlage der MR-Spektroskopie ist die Tatsache, daß ein sich in einem Magnetfeld befindender Atomkern eine charakteristische elektromagnetische Resonanzfrequenz besitzt, deren Höhe nur von der Art des Atomkerns und dem an ihm lokal vorherrschenden Magnetfeld B_{lokal} abhängt. Bringt man nun ein Molekül in ein Magnetfeld B_0, wie dies bei der Spektroskopie geschieht, so werden in diesem Molekül kreisende Elektronenströme hervorgerufen, welche wiederum ein schwaches Magnetfeld aufbauen (Abb. 1). Im Zentrum der Elektronenströme wirkt dieses induzierte Magnetfeld dem äußeren Magnetfeld B_0 entgegen und Atomker-

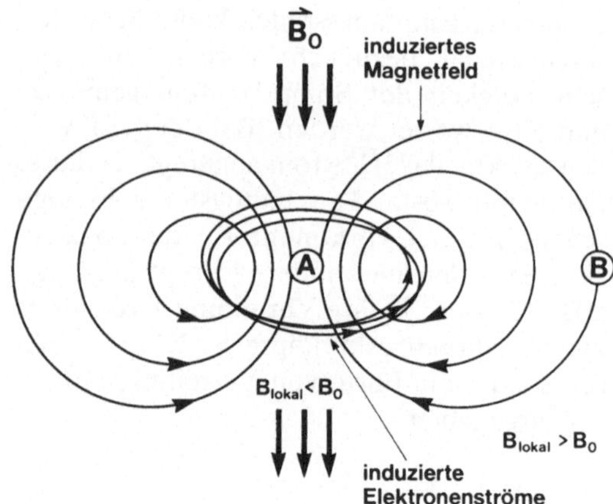

Abb. 1. Grundlagen der Spektroskopie

ne in diesem Bereich werden vom Magnetfeld B_0 partiell abgeschirmt. Durch diesen Effekt wirkt am Kernort nicht das volle äußere *Magnetfeld B_0* sondern ein etwas abgeschirmtes *Lokalfeld B_{lokal}* dessen Größe von der Elektronenhülle und damit der chemischen Bindung des untersuchten Atoms abhängen. Diese magnetische Abschirmung verschiebt die Resonanzfrequenz des Atomkerns um wenige ppm ("part per million") und verursacht die von der Molekülstruktur abhängige chemische Verschiebung. Moleküle können somit anhand ihrer chemischen Verschiebung identifiziert und ihre Häufigkeit im Untersuchungsgut durch die Intensität des Resonanzsignals ermittelt werden.

Für die klinische Spektroskopie sind die verschiedenen Atomkerne biochemisch von Interesse. Für die In-vivo-Analyse müssen jedoch bestimmte Anforderungen erfüllt sein. Um auswertbare Ergebnisse zu erhalten, muß das zu untersuchende Element in ausreichender Häufigkeit im Untersuchungsgut vorkommen und eine ausreichende magnetische Empfindlichkeit besitzen. Zusätzlich darf der Bereich der chemischen Verschiebung nicht zu klein sein, um eine gute Auflösung der Spektren zu gewährleisten.

Protonen

Die höchste Signalintensität bei In-vivo-Untersuchungen bietet der ^{1}H-Kern. Das Protonenspektrum zeigt *2 dominierende Signale,* die von den ^{1}H-Atomen in den Wasser- bzw. Fettmolekülen ausgehen. Mit differenzierteren Methoden, die unter anderem auf der Unterdrückung des Wassersignals beruhen, lassen sich auch biochemisch bedeutsamere Moleküle erfassen. Die Entwicklung bestimmter Sequenzen zur besseren Homogenisierung des Magnetfelds führte in jüngster Zeit zu verbesserter Auflösung und Aussagekraft der Spektren.

Kohlenstoff

Eine spektrale Bandbreite von 200 ppm gegenüber 15 ppm bei Protonen ist der Vorteil von ^{13}C-Spektren, die außerdem nicht das starke Wasserresonanzsignal enthalten. Zu den Nachteilen zählt die geringe Häufigkeit des Isotops, die nur etwa 1% der von ^{12}C beträgt. ^{13}C-Spektren eignen sich hauptsächlich zur Analyse von Kohlenstoffgruppen in Fettbestandteilen und spielen vor allem bei der Untersuchung von Stoffwechselvorgängen in der Leber eine Rolle.

Fluor

Die hohe spektroskopische Empfindlichkeit und die Tatsache, daß die natürliche Konzentration im Körper fast Null ist, ermöglicht es, relativ leicht ^{19}F-Spektren ohne Einflüsse anderer biologischer Komponenten zu erhalten. Das hauptsächliche Anwendungsgebiet der ^{19}F-Spektroskopie liegt in der Verfolgung der Reaktionskinetik des Chemotherapeutikums ^{19}Fluorouracil.

Natrium

Trotz seiner Häufigkeit eignet sich ^{23}Natrium aufgrund des kleinen Bereichs der chemischen Verschiebung von 1 ppm nur bedingt zum Einsatz in der In-vivo-Spektroskopie. Es existieren Studien, in denen mit nichtmem-

brangängigen paramagnetischen Substanzen versucht wurde, das Resonanzsignal von extrazellulärem Natrium zu verschieben und damit vom intrazellulären zu differenzieren.

Phosphor

Bei den meisten spektroskopischen In-vivo-Untersuchungen wird der Atomkern des ^{31}Phosphor untersucht. Die relative Empfindlichkeit im Vergleich zu Protonen beträgt 6,85%, sein Spektrum erstreckt sich über 30 ppm und liegt bei einer Magnetfeldstärke von 1,5 Tesla bei etwa 26 MHz.
Die ^{31}Phosphorspektroskopie ermöglicht die nichtinvasive Analyse von Metaboliten des *Energie- und Membranstoffwechsels.* In einem in-vivo aufgenommenen ^{31}Phosphorspektrum menschlicher Muskulatur (Abb. 2) lassen sich die Peaks für *Phosphomono- (PME) und -diester (PDE),* hauptsächlich Phosphate des Membranauf- und -abbaus, sowie die Energiephosphate *anorganisches Phosphat (P_i), Kreatinphosphat (PCr)* und die *Nukleosidtriphosphate (NTP)* unterscheiden. Da die Position des Peaks für anorganisches Phosphat im Spektrum abhängig ist vom Konzentrationsverhältnis $H_2PO_4^-$/HPO_4^{2-}, läßt sich zudem der *intrazelluläre pH-Wert* relativ exakt bestimmen.

2.5 Biologische Effekte, Ausschlußkriterien

Die Entwicklung der Magnetresonanztomographie zu einem neuen, auf breiter Basis einsetzbaren, nichtinvasiven diagnostischen Verfahren in der Medizin, erforderte umfassende Untersuchungen über die Wirkung relativ starker magnetischer und elektromagnetischer Felder auf den menschlichen Organismus [231]. Dabei mußten physikalisch denkbare Effekte von Ganz- und Teilkörperexpositionen durch statische wie dynamische Magnetfelder und durch hochfrequente elektromagnetische Felder abgeklärt werden.
Obwohl nach dem derzeitigen Kenntnisstand das gesundheitliche Risiko von magnetischen und elektromagnetischen Feldern bis 2,0 Tesla als gering eingestuft werden kann, sind physiologische Vorgänge bei der Einwirkung

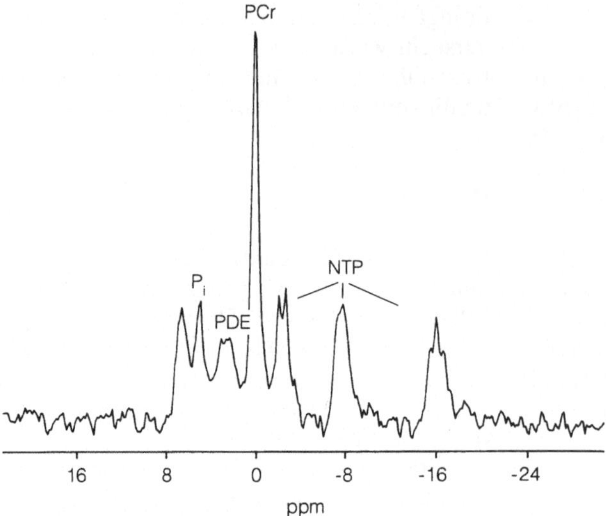

Abb. 2. ^{31}P-Spektrum der Halsmuskulatur eines gesunden Probanden, erstellt mit einer Oberflächenspule von 50 mm im Durchmesser bei einer Magnetfeldstärke von 1,5 Tesla. Von links nach rechts lassen sich die Resonanzsignale folgender Metaboliten unterscheiden: *PME* Phosphomonoester, P_i anorganisches Phosphat, *PDE* Phosphodiester, *PCr* Kreatinphosphat, *NTP* Nukleosidtriphosphate (γ-ATP, α-ATP, β-ATP). Die Fläche unter den einzelnen Peaks ist proportional zur Konzentration der entsprechenden Verbindungen im Untersuchungsvolumen

der verschiedenen Feldarten auf den menschlichen Organismus zu berücksichtigen [173]. Weitgehend gesicherte gesundheitliche Risiken durch die Kernspintomographie sind derzeit nachgewiesen für Patienten mit Herzschrittmachern, chirurgischen Clips und ferromagnetischen Implanaten [49, 172].

Bei der Wertung des derzeitigen Kenntnisstands über die magnetischen Felder sind neben tierexperimentellen Ergebnissen die Resultate von Untersuchungen der Einflüsse auf den menschlichen Organismus von besonderer Bedeutung. Allgemeine Untersuchungen über eine Beeinflussung der Biofunktionen des Menschen sind meist unspezifischer Natur und beruhen auf arbeitsmedizinischen Untersuchungen an verschiedenen Berufsgruppen. Da in den verschiedenen Studien Untersuchungsbedingungen, Magnetfelder und Objekte sehr unterschiedlich sind, ist es schwierig, die teils differenten Aussagen zu vergleichen [173]. Gesicherte Ergebnisse sind sehr selten und erscheinen oft widersprüchlich. Bei Experimenten, mit ähnlichem Protokoll durchgeführt, wurden in unterschiedlichen Laboratorien sowohl stimulierende als auch inhibierende Effekte festgestellt. Bei sämtlichen In-vivo-Untersuchungen am Menschen fanden wir eine große interindividuelle Variabilität, die somit zu einer breiten Streuung von Mittelwerten verschiedener Parameter führt [232, 240]. Durch die strikte

Trennung der Messungen in 4 experimentellen Phasen war es möglich, die intraindividuelle Schwankungsbreite exakt zu ermitteln. Zahlreiche Wiederholungsmessungen unter verschiedenen Meßbedingungen ermöglichten eine weitgehende Standardisierung der Untersuchung [248].

Die Ergebnisse der durchgeführten Studien bei Feldstärken von 0,35–1,5 Tesla bestätigten den derzeit empfohlenen Grenzwert einer magnetischen Induktion von 2,0 Tesla beim *statischen Magnetfeld* (Abb. 3a). Die bei einer Feldstärke von 1,0 Tesla beobachtete Anhebung der T-Welle im EKG und das Auftreten von Artefaktüberlagerungen begründen eine Überwachung des Herz-Kreislauf-Systems bei höheren Feldstärken und bei Patienten mit Erregungsbildungs- und -leitungsstörungen. Patienten mit implantierten Herzschrittmachern, die nur einer magnetischen Induktion kleiner 0,5 Tesla exponiert werden dürfen, müssen generell von der Untersuchung ausgeschlossen werden [231]. Für die *zeitlich veränderten Felder (dynamische Felder)* sind die Richtwerte von der Schaltzeit abhängig (Abb. 3b). Wird in Anlagen untersucht, die die empfohlenen Grenzwerte überschreiten, so muß vor allem das Herz-Kreislauf-System überwacht werden. Für die bei der KST zur Anwendung kommenden *Hochfrequenzfelder* gilt derzeit, daß bei Ganzkörperexposition die spezifische

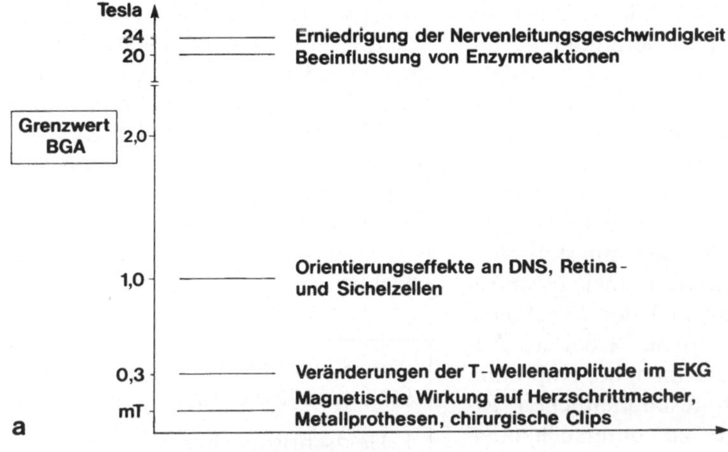

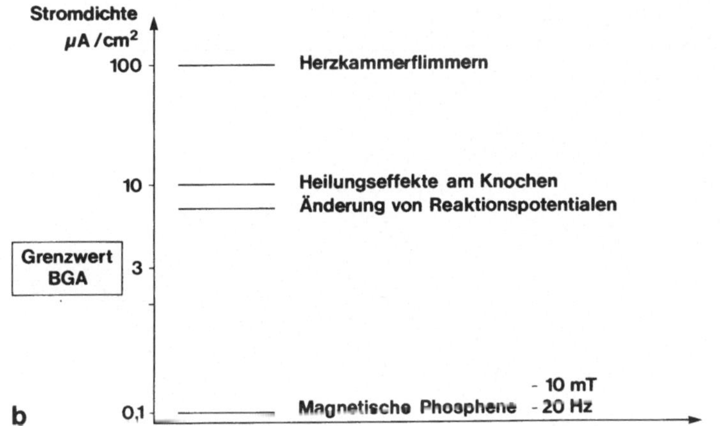

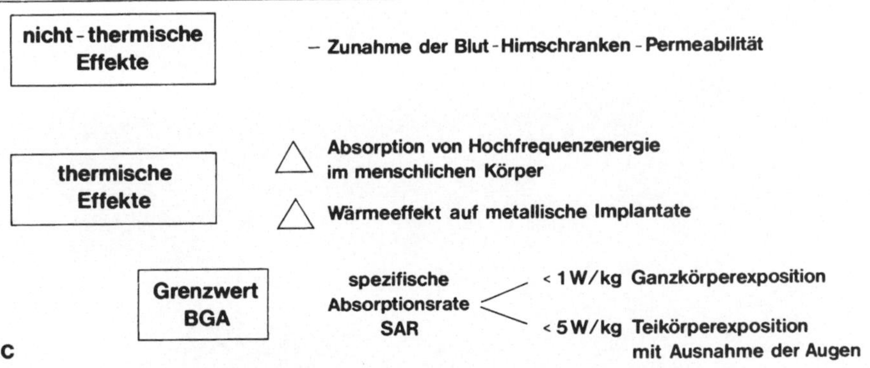

Abb. 3a–c. Darstellung der Einflußmöglichkeiten der magnetischen und elektromagnetischen Felder im Rahmen der Kernspintomographie
a Einfluß statischer Magnetfelder auf den menschlichen Organismus
b Einfluß dynamischer Magnetfelder auf den menschlichen Organismus
c Einfluß der Hochfrequenzfelder auf den menschlichen Organismus

Absorptionsrate kleiner 1 W/kg liegen sollte (Abb. 3c). Bei Teilkörperbestrahlung dürfen die Werte bis zu 5 W/kg betragen, mit Ausnahme der Augen. Unsere In-vitro- und In-vivo-Temperaturmessungen (1,5 Tesla), die keine signifikanten Temperaturveränderungen während und nach KST ergaben, bestätigen diese Grenzwerte. Aufgrund der langjährigen Erfahrung im Umgang mit statischen und variablen Magnetfeldern sowie Hochfrequenzfeldern und aufgrund der Ergebnisse sehr vieler gezielter Studien, ist bei der Anwendung der KST im Rahmen der empfohlenen Grenzwerte mit gesundheitlichen Risiken weder für die zu untersuchenden Patienten noch für das Bedienungspersonal zu rechnen.

Unverändert gelten als Hauptrisikofaktoren für Patienten und für das Personal von MR-Anlagen die oft unerwartet großen mechanischen Kräfte auf ferromagnetische Objekte, die zu großen Beschleunigungen und daraus folgender Verletzungsgefahren führen können. Ein weiteres potentielles Risiko stellt die unbeabsichtigte Erwärmung von leitfähigen Stoffen durch Wirbelströme dar. Diese Gefahren müssen in der klinischen Routine und bei experimentellen Untersuchungen stets beachtet werden.

Ausschlußkriterien
bei In-vivo-Untersuchungen

1. Herzschrittmacher,
2. elektromechanische Implantate,
3. ferromagnetische Metallsplitter oder
   Clips.

3 Untersuchungstechnik

3.1 Bildgebende Kernspintomographie

Alle in diesem Buch vorgestellten Untersuchungen mit bildgebender Kernspintomographie wurden an supraleitenden KST-Geräten (Magnetom Firma Siemens) durchgeführt. Im Zeitraum vom 1.7. 1984 bis Ende 31.12. 1985 erfolgten die Studien bei einer Magnetfeldstärke von 0,35 Tesla. Nach Aufrüstung auf 1,0 Tesla (Gradientenfeldstärke 6 mT) im Januar 1986 wurden spezielle Sequenzen, Softwareprogramme und Oberflächenspulen für Studien im Kopf-Hals-Bereich entwickelt. Zur Validisierung der Ergebnisse wurden einzelne Untersuchungen an Prototypen von KST-Geräten neuer Generation im Anlagezentrum der Firma Siemens in Erlangen durchgeführt. Seit dem Frühjahr 1990 erfolgten zahlreiche Untersuchungen an einem 1,5-Tesla-Gerät der neuesten Generation. Alle Untersuchungen erfolgten nach intensiver Aufklärung und Befragung der Patienten über mögliche Risikofaktoren. Jeder Patient und Proband muß in die Untersuchung schriftlich einwilligen, eine zusätzliche Aufklärung erfolgt bei Verwendung des paramagnetischen *Kontrastmittels* Gd-DTPA im Rahmen der klinischen Prüfung (Phase III). Die *Lagerung* des Patienten erfolgt in Abhängigkeit vom verwendeten *Spulentyp* in Rücken- oder Seitenlage. Je nach Untersuchungsprotokoll und Fragestellung liegt die *Untersuchungsdauer* zwischen 40 und 60 min. Wegen klaustrophobischer Reaktionen müssen ca. 1% der Untersuchungen vorzeitig abgebrochen werden.

3.1.1 *Spulentechnologie*

Die Komplexität topographischer Nachbarschaftsbeziehungen erfordert eine individuell angepaßte Untersuchungstechnik bei Patienten mit Läsionen in der Kopf-Hals-Region [184]. Die räumliche Auflösung sowie das Signal-Rausch-Verhältnis bei Untersuchungen mit der Körperspule sind für diese Region völlig unzureichend. Die Mehrzahl der Untersuchungen der Regionen Felsenbein, mittlere Schädelbasis und Speicheldrüsen werden mittels der vom Hersteller gelieferten *Standardkopfspule* durchgeführt. Die Meßfeldgröße dieser Spule liegt bei 30 cm. Bei einer Bildmatrix von 256×256 Bildelementen beträgt das räumliche Auflösungsvermögen 1 mm. Bei Fragestellungen im Bereich des Mittelohrs und inneren Gehörgangs werden einzelne Patienten zusätzlich mittels einer *Oberflächenspule* untersucht. Diese Spule mit einem Durchmesser von 10 cm wurde in Zusammenarbeit mit der Firma Siemens in Erlangen selbst konstruiert. Mit Hilfe dieser Untersuchungstechnik wird eine weitere Verbesserung des räumlichen Auflösungsvermögens erreicht.

Bei der eigenständig entwickelten *Helmholtz-Spule* für die Oropharynx- und Halsregion ist das Signal- zu Rauschverhältnis um den Faktor 4,3 gegenüber der Kopfspule verbessert (räumliche Auflösung $1 \times 1 \times 1$ mm^3). Mit dieser Meßanordnung kann in einem Untersuchungsgang ohne Umlagerung das Staging des Primärtumors und der zervikalen Lymphknotenpakete durchgeführt werden.

3.1.2 Sequenzen und regionenspezifischer Untersuchungsablauf

Basierend auf dem Prinzip der Kernspinresonanz stehen eine Vielzahl von Untersuchungssequenzen und -parametern für die Kopf-Hals-Region zur Verfügung. Nach zahlreichen Vorversuchen liegt der Schwerpunkt auf *Spinechosequenzen* und *schnellen Untersuchungssequenzen*. Dabei müssen zum einen Sequenzen zur *morphologischen Bildinterpretation* sowie zur Untersuchung der *zeitlichen Kontrastmittelaufnahme (dynamische KST)* differenziert werden.

Felsenbein und mittlere Schädelbasis

Bei einer allgemeinen klinischen Fragestellung wird nach einer sagittalen Übersichtssequenz kontinuierlich zunächst in *transversaler Schichtorientierung* unter Verwendung einer langen und einer kurzen Repetitionszeit geschichtet (Tabelle 2). Die *Schichtdicke* beträgt jeweils 4 mm, in keinem Fall wird mit Schichtlücken untersucht. Bei Verwendung dieses Untersuchungsprotokolls folgt im Anschluß eine kurze Untersuchungssequenz in frontaler Schichtführung, wobei bei Bedarf eine *paraaxiale* Ebene entlang dem Nervenbündel des N. vestibulocochlearis eingesetzt werden kann. Vor Einführung des paramagnetischen Kontrastmittels Gd-DTPA in die klinische Prüfung kam für die Nativdiagnostik zusätzlich eine Multiechosequenz zum Einsatz, die jedoch aufgrund unserer Erfahrung keine diagnostische Mehrinformation erbrachte.

Bei etwa 50% der KST-Untersuchungen wird *Gd-DTPA* in einer Dosis von 0,1 mmol/kg Körpergewicht injiziert und anschließend mit einer kurzen Repetitionszeit in transversaler und koronarer Schichtführung untersucht (Tabelle 2). Um die exakte KM-Aufnahme einer Raumforderung darzustellen, wird bei einzelnen Läsionen mittels dynamischer KST der zeitliche Verlauf analysiert und differentialdiagnostisch ausgewertet.

Als Standarduntersuchungsprotokoll wird bei klinischem Verdacht eines Akustikusneurinoms bei der Mehrzahl der Untersuchungen auf die zeitintensive T2-betonte Sequenz verzichtet.

Nasopharynx und Gesichtsschädel

Nach einer sagittalen Übersichtssequenz mit 3 Schichten und kurzer Repetitionszeit wird zunächst kontinuierlich unter Verwendung der *Kopfspule* in *transversaler* Schichtorientierung untersucht. Optimale Kontraste ermöglichen eine lange Spinechosequenz mit einer Repetitionszeit (TR) von 2000–3000 ms und einer Echozeit (TE) von 25 und 90 ms sowie deckungsgleich eine kurze T1-gewichtete Sequenz (TR/TE = 500/25 ms). Nach transversalen Messungen wird grundsätzlich in *frontaler* Projektion mit einer kurzen Sequenz bei gleichen Aufnahmeparametern gemessen. Mit Einführung der „fast-imaging-technique" kann die exakte Kontrastmittelaufnahme in Abhängigkeit von der

Tabelle 2. Umfassendes Untersuchungsprotokoll für die bildgebende KST in der Region Felsenbein und mittlere Schädelbasis

Sequenznummer	Schichtorientierung	Mode	TR [ms]	TE [ms]	Schichtdicke [mm]
1	Sagittal	SE	200	30	10
2	Transversal	SE	2000	25/90	4
3	Transversal	SE	500	25	4
	Gd-DTPA (0,1 mmol/kg KG) Dynamische MRT (FLASH)				
	mit Gradientenechotechnik				
	Zeitraum: 8 min				
4	Transversal	SE	500	25	4
5	Frontal	SE	500	25	4

Zeit dargestellt und differentialdiagnostisch ausgewertct werden. Am geeignetsten erweisen sich *Gradientenechosequenzen* mit einem Flipwinkel von 30 ° (TR = 30 ms, TE = 12 ms). Unter Verwendung dieser Technik werden vor und nach Kontrastmittelgabe in transversaler Orientierung 8 Schichten über einen Zeitraum von insgesamt 7 min in T1-gewichteter Sequenz angefertigt. Üblicherweise beträgt die Schichtdikke 4 mm ohne Gap bei 2 Mittelungen. Bei Prozessen mit einer Ausdehnung größer 65 mm wird mit einer Schichtdicke von 8 mm untersucht. Die Untersuchungsdauer beträgt im Mittel zwischen 30 und 35 min.

Speicheldrüsen

Bei Fragestellungen der Glandula parotis wird ebenfalls die *Kopfspule* mit 30 cm Durchmesser verwendet, um zum exakten Seitenvergleich beide Organe untersuchen zu können. Nach einer sagittalen Übersicht wird kontinuierlich *transversal* mit einer langen Doppelechosequenz (TR/TE = 2000 ms/ 25 ms, 90 ms) geschichtet. Nach transversalen Messungen wird grundsätzlcih in frontaler Projektion mit einer kurzen Sequenz bei gleichen Aufnahmeparametern untersucht. Nach intravenöser Applikation des Kontrastmittels Gd-DTPA wird erneut transversal und auch koronar geschichtet. Bei einzelnen Patienten kann zusätzlich vor und nach der Kontrastmittelapplikation mit Hilfe der „fast-imaging-technique" die Kontrastmitteldynamik der Läsion gemessen werden (s. Nasopharynx). Die Schichtdicke beträgt üblicherweise bei allen Messungen 4 mm ohne Gap. Zur Auswertung der Untersuchungen wird ein standardisiertes Bewertungssystem mit Abstufungen von 0–3 eingesetzt. Eine mit dem Wert 0 beurteilte Untersuchung ist nicht diagnostisch auswertbar aufgrund von Bewegungsartefakten oder weiteren Artefaktbildungen. Mit dem Wert 1 werden Untersuchungen bewertet, bei denen eine richtig-positive Diagnose, aber keine weitere Differenzierung der Läsion möglich ist. Bei Grad-2-Untersuchungen ist eine gute Abgrenzbarkeit zu den Nachbarstrukturen gegeben. Bei den mit Grad 3 bewerteten Untersu-

chungen sind zusätzliche Informationen bezüglich Binnenstruktur und Dignität des Tumors diagnostizierbar.

Oropharynx und Mundhöhle

In der Region Oropharynx und Mundhöhle wird häufig mit der *Hals-Helmholtz-Spule* untersucht. Vergleichbar mit den anderen Kopf-Hals-Regionen wird zunächst nativ mit T1- und T2-betonten Sequenzen gemessen. Schluckbewegungen führen bei 18% der Untersuchungen zu einer reduzierten Bildqualität. Bei einzelnen Patienten kommt die dynamische KST zur Bestimmung des Vaskularisationsmusters einer Raumforderung zum Einsatz. Abhängig von der klinisch-endoskopischen Lokalisation eines Prozesses wird als 2. Schichtebene entweder die frontale oder sagittale Schichtführung bevorzugt.

Larynx, Hypopharynx und Hals

Als Empfangsspule kommen hier *Helmholtz-Oberflächenspulen* zum Einsatz, die speziell an die anatomischen Gegebenheiten des Halses angepaßt werden. Nach einer sagittalen Übersichtssequenz wird mit einer langen Spinechosequenz bei einer Repetitionszeit (TR) von 3000 ms und einer Echozeit (TE) von 25 bzw. 90 ms in transversaler Schichtorientierung untersucht. Danach folgen kurze transversale Spinechosequenzen TR/TE = 500/25 ms vor bzw. nach Applikation des paramagnetischen Kontastmittels Gadolinium-DTPA (Dosierung 0,2 ml/kg Körpergewicht). Zusätzlich werden weitere T1-betonte Sequenzen in frontaler und sagittaler Schichtorientierung zur Analyse der aussagekräftigsten Schichtorientierung für die jeweilige klinische Fragestellung im Larynx und Hypopharynx durchgeführt. Für die schnelle Bildgebung in dieser Region stehen FISP- und FLASH-Sequenzen zur Verfügung, wobei sich zur Überprüfung der Kontrastmittelaufnahme Gradientenechosequenzen (TR/TE = 30/12 ms) bei einem Flipwinkel von 30–40 ° optimal eignen.

3.1.3 Schnelle Sequenzen und dynamische Kernspintomographie

Im Rahmen der Kontrastmitteldiagnostik wird jeweils mit T1-betonten Sequenzen vor und nach Applikation des paramagnetischen Kontrastmittels Gd-DTPA untersucht. Diese Technik ermöglicht aufgrund des guten Signal-Rausch-Verhältnisses eine hervorragende Ortsauflösung. Nicht effektiv sind jedoch Versuche, mit dieser Sequenz die Geschwindigkeit der Kontrastmittelaufnahme zu messen, da sich die wesentlichen und charakteristischen Signalintensitätsunterschiede im Bereich der ersten Minuten nach KM-Applikation abzeichnen. Hier wird eine von der Meßzeit her kürzere Sequenz benötigt, um die Intensitätsschwankungen so genau wie möglich berechnen zu können. Je öfter diese Sequenz hintereinander gestartet wird, desto genauer läßt sich der Verlauf der Kontrastmittelspeicherung dokumentieren.

Im Rahmen der *dynamischen KST* wird in Schichten, die den Befund optimal zeigen, mit der Gradientenechosequenz vor und nach Applikation von Gd-DTPA untersucht. Bei dieser Aufnahmetechnik wird das herkömmliche Spinechoexperiment dahingehend modifiziert, daß auf den 180°-Hochfrequenzimpuls verzichtet wird. Die Refokussierung des Spins wird durch eine Umschaltung der Gradientenrichtung erreicht. Auf diese Weise läßt sich die Repetitionszeit (TR) verkürzen. Ist der Anregungswinkel kleiner als 90° und die Repetitionszeit wesentlich kleiner als die T1-Zeit, so stellt sich ein Gleichgewicht zwischen Anregung und longitudinaler Relaxation ein. Bei der schnellen Bildgebung erfolgt eine Kontrastierung nicht durch eine Beeinflussung der TR-Zeit, sondern durch die Abwandlung des Anregungswinkels. Die TR-Zeit beträgt in unserer Studie 30 ms.

Zur Erlangung von Gradientenechobildern sowohl mit hoher Signalintensität als auch mit möglichst großem Kontrastumfang wird bei uns mit einem Anregungswinkel von 30° gearbeitet. Die aus technischen Gründen festgelegte Echozeit beträgt 12 ms. Bei einer Matrix von 256×256 Pixel und einer optimalen Datenaquisition sind so Aufnahmezeiten von 7 s möglich.

Mehrere technische Modifikationsmöglichkeiten bieten sich an mit der Voraussetzung einer kurzen Akquisitionszeit, die auch die Bedingung eines guten Signal-Rausch-verhältnisses und eines zufriedenstellenden Auflösungsvermögens erfüllen.

Die von uns gewählte *Gradientenechosequenz* wird während der Phase der schnellen KM-Aufnahme des Tumors im Abstand von 30 s gestartet; nach 120 s wird in einen Rhythmus von einem Bild pro Minute übergegangen. Nach 360 s ist die Messung beendet, und es folgt die oben vorgestellte T1-betonte Sequenz, um auch Detailbefunde erfassen zu können. Dieses Verfahren der dynamischen KST eignet sich zur gleichzeitigen Beurteilung der Morphologie und der Kontrastmitteldynamik.

3.2 3D-Technik in der KST

Seit einem Zeitraum von mehreren Jahren werden interdisziplinär Probanden und Patienten mit verschiedenen Läsionen im Kopf-Hals-Bereich mittels KST untersucht und dreidimensional rekonstruiert. Die Untersuchungen an Probanden dienen der Optimierung der Sequenzparameter sowie der Entwicklung des 3D-Rekonstruktionsverfahrens an einer separaten Workstation [85, 86]. Bei allen Patienten wird zunächst in Spinechotechnik mittels T1- und T2-betonten Aufnahmesequenzen der Befund erhoben. Anschließend werden KST-3D-Untersuchungen vor und nach Applikation von 0,1 mmol/kg KG Gd-DTPA durchgeführt. Vergleichend wird die konventionell standardisierte *Aufnahmesequenz FLASH3D,* eine flußkompensierte Sequenz *FLASH3DV15* sowie eine *Turbo-FLASH-Sequenz* optimiert. Der Flipwinkel variiert bei der FLASH3D von 30°–50°, ein Maximum an Schärfe und Kontrast wird bei

Tabelle 3. Parameter für die 3D-Technik

Sequenz	TR/TE	FLIP	Matrix	Meßzeit [min]
FLASH3D	35/14	40°	256×256	16
FLASH3DV15	40/15	40°	256×256	20
Turbo-FLASH	10/4	40°	256×256	7

40 ° erzielt. Die Echozeit wird in einem Bereich von 13–20 ms verändert, als optimaler Parameter erweist sich ein Wert von *14 ms.* Bei den Messungen mit beiden Sequenzen werden 128 Schichten mit 1–1,5 mm Dicke unter Einsatz der Kopfspule (Durchmesser 25 cm) wie auch der Oberflächenhalsspule aufgenommen, wobei mit den in Tabelle 3 aufgelisteten Parametern die besten Ergebnisse erzielt werden.

Rekonstruktionsverfahren

Ziel der 3D-Rekonstruktion dieser Region ist es, eine Raumforderung oder Läsion gemeinsam mit dem dreidimensional rekonstruierten Kopf abzubilden. Das dreidimensionale Gebilde des Kopfs wird dazu „aufgeschnitten", um einen Einblick in tiefer liegende Regionen zu ermöglichen. Der *Ausschnitt* muß dabei ausreichend groß sein, um die interessierenden Strukturen in ihrer Beziehung zur Nachbarschaft sicher zu erkennen und ausreichend zu beurteilen. Das Fenster im Kopfmodell sollte andererseits möglichst viele der oberflächlichen Bereiche belassen, um die Orientierung bezüglich Lage und Verlauf der interessierenden Struktur zu gewährleisten und somit den dreidimensionalen Eindruck zu vermitteln. Zu Beginn werden diejenigen Schnittbilder aus dem 128 Schnitte umfassenden Datensatz ausgewählt, die die interessierenden Läsionen oder Strukturen aufweisen (Abb. 4a). Es wird dann ein *Rahmen* definiert, der die interessierenden Strukturen in der jeweiligen Schicht begrenzt. Um den Einblick in diese Region beim dreidimensional rekonstruierten Modell zu erhalten, ist es erforderlich, die Strukturen oberhalb des in der jeweiligen Schicht festgelegten Rahmens auszublenden. Nach entsprechender Bearbeitung des Datenwürfels wird dieser dreidimensional rekonstruiert. Dazu wird ein sogenanntes „*Ray-tracing-Verfahren*" angewendet (Abb. 4a), bei dem Strahlen, die von einem frei wählbaren Blickpunkt ausgehen, den Datenwürfel nach Oberflächenstrukturen abtasten und darstellen. Da die Oberflächenstrukturen oberhalb des definierten Rahmens ausgeblendet sind, erkennen die Strahlen Strukturen der ausgewählten

Schicht, sofern sie innerhalb des Rahmens liegen, als Oberfläche und bilden diese entsprechend ab (Abb. 4c). Der entscheidende Schritt bei der Rekonstruktion ist die Festlegung des Rahmens und der Schichtebenen, die dargestellt werden sollen. Diese Festlegung kann nicht für alle Läsionen identisch sein und sollte daher sorgfältig gewählt werden, abhängig von der Lokalisation und dem Verlauf der Läsion. Bei der Mehrzahl der Raumforderungen, insbesondere der Schädelbasis, ermöglicht die intravenöse Applikation von Gd-DTPA eine verbesserte Abgrenzbarkeit durch eine Verkürzung der T1-Relaxationszeit mit Erhöhung der Signalintensität.

3.3 MR-Angiographie (MRA)

In der konventionellen KST-Bildgebung sorgen die sogenannten Flußartefakte für eine Beeinträchtigung der Resultate und erschweren mitunter die Diagnostik.

Diese Flußphänomene beruhen im wesentlichen auf zwei Effekten: zum einen auf dem Spinfluß senkrecht zur Bildebene (Time-of-flight-Effekt) und zum anderen auf dem Spinfluß in der Bildebene (Phasenverschiebung). Beide Phänomene erlauben Informationen über den Blutfluß in Gefäßen und können somit auch zur Gefäßdiagnostik mittels MRA herangezogen werden.

3.3.1 Time-of-flight-Effekte

Time-of-flight(TOF)-Effekte basieren auf dem *Blutfluß senkrecht zur Bildebene*, wobei aufgrund der Flußgeschwindigkeit ein Teil der partiell relaxierten Spins in den Gefäßen durch total relaxierte Spins ersetzt werden (Abb. 5). Dabei wird ein Blutbolus in der einen Schicht angeregt und in einer anderen gemessen, der Nachweis des Spinechos ist also nicht schichtspezifisch und somit ortsunabhängig. Zwischen Anregung und Messung der Spinmagnetisierung vergeht die Zeit dt [7].

Der Austausch von partiell relaxierten Spins durch nichtangeregte Spins in einem Blutbolus ist direkt abhängig von der *Fließgeschwin-*

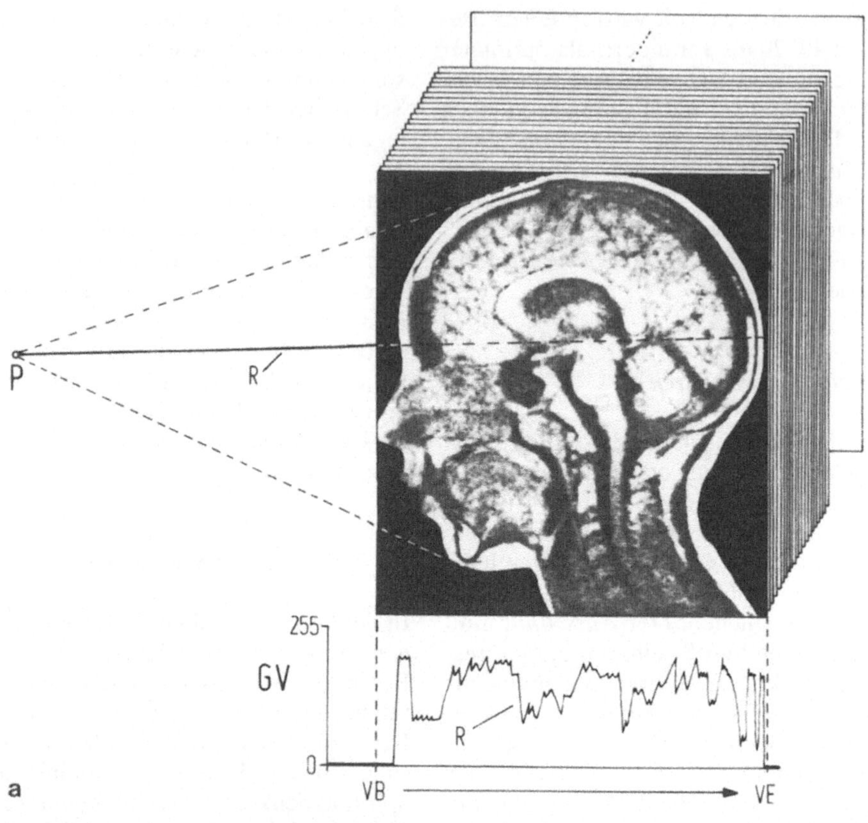

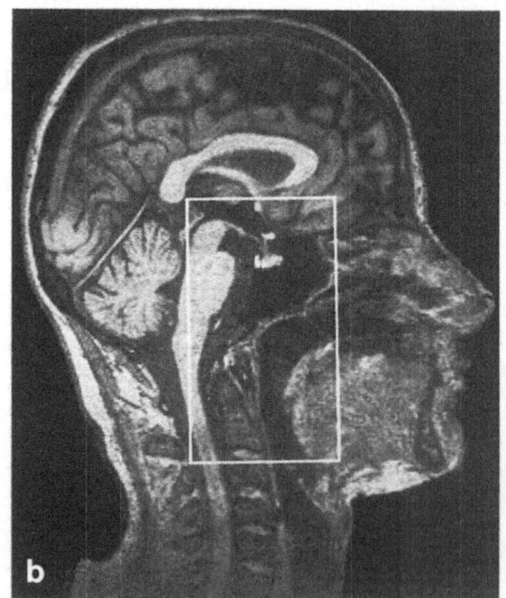

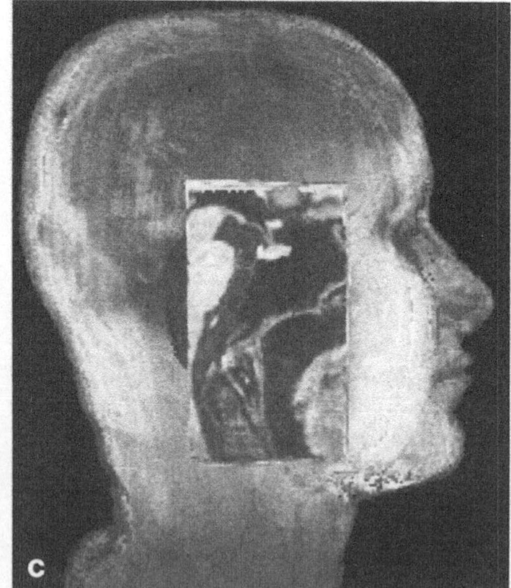

Abb. 4a–c. Legende s. S. 21

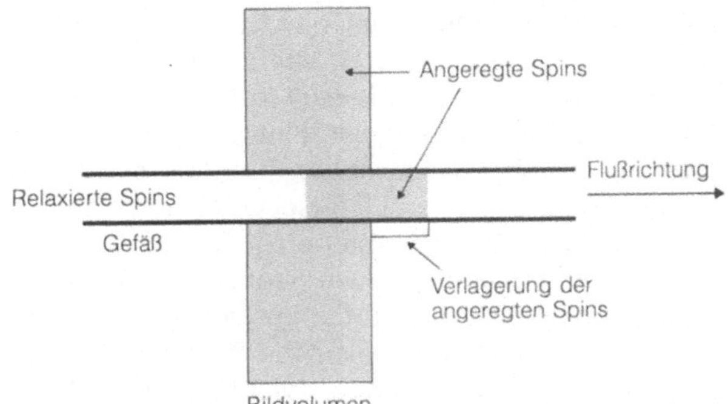

Abb. 5. Time-of-flight-Effekt: Nach einigen Repetitionszeiten ist das stationäre Gewebe partiell abgesättigt. Fließendes Blut ersetzt die partiell relaxierten Spins in der Schicht durch nicht angeregte und erzeugt somit ein höheres Signal als das angrenzende stationäre Gewebe

digkeit und der *Schichtdicke*. Aber auch eine Reihe anderer Faktoren wie das *Strömungsverhalten* (laminarer, turbulenter Fluß), Winkel zwischen Gefäßen und Bildebene, *Aufnahmemodus* [Spinecho (SE), Gradientenecho (GE)] und *Aufnahmeparameter* (TR, TE, α) beeinflussen die Signalintensität (SI) des fließenden Bluts [9].

Bei kurzer Repetitionszeit (TR) ist im Vergleich zur longitudinalen Relaxation T1 das stationäre Gewebe angeregt, wohingegen mit dem strömenden Blut mehr und mehr total relaxierte Spins einströmen und sich deshalb das Gefäß mit einer hohen SI vom stationärem Gewebe abgrenzt. Die SI steigt mit zunehmender Geschwindigkeit an, sinkt dann aber wieder bei zu großen Geschwindigkeiten auf Null ab (Cut-off-Geschwindigkeit: v = 2s/TE). Im Gefäßquerschnitt hängt die SI wegen der laminaren Strömung vom Abstand zur Gefäßwand ab und nimmt zum Gefäßzentrum hin zu. Bei einer transversalen Abbildung von Gefäßen im Spinechomodus findet sich somit ein im Verhältnis zur Gefäßmitte signalarmer randständiger Ring. Während mit der SE-Technik sehr schnell bewegte Spins mit niedriger SI zur Darstellung gelangen, bilden sich diese in der GE-Technik mit einer hohen SI ab.

Die gleichen Prinzipien bzw. Situationen wie sie bisher für eine einzelne Schicht betrachtet wurden, gelten zwar auch für den 3D-Datensatz und die Mehrschichttechnik, jedoch nur für die erste Volumeneinheit bzw. Schicht auf der Bluteintrittsseite. In den folgenden Volumeneinheiten bzw. Schichten werden die bewegten Spins zunehmend angeregt, woraus die kontinuierliche SI-Abnahme entlang der gesamten Untersuchungsregion resultiert (Abb. 6). Die Abnahme der SI hängt auch

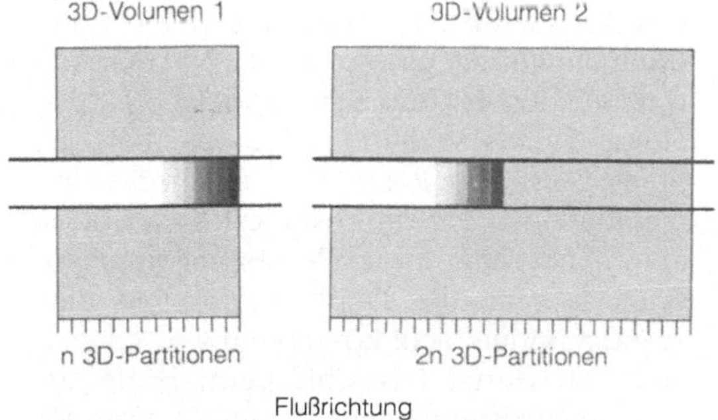

◁ **Abb. 4 a–c.** Grundlagen der dreidimensionalen Rekonstruktion von Läsionen der Kopf-Hals-Region
a Prinzip des „Ray-tracing-Verfahrens". Grauwertverlauf eines der Strahlen, die jede Schicht, ausgehend vom Blickpunkt abtasten. (*GV* Grauwert, *R* Abtaststrahl, *VB* Volumenanfang, *VE* Volumenende, *P* Blickpunkt)
b Einzelne Schicht in der Mediosagittalebene eines Probanden
c Ergebnis der dreidimensionalen Rekonstruktion nach Einpassen der Schnittebene

Abb. 6. Einfluß der Schicht- bzw. Volumendicke auf die Signalintensität fließenden Blutes. Auf der Bluteintrittsseite stellt sich der Fluß mit hoher Signalintensität dar. Beim Durchfließen des Aufnahmevolumens werden die Spins zunehmend relaxiert mit resultierendem Signalverlust. Mit zunehmender Schicht- bzw. Volumendicke nimmt die Absättigung fließenden Blutes in der Schicht zu

hier von TR, dem Flipwinkel α und der longitudinalen T1-Relaxationszeit ab. Da die T1-Relaxation von Blut relativ lang ist (1,2 s bei 1,5 Tesla) [7], bleibt die longitudinale Magnetisierung auch bei einem hohen Blutfluß für ein ausreichend großes Untersuchungsvolumen erhalten. Hieraus resultiert jedoch die Notwendigkeit einer genauen Sequenz- und Parameterauswahl, die auf die jeweilige „region of interest" (ROI) und auf die Fragestellung (arterielle oder venöse MRA) abgestimmt werden muß.

3.3.2 Phasenverschiebung

Das zweite Phänomen beruht auf Änderungen in der Phase der transversalen Magnetisierung *bewegter Spins in der Bildebene.* Im Gegensatz zum Spinfluß senkrecht zur Bildebene bleibt die Anzahl der Spins bzw. angeregter Atome gleich.
Bei der Anwendung von SE-Sequenzen gilt für stationäres Gewebe, daß nach einem 90 °-Impuls durch Anlegen eines Gradientenfeldes die Spins mit unterschiedlichen Frequenzen ortsabhängig präzipieren. Daraus resultiert eine ortsabhängige Dephasierung, wobei die Phasenverschiebung proportional zur Größe des Gradientenfeldes und der Applikationszeit ist. Der folgende 180 °-Impuls dreht die Phasen um, so daß die Phasendifferenz zur Zeit des Spinechos Null ist [9].
Etwas anders verhält es sich für bewegte Spins. Da sie ihre Position bezüglich des Gradientenfeldes ändern, resultiert daraus auch eine Änderung ihrer Präzessionsfrequenz. Folglich kann die Dephasierung mit dem zweiten Impuls nicht komplett invertiert werden. Das Resultat ist eine permanente, geschwindigkeitsabhängige Phasendifferenz für bewegte Spins, wobei das Geschwindigkeitsprofil über den Querschnitt eines Gefäßes mit der Phasendispersion korreliert. Dies reduziert die Spinechoamplitude und führt somit zu einer signalarmen bis signalfreien Gefäßdarstellung entlang der Schichtebene (Geschwindigkeitsdephasierung) [4, 7].
Bei der Gradientenechotechnik treten diese Effekte nicht auf. Bei diesem Aufnahmemodus wird eine SI-Abnahme durch die unterschiedliche Geschwindigkeit, und deshalb

auch unterschiedlichen Phasen, von Spins in einem Gefäß verursacht. Daraus ergibt sich, daß nicht alle Spins, welche sich entlang des Gradientenfeldes bewegen, mit dem ersten Echo rephasiert werden und somit zu einer SI-Reduktion führen. Durch die Anwendung zusätzlicher Gradientenpulse können flußinduzierte Phasenverschiebungen ausgeglichen werden. Bei der Verwendung von 3 Gradientenpulsen mit geeigneter Amplitude und Dauer werden alle mit konstanter Geschwindigkeit bewegte Spins auf die Echozeit refokussiert („gradient motion refocussing", GMR). Diese sogenannten flußkompensierten Sequenzen erhöhen jedoch die Signalintensität des fließenden Blutes nicht und sind auch weiterhin anfällig für Phasendispersion von Spinbewegungen [7, 9].
Eine Signalauslöschung wird durch das Zusammenwirken der Phasenverschiebung, der unterschiedlichen Strömung und der Geschwindigkeit von Blut in Gefäßen verursacht. Letztere ist unvermeidbar, so daß sich eine Reduzierung von Signalauslöschung auf die Anwendung unterschiedlicher Gradientenfelder konzentriert. Auch ist bei der geeigneten Sequenzauswahl zu beachten, daß jede Änderung der physiologischen Blutströmung zusätzliche Dephasierungen erzeugt. Dies ist auch bei der Interpretation von MR-Angiographien zu berücksichtigen, da z. B. aufgrund eines turbulenten oder stark verlangsamten Blutflusses mit einer resultierenden Dephasierung eine Stenose überbewertet werden kann (Abb. 7).

3.3.3 Differenzierung der Gefäße

Für die Unterscheidung von *arteriellen* und *venösen Gefäßen* stehen mehrere Techniken zur Verfügung.
Bei der *Phasendifferenzierung* erfolgt eine Grauwertkodierung, wobei die mittlere SI stationären Gewebes als Bezugspunkt definiert wird und sich somit dann Arterien bzw. Venen heller bzw. dunkler als stationäres Gewebe darstellen. Phasensprünge lassen sich vermeiden, indem die Phasenverschiebung den Wert von 180 ° bezüglich stationären Gewebes nicht überschreitet. Dies ermöglicht sowohl eine genaue Geschwindigkeitsabbil-

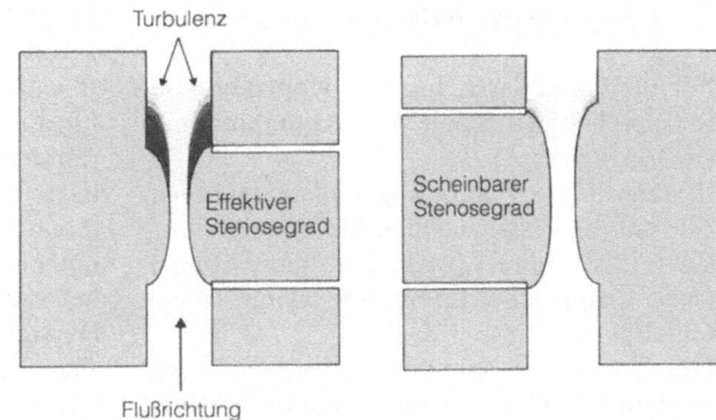

Abb. 7. Einfluß des Strömungsverhaltens auf die MR-Angiographie. Durch poststenotischen turbulenten Fluß kommt es zu einer Signalintensitätsabnahme fließenden Blutes vor allem in Gefäßwandnähe. Dies führt zu einer Überbewertung der Stenose in der MRA

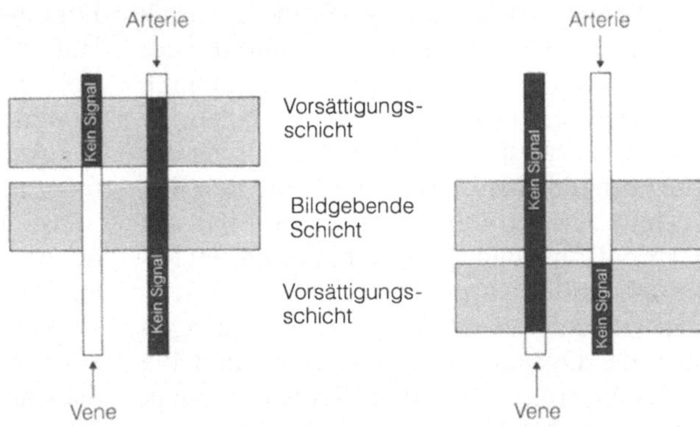

Abb. 8. Gefäßdifferenzierung durch Vorsättigung: Durch entsprechende Lokalisierung der Vorsättigung vor der messenden Schicht wird entweder das Signal arteriellen *(linkes Bild)* oder venösen *(rechtes Bild)* Blutflusses unterdrückt

dung als auch eine genaue Richtungsbestimmung. Als Nachteil ist die Unterdrückung stationären Gewebes zu werten, während die gleichzeitige Anwendung dieser Methode mit der Bildgebung ohne Mehraufwand an Meßzeit als Vorteil zu werten ist [9].

Eine weitere Methode der Gefäßdarstellung ist die sogenannte *Subtraktionstechnik.* Dafür werden 2 Datensätze akquiriert: einer mit flußunterdrückten Aufnahmen, d. h. mit signalfreier Gefäßdarstellung durch flußdephasierende Gradienten, und einer mit hoher Signalintensität der Gefäße durch die „Gradient-motion-refocussing-Technik".

Diese beiden Datensätze werden in einem anschließenden Arbeitsgang voneinander subtrahiert, wodurch Aufnahmen entstehen, in denen nur signalreiche Spins zur Abbildung gelangen und stationäres Gewebe eliminiert wird. Diese Bilder sind mit denen der digitalen Subtraktionsangiographie (DSA) vergleichbar. Geeignet ist diese Technik vor allem für die Darstellung langsamen Blutflus-

ses. Nachteilig wirken sich jedoch die doppelt so langen Akquisitionszeiten im Vergleich zur flußerhöhten Darstellung und die höhere Anfälligkeit für Pulsationen und Bewegungen aus [4, 9].

Eine weitverbreitete Methode zur Gefäßdifferenzierung ist die *Vorsättigung,* die auch für die Artefaktreduktion verwendet wird (Abb. 8). In der MR-Angiographie wird die Vorsättigung dazu benutzt, Einflußphänomene von Arterien oder Venen zu unterdrükken. Durch proximale oder distale Vorsättigung wird jeweils der arterielle oder venöse Gefäßanteil in der GE-Technik signalarm dargestellt. Dieser zusätzliche Impuls zerstört die longitudinale Magnetisierung der in dieser Schicht befindlichen Spins. Dies bewirkt, daß Blut, welches durch eine vorgesättigte Region fließt, angeregt bleibt und somit kein Signal erzeugt [7].

3.3.4 Aufnahmetechnik und Angiographie

Für die Gefäßdarstellung im Kopf-Hals-Bereich stehen prinzipiell zwei Aufnahmemodi zur Verfügung:
Erstens die konventionellen *Spinechosequenzen* mit einer signalarmen Gefäßdarstellung sowie als zweite Möglichkeit die *Gradientenechosequenzen* mit einer signalreichen Gefäßabbildung.

Der Vorteil der *Spinechosequenz* (SE) liegt in einer exzellenten Auflösung der anatomischen Strukturen sowie in einem hohen Signal-Rausch-Verhältnis. Auch wird die Abbildungsqualität der SE-Sequenz durch Bewegungsartefakte geringer beeinflußt als bei der Gradientenechosequenz (GE). Durch die signalfreie Darstellung von Gefäßen, im Gegensatz zur signalreichen Darstellung der umgebenden Strukturen, wird mit der SE-Technik eine Ortsauflösung von ca. 1 mm mit der Kopfspule und ca. 0,5 mm mit der Helmholtz-Oberflächenspule erreicht.

Diese Sequenzen erlauben auch Aussagen über die Dynamik des Blutflusses und die Differenzierung stehenden Blutes von einem thrombotischen Gefäßverschluß.

Der Vorteil der *GE-Technik* besteht in einer signalreichen und selektiven Gefäßdarstellung entsprechend der konventionellen Angiographie. Gerade in der Kopf-Hals-Region hat sich diese Technik bewährt, da bei intrakraniellen Gefäßen die Auflösung dieser Technik besonders hoch ist. Eine Signalminderung bzw. -auslöschung entsteht bei GE-Sequenzen in erster Linie durch turbulente Strömungen (z. B. bei Aneurysmen) und großen räumlichen Geschwindigkeiten.

Zur Verfügung stehen im Prinzip 2 Sequenztypen, die je nach ROI und Fragestellung mit unterschiedlichen Parametern zum Einsatz kommen. Dies ist zum einen die *dreidimensionale FISP*-("fast imaging with steady-state precession")-Sequenz für den schnellen Blutfluß sowie eine *zweidimensionale FLASH*-("fast low-angle shot")-Sequenz für den langsamen Blutfluß.

FISP 3D-Sequenz

Bewährt hat sich diese Sequenz insbesondere für die Darstellung von intrakraniellen Arterien wie auch für die Darstellung der A. carotis externa mit ihren großen Ästen sowie der A. carotis interna. Die Wahl der Schichtdicke und des „field of view" (FOV) richtet sich dabei nach der Fragestellung. So muß für die Darstellung des Circulus Willisii mit seinen Ästen eine möglichst geringe Schichtdicke mit transversaler Schichtorientierung angestrebt werden, um die Auflösung zu steigern und die „outflow-Effekte" zu eliminieren. Für einen Überblick über den gesamten Verlauf der A. carotis externa und interna eignet sich eine Schichtdicke von 80 mm und eine frontale Schichtorientierung, wobei jedoch die Äste der A. carotis externa mit langsamem Blutfluß nicht abgebildet werden. Die Meßzeit von 8–11 min läßt bei dieser Sequenz in der Regel nur eine Akquisition zu. Speziell für die Darstellung der A. carotis communis und A. carotis externa eignen sich auch eine FISP-Sequenz mit 2 parallelen Schichten („double slab") sowie eine FISP-Sequenz mit einer frontalen Schicht.

<table>
<tr><td>

Merke:

FISP 3D: TR/TE = 40/7 ms
          $\alpha = 15°$
          Partitionen = 32–64
          Schichtdicke: 10–96 mm
          Matrix = 256 × 256

– Schneller Blutfluß:
– transversal: Circulus Willisii
– frontal: gesamte A. carotis

</td></tr>
</table>

FLASH 2D

Diese Sequenz eignet sich zur Darstellung von Venen und Arterien mit einem langsamen Blutfluß. Durch die Anwendung mehrerer sich überlappender dünner Schichten wird die Absättigung langsam fließenden Blutes selbst über größere Strecken vermieden. Ein Nachteil der FLASH-Sequenz ist die geringere Ortsauflösung aufgrund der hohen Schichtdicke von 2 mm. Bei einer Akquisition beträgt die Untersuchungszeit 8–9 min, geeignet ist diese Sequenz vor allem für die frontale Schichtführung.

Merke:

FLASH 2D:

TR/TE = 25/10 ms
$\alpha = 60°$
30–55 Schichten, Schichtdicke: 3–10 mm
negative Schichtlücke = $-0,3$ bis $-0,2$
Matrix = 256 × 256

– Langsamer Blutfluß:
– A. carotis externa
– Venöses Sinussystem
– V. jugularis

3.3.5 Nachbearbeitung von Angiographien

Die Nachbearbeitung der gewonnenen Daten erfolgt in einem eigenen Rechenschritt nach der Untersuchung. Dabei wird der hohe Signalunterschied zwischen den Gefäßen und dem umgebenden Gewebe dazu benutzt, nur hohe Signalintensitäten darzustellen und somit das umliegende Gewebe rechnerisch zu eliminieren. Dieses Verfahren wird als „*Maximum-intensity-Projection*" (MIP) bezeichnet und erzeugt aus einem 3D-Datensatz einen zweidimensionalen, um 360° drehbaren Datensatz. Dabei werden eine Reihe von parallelen Strahlen durch das 3D-Volumen gelegt, wobei jeder Strahl ein Pixel (Flächenelement) im Projektionsbild definiert. Die Grauwertkodierung eines Pixels erfolgt über die Analyse des Intensitätsprofils des korrespondierenden Strahls (Abb. 9). Auch die Daten der FLASH 2D-Sequenz eignen sich für eine derartige Berechnung, jedoch ergibt sich aufgrund der fehlenden räumlichen Struktur dieser Sequenz eine reduzierte Bildqualität. Die Berechnungszeit für die Bilder hängt von der Wahl des Darstellungsmodus (Vollrotation, Projektion), dem Kalkulationsmodus (Intervall, Interpolation, etc.), den Winkelschritten bei Rotation sowie dem Auflösungsmodus ab. Für die Befundung von MR-Angiographien muß eine Rotationsprojektion sowie die Korrelation mit den Aufnahmen des Originaldatensatzes durchgeführt werden [7].

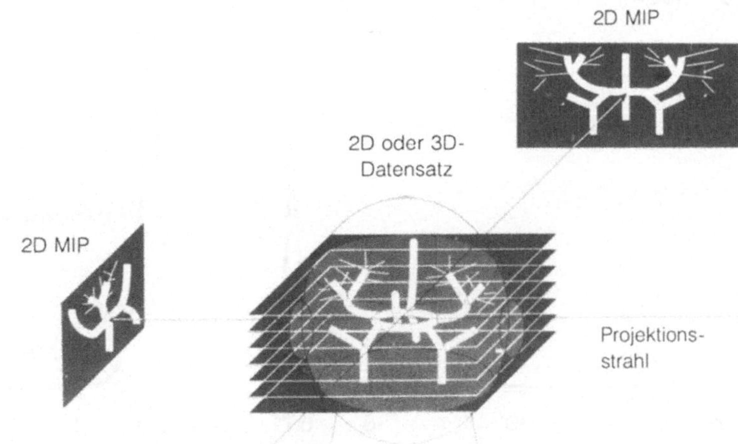

Abb. 9. Bildnachberechnung mit MIP: Das Bildvolumen wird von parallelen Strahlen durchlaufen (Abbildung von nur zwei zentralen Strahlen). Der maximalste Intensitätswert eines Strahles wird auf dem korrespondierenden Pixel des Projektionsbildes abgebildet

3.4 In-vitro-Resonanzspektroskopie

Die klinische Magnetresonanztomographie als neues bildgebendes Verfahren ermöglicht eine deutlich erweiterte In-vivo-Diagnostik verschiedenster Läsionen. Die Bildgebung wird dabei neben extrinsischen Parametern wie der Repetitionszeit TR und der Echozeit TE von einer Reihe intrinsischer Faktoren beeinflußt. Wie die Kernspintomographie ist die Resonanzspektroskopie ein hochempfindliches Verfahren zur Darstellung und Differenzierung verschiedener Stoffe unterschiedlicher Protonendichte. Beim menschlichen Körper entspricht dabei die Dichte der chemisch gebundenen Protonen der Wasserdichte.

Bei verschiedenen, kernspintomographisch in vivo untersuchten Patienten werden dazu Operationspräparate von Tumor- und Muskelgewebe gewonnen und anschließend unter in-vitro-Bedingungen die entsprechenden T2-Zeiten bestimmt. Die In-vivo-Meßergebnisse werden jeweils mit den in vitro gemessenen Werten korreliert. Alle spektroskopischen Untersuchungen in vitro werden an einer Anlage (Bruker WH 90) mit einem Protonenspektrum von 90 MHz durchgeführt.

Die Meßtemperatur aller Untersuchungen liegt bei konstanter Zimmertemperatur von 22 °C. Bei Lebewesen bewegen sich die Resonanzfrequenzen im Bereich von 10 ppm „downfield" bezogen auf die Resonanz von Tetramethylsilan (TMS). Der Normwert liegt in diesen Versuchen bei 4,85 ppm.

Zu Beginn wird das Meßgerät geeicht und das Magnetfeld auf das Lösungsmittel d_6-Benzol zeitlich stabilisiert. Hierzu wird ein mit d_6-Benzol gefülltes Meßröhrchen, das im unteren Drittel mit 2 Kunststoffpfropfen im gegenseitigen Abstand von 1 cm versehen ist, in der Meßvorrichtung plaziert. Daraus ergibt sich ein Linienspektrum mit einem spezifischen Peak für d_6-Benzol (Abb. 10).

Anschließend wird von jedem Patienten die Muskelprobe und darauf folgend die Tumorprobe in jeweils ein Röhrchen präpariert und 3mal mit jeweils unterschiedlichen Eintauchtiefen der Röhrchen in der Meßvorrichtung spektroskopisch gemessen.

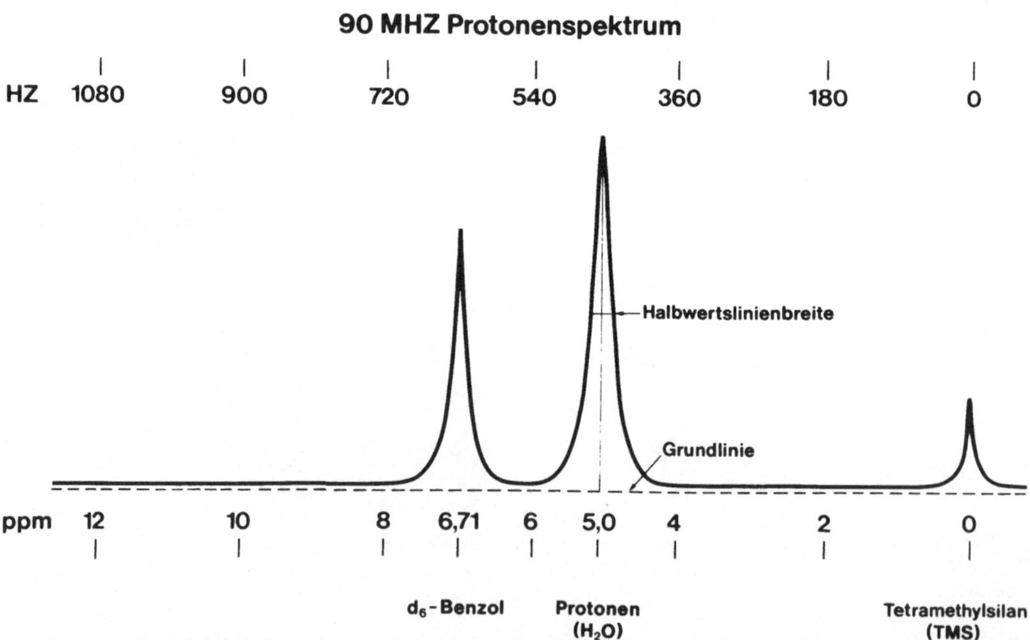

Abb. 10. Linienspektrum für d_6-Benzol. Fourier: Pulse Width 0–5, us. Points 8k; Spektrum: 1200; Width: fl 20 Hz/cm: Offset: fl 4000 Hz; Scans: 100; Resonanzfrequenzbereich: 10 ppm

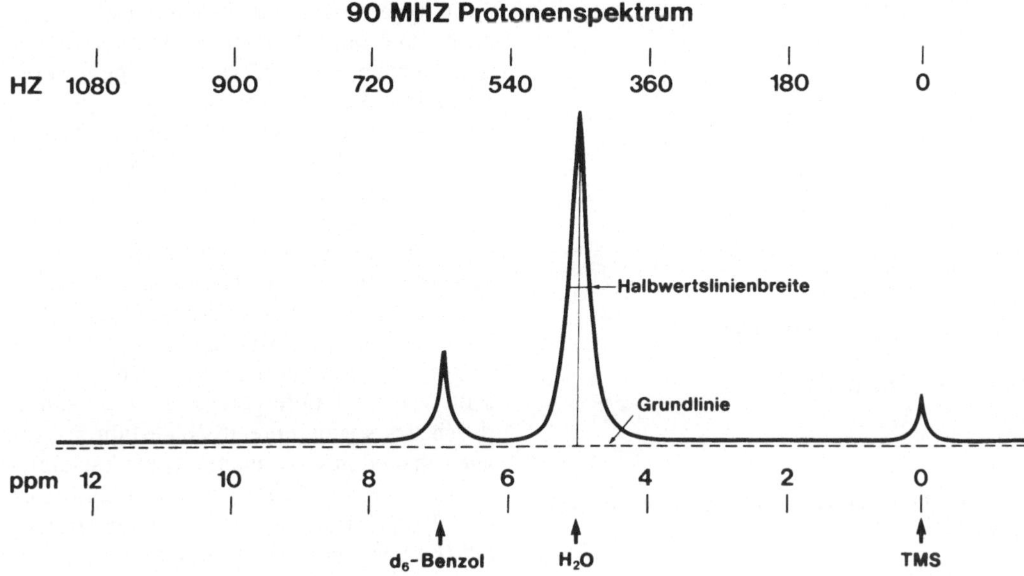

Abb. 11. Berechnung der Halbwertslinienbreiten

Zur Reproduzierbarkeit der Eintauchtiefen wird am Meßgerät ein Nullpunkt festgelegt, von dem aus die Röhrchen einmal 1 cm höher und einmal 1 cm tiefer plaziert werden. Die Spin-Spin-Relaxationszeit T2 von biologischem Gewebe kann sowohl mittels KST (in vivo) als auch spektroskopisch (in vitro) direkt berechnet werden. Diese ist bei beiden Methoden reproduzierbar und damit ein Parameter für vergleichende Beobachtungen. Die spektroskopische Messung einer Gewebeprobe in d_6-Benzol erzeugt ein Protonensignal, das sich eindeutig von dem des Benzols unterscheiden läßt. Benzol läßt sich auf der Abszisse bei 6,8 ppm als Bezugspunkt bei allen Messungen finden (Abb. 11). Zur Berechnung der T2-Relaxationszeit einer Gewebeprobe wird die Halbwertslinienbreite auf halber Höhe und im rechten Winkel des Protonensignals gemessen. Setzt man die Halbwertslinienbreite H (in mm) in eine Formel ein, so erhält man die T2*-Zeit des Gewebes in vitro.

Zusammensetzung der Proben

Das zu untersuchende Gewebe wird aus dem Operationssitus in einem Durchmesser von 5 mm exzidiert. Von jedem Patienten wird jeweils eine Tumorprobe und eine Muskelprobe als Referenzgewebe entnommen. Entstammt der Tumor aus der Region des Felsenbeins, so wird vom M. temporalis eine Probe entnommen; liegt dieser im Halsbereich, so wird aus dem M. sternocleidomastoideus exzidiert. Nach den Biopsien werden die Proben in ein verschließbares Gefrierröhrchen mit Lösungsmittel plaziert. Das Gewebe muß dabei vollständig von dem Lösungsmittel d_6-Benzol umgeben sein, damit der Kontakt zur Luft oder anderen wasserhaltigen Substanzen vermieden wird. Deuteriertes d_6-Benzol ist nur sehr begrenzt wasserlöslich und gewährt somit die Konstanterhaltung der Protonendichte bei den unterschiedlichen Gewebeproben. Weiterhin erzeugt d_6-Benzol bei der Resonanzspektroskopie eine Referenzbande, die sich von der des präparierten Gewebes deutlich unterscheiden läßt. Sämtliche Resonanzspektren beziehen sich auf Tetramethylsilan (TMS), das dem d_6-Benzol beigefügt wird.

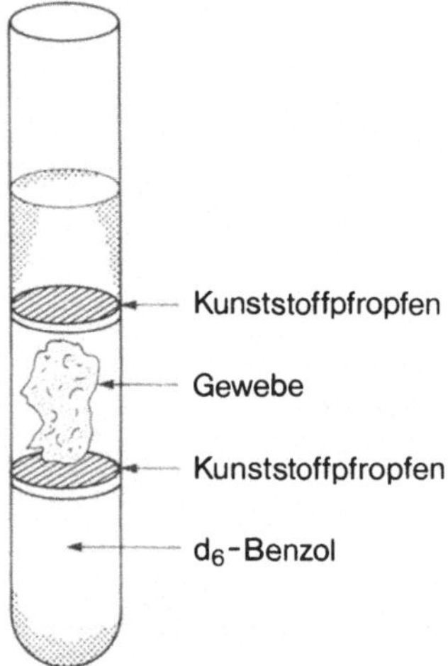

Abb. 12. Präparation des Gewebes im Meßröhrchen

Zur Einschränkung von Autolyseprozessen werden die Proben bei $-20\,°C$ gelagert. Unmittelbar vor der spektroskopischen Messung werden die Gewebeproben bis auf Zimmertemperatur ($22\,°C$) aufgetaut und in der in Abb. 12 angegebenen Reihenfolge präpariert.

Hierfür stehen gesonderte Röhrchen zur Verfügung, die den Gegebenheiten der Meßapparatur entsprechen. Kunststoffpfropfen oberhalb und unterhalb der Gewebeprobe verhindern deren Rotation während der Messung, wodurch reproduzierbare Ergebnisse erzielt werden (Abb. 12). Dagegen variieren die Meßergebnisse bei Kontrolluntersuchungen ohne Arretierung der Gewebeprobe.

In Zusammenarbeit mit den chirurgischen Kliniken werden mit dieser Technik Operationspräparate von Tumor- und Muskelgewebe gewonnen und anschließend unter In-vitro-Bedingungen die T2*-Zeiten bestimmt.

3.5 In-vivo-[31]Phosphorspektroskopie

Verschiedene Patienten mit Raumforderungen unterschiedlicher Histologie (chronische Entzündung, Lymphom, Plattenepithelkarzinom, Glioblastom, Meningeom etc.) und unterschiedlicher Lokalisation im Kopf-Hals-Bereich werden sowohl mittels KST als auch

[31]P-magnetresonanzspektroskopisch untersucht. Die bildgebenden KST-Untersuchungen werden bei 1,0 Tesla in einem supraleitenden Kernspintomographen (Siemens Magnetom) unter Verwendung des paramagnetischen Kontrastmittels Gadolinium-DTPA durchgeführt. Für das magnetresonanzspektroskopische Verfahren steht ein 1,5-Tesla-Kernspintomograph (Siemens Magnetom) mit 2 unterschiedlichen Lokalisationsverfahren zur Verfügung. Oberflächennahe Strukturen werden mit einer der Untersuchungsregion aufgelegten Spule erfaßt, während tiefergelegene Meßvolumina durch das sogenannte ISIS-Verfahren („image selected in vivo spectroscopy") selektiert werden. Ein Fit-Programm quantifiziert die Konzentrationen von Phosphomono- (PME) und -diestern (PDE), anorganischem Phosphat (P_i), Kreatinphosphat (PCr) sowie Adenosintriphosphat (ATP) und ermöglicht die Berechnung des intrazellulären pH-Werts.

3.5.1 Oberflächenspulenspektroskopie

Da für In-vivo-Studien eine definierte Begrenzung der Untersuchungsregion erforderlich ist, werden verschiedene Methoden entwickelt, die eine räumliche Selektion ermöglichen. Die technisch einfachste Methode, um lokalisierte Spektroskopie zu betreiben, besteht im Einsatz von Oberflächenspulen, die auf dem zu analysierenden Gewebe fixiert werden. Das sensitive Volumen unterhalb dieser Oberflächenspule besitzt etwa die Form einer Halbkugel, deren Form und Größe durch die Wahl bestimmter Meßparameter variiert werden kann.

Patienten mit oberflächlich gelegenen Tumoren im Kopf-Hals-Bereich werden vergleichend untersucht mittels bildgebender KST, ^{31}P-Spektroskopie, Computertomographie und Sonographie. Die kernspintomographischen Messungen werden an einem supraleitenden Kernspintomographen (Siemens Magnetom) unter Verwendung einer speziell für die Untersuchung der Halsregion konstruierten Oberflächenspule (Helmholtz-Typ) erstellt. Nach einer sagittalen Übersicht mit kurzer Repetitionszeit wird zunächst kontinuierlich in transversaler Schichtorientierung unter Verwendung einer langen (TR/TE = 1600/23 bzw. 92 ms) und kurzen (TR/TE = 500/23 ms) Spinechosequenz gemessen. Die kraniokaudale Ausdehnung des Tumors wird mit einer frontal orientierten kurzen (TR/TE = 500/23 ms) Sequenz erfaßt. Bewährt hat sich eine FLASH-(„fast low angle shot imaging") Sequenz mit einem Flipwinkel von 40 °, in der sich pathologisch vergrößerte Lymphknoten als signalintensive Strukturen abbilden lassen. Nach den Nativsequenzen wird das paramagnetische Kontrastmittel Gadolinium-DTPA intravenös appliziert, das in stärker vaskularisierten Regionen angereichert wird und dort eine Verkürzung der T1-Relaxationszeit bedingt. Die magnetresonanzspektroskopischen (MRS) Messungen werden bei *1,5 Tesla* mit Hilfe einer über dem Untersuchungsgebiet fixierten *Oberflächenspule* (Durchmesser 50 mm) durchgeführt. Bei den Messungen kann die Spule zur Bildgebung verwendet werden, wenn von der Resonanzfrequenz von ^{31}Phosphor (ca. 27 MHz) auf die der Protonen (ca. 63 MHz) umgeschaltet wird. Durch Veränderung der Transmitterspannung läßt sich die Empfindlichkeitscharakteristik der Spule verändern. Die Abhängigkeit der Eindringtiefe von der Spannung wird mit Hilfe eines Scheibenphantoms experimentell ermittelt. Das Diagramm in Abb. 13 ermöglicht für folgende Untersuchungen eine exakte Anpassung der Meßcharakteristik an die Lage und Morphologie des Tumors. Zur Optimierung des Magnetfelds auf die notwendige Homogenität (Inhomogenität < 2 ppm) werden die Ströme in den Gradientenspulen so lange verändert, bis ein gemessener ^{1}H-FID („free induction decay") den geringsten Pegelabfall bzw. ein Protonenspektrum die kleinste Linienbreite zeigt. Danach wird die Oberflächenspule auf die Resonanzfrequenz von Phosphorkernen umgeschaltet. 64 oder 128 FIDs werden aufsummiert und aus der gefilterten FID-Mittelung unter Verwendung der Fourier-Transformation das Spektrum konstruiert. Nach Phasen- und Grundlinienkorrektur wird das Spektrum mit der „least-square-fit-procedure" ausgewertet. In einem normalen In-vivo-Muskelspektrum können die Peaks für Phosphomonoester (PME), an-

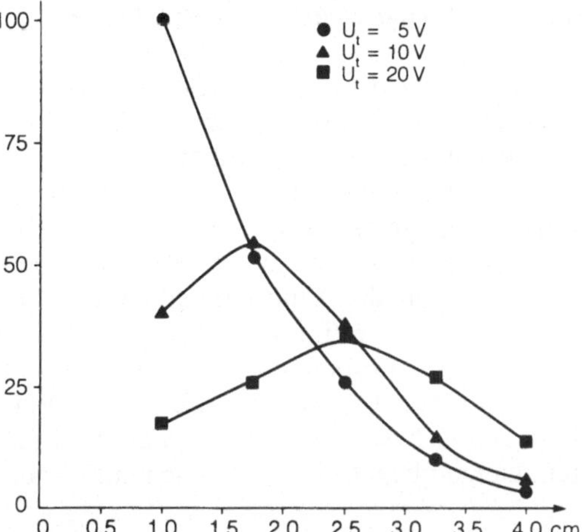

Abb. 13. Empfindlichkeitscharakteristik der 50-mm-Oberflächenspule bei Transmitterspannungen von 5, 10 und 20 V. Die relative Empfindlichkeit ist als Ordinate aufgetragen, die Entfernung der Schicht von der Oberfläche als Abszisse in cm. Bei einer Transmitterspannung von 5 V liegt die höchste Empfindlichkeit direkt hinter der Spule

organisches Phosphat (P_i), Phosphodiester (PDE), Kreatinphosphat (PCr) und Nukleosidtriphosphate (NTP) unterschieden werden. Das Kreatinphosphat wird wegen seiner vom pH-Wert unabhängigen Lage im Spektrum als Bezugspunkt der chemischen Verschiebung definiert. Die *Phosphomonoester* enthalten Moleküle des Phospholipidaufbaus, hauptsächlich Phosphorylcholin und Phosphoryläthanolamin sowie Zuckerphosphate, die in der Glykolyse vorkommen. Die spektrale Lage des anorganischen Phosphats ist vom Konzentrationsverhältnis $H_2PO_4^-/HPO_4^{2-}$ und damit vom pH-Wert abhängig. Anhand der chemischen Verschiebung des *anorganischen Phosphates* gegenüber dem *Kreatinphosphat* wird der pH-Wert berechnet. Die 3 *Nukleosidtriphophatpeaks* setzen sich in erster Linie aus Adenosintriphosphat (ATP) zusammen, das sich mit den Resonanzfrequenzen von Adenosindiphosphat (ADP) und Nicotinamidadenindinukleotid (NAD$^+$ bzw. NADH) überlagert und von diesen nur in hochaufgelösten In-vitro-Spektren differenziert werden kann.

3.5.2 Volumenselektive Spektroskopie

Desweiteren existiert eine große Anzahl von anderen Lokalisationsverfahren, die es ermöglichen, scheiben-, würfel oder halbkugelförmige Volumina bzw. deren Kombinationen zu selektieren. Der Größe des Meßvolumens ist nach unten eine Grenze gesetzt, die von der Empfindlichkeit der ^{31}P-Spektroskopie bestimmt ist. So muß bei abnehmendem Probenvolumen die Meßzeit verlängert werden, um ein akzeptables Verhältnis von Nutz- zu Rauschsignal zu erhalten. Derzeit liegt das zu untersuchende Volumen bei 50 cm^3 bei einer für den Patienten zumutbaren Meßzeit von 25 min (ISIS-Technik). Bei der Messung werden 8 schichtförmige Volumina analysiert, aus deren sinnvoller Addition und Subtraktion ein würfelförmiges Meßvolumen mit 8fachem Signal-Rausch-Verhältnis resultiert. Im Rahmen derzeit verfügbarer Techniken werden Würfel mit einer Kantenlänge von 4–5 cm selektiert, dies entspricht einem Meßvolumen von 64–125 cm^3. Versuche, kleinere Volumina zu analysieren, ergeben entweder nichtauswertbare Spektren oder führen zu einer den Patienten nicht zumutbaren Verlängerung der Meßzeit [171].

4 Kontrastmittel

Basierend auf dem verbesserten Weichteil-kontrast und der multiplanaren Schichtführung hat die Kernspintomographie bereits sehr früh ein breites Anwendungsfeld in der Kopf-Hals-Radiologie gefunden. Erfahrungen aus der Computertomographie mit jodhaltigen Kontrastmitteln haben Rückschlüsse zugelassen, daß Kontrastmittel für die KST auch in dieser Region weitere Verbesserungen der diagnostischen Aussagekraft ermöglichen werden.

Parallel zur Einführung der Kernspintomographie in die Klinik wurden daher bereits frühzeitig paramagnetische Substanzen als Kontrastmittel entwickelt sowie deren tierexperimentelle und klinische Erprobung durchgeführt [200, 201, 219]. Prinzipiell stehen eine ganze Reihe paramagnetischer Substanzen wie verschiedene Chelate von Eisen, Chrom, Magnesium und Gadolinium (Gd) zur Verfügung [264]. Im Rahmen von Forschungsprojekten wurde insbesondere das paramagnetische Kontrastmittel Gd-DTPA in breitem klinischen Einsatz erforscht. Obwohl eine orale Applikation möglich ist, erbrachten hier Versuche in der Kopf-Hals-Region noch keine sicheren diagnostischen Vorteile. Insgesamt wurden im Zeitraum von 4 Jahren 800 Patientenuntersuchungen mit intravenösem Gd-DTPA im Rahmen einer klinischen Studie Phase III durchgeführt. Dieses Kontrastmittel hat sich dabei als risikofreie Substanz bewährt; weltweit sind bei mehr als 100 000 Untersuchungen nur wenige allergische und anaphylaktische Reaktionen geringer Ausprägung aufgetreten [199]. Da durch eine intravenöse Kontrastmittelapplikation die Vorteile der nichtinvasiven Untersuchungstechnik in der KST verlassen werden, muß jede Art einer Kontrastmittelanwendung einen oder mehrere der folgenden diagnostischen Vorteile bedingen:

1. Verbesserung der Sensitivität:
via Kontrastierung kleinster Läsionen.
2. Verbesserung der Spezifität:
via Kontrast-Verstärkung unterschiedlicher Läsionen.
3. Informationen über Gewebeperfusion:
via Kontrastmitteldynamik.
4. Reduktion der Untersuchungszeit.
5. Information über Bewegungsvorgänge und Schleimhautläsionen
via orale Kontrastmittel.
6. Differenzierung von Narbengewebe und Tumorrezidiv.

4.1 Physikochemische Grundlagen

Die Deposition eines Materials in einem Magnetfeld bedingt die Magnetisierung dieser Substanz. Das Maß des induzierten Magnetismus ist definiert durch die magnetische Suszeptibilität. Es werden 4 Klassen des Magnetverhaltens unterschieden: *diamagnetisch, paramagnetisch, superparamagnetisch* sowie *ferromagnetisch* (Tabelle 4). Dabei sind nahezu alle organischen Substanzen definitionsgemäß *diamagnetisch* mit paarigen Elektronen in der äußeren Elektronenhülle und fehlender Magnetisierbarkeit. Alle *paramagnetischen* und *ferromagnetischen* Substanzen sind durch magnetische Suszeptibilität sowie unpaarige Elektronen in der äußeren Hülle charakterisiert [192]. Basierend auf der kristallinen Matrix können bei superparamagnetischen und ferromagnetischen Materialien große magnetische Momente hervorgerufen werden. Wird der Einfluß des äußeren Magnetfeldes aufgehoben, so zeigt allein die Gruppe der ferromagnetischen Partikel eine permanente Magnetisierung.

Tabelle 4. Klassifizierung der magnetischen Eigenschaften

1. Diamagnetisch:	– Organische Substanzen – Paarige Elektronen in äußeren Elektronenschalen – Keine magnetische Suszeptibilität
2. Paramagnetisch:	– Unpaarige Elektronen – Positive magnetische Suszeptibilität (medium) – Keine bleibende Magnetisierung
3. Superparamagnetisch:	– Unpaarige Elektronen – Positive magnetische Suszeptibilität (stark) – Keine bleibende Magnetisierung
4. Ferromagnetisch:	– Unpaarige Elektronen – Positive magnetische Suszeptibilität (stark) – Permanente Magnetisierung

Tabelle 5. Paramagnetische Substanzen

1. Ionen mit ungepaarten Elektronen

1.1 Lanthanide
Gd^{3+}
Eu^{2+}

1.2 Übergangsmetalle
Mn^{2+}, Mu^{3+}
Fe^{2+}, Fe^{3+}
Ni^{2+}
Cr^{2+}
Cu^{2+}

2. Unpaarige Elektronen: NO, NO_2

3. Paarige Elektronen mit parallelem Spin: molekularer Sauerstoff

4. Stabile, freie Radikale

Tabelle 6. Kontrastmittel für die Kernspintomographie

Paramagnetische Kontrastmittel:
Verkürzung der T1-Relaxationszeit

Chelate von Lanthaniden:	Gd-DTPA Gd-DOTA
Übergangsmetalle:	Fe

Superparamagnetische Kontrastmittel:
Verkürzung der T2-Relaxationszeit

Ferrite

4.2 Paramagnetische Kontrastmittel

Paramagnetische Substanzen besitzen definitionsgemäß ein permanentes magnetisches Moment, hervorgerufen durch ein oder mehrere ungepaarte Elektronen in der Elektronenhülle eines Atoms. Durch Bewegung dieser Atome führt das magnetische Moment zu kleinen Störungen im Magnetfeld der KST-Anlage. Dies bedingt stets eine *Verkürzung der Relaxationszeiten T1 und T2* von Protonen in der Nachbarschaft der paramagnetischen Atome, somit tragen die paramagnetischen Kontrastmittel nicht direkt zum Resonanzsignal bei. Die Abnahme der Relaxationszeit T1 hängt direkt von der *Konzentration der paramagnetischen Substanz* und dem *Quadrat des magnetischen Moments* des Kontrastmittels ab. Bei Verwendung supraparamagnetischer Kontrastmittel wird die Spin-Spin-Relaxationszeit T2 stärker reduziert im Vergleich zur T1-Relaxationszeit.

Das Hauptinteresse in der Kontrastmitteldiagnostik der Kopf-Hals-Region gilt parenteral applizierbaren Substanzen. Die Grundlage für diese Substanzen stellen Metallionen wie Lanthanide und Übergangsmetalle mit paramagnetischen Effekten und unpaaren Elektronen in der äußeren Hülle dar (Tabelle 5). Gadolinium besitzt als einziges Element 7 ungepaarte Elektronen und weist damit ein ca. 100mal größeres magnetisches Dipolelement auf als Wasserstoffprotonen. In seiner ionischen Form ist Gadolinium 3^+ hochtoxisch, die LD_{50} liegt bei 0,1 mmol/kg. Durch die Entwicklung entsprechender Liganden konnten jedoch extrem stabile Verbindungen produziert werden, die intakte Zellmembranen sowie die funktionierende Blut-Hirn-Schranke nicht permeieren können (s. Abb. 14). Ligand der ersten Wahl ist derzeit der Komplex DTPA, jedoch laufen auch bereits klinische Studien mit Liganden wie EDTA und DOTA (Tabelle 6).

4.3 Pharmakologie von Gadolinium-DTPA

Die klinischen Ergebnisse der Kontrastmittelanwendung in der Kernspintomographie beziehen sich in der Regel auf die parenterale Anwendung von Gd-DTPA (Abb. 14). Da

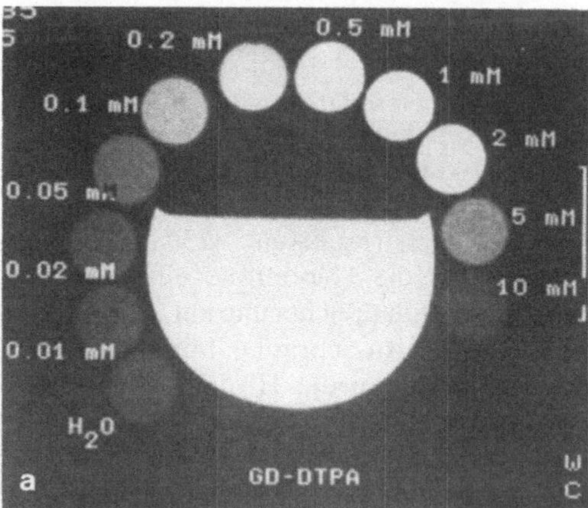

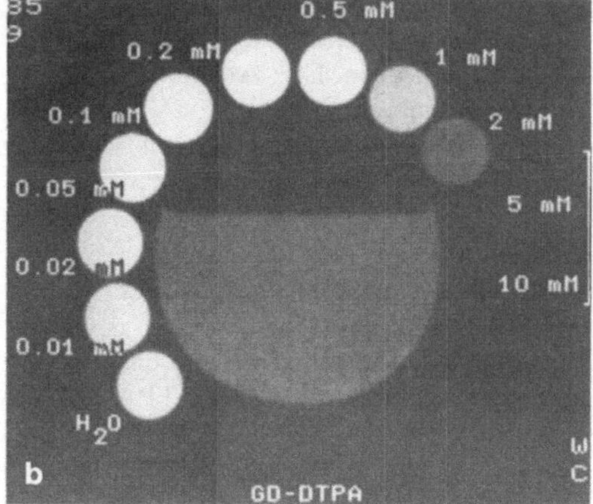

Abb. 14. Strukturformel von Gadolinium-Diäthylentriaminpentaessigsäure/Di-N-Methylglucamin. Im DTPA-Liganden ist das Gd^{3+}-Ion an 8 Koordinationsstellen gebunden

Tabelle 7. Pharmakodynamik und Dosierung von Gd-DTPA

Pharmakodynamik:

Unspezifische Verteilung:	Vaskuläre Gewebeperfusion Kapilläre Permeabilität Diffusion in den Extrazellulärraum

Charakteristika ähnlich jodhaltiger Röntgenkontrastmittel

Dosierung:

Empfohlene Dosis:	0,2 ml/kg KG intravenös
Maximaldosis:	20 ml
Injektionsrate:	10 ml/min

Optimaler Untersuchungszeitraum nach KM-Applikation: 60 min

Abb. 15 a, b. Spinechobilder von Proben mit verschiedenen Konzentrationen von Gd-DTPA in einer physiologischen Kochsalzlösung. Bei niedrigen Gd-DTPA-Konzentrationen bewirkt die T1-Verkürzung eine Zunahme der Signalintensität gegenüber der nicht mit Gd-DTPA versetzten Lösung (**a**). Bei höheren Konzentrationen kommt es zu einer Abnahme der Signalintensität durch eine T2-Verkürzung. **a** T1-gewichtete Sequenz (SE: TR/TE = 400/35 ms). **b** T2-gewichtete Sequenz (SE: TR/TE = 2500/80 ms)

ungebundenes Gadolinium hochtoxisch ist und Gerinnung wie Nervenleitung beeinflußt, wird es zur klinischen Anwendung an einen Komplex gebunden. Die Bindung an Dimethylentriaminpentaessigsäure (DTPA) ergibt eine äußerst stabile Verbindung. Wegen der hervorragenden Wasserlöslichkeit verteilt sich Gd-DTPA im Körper wie jodhaltiges Kontrastmittel, erkennbar am Lipid-Wasser-Verteilungskoeffizienten von -2,7. Nach intravenöser Applikation tritt die Substanz aus dem intravasalen Raum in den interstitiellen Raum (Tabelle 7). Deshalb werden Gewebe mit hoher Vaskularisation und großem interstitiellem Raum in ihrem Signalverhalten besonders stark durch Kontrastmittel beeinflußt (Abb. 15). Basierend auf der guten Wasserlöslichkeit wird Gd-DTPA primär über die Nieren mit einer Halbwertzeit von 20 min ausgeschieden. Das bedeutet, daß bereits 3 h nach i. v.-Applikation 97% der Substanz ausgeschieden ist. Im Rahmen von In-vivo-Untersuchungen wird Gd-DTPA (0,1 mmol/kg Körpergewicht) intravenös im Bolus injiziert.

Experimentelle Grundlagenuntersuchungen [199] zeigen, daß das paramagnetische Kontrastmittel Gd-DTPA vergleichbar jodhaltigem Kontrastmittel die Blut-Hirn-Schranke nicht überschreitet [118]. Die Auswertung T1-betonter Sequenzen vor und nach Gd-DTPA-Applikation unseres Patientenkollektivs zeigt keine quantitativ erfaßbare Signalintensitätsänderung von Liquor und grauer wie weißer Hirnsubstanz [254, 256]. Hingegen weist die Hypophyse eine deutliche Kontrastmittelanreicherung auf. Eine inkomplette Blut-Hirn-Schranke mit Kontrastanreicherung zeigen die Hirnnerven N. oculomotorius und N. trochlearis. Der N. opticus weist im Gegensatz dazu eine komplette Blut-Hirn-Schranke auf. Bisherige Erfahrungen zeigen die Anreicherung der Verbindung in entzündlich ödematösen und tumorösen Gewebestrukturen. Das Ausmaß der Anreicherung ist dabei vom Grad der Vaskularisierung und der Gefäßwandläsion abhängig [249, 250].

4.4 Sicherheitsprofil von Gd-DTPA

Bis August 1990 wurde weltweit das paramagnetische Kontrastmittel Gd-DTPA in klinischen Untersuchungen bei mehr als 50 000 Patienten eingesetzt. Bislang wurden gute klinische Ergebnisse erzielt bei Dosierungen von 0,2 mmol/kg Körpergewicht. Experimentelle Untersuchungen zeigen, daß es bei 15–30% der Patienten zu einer temporären Erhöhung des Serumeisens kommt. Berichte über schwere Nebenwirkungen wie kardiovaskuläre Komplikationen oder allergische Reaktionen liegen bislang nicht vor. Eine prospektive Studie bei 410 Patienten konnte kürzlich Nebenwirkungen wie Kopfschmerzen und Übelkeit bei 4% der Patienten nachweisen. Zu schweren Komplikationen kam es bei weniger als 0,1%. Eigene Erfahrungen mit mittlerweile mehr als 2000 Applikationen zeigten keine einzige signifikante Nebenwirkung.

4.5 Optimierte Untersuchungssequenzen

Paramagnetische Metallionenchelate und konventionelle jodhaltige Kontrastmittel weisen viele ähnliche Merkmale wie Molekulargewicht und Biodistribution auf. Der Kontrastierungseffekt in der Kernspintomographie ist im Vergleich zur Computertomographie wesentlich ausgeprägter. Durch die multiplanaren Abbildungsmöglichkeiten wird dabei die Primärdiagnostik mittels KST und Gd-DTPA für alle Läsionen verbessert. Einen weiteren wesentlichen Vorteil stellt das Fehlen von gravierenden Nebenwirkungen bei der Verwendung paramagnetischer Kontrastmittel dar. Vor der parenteralen Applikation von Kontrastmitteln in der KST müssen stets *T1-gewichtete Sequenzen nativ* gemessen werden. Bei einer Vielzahl klinischer Fragestellungen sollten zusätzlich auch *T2-gewichtete Sequenzen* zum Einsatz kommen. Während für die Regionen Schädelbasis und Felsenbein Messungen in einer *axialen* Schichtorientierung nativ ausreichend sind, wird eine zweite Schichtorientierung *frontal* und *sagittal* für alle übrigen Kopf-Hals-Fragestellungen empfohlen. Nach Applikation von Gd-DTPA muß stets in gleicher Schichtorientierung wie in der Nativdiagnostik untersucht werden. Zusätzlich empfiehlt sich die Verwendung weiterer Schichtebenen. Alle Gewebestrukturen mit Kontrastmittelaufnahmen sind durch einen Anstieg der Signalintensität in den *T1-gewichteten Sequenzen* basierend auf einer Reduktion der T1-Relaxationszeiten charakterisiert. Unter Verwendung dieser Sequenzen sollte 3–4 min nach Applikation des Kontrastmittels mit dem Start der Kontrastsequenzen gewartet werden. Eigene Untersuchungen konnten nachweisen, daß der Kontrasteffekt in den ersten 60 min nach Applikation konstant bleibt (Abb. 16). Ein sicheres diagnostisches Kriterium zur Beurteilung der regelrechten Applikation des Kontrastmittels stellt die stets nachweisbare Signalerhöhung der Mukosa von Nebenhöhlen und Pharynx dar.

4.6 Subtraktionstechnik

Die Entwicklung einer speziellen Subtraktionstechnik konnte die individuelle Beurteilung der Kontrastmittelaufnahme von Läsionen in der Kopf-Hals-Region weiter verbessern. *T1-gewichtete Sequenzen nach Kontrast* zeigen ähnlich hohe Signalintensitäten von Tumorgewebe, Fett und Blutung und

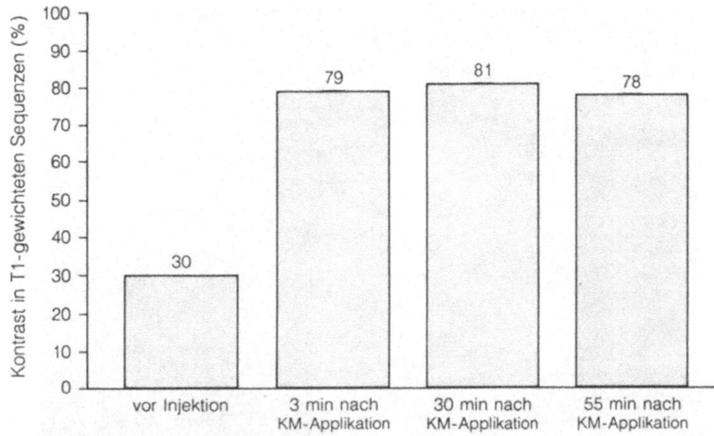

Abb. 16. Zeitlicher Verlauf der Kontrastierung in der T1-gewichteten Sequenz nach KM-Applikation

erschweren dadurch die Abgrenzung von Tumorinfiltrationen in Nachbarstrukturen. Daher werden Schichten in gleicher anatomischer Ausrichtung vor und nach Applikation von Gd-DTPA mittels eines Standardsoftwareprogramms elektronisch subtrahiert. Vor diesem Vorgang muß individuell die exakte Übereinstimmung der Schichtorientierung überprüft werden, um Artefaktbildungen zu verhindern.

Vorteile

– Verbesserter Kontrast:
  Tumor-Fettgewebe,
  Tumor-Knochenmark von Mandibula,
  Maxilla, Wirbelkörper,
  Tumor-Blutung,
  Tumor-Fibrosestrukturen.
– Regionenspezifisch: Orbita – Schädelbasis.

Nachteile

Artefakte bei Bewegungen des Patienten.

4.7 Dynamische Kernspintomographie

Die Basis für die Anwendung der dynamischen Kernspintomographie stellt der Einsatz schneller und ultraschneller Sequenzen in der Kernspintomographie dar. Bei dieser Technik wird dynamisch das zeitliche Profil der Signalintensitätserhöhung nach Applika-

tion von Gd-DTPA (parenteral) gemessen [160, 170]. Gemäß unserem Protokoll wird an der gleichen Schichtposition mit einer FLASH-Sequenz (TR/TE = 30/12 ms, Flipwinkel 40°) vor, während und nach KM-Gabe untersucht. Die Meßdauer jeder einzelnen Sequenz liegt zwischen 1 und 2 s, gestartet wird die Sequenz alle 30 s (Abb. 17). Bei der Mehrzahl der Kopf-Hals-Läsionen genügt insgesamt ein Untersuchungszeitraum von 5 min für die dynamische Technik (8–12 Sequenzen).

Mit Hilfe eines Softwareprogramms wird anschließend das Zeit-Signal-Intensitätsprofil über den interessierenden Strukturen gemessen und graphisch wiedergegeben. Vergleichbar dem Zeit-Dichte-Profil in der dynamischen Computertomographie wird damit in der KST sowohl der Grad der Vaskularisation und KM-Aufnahme als auch der Zeitverlauf analysiert. So zeigen Paragangliome typische Charakteristika in der Kernspintomographie mit einer schnellen Kontrastmittelaufnahme und einer Erhöhung der Signalintensität in der Frühphase nach Applikation von Gd-DTPA. In der Spätphase der Messung kommt es aufgrund des Wash-out-Effekts wieder zu einer typischen Reduzierung der Signalintensität (s. Felsenbein, Abb. 35).

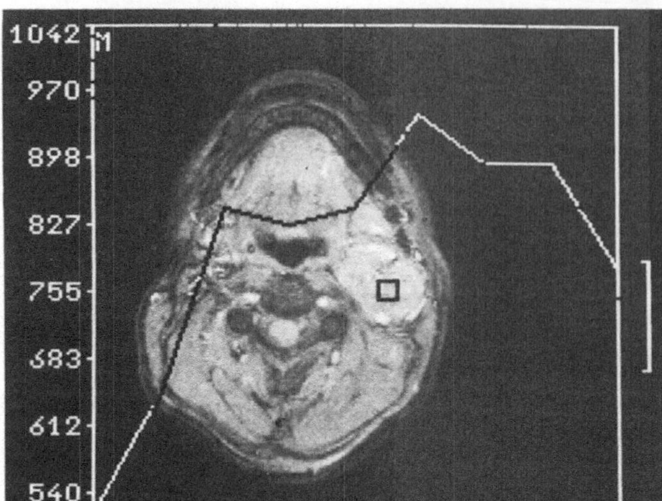

Abb. 17. Glomustumor dynamisch. Zeitlicher Verlauf der Signalintensität und Applikation von Gd-DTPA in einen Glomus-caroticum-Tumor. Charakteristisch ist der frühe Anstieg der Signalintensität und der verzögerte Abfall aufgrund des Wash-out-Effekts

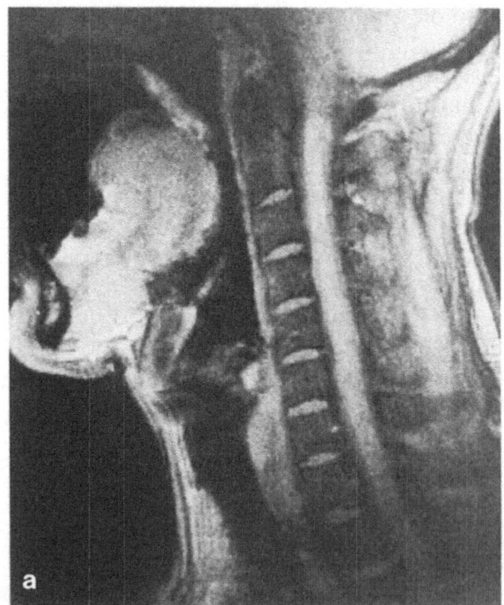

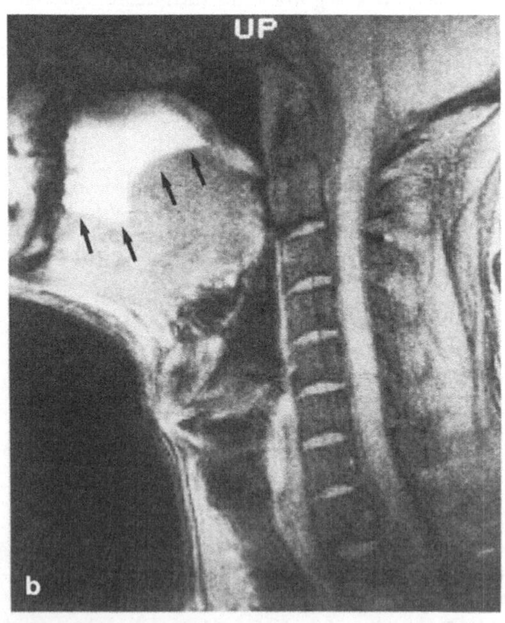

Abb. 18 a, b. Experimentelle Untersuchungen des Schluckvorgangs mittels schneller Gradientenechosequenzen und des oralen Kontrastmittels Gd-DTPA
a FLASH, T1-gewichtet, nativ, bei maximaler Mundöffnung

b FLASH, T1-gewichtet, nach Gd-DTPA, oral. Der exakte Bewegungsablauf kann aufgrund der langen Meßzeit der einzelnen Untersuchungssequenzen derzeit nicht erfaßt werden. Abgrenzung der Oberflächenstrukturen nach intraoraler KM-Applikation *(schwarze Pfeile)*

4.8 Experimentelle Entwicklungen

Bereits vor 6 Jahren schlugen Runge und Mitarbeiter [192] die Entwicklung oraler Kontrastmittel nach dem Bariumsulfatmodell vor, insbesondere Gadoliniumoxalat. Zusätzlich wurden weitere paramagnetische Eisenpräparate (nicht resorbierbar) untersucht und entwickelt. Bei Untersuchungen am Menschen zeigt die orale Anwendung von Gd-DTPA erste diagnostische Erfolge für die Regionen Oro- und Hypopharynx sowie Ösophagus. Mit Hilfe ultraschneller bildgebender KST-Sequenzen könnten so zum einen die Bewegungsmuster einzelner Muskelgruppen sowie Schleimhautläsionen analysiert werden (Abb. 18). Desweiteren verspricht die Entwicklung lymphographischer Techniken in der KST eine weitere Verbesserung der Lymphknotendiagnostik. Neue paramagnetische Kontrastmittel nach dem Ferritprinzip lassen eine höhere Spezifität und Treffsicherheit der Kernspintomographie erwarten.

4.9 Klinische Indikationen zur Kontrastmitteldiagnostik

Die klinische Anwendung von parenteralen paramagnetischen Kontrastmitteln erlaubt eine verbesserte Kontrastierung normaler und pathologischer Strukturen der Kopf-Hals-Region unter gleichzeitiger Verkürzung der Untersuchungszeiten [122]. Obwohl die klinischen Indikationsbereiche im folgenden regionenspezifisch abgehandelt werden, sollen kurz die wesentlichen Grundlagen zur Anwendung des paramagnetischen Kontrastmittels Gd-DTPA vorgestellt werden [26].

Normale topographische Strukturen

Alle stark vaskularisierten Strukturen wie die Mukosa des Pharynx und der Nebenhöhlen zeigen eine starke Kontrastmittelaufnahme mit resultierender Verkürzung der T1-Relaxationszeiten. Demgegenüber zeigen Muskulatur, Faszien und Gefäße normalerweise keine Änderung der Signalcharakteristika. Die großen und kleinen Kopfspeicheldrüsen sind mittelgradig vaskularisiert mit homogenem Enhancement nach Kontrastmittelapplikation. Dies gilt auch für normales oder hyperplastisches Lymphgewebe (Tabelle 8).

Gutartige Raumforderungen

Die überwiegende Mehrzahl der benignen Tumoren weist im Gegensatz zur normalen Muskulatur eine signifikante KM-Aufnahme auf. Dies bedingt eine verbesserte Kontra-

Tabelle 8. Normale topographische Strukturen in der Kopf-Hals-Region: Signalcharakteristika in T1- und T2-gewichteten Spinechosequenzen und KM-Enhancement

	Signalintensität in T1-gewichteter Sequenz	Signalintensität in T2-gewichteter Sequenz	KM-Enhancement in T1-gewichteter Sequenz
Normale topographische Strukturen			
1. Mukosa	Niedrig	Hoch	Stark
2. Tonsillen	Niedrig	Mittel	Stark
3. Muskel	Niedrig	Niedrig	Gering
4. Fett	Hoch	Hoch	–
5. Speicheldrüsen	Hoch	Mittel	Gering
6. Schilddrüse	Mittel	Hoch	Stark
7. Sinus cavernosus	Gering	Variabel	Stark
8. Knorpelrand	Gering	Gering	–
9. Knorpelmark	Hoch	Hoch	–
10. Stimmband	Mittel	Mittel	–
11. Taschenband	Hoch	Hoch	–

stierung Tumor-zu-Muskulatur mit erleichteter Detektion kleinster Läsionen. Zusätzlich können nach Kontrastmittelapplikation Faszien und Weichteilstrukturen exakter beurteilt werden; so wird insbesondere die topographische Zuordnung zu Bindegewebsräumen wie dem Parapharyngeal- und Paralaryngealraum erleichtert.

Maligne Raumforderungen

Spinechosequenzen T1-gewichtet vor und nach Applikation von Gd-DTPA verbessern den diagnostischen Einsatz der Kernspintomographie unter folgenden Gesichtspunkten:

1. Definition der Tumorausdehnung,
2. Differenzierung maligner und benigner Läsionen,
3. Weichteilausdehnung,
4. Knorpelinvasion,
5. Kortikalis- und Kompaktainfiltration,
6. höheres Signal-Rausch-Verhältnis im Vergleich zu T2-gewichteten Sequenzen,
7. Reduktion von Bewegungsartefakten.

Entzündliche Läsionen

In T2-gewichteten Sequenzen imponiert entzündlich veränderte Mukosa als Zone höherer Signalintensität und ist nicht exakt abgrenzbar von ebenfalls signalintensiver Sekretion. Bei Patienten mit Sinusitis findet sich stets eine deutliche Signalanhebung der Schleimhäute der Nasennebenhöhlen. Bei kompletter Obstruktion eines Sinus des Nebenhöhlensystems ist das aufgestaute Sekret stets durch fehlende Signalanhebung nach KM-Applikation charakterisiert. Bei noch funktionierenden Abflußverhältnissen oder partieller Obstruktion zeigt das Sekret stets eine unterschiedlich ausgeprägte Kontrastmittelaufnahme.

T2-gewichtete Sequenzen

Keine exakte Differenzierung: Mukosasekret.

T1-gewichtete Sequenzen mit Gd-DTPA

Differenzierung: Mukosasekret,
                  inkomplette Obstruktion,
                  komplette Obstruktion.

Therapiekontrolle

Das therapeutische Konzept von Tumoren der Kopf-Hals-Region umfaßt die Anwendung chirurgischer, radiologischer, onkologischer und kombinierter Therapieverfahren. Bei folgenden Patientenkollektiven mit erhöhtem Risiko eines Tumorrezidivs kommt der Therapiekontrolle mittels KST eine entscheidende Bedeutung zu:

1. fortgeschrittene Tumorstadien,
2. chirurgische Exstirpation non insano,
3. extranoduläre Tumorausbreitung,
4. persistierende klinische Symptomatik.

Aufgrund der Narbenbildungen oder Indurationen sind klinische Untersuchungsverfahren nur von eingeschränkter Bedeutung. Zur Klassifikation posttherapeutischer Veränderungen müssen kernspintomographisch folgende Läsionen differenziert werden:

– Resttumor,
– fibrotisches Narbengewebe,
– myokutane Lappen,
– entzündliche Begleitreaktion,
– Serom und Hämatom,
– Perichondritis, Chondronekrose.

Zonen oder Areale hohe Signalintensität in T2-gewichteten Sequenzen bei Patienten im Rahmen von Therapiekontrollen entsprechen dabei einer Vielzahl von Gewebeveränderungen. Diese Signalintensitätserhöhungen finden sich sowohl bei Tumorrezidiven, Entzündung und Ödem. Bei Therapiekontrollen von Patienten nach Operation sind auch T1-gewichtete Sequenzen zur Differenzierung von Tumor und Ödem nicht sinnvoll. Nach einem entsprechenden Intervall von mindestens 3 Monaten erlauben T1-gewichtete Sequenzen vor und nach Applikation des paramagnetischen Kontrastmittels Gd-DTPA eine Differenzierung von Tumorrezidiv und Fibrosierung in der Mehrzahl der Fälle.

Zusammenfassung

Die bildgebende Kernspintomographie stellt bereits in der Nativdiagnostik eine sichere und effektive Untersuchungstechnik dar. Durch den Einsatz parenteraler paramagnetischer Kontrastmittel können Sensitivität und Treffsicherheit weiter verbessert werden. Die Entwicklung neuer Kontrastmittel wird den Radiologen in die Lage versetzen, nicht nur Strukturen zu analysieren, sondern auch physiologische Vorgänge spezifisch zu erfassen.

Aktuelle Indikationsbereiche für das paramagnetische Kontrastmittel Gd-DTPA:

1. Evaluierung der Tumorausdehnung,
2. Identifizierung intrakranieller- und Schädelbasisläsionen,
3. Lokalisation submuköser Tumorausbreitung,
4. Differenzierung Fibrose und Tumorrezidiv.

Der Einsatz der Kontrastmittel ist limitiert:

1. Keine Differenzierung benigner oder maligner Lymphknotenerkrankungen.
2. Keine Differenzierung Tumor und Ödem bei extrakraniellen Läsionen.

5 Signalintensitäts- und Relaxationsverhalten von Kopf-Hals-Tumoren

Die Grundlage zur Interpretation von KST-Messungen stellt die Kenntnis von Signalintensitäten und Relaxationszeiten normaler wie pathologischer Strukturen der Kopf-Hals-Region dar. Dazu werden unter Verwendung der ROI-Technik („region of interest") Werte für normale Vergleichsgewebe wie graue Hirnsubstanz, Muskel und Fett sowie für die jeweils pathologischen Prozesse bestimmt. Für die Auswertung ist die Bestimmung der Relaxationszeiten T1 auf der Basis zweier Spinechobilder mit gleicher Echozeit und unterschiedlicher Repetitionszeiten wichtig. Die T2-Zeiten werden auf der Basis zweier Spinechobilder mit gleicher Repetitionszeit und unterschiedlicher Echozeit berechnet. Zusätzlich werden von unterschiedlichen Geweben Singalintensitäten in T1-betonten Aufnahmen jeweils vor und nach Applikation des paramagnetischen Kontrastmittels Gd-DTPA bestimmt.

Bei der KST wird neben dem Vergleich zu den histologisch verifizierten Diagnosen im Schema der Reliabilität die Bewertung vorgenommen. Dabei wird ein Score mit einer Wertung zugrundegelegt, die von diagnostisch insuffizienter [0] bis zu optimaler Bildinformation [3] reicht (Tabelle 9).

Die *Sensitivität* bezieht sich somit auf die Gruppe Erkrankter und ist ein Maß für die Fähigkeit, ein Krankheitsbild zu erkennen. Die *Spezifität* definiert die Gruppe Gesunder. Die *Treffsicherheit* gibt den prozentualen Anteil aller richtiger Diagnosen im Verhältnis zur Gesamtzahl der Diagnosen an und definiert damit die Effizienz des Verfahrens.

Weitere Prüfparameter sind das positive „predictive value", das negative „predictive value" und die Prävalenz.

Das *positive „predictive value"* gibt die Wahrscheinlichkeit an, mit der sich ein positiv beurteilter Untersuchungsbefund als das gesuchte Krankheitsbild herausstellt. Es ist abhängig von der Prävalenz, die die Häufigkeit der Erkrankung im untersuchten Kollektiv wiedergibt. Das *negative „predictive value"* ist ein Maß für die Wahrscheinlichkeit der Erkrankung im Falle eines negativen Untersu-

Tabelle 9. Score: Diagnostische Wertigkeit

Score 0	Ungenügend	Anatomisches Detail ungenügend
Score 1	Befriedigend	Deutliche anatomische Darstellung Erkennung von Tumoren größer 2 cm
Score 2	Gut	Klare Abgrenzbarkeit kleiner Tumoren Infiltration dargestellt
Score 3	Optimal	Zusätzlich zur Tumorabgrenzbarkeit: Tumornekrosen sichtbar Gefäßversorgung dargestellt

Zur statistischen Auswertung werden folgende Parameter zur Wertung der KST-Techniken eingesetzt:

$$\text{Sensitivität (\%)} = \frac{\text{richtig-positiv}}{\text{richtig-positiv} + \text{falsch-negativ}} \times 100$$

$$\text{Spezifität (\%)} = \frac{\text{richtig-negativ}}{\text{richtig-negativ} + \text{falsch-positiv}} \times 100$$

$$\text{Treffsicherheit (\%)} = \frac{\text{richtig-positiv} + \text{richtig-negativ}}{\text{Gesamtzahl der Untersuchungen}} \times 100$$

chungsbefunds. Zusätzlich wird für die Wertigkeit der bildgebenden Verfahren bei verschiedenen Histologien die Gesamttreffsicherheit *(„overall accuracy")* berechnet.

5.1 In-vivo-Ergebnisse

Wenn *T1-betonte Sequenzen nativ* eingesetzt werden, ergibt die statistische Auswertung der Signalintensitäten in der KST nativ hoch signifikante Unterschiede für Muskel, Fett und weiße Hirnsubstanz (Tabelle 10). Bei einem Signifikanzniveau p < 0,0001 zeigen sich in dieser Sequenz die größten Signalintensitätsdifferenzen für Muskel- (x = 173) und Fettgewebe (x = 621).

Die Gesamtsumme der Tumoren (exemplarisch hier: Felsenbeintumoren) (Tabelle 10) mit einem Mittelwert von 144 unterscheidet sich hoch signifikant (p < 0,0001) von Fettgewebe und weißer Hirnsubstanz. Die Signalintensitätsmessungen ergeben, daß die Differenz von Tumorgewebe und Muskulatur mit p = 0,087 im mittleren Signifikanzniveau ist.

Die niedrigsten Werte für die *T1-Relaxationszeit* zeigt in unserem Kollektiv das Fettgewebe mit einem Mittelwert von 539 ms und einer Standardabweichung von 325 ms. Diese Gewebestrukturen können jeweils hoch signifikant (p < 0,001) von Muskulatur und weißer Hirnsubstanz differenziert werden (Tabelle 10). Nicht signifikant unterschiedlich (p = 0,33) sind die T1-Relaxationszeiten von Muskulatur und weißer Hirnsubstanz. Mit einem Mittelwert x = 2249 ms und einer Standardabweichung x = 1031 ms können die Tumoren des Kollektivs bei einem hohen Signifikanzniveau von allen Referenzgeweben differenziert werden. Auf diesen Unterschieden basieren die hervorragenden diagnostischen Ergebnisse bereits bei der Nativdiagnostik des Felsenbeins und Kleinhirnbrückenwinkels.

Die Bestimmungen der *T2-Relaxationszeiten* für die Vergleichskollektive ergeben analog den Ergebnissen der Signalintensitäts- wie T1-Relaxationszeitmessungen jeweils eine große Varianz bei hoher Standardabweichung (Tabelle 10). Die niedrigsten T2-Relaxationszeiten weist die Gruppe des Muskelgewebes mit einem Mittelwert x = 37 ms

Tabelle 10. Zusammenstellung der Signalintensitäts- und Relaxationsparameter mit statistischer Auswertung. Exemplarisch unter Verwendung der Felsenbeintumoren [*TU* Tumorgewebe (Schädelbasis), *MU* Muskelgewebe, *FE* Fett, *WH* weiße Hirnsubstanz, *SN* Signalintensität]

Relaxationsparameter	Signalintensität *(T1-gewichtete Sequenz)* [ms]
1. SN-TU	144 ± 72
SN-MU	173 ± 68
SN-FE	621 ± 198
SN-WH	258 ± 76
2. T1-TU	2249 ± 1031
T1-MU	1529 ± 722
T1-FE	539 ± 325
T1-WH	1515 ± 628
3. T2-TU	137 ± 107
T2-MU	37 ± 19
T2-FE	51 ± 18
T2-WH	75 ± 22
4. SN-TU-KM	217 ± 65
SN-MU-KM	180 ± 60
SN-FE-KM	701 ± 215
SN-WH-KM	328 ± 84

und einer Standardabweichung s = 19 ms auf. Bei einem Signifikanzniveau von p < 0,0001 können Fett, weiße Hirnsubstanz und Muskulatur mit Hilfe T2-betonter Sequenzen und der Relaxationszeitberechnung exakt abgegrenzt werden. Da Tumorgewebe im Gesamtdurchschnitt verlängerte T2-Relaxationszeiten (x = 137 ms) aufweist, basieren darauf die diagnostischen Möglichkeiten T2-betonter Sequenzen. Eine Einschränkung ergibt sich jedoch durch die sehr hohe Standardabweichung von s = 107 ms, die im Einzelfall mehrmals eine Tumorabgrenzung erschwert (s. 4.2.1).

Bei den individuellen Tumordifferenzierungen erfährt die Nativdiagnostik in der KST starke Einschränkungen trotz der guten Ergebnisse von Vergleichen der Signalintensitäten und T1- wie T2-Relaxationszeiten. Durch die Applikation paramagnetischer Kontrastmittel wie Gd-DTPA ergeben sich aufgrund spezifischer pharmakodynamischer Reaktionen neue Möglichkeiten der KST-Diagnostik. Dabei finden sich Signalintensitätsunterschiede von gesundem und pathologischem Gewebe in *T1-betonten Sequenzen vor und nach Applikation von Gd-DTPA.* Die vergleichenden Analysen der verschiedenen Gewebekollektive zeigen, daß Referenz- wie Tumorstrukturen eine signifikant unterschiedliche Kontrastmittelaufnahme aufweisen (Tabelle 10). So steigt die Signalintensität von Fettgewebe nach KM-Gabe signifikant ($p < 0,0001$) von $x = 621$ auf $x = 701$ an. Keinen vergleichbaren Anstieg der Signalintensität zeigt die weiße Hirnsubstanz mit einer Steigerung von $x = 258$ auf $x = 328$. Im Gegensatz dazu findet sich keine signifikante Änderung der Signalintensität von Mukelgewebe durch die KM-Applikation ($p = 0,99$).

Die Tumoren von Felsenbein und Kleinhirnbrückenwinkel zeigen im Mittel einen Anstieg der Signalintensität nach Gd-DTPA-Applikation von $x = 144$ auf $x = 217$ ($p < 0,0001$). Damit wird bei Tumoren jeweils eine höhere Kontrastmittelaufnahme dokumentiert als für die Vergleichsgewebe Fett, Muskel und weiße Hirnsubstanz. Dieses Charakteristikum ist für die Bewertung der KST-Diagnostik in der Kopf-Hals-Region von herausragender Bedeutung.

5.2 Gewebespezifischer Zusammenhang von T2-Messungen in vivo und in vitro

Im folgenden Abschnitt sollen die T2*-Zeiten aus In-vitro-Messungen den T2-Berechnungen bei der Kernspintomographie in vivo gegenübergestellt werden (Tabelle 11).

Muskelgewebe

Die Halbwertslinienbreiten der Gewebeproben erweisen sich bei In-vitro-Untersuchungen als reproduzierbar. Abweichungen vom Mittelwert bei wiederholten Messungen sind statistisch nicht signifikant. Die T2*-Zeiten, berechnet aus den Halbwertslinienbreiten mittels obiger Formel, liegen beim M. temporalis zwischen 7,6 ms und 10,6 ms. Die Werte des M. sternocleidomastoideus reichen von 7,2 ms bis 10,6 ms. Die absoluten T2-Zeiten des Muskelgewebes in vivo sind deutlich höher als in vitro. Diese erreichen beim M. temporalis eine Spannweite von 42 ms bis 67 ms, beim M. sternocleidomastoideus von 25 ms

Tabelle 11. Korrelation der T2-Zeiten

Gewebe	n	r	Regressions-gerade	Korre-lation
Muskel	12	0,55	$y = 11,9 - 0,06x$	Mittel
Halszyste	3	–0,92	$y = 26,9 - 0,05x$	Straff
Akustikus-neurinom	4	0,94	$y = 11,2 + 0,04x$	Straff

bis 47 ms. Bei der In-vivo-Kernspintomographie beträgt der Mittelwert von T2 43 ms, errechnet aus allen 12 Muskelproben. Demgegenüber liegt der Mittelwert von T2* in vitro mit 9 ms deutlich unter den In-vivo-Messungen.

Tumor

Die In-vivo-T2-Zeiten von Akustikusneurinomen reichen von 61 bis 138 ms, der Mittelwert beträgt 86 ± 27 ms. Demgegenüber reicht die Spannweite der gemessenen In-vitro-T2*-Zeiten von 13,8 bis 16,8 ms mit einem deutlich niedrigeren Mittelwert von 15 ms.

Trotz der einheitlichen pathologischen Beurteilung von lateralen Halszysten unterliegen deren T2-Zeiten in vivo mit 49 ms, 28 ms und 88 ms großen Schwankungen. T2*-Zeiten der In-vitro-Untersuchungen weisen mit 26,5 ms und 2mal 21,2 ms deutlich geringere Schwankungen auf.

Um ein quantitatives Maß über den Grad der Abhängigkeit von In-vivo- und In-vitro-Untersuchungen bei T2 bzw. T2*-Zeiten zu erhalten, wird der Korrelationskoeffizient mit der entsprechenden Regressionsgeraden ermittelt. In Tabelle 11 sind die Korrelationen zusammengestellt, die sich hinsichtlich der T2-Zeiten (x: in vivo und y: in vitro) bei Muskelgewebe, Akustikusneurinom und Halszysten berechnen lassen. Die T2-Zeiten von Halszysten in vivo weisen eine straffe negative Korrelation ($r = -0,92$) mit denen in vitro auf. Eine straffe positive Korrelation ergibt sich bei den Akustikusneurinomen mit einem Korrelationskoeffizienten von 0,94, während die T2-Zeiten von Muskelgewebe ($r = 0,55$) schwach bis mittel korrelieren (Tabelle 11). Mit Quotienten, die die T2-Zeiten der Tumoren in Relation zu den T2-Zeiten des Muskelgewebes setzen, sind weitere vergleichende Aussagen zwischen In-vivo- und In-vitro-Untersuchungen möglich. Die T2-Quotienten eines Larynxgranuloms sind mit jeweils 1,7 bei beiden Methoden gleich, die der Halslymphknoten mit 1,1 und 1,2 vergleichbar. Bei einem Ameloblastom, einem Cholesteatom und einem Keilbeinmeningeom unterschieden sich die In-vitro und In-vivo-Quotienten deutlich voneinander [245].

Hinsichtlich der Akustikusneurinome und der lateralen Halszysten zeigt sich beim Vergleich der Quotienten in vivo und in vitro eine annähernde Übereinstimmung (Tabelle 11).

Beim Einsatz der KST sind in vivo 3 Parameter zu bestimmen. In Abhängigkeit vom untersuchten Gewebe lassen sich die Protonendichte- und die Relaxationszeiten T1 und T2 berechnen. Die Konstante für die exponentielle Signaländerung infolge der Wechselwirkung (Spingitter) mit der Umgebung ist T1, während T2 die entsprechende Konstante für den Signalabfall aufgrund von Wechselwirkungen der Kernspins (Spin-Spin) untereinander darstellt [66, 190].

Untersuchungen von Bottomley et al. [23] weisen darauf hin, daß die Variabilität der T2-Zeiten wesentlich geringer ist als die der T1-Zeiten. Die Gewebeuntersuchungen in vivo mit 0,35 Tesla und in vitro mit 2,3 Tesla lassen einen Magnetfeldstärkeunterschied erkennen, der die Gewebekonstante T2 bei beiden Methoden nur gering beeinflußt. In der Literatur wird die mittlere T2-Zeit der Muskulatur mit 40 ms angegeben [94]. Diese beträgt bei unseren Messungen in vivo 44 ± 11 ms und die T2*-Zeit in vitro 9 ± 1 ms. Higer et al. sehen die Ursache der abweichenden T2-Werte in den unterschiedlichen klinischen Meßverfahren. Die geringeren Standardabweichungen der spektroskopisch gewonnenen T2-Zeiten liegen in den erheblich höheren Magnetfeldstärken begründet.

Damadian [45–47] achtete bei seinen spektroskopischen T1-Bestimmungen auf konstante Temperaturen der Gewebeproben während der Messungen. Wegen der geringen Temperaturabhängigkeit der Spin-Spin-Wechselwirkungen ist die T2-Konstante besser geeignet für Vergleiche von Versuchsreihen, die bei unterschiedlichen Temperaturen gemessen werden mußten (in vivo: Körpertemperatur; in vitro: Zimmertemperatur) [2].

Die entnommenen Gewebeproben werden direkt vom OP-Situs in einem Tiefkühlschrank bis zur Messung aufbewahrt, wodurch Stoffwechselprozesse auf ein Minimum reduziert werden können. Außerdem sind die unterschiedlichen Diffusions- und Flußeigenschaften von lebendem biologischen Gewebe zu beachten, die Partialvolumeneffekte hervorrufen können. Diese treten post mortem nicht mehr in Erscheinung und erklären die unterschiedlichen absoluten T2-Werte beider Methoden. Unsere Messungen der T2-Zeiten von Muskel- und Tumorgewebe ergeben in vivo höhere Mittelwerte bzw. Standardabweichungen als die T2*-Zeiten in vitro. Die Ermittlung des Korrelationskoeffizienten der T2-Zeiten und der Quotienten von Muskel- und Tumorgewebe weisen auf einen gewebespezifischen Zusammenhang zwischen Messungen in vivo und in vitro hin. Aufgrund dieser ersten Ergebnisse lassen weitere Untersuchungen mit größeren Patientenzahlen exaktere Aussagen über die Gewebecharakterisierung mittels der T2-Relaxationszeit in vitro und in vivo erwarten.

6 Felsenbein, Kleinhirnbrückenwinkel, mittlere Schädelbasis

6.1 Topographische Grundlagen zur Beurteilung der KST

Das Felsenbein, die knöcherne Grundlage der mittleren Schädelbasis (Abb.19), setzt sich aus 4 ossären Anteilen zusammen:

Tympanon, Mastoid, Pars petrosa und Pars squamosa.

Das *Tympanon* und die knöchernen Anteile der Tuba Eustachii bilden zusammen das Mittelohr, das medial von der basalen Schneckenwindung und lateral vom Trommelfell begrenzt wird (Abb.20a). Nach dorsal schließt sich an das Tympanon das *Mastoid* an.

In der *Pars petrosa* sind das Labyrinth, die *A. carotis* interna wie auch die Hirnnerven VII und VIII gelegen. Nach lateral grenzt die Pars petrosa mit dem Promontorium der Cochlea an die tympanalen Abschnitte. Die an das Cerebrum angrenzende Fläche des Felsenbeins bildet einen Teil der mittleren Schädelgrube und dient als anterolaterale Begrenzung der hinteren Schädelgrube. Die oberen Abschnitte der posterioren Begrenzung des Felsenbeins werden von der *Pars squamosa* gebildet. Diese liegt damit in enger Nachbarschaft zum Fazialiskanal und dem Mastoid.

Verlauf des N. facialis

Im Meatus acusticus internus und der Cisterna cerebellomedullaris begleitet der N. facialis die Nervi vestibularis superior, inferior und cochlearis (Abb.20e): In der Region der

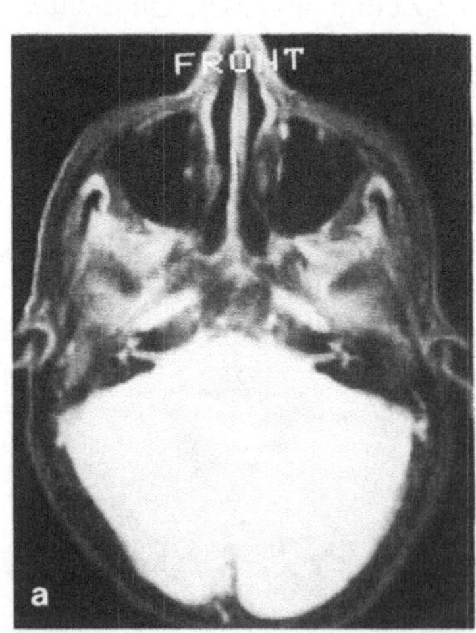

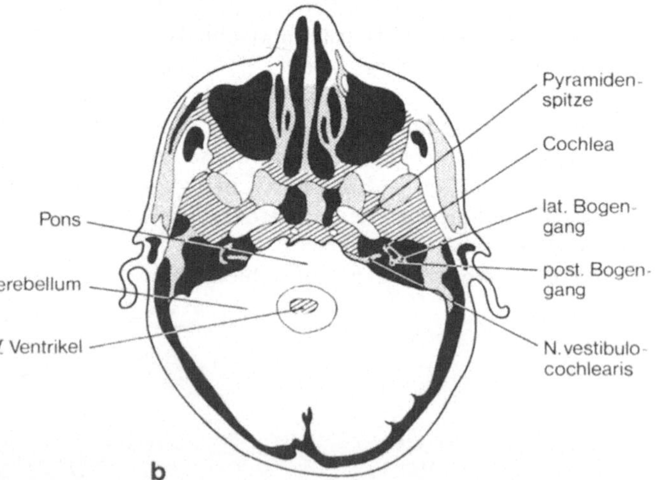

Abb.19a,b. Darstellung der normalen Topographie in Höhe der Pyramidenmitte in einer T2-gewichteten Sequenz eines Leichenpräparates
a KST (SE TR/TE = 2000/90 ms), transversal, nativ. Transversale Schicht in Höhe des Meatus acusticus internus. Signalintensive Abbildung aller flüssigkeitshaltigen Strukturen
b Graphische Darstellung der einzelnen Strukturen mit topographischer Zuordnung

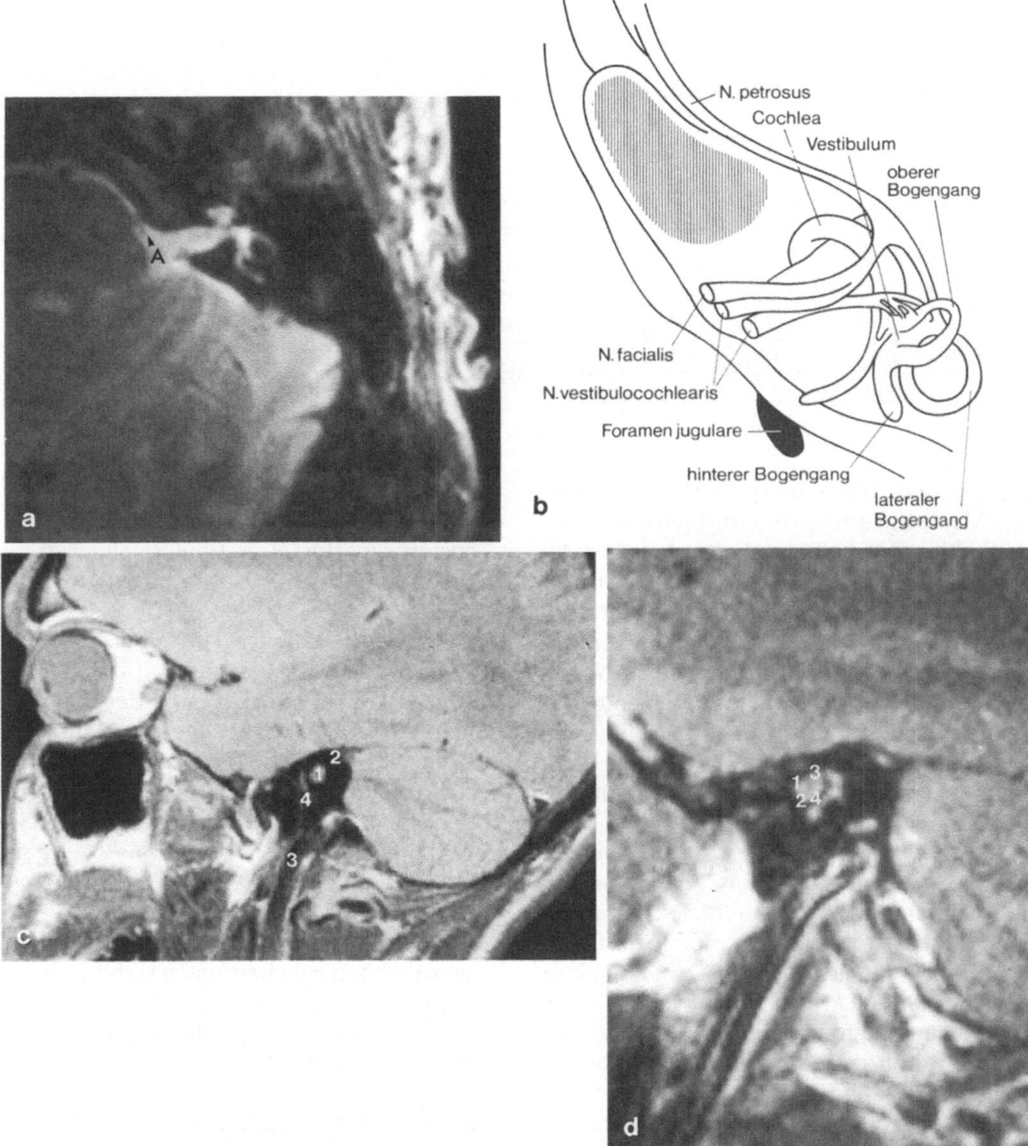

Abb. 20 a–e. Topographische Verhältnisse der Hirnnerven VII und VIII und der Innenohrstrukturen in der Kernspintomographie unter Verwendung T2-gewichteter Sequenzen und einer Oberflächenspule

a KST (SE TR/TE = 2000/90 ms), transversal, nativ. In transversaler Schichtführung gute Abgrenzbarkeit von liquorhaltigen Strukturen der Cisterna cerebellomedullaris, des Meatus acusticus internus sowie der Cochlea und des Vestibularapparats (*A* A. cerebellaris anterior inferior)

b Schematische Darstellung der Binnenstrukturen in transversaler Schichtorientierung

c KST (SE TR/TE = 2000/22 ms), sagittal, Schichtdicke = 3 mm. Demonstration der Weichteile des Meatus acusticus internus als signalintensive zentrale Zone in der Pyramide. (*1* Weichteile des Nervenbündels, *2* Pyramidenoberkante, *3* A. carotis interna, *4* N. facialis, vertikales Segment)

d KST (SE TR/TE = 2000/60 ms), sagittal, Schichtdicke = 3 mm, Ausschnittvergrößerung. (*1* N. facialis, *2* N. cochlearis, *3* N. vestibularis superior, *4* N. vestibularis inferior). **e** s. S. 46

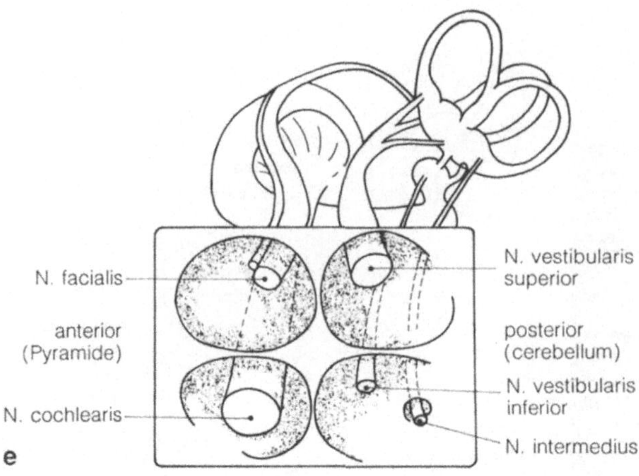

Abb. 20. e Schematische Darstellung der neuralen Binnenstrukturen in sagittaler Schichtorientierung (nach L. Goldstein)

sogenannten „Bills bar" verläßt der N. fazialis den Meatus acusticus internus nach anterior [124]. Diese Verlaufsstrecke wird als Pars labyrinthi bezeichnet und erstreckt sich zwischen dem Vestibulum und der basalen Windung der Cochlea. Am Ganglion geniculi biegt der Nerv rechtwinklig ab unter Abzweigung des N. petrosus major. Der folgende Pars horizontalis (Abb. 21 a, b) verläuft im Tympanon bis zum Genu externum und geht dann über in den vertikal verlaufenden Mastoidkanal (Abb. 21 c).

Wegen des fehlenden Signals von kompaktem Knochen stellt sich das Felsenbein nur indirekt dar, kann aber durch die angrenzenden Nachbarstrukturen gut identifiziert werden. Dabei läßt sich die signalarme Struktur des Knochens nicht von den pneumatisierten Felsenbein- und Mastoidanteilen differenzieren. Als Leitstrukturen im Os temporale dienen die *Nervenbündel der VII. und VIII. Hirnnerven* als Strukturen mittlerer Signalintensität, die, aus dem Hirnstamm kommend, die cerebellopontine Zisterne durchqueren und in den inneren Gehörgang ziehen. Am Fundus meatus acustici interni teilt sich das Nervenbündel in einen oberen Anteil mit dem N. facialis und N. utriculus (N. vestibularis superior) und einen unteren Anteil mit dem N. saccularis (N. vestibularis inferior) und cochlearis. Das obere wie untere Kompartiment werden durch eine Crista verticalis („Bills bar") in ein vorderes und hinteres Kompartiment unterteilt (Abb. 20 e):

– anterosuperior: N. facialis,
– anteroinferior: N. cochlearis,
– posterosuperior: N. vestibularis superior,
– posteroinferior: N. vestibularis inferior.

Der *N. facialis* verläuft weiter im Canalis facialis, der zunächst abbiegt nach dorsal und steil nach kaudal in die Region der Paukenhöhlenhinterwand zieht. Der Verlauf der Nerven läßt sich insbesondere in koronarer Schichtorientierung gut verfolgen. Bei Wahl entsprechend hoher T2-betonter Parameter zeigt die den VII. und VIII. Hirnnerven umgebende Liquorflüssigkeit ein höheres Signal als die nervalen Strukturen. Dabei läßt sich der distale Nervenverlauf am besten in einem T2-gewichteten Bild beurteilen (Abb. 21 b, c). Dagegen kommen die proximalen Ausläufer des VIII. Hirnnerven in protonengewichteten Bildern optimal zur Darstellung, da hier der Kontrast zum Liquor Raumforderungen deutlicher hervortreten läßt. Nach Applikation des paramagnetischen Kontrastmittels Gd-DTPA zeigt sich bei intakter Blut-Hirn-Schranke keine signifikante Signaländerung im Bereich der Cisterna cerebellomedullaris und der VII. und VIII. Hirnnerven. Eine signifikante Signalanhebung findet sich stets im Sinus transversus und sigmoideus sowie im Bulbus venae jugularis (Abb. 21 a–b).

Bei der KST-Diagnostik des *Kleinhirnbrückenwinkels* müssen stets 2 wichtige Gefäße identifiziert werden: die Schlinge der A. cerebellaris anterior inferior und V. petrosa Dandy. Nach Valavanis [229, 230] befindet sich

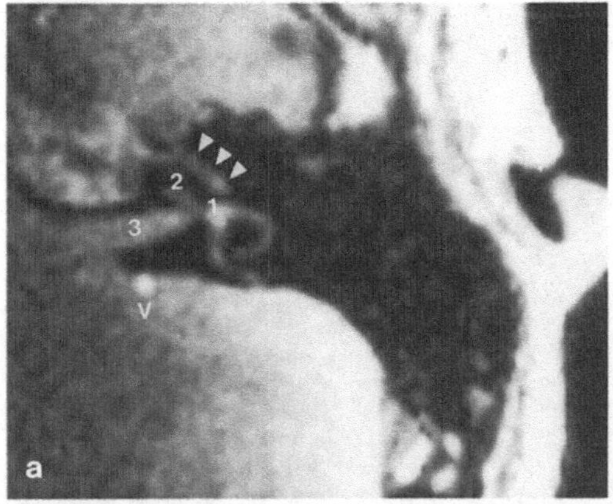

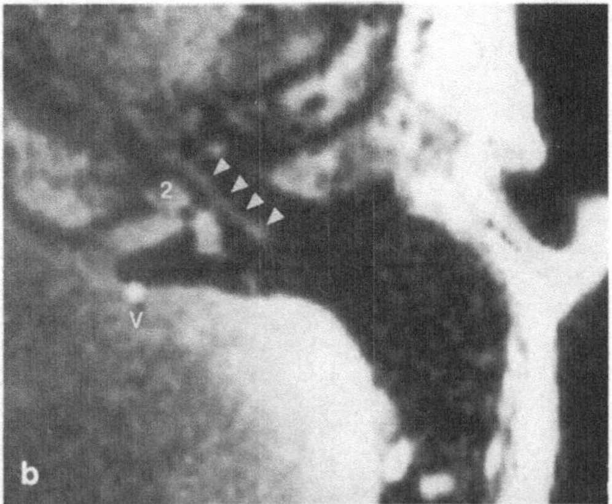

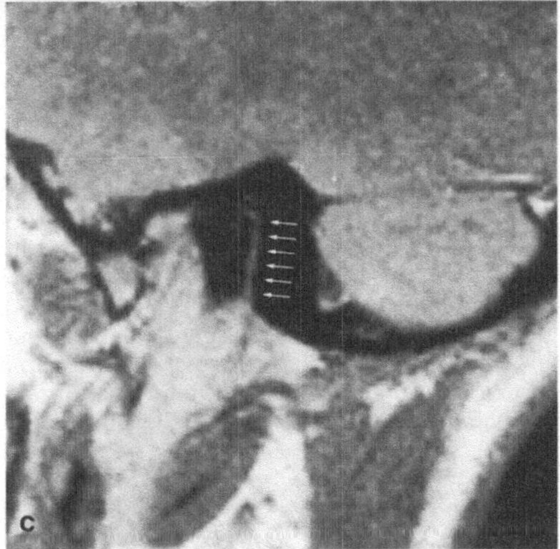

Abb. 21a–c. Darstellung der tympanalen und mastoidalen Verlaufsstrecke des N. facialis in der Kernspintomographie des Felsenbeins
a, b KST (SE TR/TE = 2000/60 ms), transversal. In transversaler Schichtführung Nachweis des ersten Abschnittes der tympanalen Verlaufsstrecke des N. facialis kurz nach dem ersten Fazialisknie. (*Pfeile* Pars horizontalis N. facialis, *1* Vestibulum, *2* Cochlea, *3* Meatus acusticus internus, *V* Vena petrosa Dandy)
c KST (SE TR/TE = 2000/60 ms), sagittal. Darstellung des vertikalen Abschnittes *(Pfeile)* des N. facialis als lineare signalgebende Zone im Mastoid und den proximalen Parotisabschnitten

die Schlinge der *A. cerebellaris anterior inferior* in 53% der Fälle außerhalb des Porus acusticus internus, in 52% der Fälle am Porus und in 22% in einer intrameatalen Lage (Abb. 20a). Dieses Gefäß imponiert in T2-gewichteten Sequenzen als bogenförmige lineare Struktur niedriger Dichte innerhalb des signalintensiven Liquors. Die am Porus acusticus internus entspringende A. labyrinthi entgeht dem Nachweis in der KST. Die *V. petrosa Dandy* wird optimal in der frontalen und transversalen KST erfaßt und zeigt aufgrund des langsamen Blutflusses oft Zonen erhöhter Signalintensität (Abb. 21a). Der Vergleich von T1-gewichteten Sequenzen vor und nach Gd-DTPA-Applikation sowie in Einzelfällen die Verwendung der Subtraktionstechnik sind daher die Voraus-

setzung für die exakte Klassifikation von Raumforderungen dieser Region.

In der Region des *Foramen jugulare* sind 2 Anteile topographisch bedeutsam, die Pars vascularis und die Pars nervosa:

Pars vascularis

Bulbus venae jugularis
N. vagus, N. accessorius.

Pars nervosa

N. glossopharyngeus, Sinus petrosus inferior.

Die V. jugularis kommt in der KST aufgrund des Blutflusses mit unterschiedlicher Signalintensität zur Darstellung (Abb. 22a–c). Unter Verwendung von Oberflächenspulen

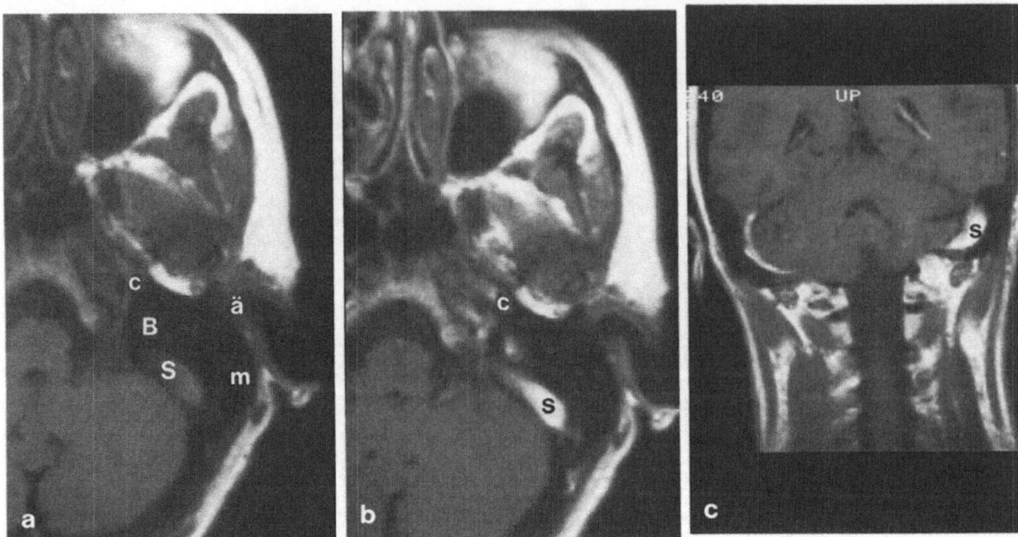

Abb. 22 a–c. Normale Topographie des Bulbus venae jugularis und Sinus sigmoideus vor und nach Applikation von Gd-DTPA in T1-gewichteten Sequenzen (*S* Sinus sigmoideus, *B* Bulbus venae jugularis, *c* A.carotis interna, *m* Mastoid, *ä* äußerer Gehörgang). **a** KST (SE TR/TE = 500/17 ms), transversal, nativ. In der Kernspintomographie nativ signalarme Darstellung der ossären Strukturen in den basalen Felsenbeinabschnitten. Sinus sigmoideus und Bulbus mit mittlerer Signalintensität

b KST (SE TR/TE = 500/17 ms), transversal, Gd-DTPA. Nach KM-Applikation exakte Abgrenzung des Sinus transversus und Sinus sigmoideus sowie des ventral gelegenen Bulbus venae jugularis aufgrund hoher Signalintensität
c KST (SE TR/TE = 500/17 ms), frontal, Gd-DTPA. Darstellung des Sinus sigmoideus in frontaler Schichtführung

Tabelle 12. Checkliste Schädelbasis

1. Os temporale			2. Kleinhirnbrückenwinkel		
Normal	Abnormal		Normal	Abnormal	
		Tympanon			Cisterna cerebellomedullaris
		Mastoid			N. vestibularis superior
		Meatus acusticus internus			N. facialis
		Foramen jugulare			N. vestibularis inferior
		Tuba Eustachii			N. cochlearis
		Vestibulum			A. auditiva interna
		Cochlea			
		Bogengänge – superior			
		– horizontalis			
		– posterior			
		A. carotis interna			
		N. facialis			

			3. Angrenzende Strukturen		
Normal	Abnormal		Normal	Abnormal	
		Sinus sphenoidalis			IV. Ventrikel
		Ala major			Vermis
		Ala minor ossis sphenoidalis			Flocculus
		Sinus sigmoideus			Clivus
		A. basilaris			Hypophyse
		A. cerebri posterior			Cisterna cerebellomedullaris

kann in Einzelfällen im Foramen jugulare bandförmig der N. vagus sowie der N. hypoglossus medial im Canalis hypoglossi nachgewiesen werden. Der *Verlauf des N. trigeminus* ist charakterisiert durch eine lineare Zone mittlerer Signalintensität in der T1-gewichteten Sequenz im Bezirk der mittleren Schädelbasis.

Die Checkliste in Tabelle 12 gibt einen Überblick über die zu untersuchenden Strukturen der Schädelbasis.

6.2 Sensitivität und Spezifität der KST-Diagnostik im Vergleich zu den Referenzverfahren

Zur Dokumentation der Leistungsfähigkeit der KST für die Diagnostik dieser Region sollen die Ergebnisse einer prospektiven Studie vorgestellt werden:

Die prospektive Untersuchung umfaßt Patienten mit klinischem Verdacht auf eine Raumforderung im Bereich Felsenbein und Kleinhirnbrückenwinkel. Die auftretende klinische Symptomatik besteht jeweils aus subjektiven und objektiven klinischen Beschwerden. Neben den klassischen Herdsymptomen können klinische Nachbarschaftssymptome sowie Symptome durch Hirnstammkompression differenziert werden. An klinischen Untersuchungsverfahren wird bei allen prospektiv untersuchten Patienten eine audiologische Testung, eine Vestibularisprüfung sowie eine „electric response audiometry" (ERA) durchgeführt. Zusätzlich wird die konventionelle Röntgendiagnostik mit Aufnahmen nach Schüller und Stenvers eingesetzt. Bei allen Patienten erfolgt eine CT-Darstellung mit Kontrastmittel, zusätzlich in wenigen Fällen eine CT kombiniert mit Luftzisternographie.

Die endgültige Aufarbeitung des Patientenguts nach klinischen und histologischen Diagnosen ergibt die Grundlage für Tabelle 13. Die Korrelation von KST-Vorhersage und postoperativer Tumorhistologie ergibt bei 125 Patienten ein richtig-positives Ergebnis, bei 159 Patienten ist das Ergebnis richtig-negativ (Tabelle 14). Bei keiner Untersuchung ist das Ergebnis der KST-Vorhersage falsch-negativ, jedoch liegt bei 6 Patienten ein

Tabelle 13. Ergebnisse der KST-Diagnostik des Akustikusneurinoms (*rp, fp* richtig-, falsch-positiv, *rn, fn* richtig-, falsch-negativ)

		Postoperative Tumorhistologie Akustikusneurinom	
		Ja	Nein
KST-Vorhersage	Ja	72 rp	0 fp
Akustikusneurinom	Nein	0 fn	149 rn

Sensitivität: 100%
Spezifität: 100%
Treffsicherheit: 100%

Tabelle 14. Korrelation von KST-Vorhersage und postoperativer Tumorhistologie

		Postoperative Tumorhistologie Felsenbein (n = 290)	
		Ja	Nein
KST-	Ja	125 rp	6 fp
Vorhersage	Nein	0 fn	159 rn

falsch-positives Resultat aufgrund der KST-Vorhersage vor. Die statistische Analyse, basierend auf der Vierfeldertafel, ergibt so eine Sensitivität von 100% und eine Spezifität von 96% für die Tumordiagnostik des Felsenbeins. Der niedrige Wert für die Prävalenz von 43% beruht auf der großen Anzahl richtig-negativer Untersuchungsergebnisse. Mit einer Treffsicherheit von 98% zeigt sich die KST allen anderen bildgebenden Verfahren mit Abstand überlegen.

Die vergleichend durchgeführte Computertomographie mit Kontrastmittel weist bei der Analyse durch 3 unabhängige Untersucher eine Sensitivität von 76% und eine Spezifität von 80% auf (Tabelle 15). Die Ergebnisse der CT mit Luftzisternographie zeigen sich hier geringfügig besser, sind jedoch wegen der geringen Patientenzahl (n = 12) nur eingeschränkt beurteilbar.

Die niedrigsten Werte für Sensitivität (58%), Spezifität (45%) und Treffsicherheit (50%) zeigt die vergleichende Analyse der konventionellen Röntgendiagnostik.

Die Wertigkeit der KST-Vorhersage für Tumoren des Felsenbeins wird mit der postoperativen Tumorhistologie bei 5 verschiedenen

Tabelle 15. Vergleichende Darstellung der Ergebnisse von bildgebender Kernspintomographie, Computertomographie und konventioneller Röntgendiagnostik in der Region Felsenbein und Kleinhirnbrückenwinkel

	KST	CT mit KM	CT-Luft-zisternographie	Konventionelle Röntgendiagnostik
	n = 290	n = 115	n = 12	n = 171
Sensitivität [%]	100	76	83	58
Spezifität [%]	96	80	83	45
Treffsicherheit [%]	98	77	80	50
ppV [%]	95	83	83	43
npV [%]	–	29	16	38
Prävalenz [%]	43	57	50	41

Tabelle 16. Korrelation von KST-Vorhersage und postoperativer Tumorhistologie nach 5 Gruppen von Tumoren (*AKN* Akustikusneurinom, *Chol.* Cholesteatom, *Glomus* Glomustumor, *Selt. T.* seltene Tumoren, *Men.* Meningeom)

Postoperative Tumorhistologie

		AKN	Glomus	Men.	Chol.	Selt. T.
	AKN	72				
KST-	Glomus		28			
Vorher-	Men.			9		1
sage	Chol.				8	2
	Selt. T.			1	1	9
		n = 72	n = 28	n = 10	n = 9	n = 12

„overall accuracy": 96%

Tumorgruppen korreliert. Bei 72 Patienten mit Akustikusneurinom (Tabelle 16) und 28 Patienten mit Glomustumor ergibt die KST-Diagnostik in allen Fällen ein richtig-positives Resultat. Differentialdiagnostisch wurde ein Meningeom fälschlicherweise der Gruppe der seltenen Tumoren zugeordnet. Ein Fall eines histologisch gesicherten Cholesteatoms wurde in der KST-Vorhersage als Meningeom klassifiziert. Aus der Gruppe der seltenen Raumforderungen des Felsenbeins wurde eine Metastase und ein Plasmozytombefall falsch-positiv als Cholesteatom gewertet. Eine histologisch gesicherte Sarkominfiltration des Felsenbeins zeigte in der KST die typischen morphologischen Kriterien eines Meningeoms und wurde so falsch-positiv beurteilt. Die „overall accuracy", die sich aus der Anzahl der richtig-positiven Befunde zur Gesamtzahl errechnet, beträgt so für das Gesamtkollektiv 96% (Tabelle 16).

Wertigkeit der unterschiedlichen Sequenztechniken in der KST

Die verbesserte Weichteilkontrastierung wie auch die multiplanaren Abbildungsmöglichkeiten bedingen die Überlegenheit der KST in dieser Region.

T1-gewichtete Sequenzen

Diese Sequenztechnik erlaubt die Beurteilung der *Tumorlokalisation, Morphologie, Binnenstrukturen* und die *Verdrängung von Nachbarschaftsstrukturen.* Dies beinhaltet die Interpretation kleinster struktureller Veränderungen des hypointensen Liquor- und Ventrikelsystems.

T2-gewichtete Sequenzen

Diese Sequenztechnik erlaubt bevorzugt die *Charakterisierung pathologischer Gewebestrukturen.* Dies betrifft die Differenzierung solider und zystischer Tumorkomponenten sowie die Diagnostik regressiver Veränderungen bei extraaxialen Tumoren. Bei Verwendung stark T2-gewichteter Sequenzen gelingt in drei Viertel der Fälle eine Abgrenzung von Tumor und Umgebungsödem aufgrund unterschiedlicher Signalintensitäten.

T1-gewichtete Sequenzen
nach KM-Applikation

Insgesamt wird durch die Applikation des paramagnetischen Kontrastmittels Gd-DTPA die Differenzierung des Tumors zu den Umgebungsstrukturen signifikant verbessert. Diese Kontrastmittelsubstanz vermag eine pathologische Blut-Hirn-Schranke zu permeieren und führt dann zu einer Reduzierung der T1-Relaxationszeit von Tumoren. Alle extraaxialen wie axialen Läsionen der Schädelbasis können so diagnostisch exakt erfaßt und klassifiziert werden.

6.3 Akustikusneurinom

Die Entwicklung der KST-Diagnostik zu einem klinischen Routineverfahren macht eine Änderung der Vorgehensweise bei Verdacht auf Akustikusneurinom dringend erforderlich [57]. Dabei steht in der Primärdiagnostik unverändert die *klinische Untersuchung* sowie die Durchführung der *neurootologischen* Untersuchung (Audiologie, ERA, Vestibularisprüfung) im Vordergrund [18, 48]. Obwohl die *konventionelle Röntgendiagnostik* (Rö-Schüller, Rö-Stenvers) wenig spezifische Information bietet, so kann sie doch wesentliche Hinweise auf Prozesse, insbesondere im Mittelohrbereich, geben [65]. Der weitere Untersuchungsgang beinhaltete bislang für Fragestellungen eines intrameatalen Wachstums vor allem den Einsatz der *Computertomographie* in Kombination mit der Luftzisternographie. Diese spezielle Untersuchungstechnik war jedoch in ihrer Aussagekraft durch eine hohe Rate an falsch-positiven Befunden nur eingeschränkt beurteilbar, wobei die Angaben zwischen 5 und 12% schwanken [25, 30]. Die Ursachen für die Fehlbeurteilung lagen in möglichen Adhäsionen, Arachnoidalzysten und arachnoidalen Gefäßanomalien wie Aneurysmen und ekta-

tischen Schlingen der A. cerebellaris inferior [56].

Für den primären Einsatz der *KST* bei Verdacht auf eine Raumforderung im Innenohr, dem Gefäßnervenbündel und Kleinhirnbrükkenwinkel sind mehrere Gründe ausschlaggebend. Aufzuführen sind dabei die *fehlende Invasivität* sowie die geringeren Kosten im Vergleich zur Computertomographie mit Luftzisternographie, die einen stationären Aufenthalt erforderlich macht [62, 119]. Weiter ist in der KST die *Demarkation der Tumorausdehnung* aufgrund des überlegenen Weichteilkontrasts und des fehlenden Signals durch umgebendes Knochengewebe besser. Für ein optimales Untersuchungsergebnis muß in Einzelfällen in der KST eine entsprechende Oberflächenspule mit einem Durchmesser von ca. 10 cm bei einer variablen Schichtdicke kleiner gleich 5 mm zur Verfügung stehen. Als Vorteil erweist sich zusätzlich die Möglichkeit einer Einstellung der Schichtorientierung parallel zum Verlauf des N. vestibulocochlearis. Obwohl einige Autoren eine sehr hohe Sensitivität der KST nativ in der Primärdiagnostik angeben [267], zeigen doch die Ergebnisse mehrerer nunmehr vorliegender Kontrastmittelstudien, daß durch die Gabe von Gd-DTPA die Sensitivität der KST, insbesondere beim kleinen intrameatalen Akustikusneurinom, deutlich gesteigert werden kann.

Die Auswertung der *Nativdiagnostik* kann sich nur auf die Berechnung der Signalintensitäten sowie T1- und T2-Parameter stützen [3, 200]. Obwohl in unserem Kollektiv die Quotientenbildung von T1 und T2 vom Tumor zu T1 und T2 von weißer Hirnsubstanz einen Beitrag zur Differenzierung leistet, hat diese im Einzelfall wegen der großen Standardabweichung nur eine begrenzte Bedeutung [256]. Lediglich entzündliche Prozesse, wie das primäre und sekundäre Cholesteatom lassen sich gut durch die stark erhöhten T1- wie T2-Parameter differenzieren. Unsere Ergebnisse mit der „fast-imaging-technique" und einer Aufnahmeserie über 7 min nach *Gd-DTPA-Gabe* sprechen für ein spezifisches Verhalten, insbesondere beim Akustikusneurinom.

Unter Beachtung der folgenden Charakteristika kann bei der KST-Diagnostik des Aku-

Tabelle 17. Wachstumsstadien des Akustikusneurinoms

Typen	Ausdehnung	Größe [mm]	Klinik
1. Lateral	Intrameatal	1–8	Herdsymptome
2. Medio-lateral	Intrameatal-extrameatal	< 25	Herdsymptome und Nachbarschafts-symptome
3. Medial	Zerebellopontiner Winkel extrameatal	> 25	Herdsymptome, Nachbarschaftssymptome und Hirnstammkompression

stikusneurinoms eine nahezu 100%ige Treffsicherheit erreicht werden.

6.3.1 Stadieneinteilung des Akustikusneurinoms

Bezüglich der klinischen wie kernspintomographischen Einteilung des Akustikusneurinoms werden 3 Typen unterschieden: Typ 1 entspricht dem lateralen, ausschließlich intrameatal lokalisierten Akustikusneurinom (Tabelle 17) [265–267]. Dieser Wachstumsform liegt als Entstehungsort der N. vestibularis superior an der Übergangszone von Gliazellen zu Schwann-Zellen zugrunde. Typ 2 entspricht dem mediolateralen, intra-/extrameatal wachsenden Tumor, der häufigsten Wachstumsform in unserem Patientengut und den anderen Arbeitsgruppen. Typ-3-Akustikusneurinome entsprechen der rein medialen Form (extrameatal), die primär im Kleinhirnbrückenwinkel entstehen und den inneren Gehörgang nicht befallen. Bereits die unterschiedlichen Wachstumsformen der Akustikusneurinome und die Lagebeziehungen zur Pyramidenspitze und dem inneren Gehörgang ermöglichen bei der Mehrzahl der Patienten eine exakte differentialdiagnostische Klärung mittels KST.

6.3.2 Charakteristika in der KST

Die KST-Diagnostik des Akustikusneurinoms muß sich reproduzierbar auf die folgenden Kriterien stützen:

– Lage und Größe der Raumforderung,
– Homogenität,
– T1-Relaxationszeit (T2-Relaxationszeit),
– Kontrastmittelverhalten.

Allgemein weisen die Akustikusneurinome in der *T1-gewichteten* Sequenz eine dem Hirnparenchym vergleichbare Signalintensität auf. Regressive Tumorveränderungen wie Nekrosen imponieren als intratumorale Zonen niedriger Signalintensität. Frische oder ältere Blutungen kommen als signalintensive Zonen zur Darstellung. In der *T2-gewichteten Sequenz* gelingt die Abgrenzung von Liquor, Pons und Kleinhirnparenchym.

Jedoch ergibt die vergleichende Analyse der T2-Relaxationszeiten geringe Unterschiede von Akustikusneurinomen und anderen Tumoren dieser Region (Abb. 23). Aufgrund der im Mittel deutlich verlängerten T2-Zeiten können jedoch Cholesteatome und weitere entzündliche Raumforderungen sicher von den übrigen Tumorgruppen differenziert werden.

Die höchste Treffsicherheit wird bei der Diagnostik des Akustikusneurinoms nach Gabe von Gd-DTPA erreicht, das auf der Grundlage einer Störung der Blut-Hirn-Schrankenpermeabilität zu einer Signalzunahme des Tumorareals führt. Mit dieser Technik gelingt der Neurinomnachweis ab einer Größe von wenigen Millimetern.

Als viertes wichtiges Kriterium wird der prozentuale Signalintensitätsanstieg in einer Raumforderung anhand der Analyse von T1-betonten Sequenzen vor und nach Gd-DTPA-Applikation errechnet. Die stärkste KM-Aufnahme findet sich bei den Meningeomen mit einem prozentualen Signalintensitätsanstieg von 215%. Deutlich niedriger liegen im Mittel die Akustikusneurinome (180%) und die Glomustumoren (140%). Wegen der intakten Blut-Hirn-Schranke findet sich ein nichtspezifischer Signalintensitätsanstieg in der weißen Hirnsubstanz (Abb. 24).

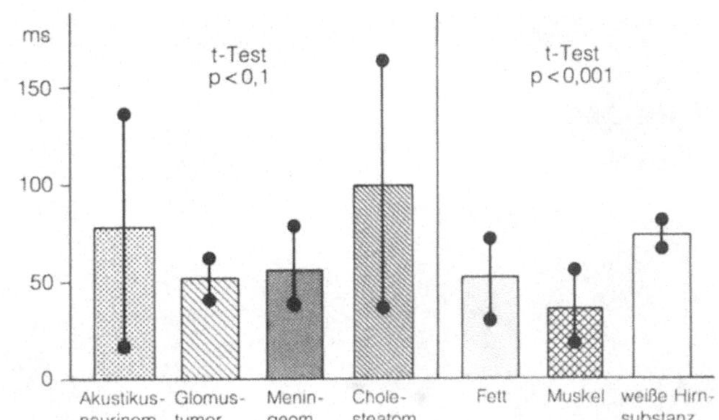

Abb. 23. Vergleichende Analyse der T2-Zeiten mit Standardabweichungen bei Raumforderungen des Felsenbeins

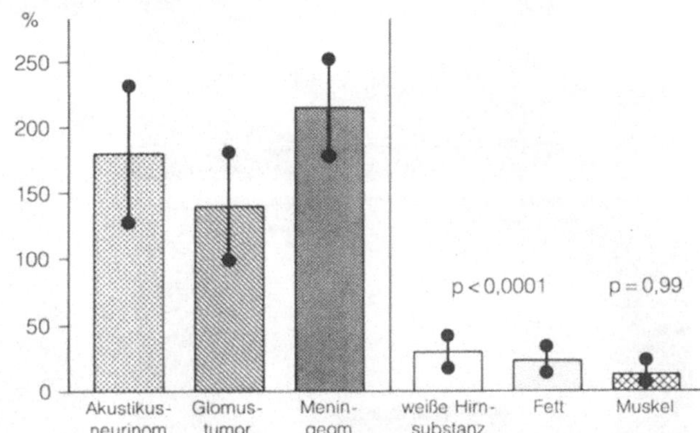

Abb. 24. Vergleichende Analyse des prozentualen Signalintensitätsanstiegs nach Gd-DTPA-Applikation bei Raumforderungen des Felsenbeins

Die Möglichkeiten der Tumordifferenzierung unter Verwendung schneller bildgebender Sequenzen und Analyse der Kontrastmitteldynamik wird im Abschnitt Glomustumoren vorgestellt.

Extrameatales Akustikusneurinom

Bezüglich der Gewebeparameter zeigt sich, daß die extrameatalen Akustikusneurinome im Mittel dem Gesamtdurchschnitt der anderen Akustikusneurinomen entsprechen. Obwohl die KST-Darstellung nativ der computertomographischen Darstellung mit Kontrastmittel vergleichbar erscheint, erlaubt erst die Gadoliniumgabe eine optimale Beurteilbarkeit sämtlicher Strukturen sowie ödematöser und nekrotischer Tumoranteile (Abb. 25 a, b).

Sowohl im T1- wie im T2-gewichteten Bild gelingt die Abgrenzung vom umgebenden Hirngewebe, ebenso lassen sich Ödemsaum und Nekroseareale sicher differenzieren. Von Bedeutung ist die Durchführung einer koronaren Schichtebene entlang dem Verlauf des N. vestibulocochlearis zur exakten Abgrenzung des tumorösen Gewebes vom Gefäßnervenbündel.

Intra-/extrameatales Akustikusneurinom

Bei den mediolateralen Akustikusneurinomen muß immer zwischen dem intrakanalikulären Tumoranteil und dem frei im Kleinhirnbrückenwinkel liegenden Gewebe differenziert werden (Abb. 26 a–c). Bei allen Patienten mit Tumoren dieses Stadiums gelingt der Nachweis der extrakanalikulären Tumorkomponente ab 5 mm Durchmesser auch computertomographisch.

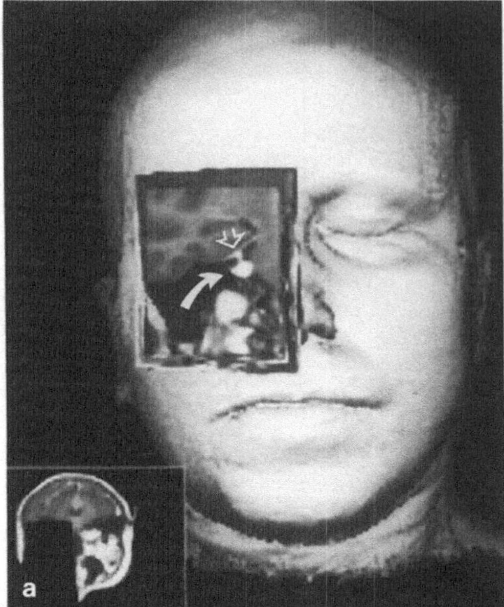

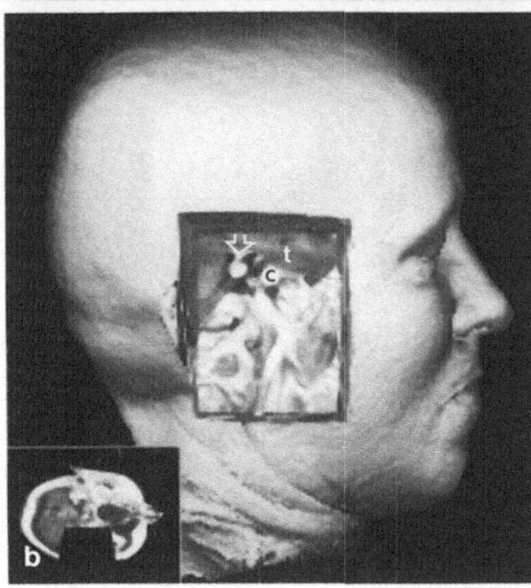

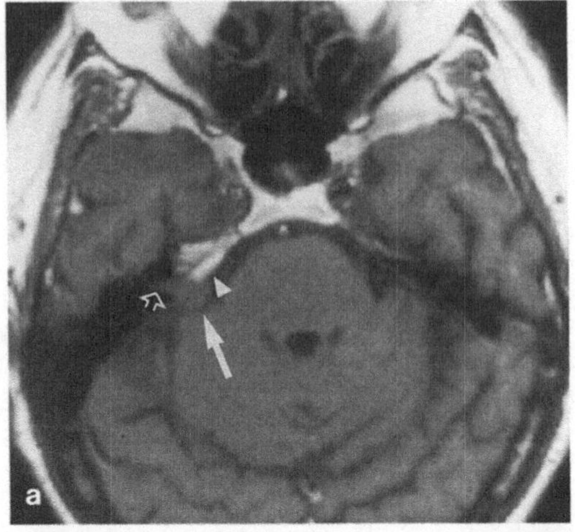

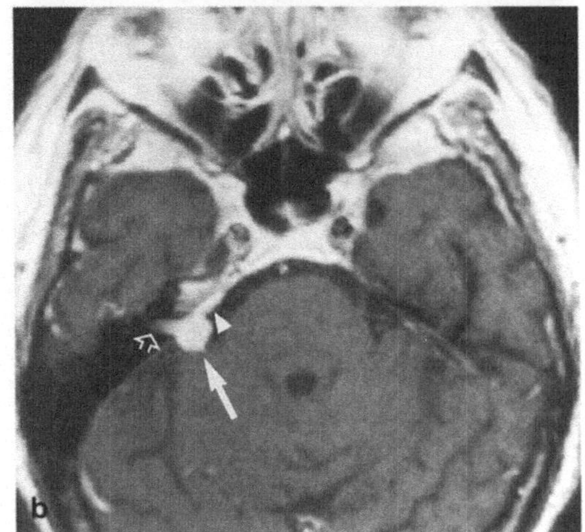

Abb. 25a, b. Extrameatales Akustikusneurinom, Darstellung in einer präoperativen 3D-Sequenztechnik in frontaler und sagittaler Schichtführung. **a** KST, Turboflash, Raytracing, frontal. Gd-DTPA. In der Raytracing-Technik nach Applikation von Gd-DTPA Nachweis eines extrameatalen, im Kleinhirnbrückenwinkel gelegenen Akustikusneurinoms *(weißer Pfeil),* zusätzlich Darstellung eines KM-aufnehmenden venösen Abschnitts der Dura, direkt angrenzend an die apikalen Abschnitte des Tumors *(offener Pfeil)* **b** KST, Turboflash, Raytracing-Rekonstruktion, sagittal, Gd-DTPA. Bestätigung der Lagebeziehung des Tumors innerhalb des Kleinhirnbrückenwinkels (**c** signalintensive Darstellung der A. carotis interna, *t* Temporallappen)

Abb. 26a–e. Intra-/extrameatales Akustikusneurinom rechtsseitig. Vergleich verschiedener Sequenzen sowie Schichtorientierungen
a KST (SE, TR/TE = 500/17 ms), transversal, nativ. In der T1-gewichteten Sequenz nativ Nachweis einer Weichteilraumforderung im Meatus acusticus internus und in der zerebellopontinen Zisterne. Die Signalintensität der Weichteilläsion ist isointens zum Hirngewebe. (*Offener Pfeil:* intrameataler Abschnitt, *geschlossener Pfeil:* extrameataler Abschnitt, *Pfeilspitzen:* Dura- und Clivusabschnitte)
b KST (SE, TR/TE = 500/17 ms), transversal, Gd-DTPA. Nach KM-Applikation signifikanter Signalintensitätsanstieg im Bereich der intra- wie extrameatalen Tumorabschnitte. Nach medial grenzt die Raumforderung bis unmittelbar an die Pons und die Pedunculi cerebri. Das primär signalintensive Fettgewebe im Bereich der Dura- und Clivusanteile zeigt keinen Anstieg der Signalintensität nach KM-Gabe *(Pfeilspitze)* und kann somit von einem Tumorbefall exakt abgegrenzt werden
c–e s. S. 55

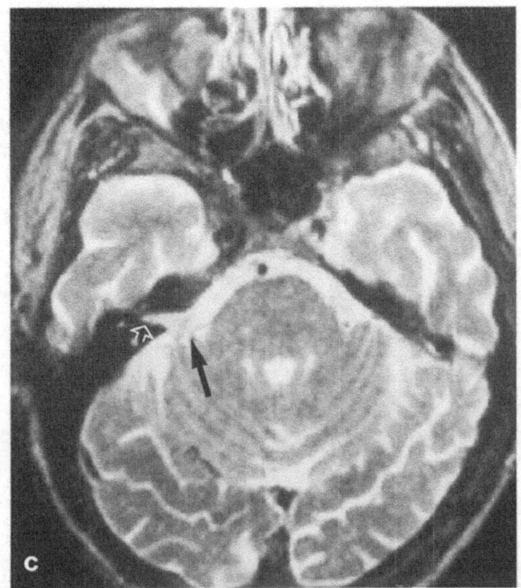

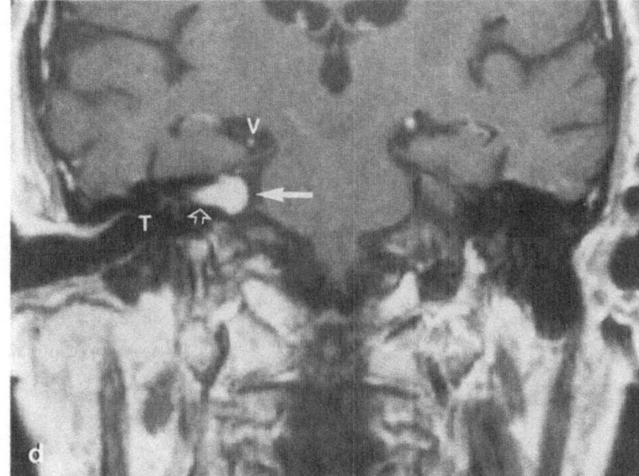

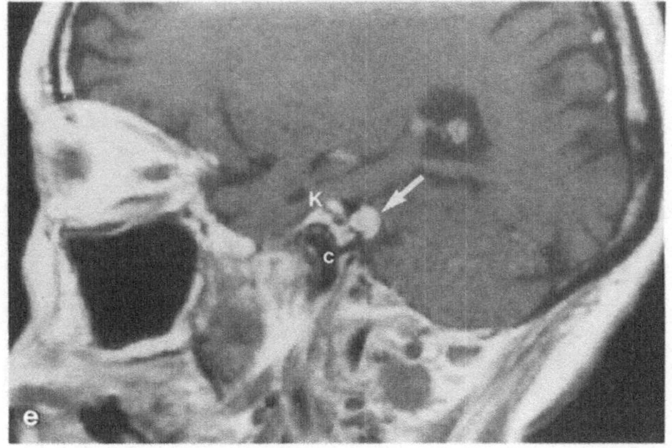

Abb. 26. c KST (SE, TR/TE = 2000/90 ms), transversal, nativ. In der T2-gewichteten Sequenz ungenügender Kontrast der Weichteilraumforderung gegenüber dem Liquor in der Cisterna cerebellomedullaris
d KST (SE, TR/TE = 500/17 ms), frontal, Gd-DTPA. In frontaler Schichtführung Bestätigung der intra-/extrameatalen Lagebeziehung der Raumforderung. Insbesondere kann in dieser Schichtführung eine Kompression der Pons ausgeschlossen werden. (*T* Tympanon, *V* Petrosa Dandy)
e KST (SE, TR/TE = 500/17 ms), sagittal, Gd-DTPA. Nachweis der engen Nachbarschaftsbeziehung des signalintensiven Tumors (*Pfeil* zum Clivus und den Pedunculi cerebri, *c* A. carotis interna, *K* Clivus)

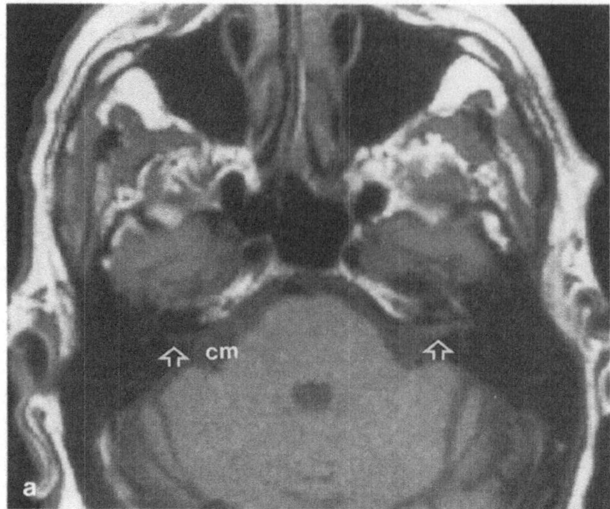

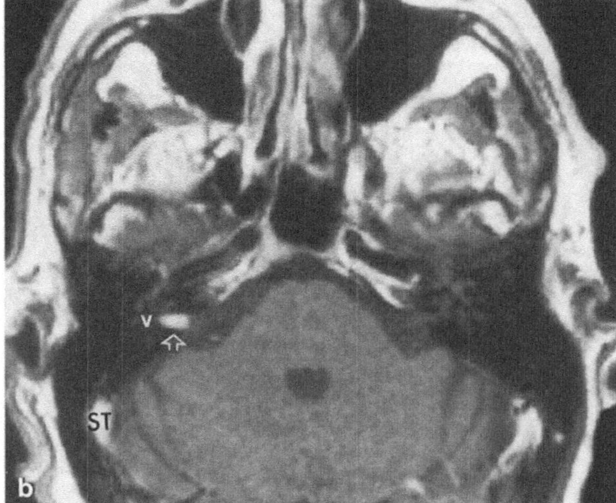

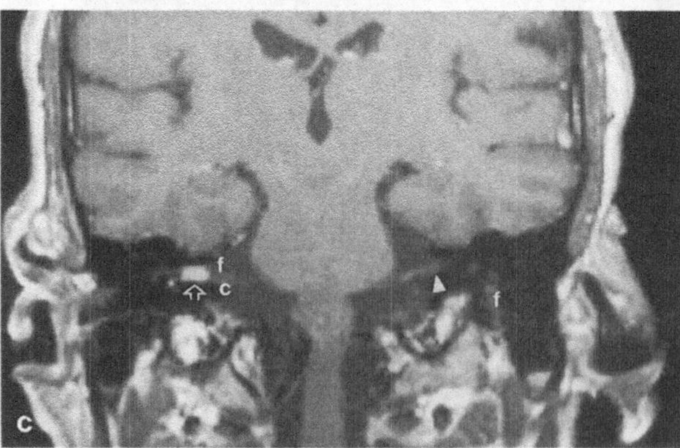

Abb. 27 a–c. Intrameatales Akustikusneurinom rechts, Abklärung mittels T1-gewichteter Sequenzen in 2 Ebenen
a KST (SE, TR/TE = 500/17 ms), transversal, nativ. Kernspintomographisch weite Cisterna cerebellomedullaris, die inneren Gehörgänge bds. symmetrisch, kein sicherer Nachweis einer tumorösen Raumforderung (*Pfeile:* Meatus acusticus internus, *cm* Cisterna cerebellomedullaris)
b KST (SE, TR/TE = 500/17 ms), transversal, Gd-DTPA. Nach Applikation von Gd-DTPA signifikanter Signalintensitätsanstieg im Bereich des Weichteilgewebes im inneren Gehörgang rechts, die Größenausdehnung beträgt dabei 5 × 3 × 3 mm. Nach lateral reicht der Tumor bis ans Vestibulum *(V),* nach medial erreicht der Tumor nicht die Cisterna cerebellomedullaris. (*Pfeil:* intrameatales Akustikusneurinom rechtsseitig). Unauffällige Darstellung ohne signifikante KM-Aufnahme im Bereich der linken Seite. Nach KM-Gabe deutliches Enhancement im Sinus transversus *(ST)*
c KST (SE, TR/TE = 500/17 ms), frontal, Gd-DTPA. In frontaler Schichtführung Bestätigung der intrameatalen Lage des Tumors, nach medial können die Nervenbündel des superior gelegenen N. facialis *(f)* und des inferior gelegenen N. cochlearis *(c)* differenziert werden. Unauffälliges Nervenbündel auf der Gegenseite *(Pfeilspitzen).* Im linksseitigen Canalis facialis kommt in der vertikalen Verlaufsstrecke signalgebend der N. facialis zur Darstellung *(f)*

Ohne Luftzisternographie ist in der CT jedoch der intrakanalikuläre Tumoranteil nicht sicher darstellbar, so daß bei Tumoren dieses Stadiums immer primär die KST durchgeführt werden sollte. Bei 80% der Patienten läßt sich in der KST nativ das Ausmaß einer Hirnnervenbeteiligung genau beurteilen, bei den restlichen 20% ist dies erst nach Gabe von Gd-DTPA möglich. Diese charakteristische Wachstumsform der intra-/extrameatalen Neurinome führte meist zu einer Verlagerung des N. facialis gegen den anterio-superioren Pol des Tumors, während der N. vestibulocochlearis meist keine Verlagerung aufweist und sich in der medialen Kontur des Tumors verliert. Abbildung 26b verdeutlicht dabei ein charakteristisches morphologisches Erscheinungsbild dieser Wachstumsform in der KST, das von uns als „Trillerpfeife" („pipe-sign") beschrieben wurde.

Intrameatales Akustikusneurinom

Obwohl bei der Diagnostik des rein intrameatalen Akustikusneurinoms die KST im Gegensatz zur Luft-CT den Tumor direkt in seiner Beziehung zum Nervenbündel darzustellen vermag (Abb. 27 und 28), können auch retrospektiv nur in 7 von 12 Fällen (58%) die Tumoren mittels KST nativ sicher diagnostiziert werden. Die zu Beginn der Studie noch regelmäßig durchgeführte CT mit Luftzisternographie erbrachte bei 10 operativ gesicherten Befunden 2mal ein falsch-negatives Resultat. In einem weiteren Fall eines falsch-positiven Resultats fand sich intraoperativ eine entzündliche Verklebung der Meningen, während die KST hier einen unauffälligen Befund erbracht hatte.

Morbus Recklinghausen

Bei Patienten mit Neurofibromatose (Morbus Recklinghausen) kann in der KST der simultane Befall mehrerer Hirnnerven in unterschiedlichen Wachstumsstadien nachgewiesen werden (Abb. 29):
Die Diagnostik von postoperativen Veränderungen sowie der Rezidivnachweis nach Operation stellen ebenfalls eine Domäne der KST-Diagnostik dar.
Wegen der Empfindlichkeit der KST für den Nachweis von kleinsten Läsionen im Kleinhirnbrückenwinkel und inneren Gehörgang sowie für den Nachweis fließenden Blutes ist diese Methode für die Abklärung aller im Kleinhirnbrückenwinkel und inneren Gehörgang vorkommenden pathologischen Läsionen [230] die Methode der Wahl.

6.4 Andere Neurinome

Differentialdiagnostisch zum Akustikusneurinom kommen im Kleinhirnbrückenwinkel und Felsenbein auch andere Neurinome in Frage, die von benachbarten Nerven entstehen können [60, 79, 250]. Dazu gehören das Fazialisneurinom, das Neurinom des N. trigeminus sowie Neurinome der kaudalen Hirnnervengruppe. Die Mehrzahl der *Fazialisneurinome* entstehen am Ganglion geniculi und dehnen sich von hier sowohl in das labyrinthäre als auch in das tympanale Segment aus. Als optimales diagnostisches Verfahren erweist sich hier die KST mit Gd-DTPA, da sämtliche Wachstumsformen exakt dokumentiert werden können.
Differentialdiagnostisch müssen das umschrieben wachsende Meningeom oder das Hämangiom abgeklärt werden. Über diese beiden Ausbreitungsrichtungen kann sowohl das Tympanon wie auch der Meatus acusticus internus mitbetroffen werden. Folgende Charakteristika gelten für das *Fazialisneurinom:*

– rundliche, ovale Struktur,
– enge, topographische Beziehung zum Canalis facialis,
– deutlicher Signalanstieg nach Gd-DTPA-Applikation.

Die Neurinome der kaudalen Hirnnerven stellen den zweithäufigsten Tumortyp im Foramen jugulare dar. Die etwas häufigeren *Hypoglossusneurinome* (Abb. 30) imponieren als runde bis ovaläre, homogene Weichteilmassen, die intensiv Kontrastmittel aufnehmen. Ein wichtiges diagnostisches Kriterium stellt die durch die Parese bedingte ipsilaterale Hemiatrophie der Zunge dar, mit

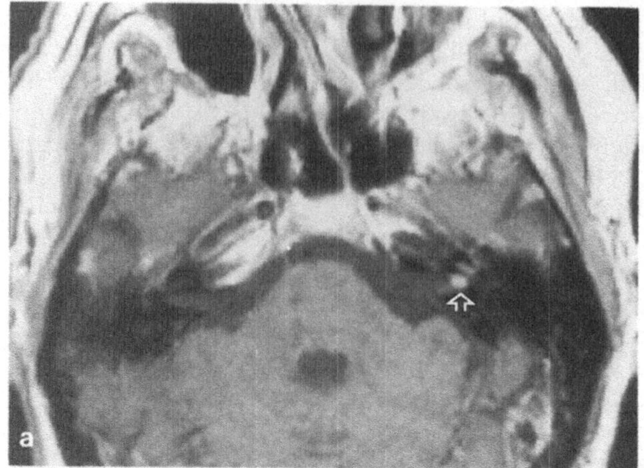

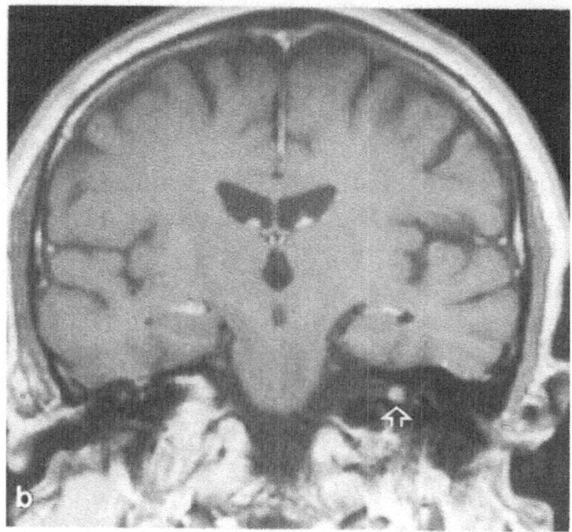

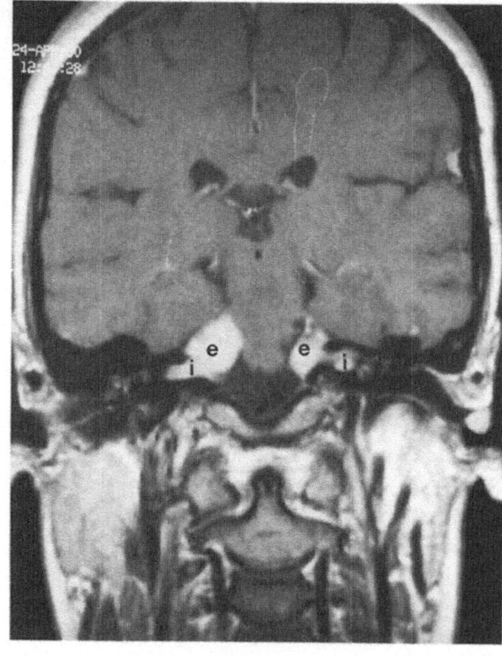

Abb. 28 a, b. Intrameatales Akustikusneurinom linksseitig, 3 × 4 mm messend. Der Ursprungsort liegt am N. vestibularis superior an der Übergangszone von Gliazellen zu Schwann-Zellen
a KST (SE, TR/TE = 500/17 ms), transversal, Gd-DTPA
b KST (SE, TR/TE = 500/17 ms), frontal, Gd-DTPA. In der Darstellung in 2 Ebenen exakte Lagebeziehung der kleinen Raumforderung zum Vestibulum und den Abschnitten des häutigen Labyrinths. Beachte den Normalbefund der Gegenseite. Die translabyrinthäre Operation konnte unter Erhaltung sämtlicher Hirnnervenfunktionen den Tumor *(Pfeil)* in toto entfernen

Abb. 29. Morbus Recklinghausen mit intra-/extrameatalen Akustikusneurinomen beidseits. KST (SE, TR/TE = 500/17 ms), frontal, Gd-DTPA. Nach Applikation von Gd-DTPA in einer T1-gewichteten Sequenz Nachweis eines großen intra-/extrameatalen Akustikusneurinoms rechtsseitig. Die extrameatale Komponente füllt die Cisterna cerebellomedullaris vollständig aus und hebt die medialen Temporallappenabschnitte an. Gering inhomogene Binnenstrukturen der stark KM-aufnehmenden Raumforderung. Zusätzlich auf der linken Seite ebenfalls ein großer intra-/extrameataler Neurinomnachweis mit Befall des gesamten intrameatalen Nervenbündels, mitangeschnitten ein kleines Meningeom hochparietal auf der linken Seite *(weißer Pfeil)*. (*e* extrameatale Tumorkomponente, *i* intrameatale Tumorkomponente)

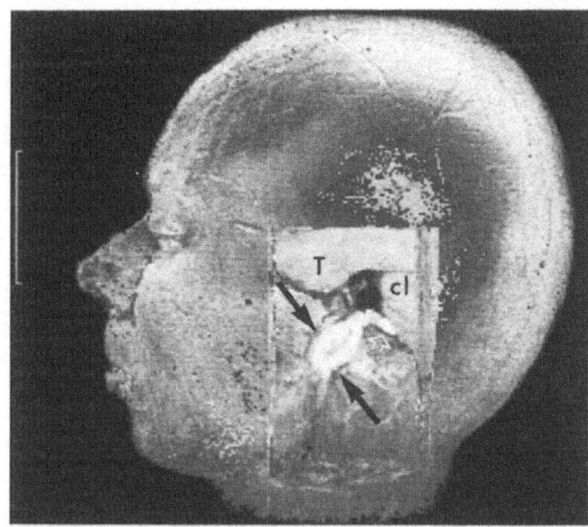

Abb.30. Hypoglossusneurinom mit intrakanalikulärer und paravertebraler Tumorkomponente. KST, 3D-FLASH, Raytracing, sagittal, Gd-DTPA. In der 3D-Technik in sagittaler Blickrichtung Nachweis der intrakanalikulären Tumorkomponente *(offener Pfeil)* im Canalis hypoglossi; großer zentral inhomogener Neurinomanteil, anterior liegend im Paravertebralraum *(schwarze Pfeile)*. (*cl* cerebellum, *T* Temporallappen)

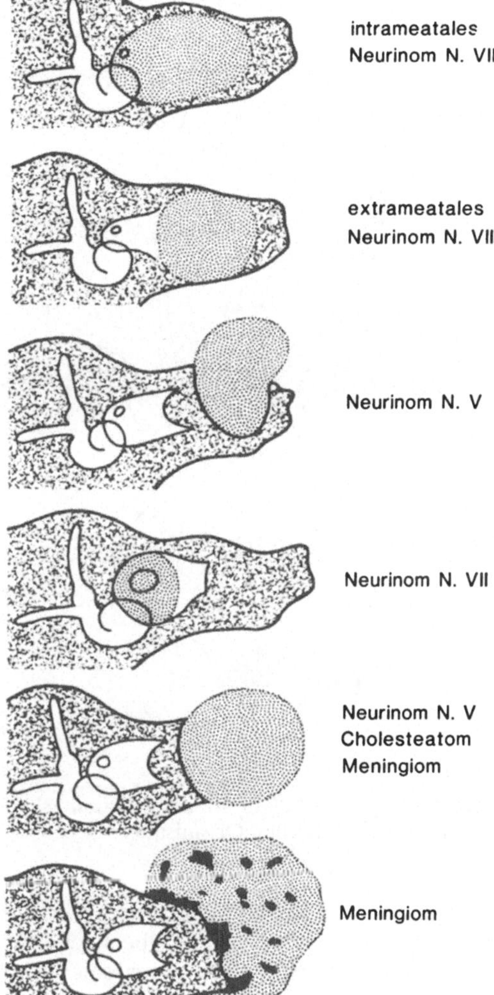

Abb.31. Schematische Darstellung der Wachstumsformen verschiedener Tumoren des inneren Gehörgangs und der Pyramidenspitze

deutlich erhöhter Relaxationszeit. Im Unterschied zu den Glomus-jugulare-Tumoren wachsen diese Neurinome nur expansiv, oft mit Befall des parapharyngealen Raums. Diese Wachstumsstadien zeigen dann eine sanduhrförmige Konfiguration des Tumors bei Verwendung einer frontalen und sagittalen Schichtführung.

Im Gegensatz zu den vorgestellten Raumforderungen liegt das *Trigeminusneurinom* im ventralen Abschnitt des Kleinhirnbrückenwinkels. Fortgeschrittene Tumoren zerstören die Pyramidenspitze, wachsen in das Meckel-Cavum und zeigen dann eine sanduhrförmige Konfiguration (Abb.31).

6.5 Glomustumor

Die Glomusorgane des menschlichen Körpers entsprechen – unabhängig von ihrer unterschiedlichen Lokalisation – homologen Organsystemen mit anatomischer und funktioneller Ähnlichkeit (Abb.32). Der Ausdruck für tumoröse Prozesse dieser Organsysteme reicht im Schrifttum von Paragangliomen über Glomerozytome bis zu Chemodektomen [73, 110, 217, 262].

Charakteristisch für die Diagnostik dieser tumorösen Läsionen ist der außerordentliche Gefäßreichtum [110, 224]. Meist durchzieht ein knäuelartiges arterielles Gefäßlabyrinth

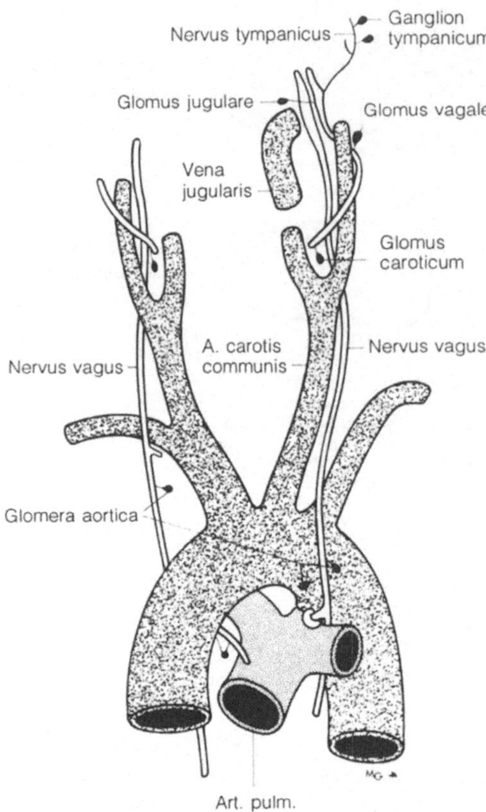

Abb. 32. Typische Lokalisation der Glomuskörperchen im menschlichen Organismus

das ganze Organ, das in weite venöse Gefäße übergeht, die vor allem an der Oberfläche des Tumors gelegen sind. Der unterschiedliche Ausgangspunkt der Tumoren des Glomus jugulare und tympanicum bedingt die außerordentliche Variabilität des klinischen Bildes und setzt eine exakte Diagnosestellung voraus.

Neben der klinischen Diagnostik, die insbesondere Symptome wie Ohrgeräusche und Schalleitungsschwerhörigkeit erfassen muß, haben die Audiometrie und die neurootologische Abklärung zu erfolgen.

Vor Einführung der Computertomographie wurde zur Diagnose hauptsächlich die selektive Angiographie der A. carotis externa und A. vertebralis eingesetzt. In den Frühstadien der Tumoren der Schädelbasis erfolgt die Blutversorgung über die Äste der A. carotis externa, erst bei größeren Prozessen über die Äste der A. vertebralis und basilaris [10].

Mit Hilfe der angiographischen Technik können insbesondere operativ bedeutsame Gefäßvarianten ausgeschlossen werden, wie eine nach lateral verlagerte A. carotis interna im petrösen Verlaufsabschnitt der A. carotis und ein hochstehender Bulbus venae jugularis.

Die CT-Diagnostik wurde bislang eingesetzt, um die Artdiagnose und die Ausdehnung der Glomustumoren festzulegen. Mit der CT in „high-resolution-technique" kann die Beziehung zu den zervikalen Weichteilen sowie die Ausdehnung nach intratympanal und intrakraniell dargestellt werden. Mit Hilfe der dynamischen CT und Zeit-Dichte-Messungen können Glomustumoren in der Mehrzahl der Fälle von anderen Schädelbasisprozessen differenziert werden [19, 152].

Die Untersuchung mit der CT beinhaltet jedoch eine relativ hohe Rate an falsch-negativen und falsch-positiven Resultaten, insbesondere wenn die CT primär nach intravenöser Kontrastmittelgabe durchgeführt wurde [142]. Besondere Schwierigkeiten bereitete die Diagnostik kleiner Tumoren, insbesondere vom Glomus tympanicum ausgehend, die in der CT lediglich als weichteildichte Verschattung ohne Knochendestruktion imponieren.

Die Einsatzmöglichkeiten der Kernspintomographie unter Verwendung einer optimierten Untersuchungstechnik sollen im folgenden vorgestellt werden.

6.5.1 Stadieneinteilung des Glomustumors

Für die Glomustumoren des Felsenbeins und der Schädelbasis existieren mehrere unterschiedliche Stadieneinteilungen. Analog der Entstehung und nach der Lokalisation werden Glomus-tympanicum- und Glomus-jugulare-Tumoren differenziert. Für die Planung des operativen Eingriffs hat sich für die Diagnostik die Einteilung nach Valavanis und Fisch bewährt [59, 60].

Einteilung der Glomustumoren
der Schädelbasis

Typ A: Glomus-tympanicum-Tumor.
Typ B: Glomus-hypotympanicum-Tumor
  – kortikale Bulbusbegrenzung intakt,
  – Arrosion der hypotympanalen
    Knochenplatte.
Typ C: Glomus-jugulare Tumor ohne intra-
    kranielle Ausbreitung.
    C1: minimale Arrosion: vertikales
        Segment des Canalis caroticus.
    C2: vollständige Arrosion: vertikales
        Segment des Canalis caroticus.
    C3: Arrosion: horizontales Segment
        des Canalis caroticus.
    C4: Foramen lacerum, Sinus
        cavernosus.
Typ D: Glomus-jugulare-Tumor mit intrakra-
    nieller Ausbreitung.
    De: extradural (De 1–3).
    Di: intradural (Di 1–3).

Typ-A-Tumoren entsprechen dabei den
Glomus-tympanicum-Tumoren (s. o.). Typ-
B-Tumoren entsprechen den Glomus-hypo-
tympanicum-Tumoren. Diese lassen charakteristischerweise die kortikale Begrenzung
des Bulbus der V. jugularis intakt, arrodieren
jedoch die hypotympanale Knochenplatte. In
unserem Patientenkollektiv fand sich in einem Fall ein derartiges Stadium B. Typ-C-
Tumoren sind definiert als Glomus-jugulare-
Tumoren ohne intrakranielle Ausbreitung,
Typ-D-Tumoren mit intrakraniellen Tumoranteilen.

6.5.2 Charakteristika in der KST

Für den primären Einsatz der KST bei Verdacht auf einen Glomus-jugulare-Tumor sind
mehrere Gründe ausschlaggebend. Zum
einen ermöglicht die KST im Gegensatz zur
CT eine überlegene Weichteilkontrastierung
durch das fehlende Signal des umgebenden
Knochens [9, 61, 110]. Voraussetzung hierfür
ist jedoch die Verwendung der Kopfspule, da
für den Einsatz einer Oberflächenspule der
Bulbus venae jugularis zu nahe der Medianlinie gelegen ist [4, 13]. Entscheidend für die
Überlegenheit der KST-Diagnostik ist die

durch das Flowphänomen bedingte Darstellbarkeit von fließendem Blut. So lassen sich
bei entsprechend hohem Fluß exakt die topographischen Verhältnisse des Karotissyphons
und des Bulbus venae jugularis ohne Kontrastmittelgabe differenzieren [12, 61, 73].
Die KST kann so in idealer Weise Glomustumoren von einem lateral verlagerten oder
hochstehenden Bulbus venae jugularis differenzieren. Im umgekehrten Fall, bei fehlen-
dem Fluß, gelingt es, in frontaler KST den
Tumor wie auch den in die V. jugularis rei-
chenden Tumorzapfen zu differenzieren
[262]. Die früher bei dieser Fragestellung
durchzuführende retrograde Phlebographie
der V. jugularis kann so ersetzt werden.
Bei den Glomustumoren der Schädelbasis
erbringt die *KST nativ* im Mittel eine gute
Bildinformation. Bei Typ-C-Tumoren mit einem Durchmesser größer als 1,5 cm (n = 11)
gelingt eine exakte Lage- und Größenbestim-
mung der Raumforderung, die charakteristischerweise eine gelappte Außenkontur und
einen hohen Vaskularisationsgrad mit Gefäßen innerhalb des Tumors zeigte (Abb.
33 a–e, 34 a–d). Bei unauffälliger Darstellung
des N. statoacusticus in der zerebellopontinen Zisterne ermöglicht das Nativbild die differentialdiagnostische Abgrenzung von Neurinomen des N. vestibulocochlearis und
N. facialis. Bei Glomustumoren größer als
1,5 cm zeigt die KST-Nativdiagnostik bei
8 Patienten eine eingeschränkte Beurteilbarkeit (Abb. 33 a, 34 a).
Der Einsatz *schneller Bildgebung* und die *Ga-*
be von Gd-DTPA führt hier zu einer Optimierung der Diagnostik. Analog dem Zeit-
Dichte-Profil in der dynamischen CT wird
der zeitliche Verlauf der Signalintensität des
Glomustumors durch die Analyse von 8 Gradientenechosequenzen errechnet mit einer
Aufnahmezeit von 7 min (Abb. 29). Bei sämtlichen noch nichttherapierten Glomustumoren findet sich eine rasche und starke Zunahme der Signalintensität in den ersten 60 s
nach Kontrastmittelgabe, im Mittel um einen
Faktor von 2,5. Das Maximum der Kontrastmittelaufnahme wurde nach einem Zeitraum
von 120–160 s erreicht, danach findet sich in
allen Fällen eine Abnahme der Signalintensität ca. 300–350 s nach Applikation von Gd-
DTPA (Abb. 35).

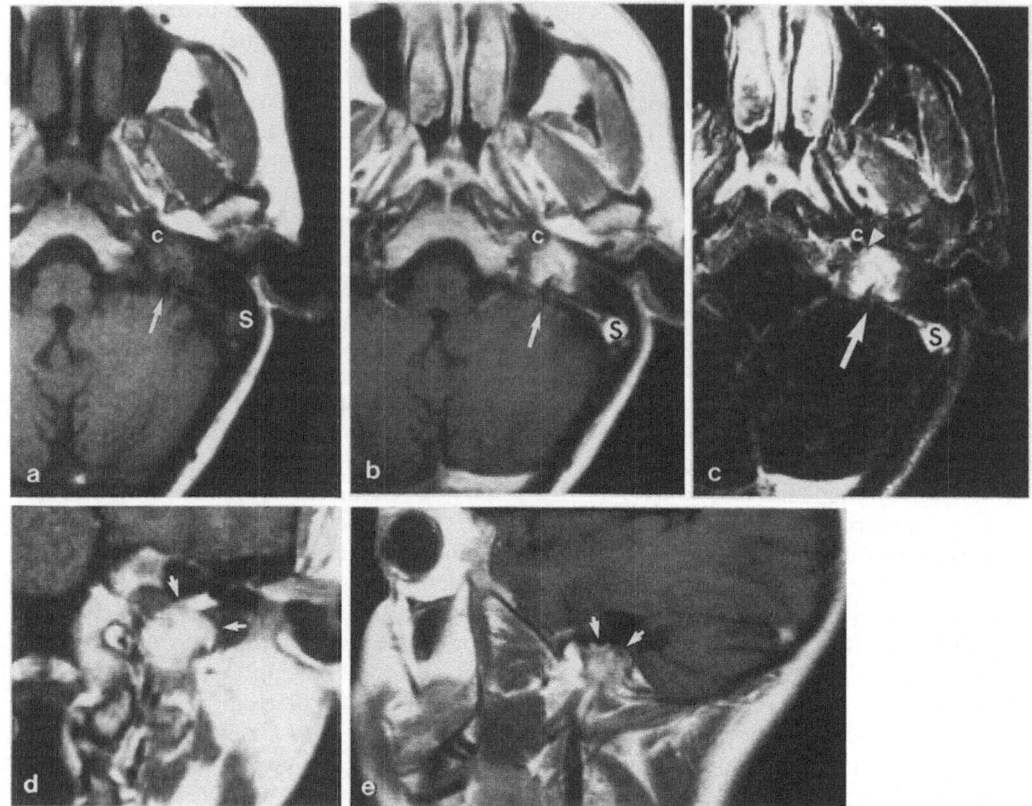

Abb. 33 a–e. Glomus-jugulare Tumor links (Typ C 1), beschränkt auf den Bulbus venae jugularis mit Arrosion des vertikalen Segments des Canalis caroticus
a KST (SE, TR/TE = 500/28 ms), transversal, nativ. 10 × 12 mm messende weichteildichte Raumforderung im Bulbus venae jugularis links *(Pfeil).* (*C* A. carotis interna, *S* Sinus sigmoideus)
b KST (SE, TR/TE = 500/28 ms), transversal, Gd-DTPA. Nach KM-Applikation Signalanstieg der unscharf begrenzten Raumforderung mit zentralen Inhomogenitäten und signalärmerer Binnenstruk-

tur. Canalis caroticus in den dorsalen Abschnitten arrodiert
c KST, Subtraktion **a–b.** In der Subtraktionstechnik exakte Abgrenzung der regionalen starken KM-Aufnahme und der Arrosion des Canalis caroticus (Stadium C 1) *(Pfeilspitze)*
d KST (SE, TR/TE = 500/28 ms), frontal, Gd-DTPA
e KST (SE, TR/TE = 500/28 ms), sagittal, Gd-DTPA. Präoperativ in frontaler und sagittaler Schichtführung Beurteilung der kraniokaudalen Ausdehnung *(Pfeile)*

Abb. 34 a–d (s. S. 63). Glomus-jugulare Tumor mit intrakranieller Ausbreitung (Typ D). Wertigkeit der KM-Applikation sowie der venösen MR-Angiographie
a KST (SE, TR/TE = 500/17 ms), transversal, nativ. In der T1-gewichteten Sequenz signalarme Raumforderung *(offene Pfeile)* mit zentral signalärmeren Zonen, im Bereich der Fossa jugularis mit Beteiligung der Fossa infratemporalis und des Retromaxillärraumes. Verdacht auf Ausbreitung nach intradural. Die A. carotis interna *(c)* nach anterior positioniert, auf der rechten Seite das Sinussystem sowie die V. jugularis nicht mehr abgrenzbar (*P* Pons)

b KST (SE, TR/TE = 500/17 ms), transversal, Gd- ▷ DTPA. Nach Applikation von Gd-DTPA inhomogenes Enhancement der gesamten Raumforderung, zentral Binnenstrukturen nachweisbar im Sinne von Gefäßen *(schwarze Pfeile).* Nachweis einer deutlichen KM-Aufnahme ebenfalls im Bereich der Dura und in den mittleren Abschnitten zum Cerebellum hin. Verdacht auf intradurale Infiltration *(offener Pfeil).* Exakte Abgrenzung der Raumforderung gegenüber dem Parapharyngealraum und den dorsalen Abschnitten nach KM-Gabe

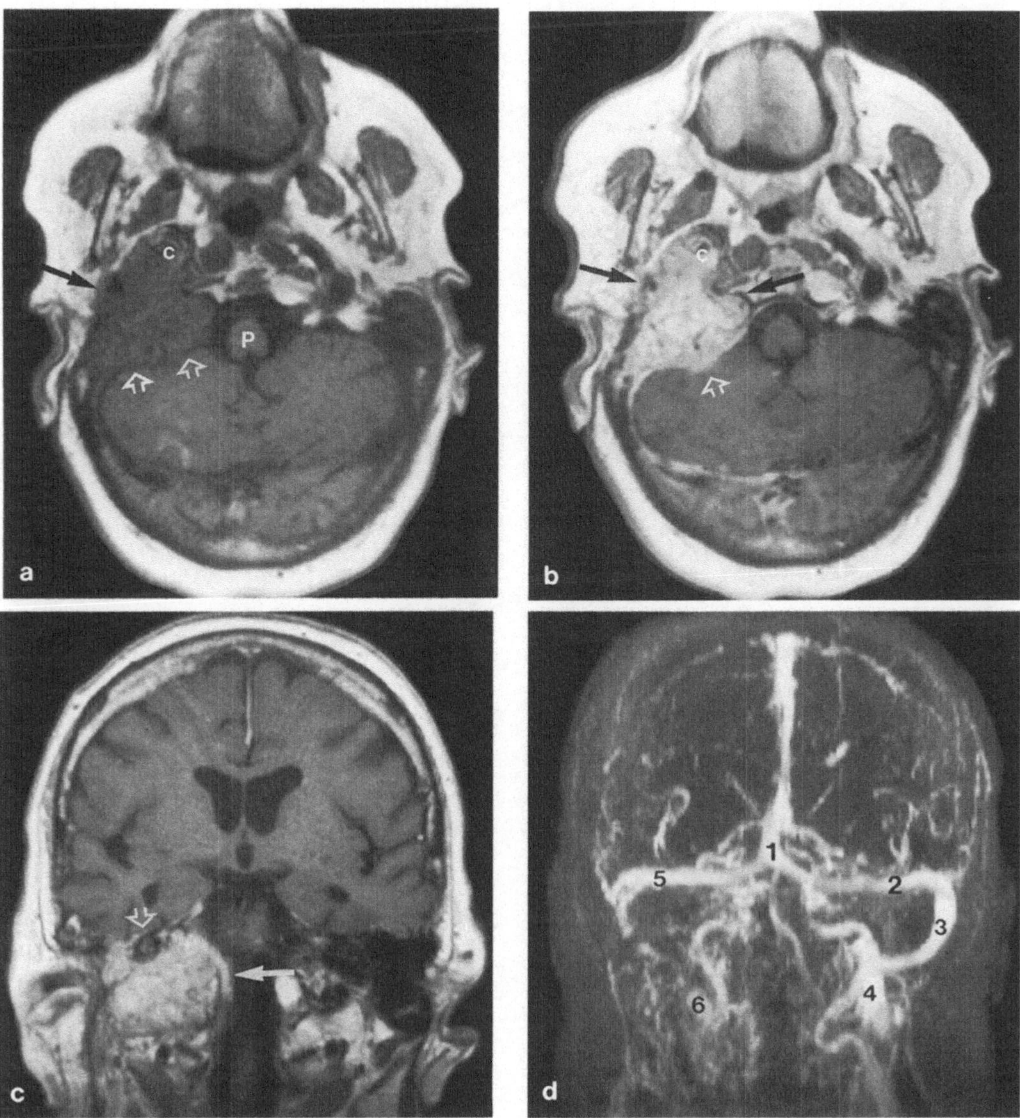

Abb. 34. c KST (SE, TR/TE = 500/17 ms), frontal, Gd-DTPA. In frontaler Schichtführung Bestätigung der Lagebeziehung des Tumors im Bereich der Fossa infratemporalis. Charakteristisch die linearen Binnenstrukturen im Sinne von Gefäßen. In der frontalen Ansicht zusätzlich Nachweis der konvexbogigen Begrenzung des Tumors nach medial mit Pelottierung des Liquorraumes *(weißer Pfeil)*. Lediglich in den apikalen Pyramidenbezirken ist noch eine Kompaktastruktur erkennbar *(offener Pfeil)*

d MR-Angiographie nach arterieller Absättigung mit venöser Darstellung, Sequenz: FLASH 2D sequentiell. In der MR-Angiographie in a.-p.-Projektion regelrechte Darstellung des Konfluens sinuum *(1)*. Der Sinus transversus links *(2)*, des Sinus sigmoideus links *(3)* und der V. jugularis *(4)*. Auf der betroffenen rechten Seite des Sinus transversus noch regelrecht perfundiert *(5)*. Sinus sigmoideus verschlossen mit Nachweis multipler Kollateralen. Ebenso die V. jugularis verschlossen. Über Kollateralen kommt lediglich angedeutet das Lumen der V. jugularis *(6)* zur Darstellung. Kernspintomographisch daher in der Angiographie Nachweis eines kompletten Verschlusses des Bulbus V. jugularis und des Sinus sigmoideus rechts

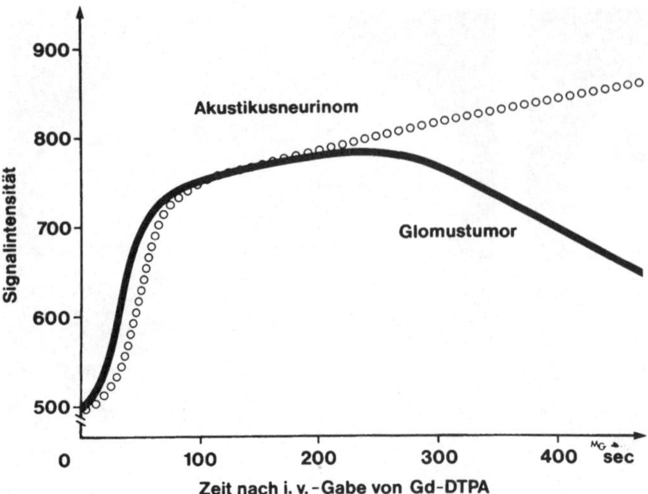

Abb. 35. Signalintensitätsverlauf beim Glomus-jugulare-Tumor im Vergleich zum Akustikusneurinom. Analyse mit Gradientenechosequenzen über 7 min vor und nach Applikation von Gd-DTPA

Dieser Verlauf der Signalintensität nach Gd-DTPA-Gabe aufgrund des hohen Vaskularisationsgrades der Raumforderung korreliert mit dem Befund der dynamischen CT. Die vor Gd-DTPA-Gabe durchgeführte T1-gewichtete Sequenz wird nach der „fast-imaging-technique" wiederholt und die Signalintensitäten mit dem Ausgangswert verglichen. Die starke Kontrastmittelanreicherung im Tumorgewebe entspricht im Mittel einer Steigerung der Signalintensität von 205% im Vergleich zu 23% im Muskelgewebe und 51% im Fettgewebe.

In 13 Fällen des eigenen Kollektivs führt daher die Gd-DTPA-Gabe zu einer optimalen Bildinformation mit exakter Abgrenzung der vaskularisierten Tumoranteile (Abb. 33 b, 34 b), lediglich bei 3 Patienten mit großen Tumoren kann keine echte Zusatzinformation erzielt werden. Bei der vergleichenden Analyse der KST- und CT-Ergebnisse wurden die diagnostische Treffsicherheit, die topographische Lagebestimmung und die Abgrenzung der Glomus-jugulare- und Glomus-tympanicum-Tumoren ausgewertet. Aufgrund dieser Kriterien erweist sich die KST-Diagnostik in 13 Fällen der CT-Diagnostik überlegen und in 3 Fällen als gleichwertig. Insbesondere bei Prozessen mit Einbruch in die mittlere Schädelgrube (Abb. 34 c), begleitender Mastoiditis und kleinen Glomus-tympanicum-Tumoren (Abb. 35 und 36) zeigten sich die überragenden diagnostischen Möglichkeiten der KST mit paramagnetischem Kontrastmittel.

Das Ergebnis der CT-Untersuchung zeigt bei 3 Patienten mit Verdacht auf einen Glomus-jugulare-Tumor ein falsch-positives Ergebnis, in 4 Fällen ergibt die CT ein falsch-negatives Resultat. Bei allen Glomustumoren der Schädelbasis und des Felsenbeins erfolgt ergänzend die angiographische Darstellung zunächst mittels DSA, neuerdings mittels MR-Angiographie (MRA). Diese stellt eine wichtige Zusatzinformation dar für die exakte Tumorgefäßversorgung sowie die hämodynamische Situation im Circulus Willisii. Eine Tumorversorgung über Äste der A. auricularis posterior ist der häufigste Typ, andere Glomustumoren zeigen eine Versorgung über die A. pharyngea ascendens.

Die *hohe Treffsicherheit der KST* beruht vor allem auf der guten Darstellbarkeit anderer Raumforderungen des Felsenbeins und Kleinhirnbrückenwinkels. Der häufigste tumoröse Prozeß, das Akustikusneurinom, zeigte sich abgrenzbar zum einen durch die typischen topographischen Lagebeziehungen sowie den charakteristischen Verlauf der Signalintensität nach Gd-DTPA-Gabe. Im Gegensatz zum Glomustumor findet sich beim Neurinom ein langsamer Anstieg der Signalintensität in der 1. Phase mit einer weiteren stetigen Zunahme bis zur 7. Minute nach KM-Injektion. Unsere Ergebnisse zeigen folgende charakteristische Kriterien für den Glomustumor:

– Lokalisation im Kleinhirnbrückenwinkel ohne Beteiligung des N. vestibulocochlearis,
– gelappte Kontur,
– hoher Vaskularisationsgrad,

– verlängerte T2-Zeit gegenüber weißer Hirnsubstanz,
– schnelle Signalintensitätszunahme nach Kontrastmittelgabe nach 300 s Abnahme der Signalintensität („wash-out-effect").

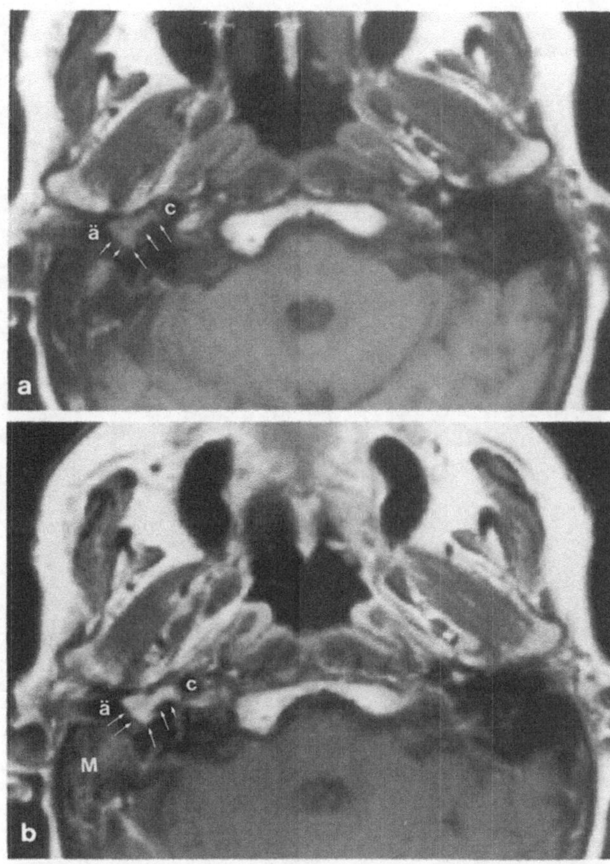

Abb. 36 a–h. Glomus-tympanicum-Tumor linksseitig (Typ A). Darstellung der Wertigkeit der Spinechoverfahren, der Kontrastmitteldiagnostik und der dynamischen Kernspintomographie sowie von 3D-Verfahren
a KST (SE, TR/TE = 500/17 ms), transversal, nativ. In der T1-gewichteten Sequenz Nachweis einer weichteildichten Raumforderung *(Pfeile)* im Bereich des Cavum tympani; die Raumforderung füllt exakt den Mittelohrraum aus (*c* A. carotis interna, *ä* äußerer Gehörgang)

b KST (SE, TR/TE = 500/17 ms), transversal, Gd-DTPA. Nach KM–Applikation homogenes Enhancement der glatt begrenzten Raumforderung im Bereich des Cavum tympani. Kein Nachweis weiterer Umgebungsinfiltrationen; der Tumor grenzt unmittelbar an das Segment der A. carotis interna *(c)*. Entzündlich begleitende Veränderungen im Bereich des Mastoids imponieren ebenfalls als signalreiche Weichteilverdichtung, diese nehmen jedoch nicht signifikant KM auf (*M* Mastoiditis). **c–h** s. S. 66/67

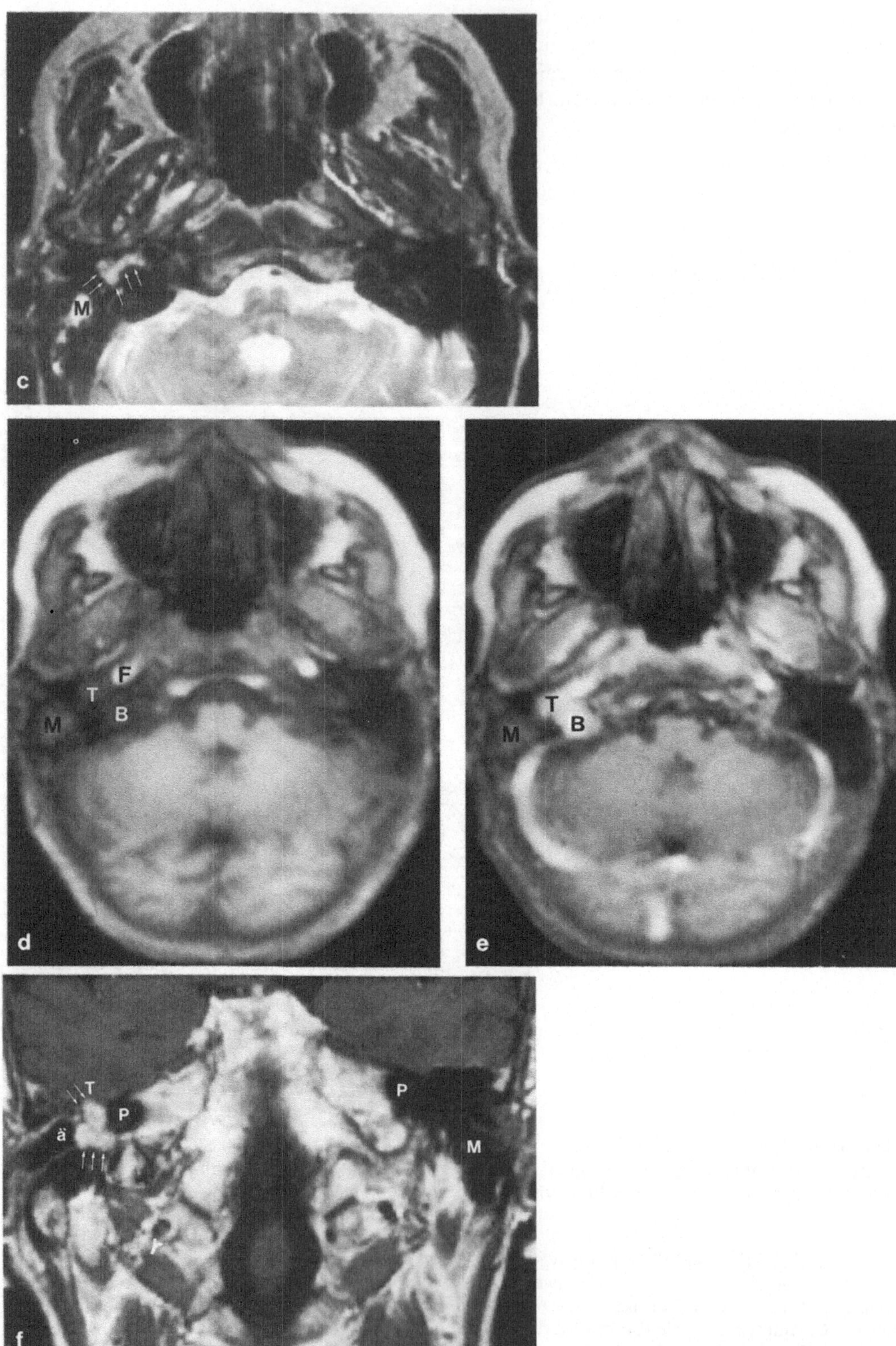

Abb. 36 c–f. Legende s. S. 67

◁ **Abb. 36. c** KST (SE, TR/TE = 2000/90 ms), transversal, nativ. In der T2-gewichteten Sequenz imponiert der Glomus-tympanicum-Tumor mit mittlerer, gering inhomogener Signalintensität *(Pfeile);* entzündliche Veränderungen im Mastoid sind durch deutlich höhere Signalintensität charakterisiert (*M* Mastoiditis)

d, e KST, FLASH-Sequenz, transversal, nativ **(d)** und nach Gd-DTPA-Injektion **(e).** Im Rahmen der dynamischen Kernspintomographie wird eine Sequenz vor und nach Applikation von Gd-DTPA gestartet. In der Nativsequenz Tumor *(T)* und Mastoiditis *(M)* von gleicher Signalintensität. Im Bereich des Parapharyngealraumes Fettgewebe mit hoher Signalintensität *(F).* Nach KM-Injektion Mastoiditis mit gleichbleibender Signalintensität, deutliches Enhancement im Bereich des Bulbus Venae jugularis *(B)* und des Tumors *(T),* regelrechte Abstromverhältnisse über den Sinus beidseits. Diese Sequenzen erlauben eine exakte Analyse des Enhancements, sind jedoch durch eine schlechtere topographische Auflösung charakterisiert

f KST (SE, TR/TE = 500/17 ms), frontal, Gd-DTPA. In frontaler Schichtführung gelingt der exakte Nachweis der Lagebeziehung des Tumors zum äußeren Gehörgang *(ä),* zum Temporalpol *(T)* sowie zur Pyramidenspitze *(P).* Unauffällige Darstellung der linken Seite mit signalarmer Darstellung des Os temporale (*M* Mastoid)

g KST, 3D-Technik, Raytracing, frontal, Gd-DTPA. Korrelierend zur T1-gewichteten Sequenz frontal **(f).** In der Darstellung des Tumors in der 3D-Sequenz bei etwas geringerer räumlicher Auflösung kann jedoch die exakte Lagebeziehung zum äußeren Gehörgang der Pyramidenspitze und dem Temporalpol gleichermaßen erfaßt werden. In der Abbildung *rechts unten* Darstellung der Schnittführung im Rahmen der präoperativen Planung

h MR-Angiographie in arterieller Technik nach venöser Absättigung, FISP 3D. Im Rahmen der MR-Angiographie Abbildung des normalen Verlaufes der Carotis interna *(i),* des media- und anterioren Systems *(m, a),* exakte Darstellung des Ramus communicans anterior *(r).* Im Verlauf der Carotis externa im Endastbereich der A. pharyngea ascendens Nachweis einer gering erhöhten Signalintensität nach KM-Gabe. In dieser Lokalisation kommt der Glomus-tympanicum-Tumor nicht zur Darstellung, es kann lediglich das zuführende Gefäß abgebildet werden *(Pfeile)*

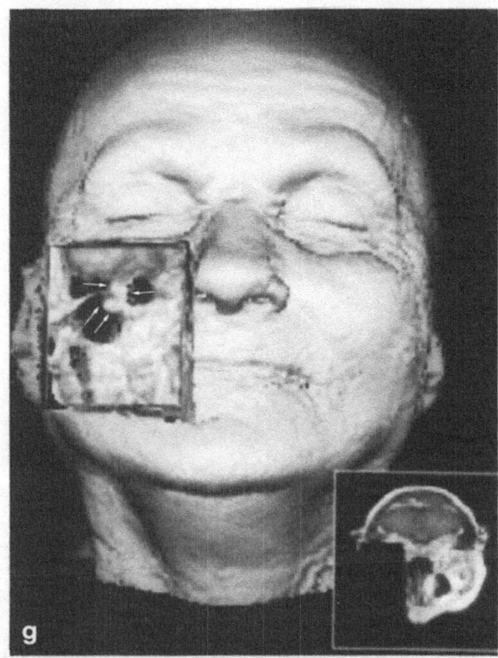

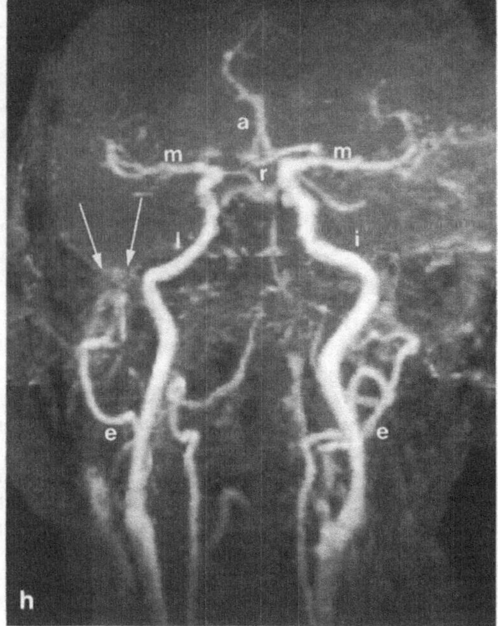

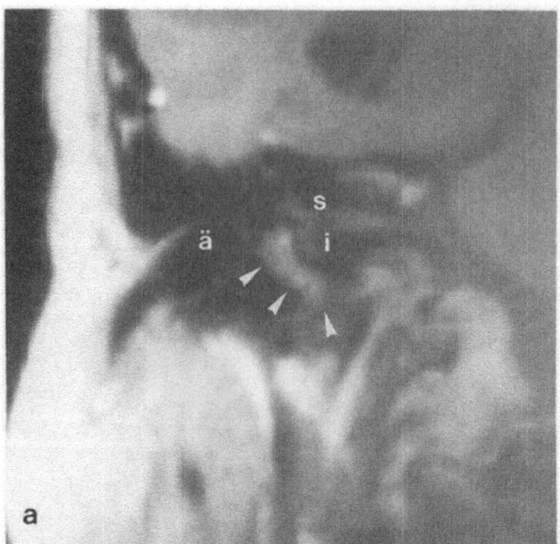
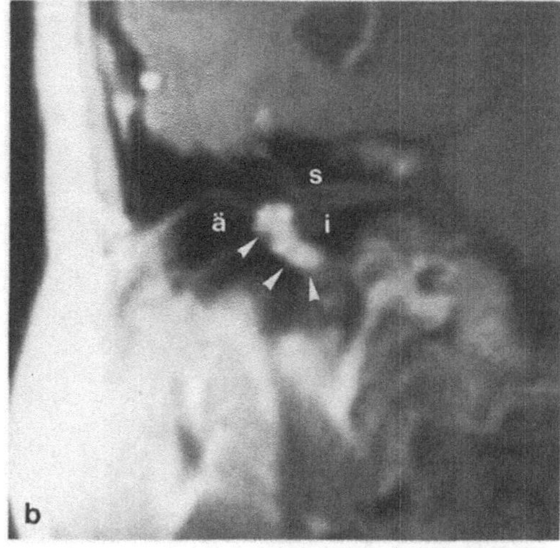

Abb. 37 a, b. Glomus-hypotympanicum-Tumor (Typ B). Darstellung der Untersuchungstechnik mittels einer Oberflächenspule
a KST (SE, TR/TE = 500/17 ms), transversal, nativ. In der T1-gewichteten Sequenz Nachweis von Weichteilgewebe im Bereich der kaudalen Abschnitte des Tympanon und im Hypotympanon. Beachte die exakte Lagebeziehung der Weichteilläsionen zu den Cochlea-Abschnitten sowie zum N. vestibularis superior *(s)* sowie interior *(i)*. *(ä* äußerer Gehörgang)
b KST (SE, TR/TE = 500/17 ms), frontal, Gd-DTPA. Nach KM-Applikation homogene Kontrastierung des Glomus-hypotympanicum-Tumors auf der rechten Seite. Die neuralen Strukturen zeigen kein Enhancement

Glomus-tympanicum-Tumor

Der bei weitem am häufigsten benigne Tumor des Mittelohrs stellt der Glomus-tympanicum-Tumor dar. Diese Tumoren haben ihren Ursprung von Glomuskörperchen, die in der medialen Wand des Mittelohrs im Versorgungsgebiet des tympanalen Astes des N. glossopharyngeus (Jacobson-Nerv) und des anukulären Astes des N. vagus (Amald-Nerv) gelegen sind. Diese Tumoren zeigen kernspintomographisch stets eine *scharfe Begrenzung* (Abb. 36) und passen sich mit geradlinigen Konturen dem Cavum tympanicum an (Abb. 37). Diese homogenen Weichteilmassen liegen jeweils breitflächig dem *Promontorium cochlea* sowie dem *Canalis caroticus* an. Die in der hochauflösenden Computertomographie nachweisbare Arrosion des Promontorium cochlea entgeht dem Nachweis in der KST.
Folgende KST-Charakteristika gelten für den Glomus-tympanicum-Tumor:

1. Lokalisation: Tympanon, angrenzend an: Promontorium cochlea, Canalis caroticus;
2. scharfe Begrenzung,
3. homogene Signalintensität,
4. intensive Kontrastmittelaufnahme.

Differentialdiagnostisch müssen beim Glomus-tympanicum-Tumor das sehr seltene Hämangiom des Mittelohrs wie weitere Gefäßvarianten abgegrenzt werden.
Das *Hämangiom* im Mittelohr geht dabei vom Perineurium des N. facialis aus und zeigt eine ähnliche Morphologie wie das Fazialisneurinom. Nach Applikation von Kontrastmittel findet sich ein für das Hämangiom charakteristisches Zeit-/Signalintensitätsprofil mit einem langsamen Anstieg und einer langen Plateauphase.
Die 2 häufigsten Gefäßanomalien sind die aberrierende A. carotis interna und der Hochstand des Bulbus venae jugularis. Bei der *aberrierenden A. carotis interna* handelt es sich um eine Atresie des Internasegments von der Karotisbifurkation bis zum petrösen Abschnitt. Dieses atretische Segment wird kollateralisiert durch die A. pharyngea ascendens und die A. tympanica inferior.
Beim Hochstand des *Bulbus venae jugularis* kommt es zu einer divertikelartigen Ausstül-

pung der superolateralen Abschnitte des Bulbus venac jugularis in das Hypotympanon. Nach KM-Gabe und mit Hilfe der MR-Angiographie können diese Varianten differentialdiagnostisch sicher in der KST erfaßt werden.

6.6 Meningeom

Das Meningeom der mittleren Schädelbasis und des Felsenbeins gilt allgemein als der dritthäufigste Tumor dieser Region. Diese gut abgegrenzten und extraaxialen Tumoren finden sich neben der Konvexität auch im Bereich des Keilbeins, der Olfaktoriusrinne, der hinteren Schädelgrube und entlang von Hirnnerven [155]. Im Vergleich zu anderen Arbeitsgruppen war in unserem Patientenkollektiv das Meningeom in der Region Felsenbein und Pyramidenspitze deutlich seltener vertreten [48]. Die KST-Kriterien für die richtige Diagnose eines Meningeoms beinhalten in erster Linie *topographische Aspekte* (Abb. 38 b). Im Unterschied zu anderen Tumoren des Kleinhirnbrückenwinkels weist das Meningeom stets einen breitflächigen Kontakt zur Pyramidenkante auf (Abb. 38 b) mit einem offenen Winkel zwischen der Hinterfläche des Felsenbeins und dem Tumor. Dieses Kriterium erweist sich bei vielen Patienten als wichtigstes differentialdiagnostisches Unterscheidungskriterium zum Akustikusneurinom. Letzteres zeigt in allen Fällen einen nur kurzstreckigen Kontakt zur Hinterfläche des Felsenbeins. Aus diesem Grund ist beim Meningeom der Winkel zwischen der Hinterfläche des Felsenbeins und Tumors in der Regel offen, während dieser Winkel beim Akustikusneurinom spitz ist. Meningeome weisen auf *T1-gewichteten Aufnahmen* eine dem Hirnparenchym ähnliche Signalintensität auf (Abb. 38 a). Dies erklärt die Tatsache, daß kleine Tumoren, die von arachnoidalen Zellnestern an der Hinterwand des Felsenbeins ausgehen, oft nativdiagnostisch dem Nachweis in der KST entgehen. Die Applikation des paramagnetischen Kontrastmittels Gd-DTPA führt beim Meningeom stets zu einer homogenen und intensiven Verstärkung der Signalintensität aufgrund einer Verkürzung der T1-Relaxa-

tionszeit [230, 238] (Abb. 38 b). In den seltenen Fällen, bei denen das Meningeom in den inneren Gehörgang einwächst, kann nach Applikation von Gd-DTPA die Infiltration durch die Signalintensitätsverstärkung nachgewiesen werden. In seltenen Fällen ist zur Erhärtung der Diagnose die Durchführung einer hochauflösenden Computertomographie angezeigt [230]. Dies beruht auf der Tatsache, daß Meningeome in der Mehrzahl am Ursprungsort eine umschriebene Exostose am Knochen hervorrufen. Während große und mittelgroße Exostosen an der Hinterwand des Felsenbeins oder am Porus acusticus internus mit der KST erfaßt werden können, entgehen in der Regel kleinste Exostosen dem Nachweis in der KST. Für die kernspintomographische Diagnostik des Meningeoms gelten daher folgende Charakteristika:

1. Topographie
   - breitbasig aufsitzend (Abb. 38),
   - extraaxiale Lokalisation,
   - Invasion des venösen Sinussystems,
   - selten: apikal entlang der Pyramidenspitze (Abb. 39).
2. Nativdiagnostik
   T1 – hypointens zur weißen Hirnsubstanz,
   T2 – hyperintens zur weißen Hirnsubstanz,
   heterogenes Erscheinungsbild – zystisch, Kalk – hypointenser Randwall.
3. Gd-DTPA: starke Kontrastmittelaufnahme, homogen, dynamisch: rasch in den ersten 3 min, T1 + Gd-DTPA.

Es erscheint nahezu paradox, daß die Kernspintomographie Untersuchungsmodalität der ersten Wahl für die Diagnostik des Meningeoms geworden ist, obwohl diese der Nativdiagnostik entgehen können. Durch Verwendung des paramagnetischen Kontrastmittels Gd-DTPA und schneller Sequenzen in multiplanarer Schichtführung hat jedoch die präoperative Planung dieser Tumoren entscheidend verbessert werden können.

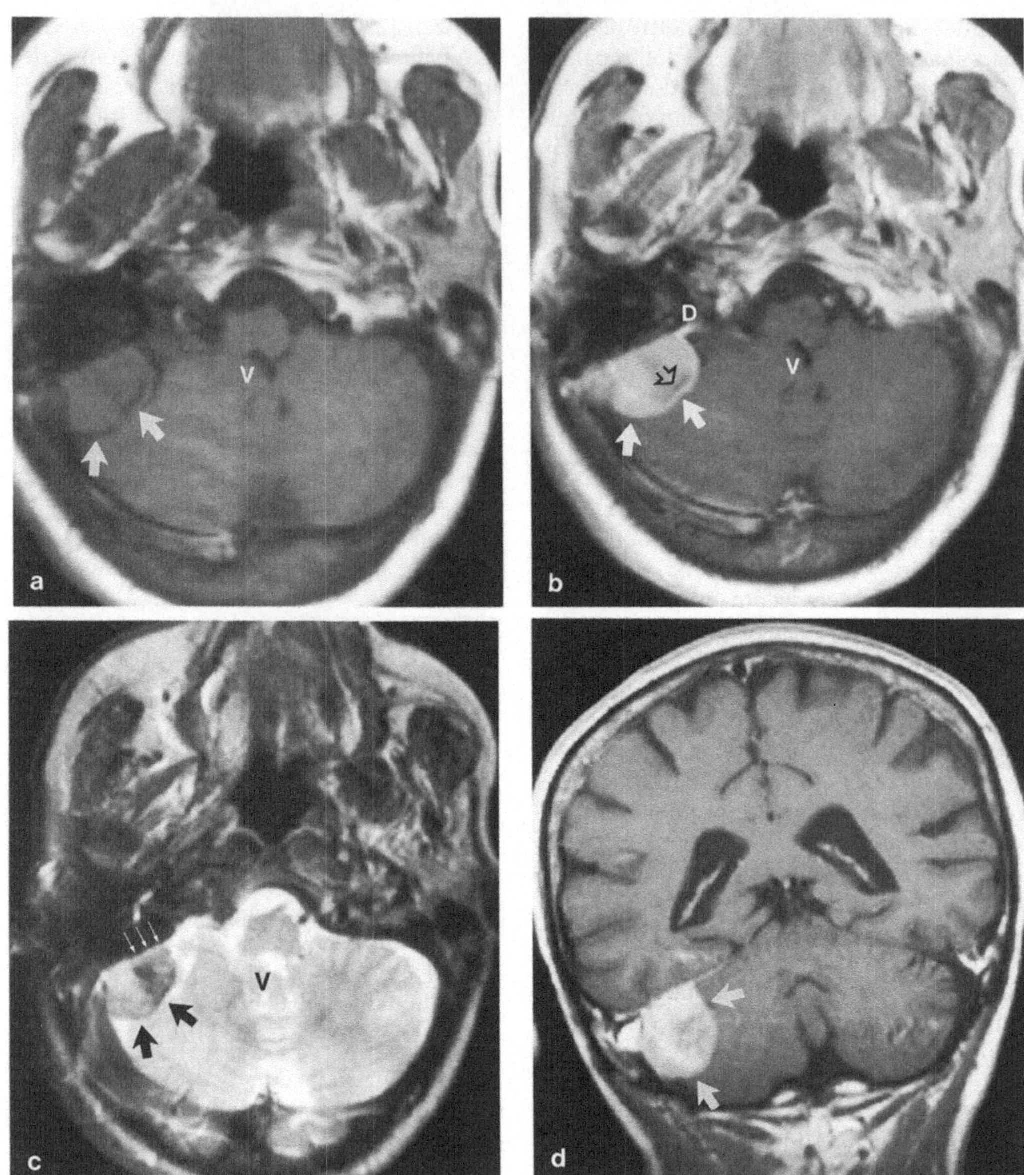

Abb. 38 a–d. Meningeom entlang der Pyramidenkante mit Kompression des Kleinhirns rechtsseitig. **a** KST (SE, TR/TE = 500/17 ms), transversal, nativ. In der T1-gewichteten Sequenz weichteildichte Raumforderung entlang der Pyramidenkante isointens zum normalen Parenchym des Kleinhirns. Der 4. Ventrikel *(V)* nach linksseitig verlagert. Die knöchernen Anteile des Os temporale regelrecht
b KST (SE, TR/TE = 500/17 ms), transversal, Gd-DTPA. Nach KM-Applikation gering inhomogene KM-Aufnahme der großen Raumforderung entlang der Pyramidenkante. Ein zentral lineares Areal *(offener Pfeil)* einer Verkalkungszone entsprechend. Auffallend die zusätzliche KM-Auf-

nahme im Bereich der medialen Duraanteile *(D)*
c KST (SE, TR/TE = 2000/90 ms), transversal, nativ. In der T2-gewichteten Sequenz imponiert das Meningeom als signalärmere Struktur im Vergleich zum signalintensiven Liquor und der weißen und grauen Hirnsubstanz. Zentral innerhalb des Tumors Areale niedriger Signalintensität, Verkalkungen entsprechend, Os temporale regelrecht *(weiße Pfeile)*
d KST (SE, TR/TE = 500/17 ms), frontal, Gd-DTPA. In frontaler Schichtführung Bestätigung der Lagebeziehung des inhomogenen KM-aufnehmenden Meningeoms zur Falx cerebri und zu den Abschnitten des Cerebellums *(Pfeile)*

Abb. 39 a–e s. S. 72/73

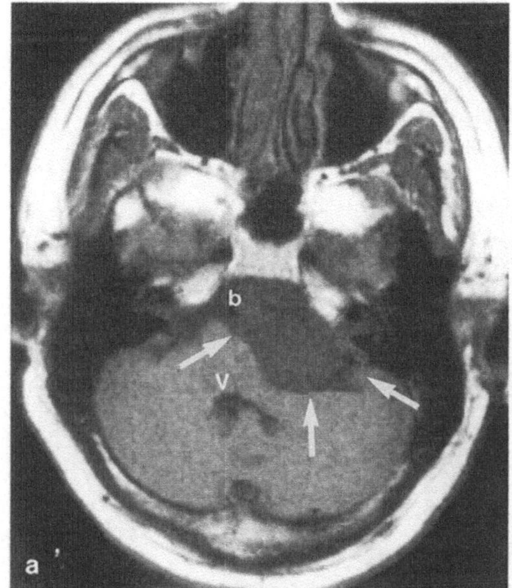

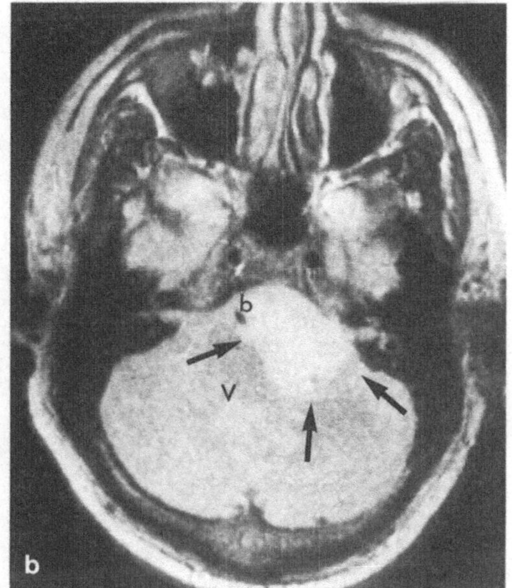

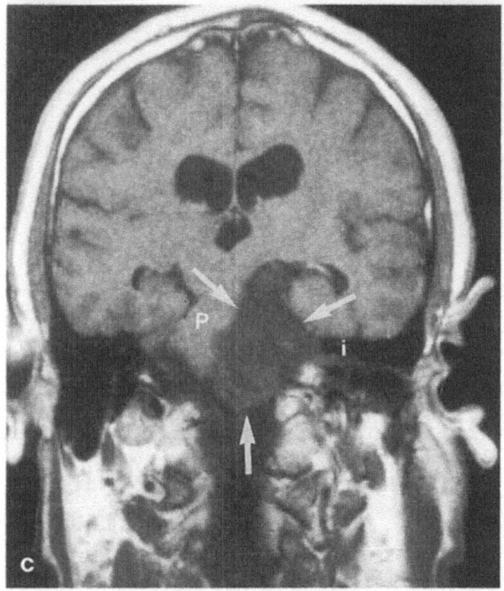

Abb. 40 a–c. Epidermoid im Kleinhirnbrückenwinkel und Cerebellum linksseitig, Vergleich unterschiedlicher Sequenzen
a KST (SE, TR/TE = 500/28 ms), transversal, nativ. In der T1-gewichteten Sequenz nativ verhält sich die Raumforderung isointens zum Liquor *(Pfeile)*. Die A. basilaris gering nach medial verlagert *(b)*, der 4. Ventrikel durch die Raumforderung komprimiert *(v)*. Die Strukturen des inneren Gehörgangs regelrecht
b KST (SE, TR/TE = 2000/90 ms), transversal, nativ. In der T2-gewichteten Sequenz erhöhte Signalintensität der Raumforderung *(Pfeile)* mit Verlagerung der A. basilaris. Kein Nachweis weiterer Binnenstrukturen
c KST (SE, TR/TE = 500/17 ms), frontal, Gd-DTPA. In frontaler Schichtführung nach Applikation von Gd-DTPA Nachweis der zisternalen Ausdehnung der Raumforderung. Die Signalintensität nach KM-Gabe gering höher als im Vergleich zu liquorhaltigen Strukturen (*i* innerer Gehörgang, *P* Pons)

6.7 Epidermoid

Im Schrifttum stellt das Epidermoid einen der häufigsten Tumore des Kleinhirnbrükkenwinkels dar (3–6% der Tumoren) [230]. Differentialdiagnostisch ist die niedrige Signalintensität in der T1-gewichteten Sequenz (Abb. 40 a) sowie die verlängerte T2-Zeit der Raumforderung (Abb. 40 b) von Bedeutung. Dieses Signalverhalten wird aber auch bei den Arachnoidalzysten dieser Region beobachtet, jedoch zeigen die Epidermoide – im Gegensatz zu den Arachnoidalzysten – eine zisternale Ausbreitung mit Wachstum in die präformierten Subarachnoidalräume (Abb. 40 c) und größere Gefäße werden ummauert und nicht verlagert. Als Charakteristikum dieses Tumors muß daher die intratumoral verlaufende A. cerebellaris anterior oder die A. basilaris gelten. Ähnlich den

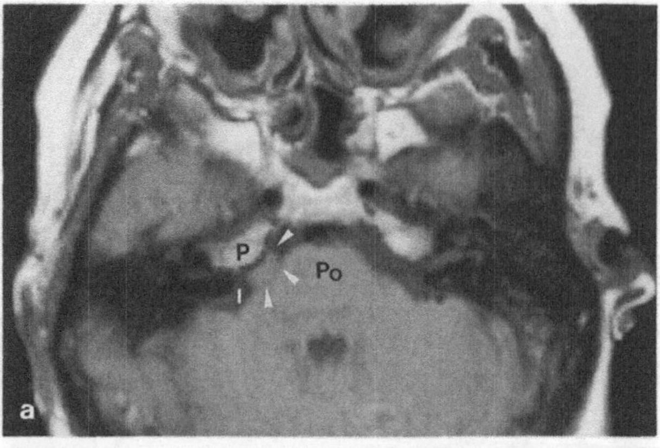

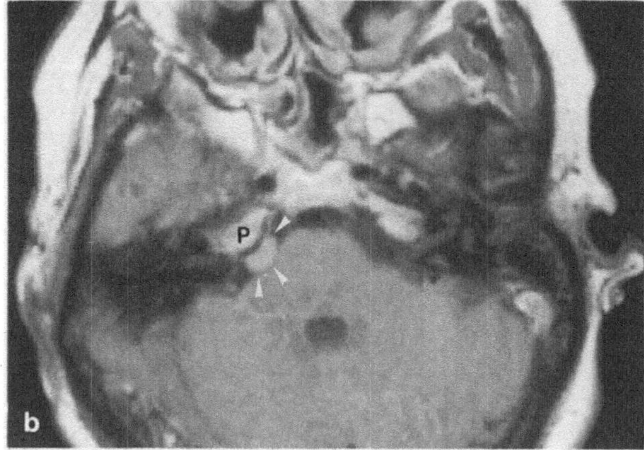

Abb. 39 a–e. Meningeom entlang der apikalen und anterioren Pyramidenspitze der Cisterna cerebellomedullaris, Darstellung des Tumors in verschiedenen Ebenen und Untersuchungstechniken
a KST (SE, TR/TE = 500/17 ms), transversal, nativ. In T1-gewichteter Sequenz Nachweis einer 10 × 6 mm messenden bohnenförmig signalgebenden Raumforderung im Bereich der Cisterna cerebellomedullaris mit unmittelbarem Kontakt zur Kompakta der Pyramidenspitze *(P)*. Gute Abgrenzbarkeit der Weichteilraumforderung vom Liquor *(l)*. Nach medial grenzt die Raumforderung unmittelbar an die Ponsabschnite *(Po)*. Weichteilstrukturen im inneren Gehörgang regelrecht
b KST (SE, TR/TE = 500/17 ms), transversal, Gd-DTPA. Nach KM-Applikation homogener Signalintensitätsanstieg im Bereich der bohnenförmigen Raumforderung, gute Abgrenzung von der Kompakta der Pyramidenkante und den Ponsabschnitten *(Pfeilspitzen).* **c–e** s. S. 73

Arachnoidalzysten können Epidermoide eine Druckarrosion an der Hinterfläche des Felsenbeins hervorrufen. Im Unterschied zum Epidermoid weist das seltene Lipom sowohl auf T1- wie T2-gewichteten Aufnahmen eine hohe Signalintensität auf. Lipome sind jedoch meist kugelig konfiguriert und kleiner als Epidermoide [230]. Ein wichtiges differentialdiagnostisches Kriterium stellt die fehlende KM-Aufnahme dieser Tumoren dar, bedingt durch die minimale Vaskularisation des Keratin- und Cholesterinmaterials. In der KST gelten folgende Charakteristika:

1. Topographie
   – Kleinhirnbrückenwinkel,
   – hintere Schädelgrube,
   – intratumorale Arterie.
2. Nativdiagnostik
   T1 – niedrige Signalintensität,
   T2 – erhöhte Signalintensität.
3. Gd-DTPA: Wichtig: keine signifikante Kontrastanhebung.

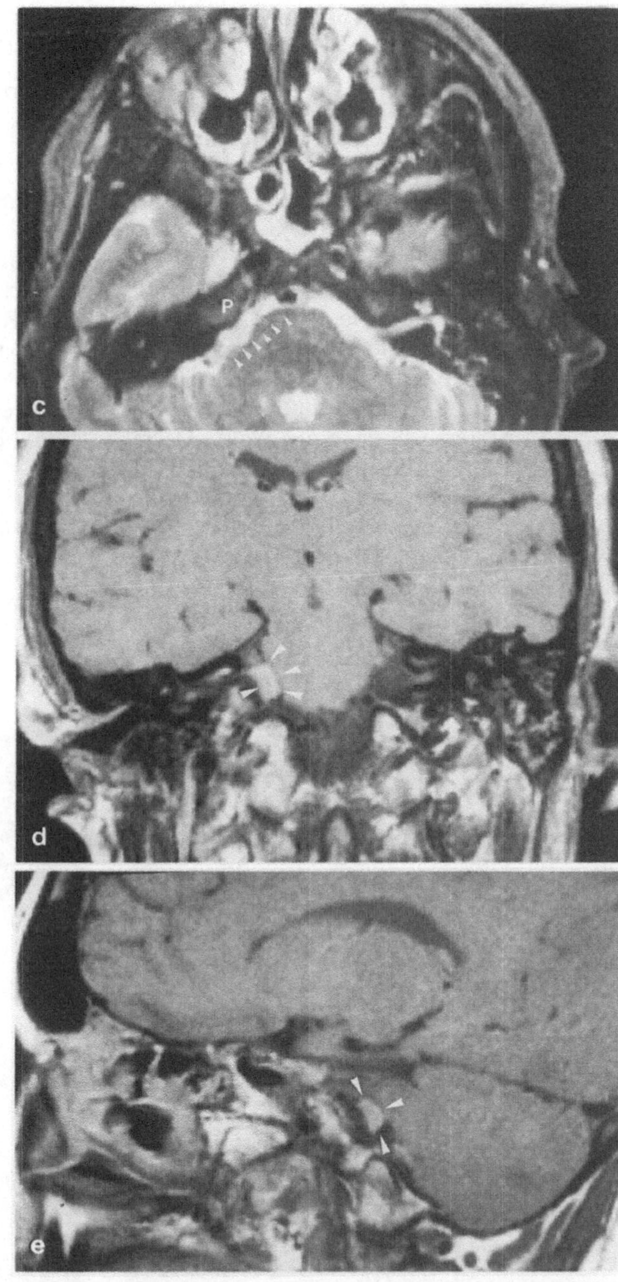

Abb. 39. c KST (SE, TR/TE = 2000/90 ms), transversal, nativ. In der T2-gewichteten Sequenz zeigt sich die gesamte Cisterna cerebellomedullaris *(Pfeile)* isointens. Die Tumormanifestation kann in der T2-gewichteten Sequenz nicht nachgewiesen werden

d, e KST (SE, TR/TE = 500/17 ms), frontal **(d)**, sagittal **(e)**, Gd-DTPA. Kernspintomographisch in der frontalen wie auch sagittalen Schichtführung topographische Zuordnung der Lagebeziehung des Tumors mit leichter Kompression der Pons und Lage unmittelbar anschließend an die Pyramidenkante *(Pfeilspitzen)*

Abb. 40 s. S. 71

6.8 Cholesteatom und Tumoren der Pyramidenspitze

Für die Untersuchung von Tumoren der Pyramidenspitze erlaubt die KST ergänzende diagnostische Informationen [230, 243, 244]. Die häufigste Läsion des apikalen Segments ist das primäre kongenitale Cholesteatom, das wegen des hohen Choleteringehalts in der KST eine Erhöhung der Signalintensität in allen Sequenzen (Abb. 41 a, b) und in der Computertomographie eine homogene erniedrigte Dichte aufweist [174]. Zur prätherapeutischen Diagnostik muß mittels CT- und KST-Untersuchungen die exakte Beziehung der Raumforderung zum Canalis n. facialis dokumentiert werden. Selten wird die Pyramidenspitze auch sekundär von Tumoren befallen, die in der Umgebung entstehen, wie Chordome des Clivus, das Trigeminusneurinom, Karzinome des Mittelohrs und die Histiozytose X. Als diagnostische Kriterien

des primären wie auch des erworbenen Cholesteatoms gelten dabei:

1. Topographie: typische Lokalisation,
2. stark verlängerte T2-Relaxationszeit.

6.9 Tumoren der hinteren Schädelgrube

Aufgrund der niedrigen Spezifität der KST-Signalcharakteristika, gibt die Lokalisation einer Raumforderung wichtige differentialdiagnostische Hinweise [202]. Ein wichtiges Differenzierungskriterium infratentorieller Tumoren ist ihre intraaxiale oder extraaxiale Lage. Folgende Tumoren werden so klassifiziert:

Intraaxiale Lage: Astrozytom,
PNET,
Ependymom,
Hämangioblastom,
Plexuschordom,

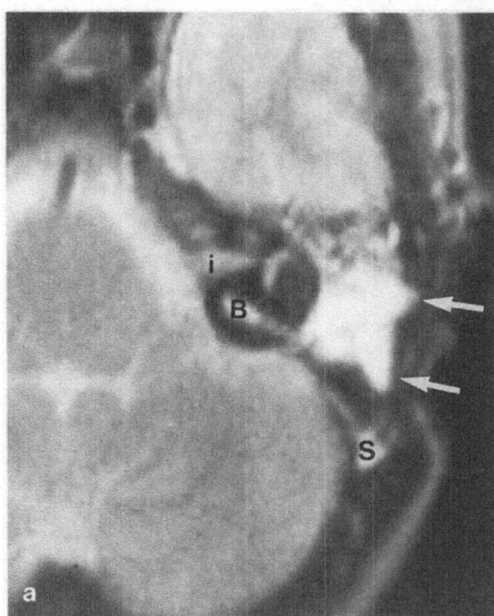

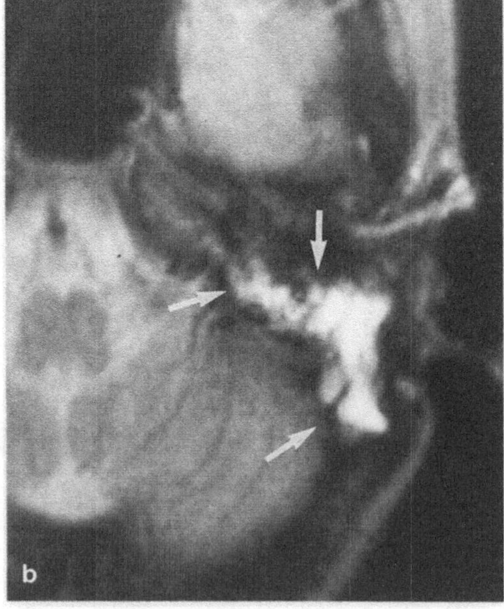

Abb. 41 a, b. Cholesteatom im Tympanon und Mastoid linksseitig. KST (SE, TR/TE = 2000/90 ms), transversal, nativ
a Schicht in Höhe des inneren Gehörgangs
b Schicht in Höhe der hypotympanalen Abschnitte. Kernspintomographisch sind in der T2-gewichteten Sequenz die entzündlichen Veränderungen im Bereich Mastoid und Tympanon durch erhöhte

Signalintensität charakterisiert. Rein entzündliche Flüssigkeitsansammlungen innerhalb des Zellsystems imponieren dabei als fleckig-konfluierende Verschattungen. Insgesamt zeigt sich kernspintomographisch ein Befall des Tympanons, Hypotympanons und des gesamten Mastoids sowie der Pyramidenspitze *(Pfeile)*. (*i* Innerer Gehörgang, *B* Bulbus venae jugularis, *S* Sinus sigmoideus)

Lymphom,
Dermoidzyste,
Epidermoid,
Teratom.

Extraaxiale Lage: Akustikusneurinom,
andere Neurinome,
Meningeom,
Epidermoid.

Astrozytome, Ependymome, Hämangioblastome und primitive neuroektodermale Tumoren (PNET) (Medulloblastome) zeigen jeweils solide und zystische Manifestationen mit unterschiedlich niedriger Signalintensität in der T1-gewichteten Sequenz. Zystische Komponenten mit erhöhtem Wasser- oder Proteingehalt sind durch hohe Signalintensität in der T2-gewichteten Sequenz charakterisiert [5–8, 11, 12, 20, 24]. Die Differenzierung Tumor und Ödem ist bei diesen Raumforderungen und in der T2-gewichteten Sequenz nur eingeschränkt möglich und bedarf daher des Einsatzes des paramagnetischen Kontrastmittels Gd-DTPA.

6.10 Seltene Raumforderungen

Im Kleinhirnbrückenwinkel und im inneren Gehörgang finden sich zum einen primäre Tumoren, die von den anatomischen Strukturen des Kleinhirnbrückenwinkels und des inneren Gehörgangs ausgehen wie Neurinome, Meningeome und Epidermoide [14]. Demgegenüber stehen sekundäre Tumoren, die aus benachbarten Strukturen in den Kleinhirnbrückenwinkel bzw. inneren Gehörgang einwachsen (Glomus-jugulare-Tumoren, Chondrome, Chordome, zerebelläre Tumoren), Metastasen sowie Tumoren des hämatopoetischen Systems. In der eigenen prospektiven Studie wurden neben Fazialisneurinomen (n = 2) alle Fälle mit Epidermoid (n = 2) und Metastasen (n = 3) richtig-positiv in der KST bewertet. 2 Fälle mit Plasmozytom wurden fälschlicherweise als Cholesteatom falsch-positiv gewertet. Bei einem Patienten mit einem undifferenzierten Sarkom wurde falsch-positiv die Diagnose eines Meningeoms gestellt.

Der Vorteil der KST bei diesen Raumforderungen liegt in der besseren Typisierung und Weichteildifferenzierung und der Möglichkeit, den Prozeß in jeder beliebigen Schichtebene in seiner Ausdehnung abzugrenzen [247, 251, 253]. Die KST ist neben den konventionellen Röntgentechniken und der Computertomographie ein zusätzliches Verfahren, das bei der schwierigen Differentialdiagnose derartiger Raumforderungen weitere diagnostische Informationen ermöglicht.

6.11 Diagnostische Strategie bei Läsionen

Trotz der hohen Sensitivität der KST bleibt die Bedeutung der CT, insbesondere in der „high-resolution-technique" für Fragestellungen im Mittelohr unverändert erhalten [80, 81, 86, 88, 89]. Wegen der hervorragenden Auflösung knorpeliger und ossärer Strukturen ist hier die CT die Methode der Wahl (Abb. 42). Während in der ersten Phase der klinischen Prüfung die KST als nunmehr alleiniges diagnostisches Instrument für Raumforderungen in der Felsenbeinregion bewertet wurde, muß zum jetzigen Zeitpunkt ein gezielter Einsatz dieses neuen bildgebenden Verfahrens gefordert werden [15, 33, 57, 62, 130, 192]. Wegen der hohen Treffsicherheit der Methode gelingt die Diagnostik der Akustikusneurinome bereits im Frühstadium [164, 167]. Das bedeutet für den Patienten, daß der wesentlich schonendere transtemporale Zugangsweg vom Operateur verwendet

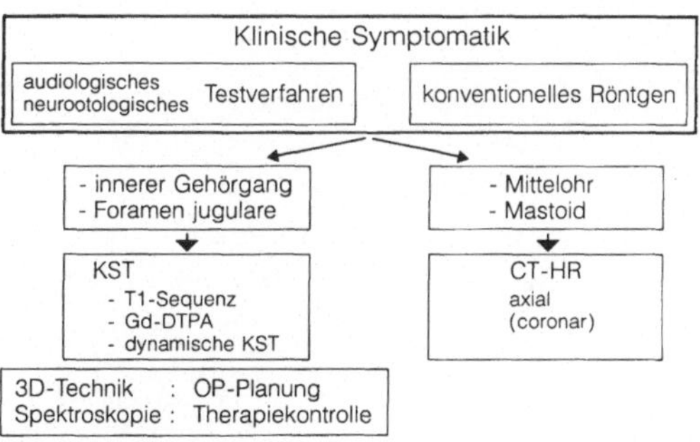

Abb. 42. Interdisziplinäre Strategie bei Felsenbeinläsionen

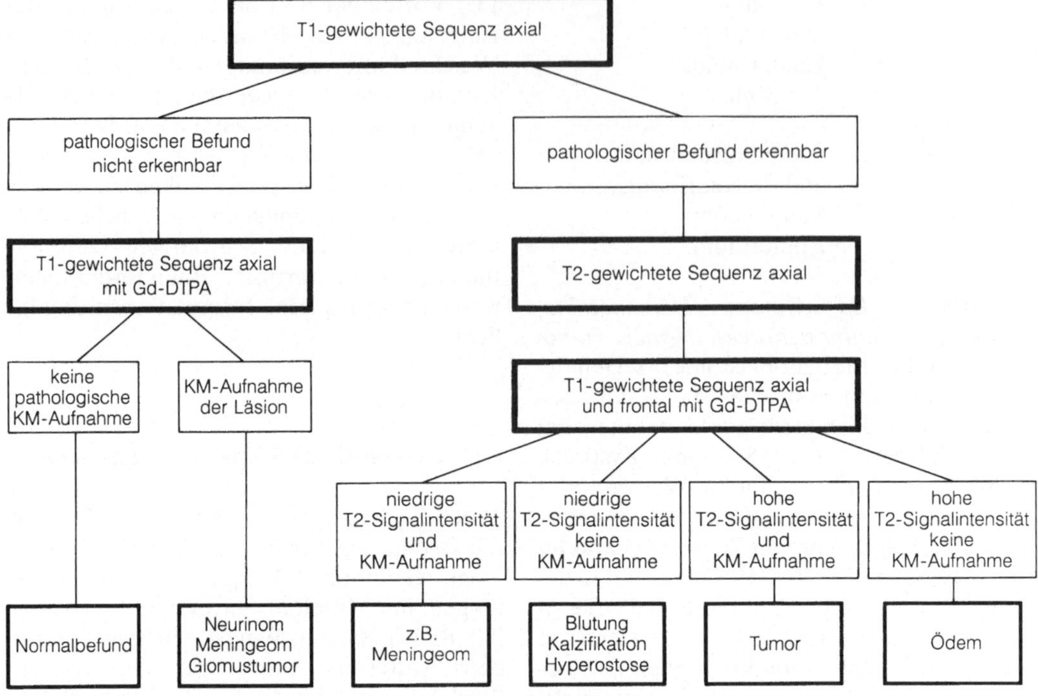

Abb. 43. Diagnostische Strategie: Felsenbein, Kleinhirnbrückenwinkel, mittlere Schädelbasis

werden kann und eine weitere Verbesserung der Spätergebnisse möglich ist.
Die Tumordiagnostik des Felsenbeins, Kleinhirnbrückenwinkels und der mittleren Schädelbasis muß in erster Linie primäre wie sekundäre Raumforderungen differenzieren (Abb. 43):

a) primäre Tumoren:
   Neurinom,
   Meningeom,
   Epidermoid.

b) sekundäre Tumoren
   (aus der Umgebung einwachsend):
   Glomustumor,
   Chondrom,
   Chordom,
   cerebelläre Tumoren,
   Metastasen,
   Plasmozytom,
   Osteom.

7 Nasopharynx und Gesichtsschädel

7.1 Topographische Grundlagen

7.1.1 Nasopharynx

Der Nasopharynx bildet den obersten Anteil des Pharynx und geht nach ventral kontinuierlich in die Nasenhaupthöhle über. Das Dach des Nasopharynx wird vom Os sphenoidale gebildet, der Boden und damit der Übergang zum Oropharynx liegt in Höhe des weichen Gaumens. Diese anatomischen Verhältnisse werden auf sagittalen wie auch frontalen Schichten gut dargestellt (Abb. 44 c). Der *Recessus pharyngeus* ist eine laterale Ausstülpung des Nasopharynx in Richtung auf den Parapharyngealraum, die der Öffnung der Tuba auditiva direkt benachbart ist. Diese Region ist häufig Entstehungsort maligner Nasopharynxtumoren. Der posteriore Anteil der *Tuba auditiva* formt den knorpeligen Torus tubarius. Lateral des Torus tubarius ist der *M. levator veli palatini* abgrenzbar, der mit der Fascia pharyngobasilaris, die zwischen diesem Muskel und dem M. tensor veli palatini verläuft, den Übergang zum Parapharyngealraum bildet. Die *Fascia pharyngobasilaris* ist eine derbe Bindegewebsstruktur, die den Pharynx mit der Schädelbasis verbindet und beidseits Öffnungen für den Durchtritt der Tuba auditiva enthält. Eine Infiltration dieser Faszie gilt als sicheres Zeichen für aggressives Wachstum eines Tumors im Nasopharynx [143, 162].

Im T1-gewichteten Bild können oberflächliche Strukturen wie *Recessus pharyngeus* und *Torus tubarius* (Abb. 44 a, b) gut abgegrenzt werden, das gleiche gilt für die *Pterygoidmuskulatur* (Tabelle 18). Da die *Schleimhaut* ein

Tabelle 18. Wertung der Erfaßbarkeit verschiedener topographischer Details und einer Tumorinfiltration in der KST. Vergleich T1- und T2-gewichteter Sequenzen nativ und nach KM-Applikation (*1* ausreichende Bildinformation, *2* gute Bildqualität, *3* optimale Bildqualität)

	T1 nativ	Protonendichte	T2	T1 Gd-DTPA
Oberflächliche Strukturen				
– Recessus pharyngeus	2	3	2	3
– Torus tubarius	2	3	2	2
Muskeln				
– M. levator veli palatini	2	2	1	3
– M. tensor veli palatini	2	2	1	3
– Mm. pterygoidei medialis et lat.	2	3	1	3
Tiefe Strukturen				
– Parapharyngealraum	3	3	2	3
– Fossa infratemporalis	2	2	1	3
– Keilbein, Schädelbasis	2	2	2	2
– A. carotis	2	2	2	3
– Sinus cavernosus	2	2	2	3
– Tuba auditiva	2	2	1	2
– Nasennebenhöhlenwand	1	2	1	2

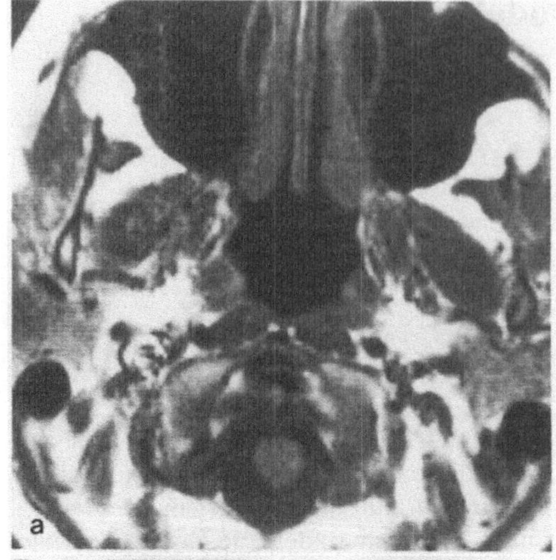

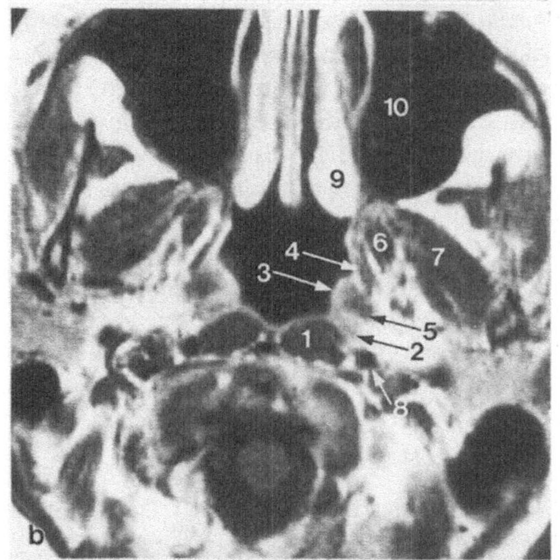

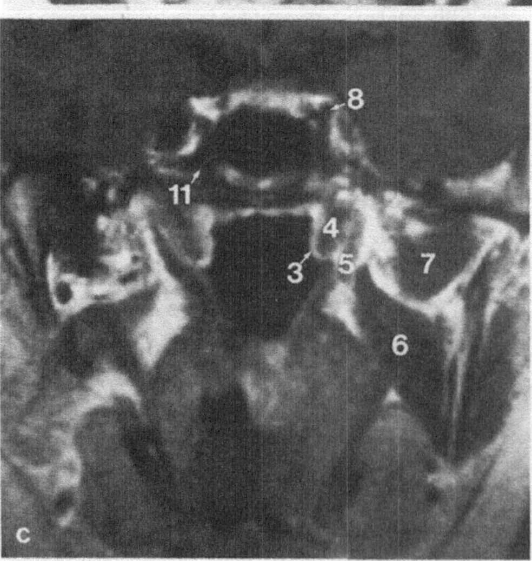

höheres Enhancement nach Kontrastmittelgabe zeigt als umliegendes Gewebe, können die Mm. levator und tensor veli palatini sowie die Fascia pharyngobasilaris, die Tubenostien und der Recessus pharyngeus in der T1-gewichteten Sequenz nach Gd-DTPA-Applikation besser differenziert werden (Abb. 44b, Tabelle 19).

Die KST erlaubt bereits nativ eine Infiltration oder Ummauerung der *A. carotis interna* und *V. jugularis* wie auch *Binnengefäße* im Tumor selbst zu erkennen. Falls in der KST die Gefäßversorgung einer Raumforderung präoperativ nicht mit Sicherheit festgelegt werden kann, sollte ergänzend eine selektive DSA durchgeführt werden.

Mit Hilfe der multiplanaren Darstellung ohne Umlagerung des Patienten kann die Ausdehnung einer Raumforderung dreidimensional exakt dargestellt werden [150, 233], insbesondere die Lagebeziehung zu den angrenzenden *Hirnnerven V, IX, und X*.

Für die Darstellung knöcherner Strukturen der Schädelbasis ist eine Untersuchung mit Applikation von Gd-DTPA aufgrund des Enhancements der knochenmarkhaltigen Spongiosa von Vorteil. Der *Sinus cavernosus* und die in der Schädelbasis liegenden Venen können bei langsam fließendem Blut nach KM-Gabe als Strukturen hoher Signalintensität identifiziert werden, arterielle Gefäße mit hohem Flow stellen sich signalarm dar.

◁

Abb. 44 a–c. Normale Topographie im Nasopharynx. In der Kernspintomographie in transversaler wie frontaler Schichtführung gelingt die Identifikation der normalen topographischen Strukturen, insbesondere nach Applikation von Gd-DTPA (*1* M. longus colli, *2* Recessus pharyngeus, *3* Torus tubarius, *4* M. lev. veli palatini, *5* M. tensor veli palatini, *6* M. pterygoideus med., *7* M. pterygoideus lat., *8* A. carotis interna, *9* Schleimhaut der Nasenhaupthöhle, *10* Sinus maxillaris, *11* prox. Siphonabschnitte der A. carotis interna)
a KST (SE, TR/TE = 500/17 ms), transversal, Gd-DTPA
b KST (SE, TR/TE = 500/17 ms), transversal, Gd-DTPA
c KST (SE, TR/TE = 500/17 ms), frontal, Gd-DTPA

Tabelle 19. Checkliste Nasopharynx und Gesichtsschädel

		Normal	Abnormal
Muskulatur	M. tensor veli palatini		
	M. levator veli palatini		
	M. pterygoideus med./lat.		
Faszien	Fascia pharyngobasilaris		
Torus tubarius			
Recessus pharyngeus			
Knochen	Processus styloideus		
	Knöcherne Sinuswände		
Gefäße	A. carotis interna		
	V. jugularis		
	Sinus cavernosus		
Lymphgewebe			
N. trigeminus			
Räume	Fossa infratemporalis		
	Parapharyngealraum		
	Fossa pterygopalatina		

Die Wände des Nasopharynx sind insbesondere am Dach und im Recessus pharyngeus mit einer dicken Schicht *lymphatischen Gewebes* ausgekleidet. Bei Hypertrophie dieses Gewebes kann es zur Obstruktion des Tubeneingangs und zu Hörstörungen kommen. Kernspintomographisch zeigt sich lymphatisches Gewebe hyperintens zu Muskulatur und Faszien.

7.1.2 Parapharyngealraum (PPR)

Für die Diagnostik einer Tumorausbreitung in den Nasopharynx muß stets auch der benachbarte *Parapharyngealraum (PPR),* der durch die Fascia pharyngobasilaris vom Nasopharynx separiert wird, beurteilt werden. Der PPR ist ein fettgefüllter dreieckiger Raum, der anterolateral durch die Pterygoidmuskulatur und posterolateral durch die Glandula parotis begrenzt wird. Medial wird der PPR durch die Mm. levator und tensor veli palatini vom Lumen abgegrenzt (Abb. 44 b, c), nach kaudal erstreckt sich der PPR bis zum Oropharynx, wo er sich in den digastrischen Raum fortsetzt (Tabelle 19).
Der PPR wird in zwei Kompartimente aufgeteilt, deren gemeinsame Grenze der Proces-

sus styloideus darstellt. Der posteriore Parapharyngealraum (sog. „carotid space") enthält die A. carotis interna, die V. jugularis interna sowie die Hirnnerven IX–XII und lymphatisches Gewebe. In dieser Region sind häufig entzündlich oder metastatisch befallene, vergrößerte Lymphknoten zu finden. Lateral des PPR liegt die *Fossa infratemporalis,* die vom Sinus maxillaris und dem Arcus zygomaticus begrenzt und in den Mastikatorraum und die Parotisloge unterteilt wird.

7.1.3 Nase und Nasennebenhöhlen

Die Nasennebenhöhlen (NNH) sind luftgefüllte Räume mit dünnen knöchernen Begrenzungen. Kranial grenzen Nase und Nasennebenhöhlen an das Os ethmoidale, kaudal an den *harten Gaumen,* der aufgrund seines Gehaltes an Knochenmark als signalintensive Struktur abgebildet wird. Zur kernspintomographischen Beurteilung dieser knöchernen Höhlen sind transversale und frontale Schichten geeignet, da sie die umgebenden Strukturen gut abbilden. Die dünnen knöchernen Wände der Nasennebenhöhlen selbst sind in der KST nicht zu identifizieren, umliegendes Fett- und Muskelgewebe bilden kernspintomographisch die Grenzen der NNH (Tabelle 18). Die dünnste Stelle dieser knöchernen Begrenzungen, die von Tumoren am ehesten arrodiert wird, liegt entlang der posteromedialen Wand des Antrums. Wichtige Strukturen, die hier zu identifizieren sind, sind der N. infraorbitalis mit zugehöriger Vene und Arterie im posterioren Teil des Antrumdaches [90].

An umliegenden Strukturen der NNH müssen für die Diagnostik der *Retromaxillarraum*, begrenzt durch die *Fossa pterygopalatina* und die *Fossa infratemporalis* beurteilt werden.

7.2 Tumoren des Nasopharynx

7.2.1 Plattenepithelkarzinome

Plattenepithelkarzinome des Nasopharynx gehen zu 80% von den seitlichen Wänden und hier insbesondere von dem Recessus pharyngeus aus. Bei nahezu allen Patienten mit Plattenepithelkarzinomen des Nasopharynx finden sich *Infiltrationen der Mm. levator und tensor veli palatini* sowie eine *Destruk-*

tion der Fascia pharyngobasilaris (Tabelle 20). Von der Schleimhaut des Nasopharynx ausgehend wachsen die Tumoren in den *Parapharyngealraum*, die *Nasenhaupt- und Nasennebenhöhlen* und infiltrieren dorsal die *Mm. longi colli* [144]. Eine *intrakranielle Ausdehnung* erfolgt entweder direkt durch knöcherne Invasion der Schädelbasis oder über den Sinus sphenoidalis und die Foramina der Schädelbasis [149]. Diskrete Infiltrationen der dünnen knöchernen Wände der Nasennebenhöhlen finden sich bei diesen Plattenepithelkarzinomen selten, da deren Tumorwachstum meist nach dorsal und kranial reicht oder direkt die Ausdehnung in die Nasenhaupthöhle erfolgt [269]. Charakteristisch für diese Tumoren erweist sich eine unscharfe Begrenzung sowie nekrotische Areale (Abb. 45). In Ausnahmefällen kann sich der Tumor aus diesem Bereich in die Glandula parotis ausdehnen. Häufig ist das poststyloidale Kompartiment des PPR infiltriert, mit Ummauerung und Kompression der A. carotis interna. Zusätzlich finden sich Affektionen der Hirnnerven IX–XII sowie ausgedehnte *Lymphknotenmetastasen.* Nach

Tabelle 20. Wachstumsverhalten und typische Kriterien der häufigsten Tumoren des Nasopharynx und der Nasennebenhöhlen

	Tumorwachstum	Signalintensitäten	KM-Verhalten	Besonderheiten
Primäres Plattenepithelkarzinom	Aggressives Wachstum, frühe Infiltration Schädelbasis	Mittlere T1-Zeit, mittlere T2-Zeit	Mittlerer Anstieg Faktor 1,6	Unscharf begrenzt, Nekrosen
Primäres lymphoepitheliales und adenoidzystisches Karzinom	Aggressives Wachstum mit Schädelbasisinfiltration	Mittlere T1-Zeit, mittlere T2-Zeit	Mittlerer Anstieg Faktor 2,0	Relativ scharf begrenzt, selten Nekrosen
Nasen-Rachen-Fibrom	Wachstum vom Dach des Nasopharynx, Infiltration entlang Mukosa	Verläng. T1-Zeit, mittlere T2-Zeit	Mittlerer Anstieg Faktor 2,3	Scharfe Begrenzg. hoher Vaskul. grad keine Nekrosen
Nasennebenhöhlenkarzinom	Infiltration und Destruktion der NNH und Schädelbasisinfiltration	Niedrige T1-Zeit verlängerte T2-Zeit	Mittlerer Anstieg Faktor 1,8	Unscharf begrenzt inhomogene Aufnahme
Ästhesioneuroblastom	Ausgeh. vom N. olfactor. Wachstum in Keilbeinhöhle und Nasopharynx	Verlängerte T1-Zeit verlängerte T2-Zeit	Hoher Anstieg Faktor 2,3	Scharf begrenzt, inhomogene Binnenstruktur

Anwendung von Gd-DTPA zeigt sich durchschnittlich cin mittlerer Signalintensitätsanstieg um den *Faktor 1,6*. Die Binnenstrukturen des Tumors sind typischerweise leicht inhomogen. Signalschwächere Areale entsprechen hierbei Nekrosen.

Das paramagnetische Kontrastmittel Gd-DTPA verbessert die diagnostische Information in allen Fällen (Abb. 45). Die exakte Abgrenzung des Tumors von Nachbarstrukturen ist in vielen Fällen nur nach Kontrastmittelgabe möglich [246, 254]. Bei vielen Patienten findet sich aufgrund der Infiltration der Tuba auditiva und nachfolgender Tubenventilationsstörung eine Mastoiditis, die am besten im T2-gewichteten Bild sichtbar wird. Die Berechnung der Relaxationszeiten ergibt *niedrigere T1-Zeiten* sowie *mittlere T2-Zeiten* [260].

7.2.2 Lymphoepitheliale und adenoidzystische Karzinome

Die lymphoepithelialen (Abb. 46) und adenoidzystischen Karzinome (Abb. 47) zeigen Wachstumsverhalten mit *wesentlich aggressiverer* und *früherer Infiltration* in die Umgebungsstrukturen als Plattenepithelkarzinome des Nasopharynx.

▷

Abb. 45 a–c. Primäres Plattenepithelkarzinom des Nasopharynx
a KST (SE, TR/TE = 1600/23 ms), transversal, nativ. Raumforderung mit mittlerer Signalintensität im Nasopharynx auf der rechten Seite. Infiltration des Parapharyngealraumes *(Pfeilspitzen)* und des M. longus colli *(langer Pfeil)*. Ausgeprägte Mastoiditis *(M)* rechts, beginnend auf der linken Seite
b KST (SE, TR/TE = 500/23 ms), transversal, nativ. Vor Kontrastmittelgabe stellt sich der Tumor im T1-gewichteten Bild mit ähnlicher Signalintensität dar wie Muskelgewebe. Keine Beurteilung möglich, ob die Mittellinie bereits überschritten wurde
c KST (SE, TR/TE = 500/23 ms), transversal, Gd-DTPA. Inhomogene Kontrastmittelanreicherung des Tumors, geringer als das Schleimhautgewebe. Beginnende Ummauerung der A. carotis interna rechts *(schwarzer Pfeil)*, Infiltration des rechten M. longus colli, Torus tubarius. Mm. levator und tensor veli palatini rechts destruiert mit Überschreitung der Fascia pharyngobasilaris und Ausdehnung in den Parapharyngealraum. Die Mittellinie wird durch den Tumor überschritten *(weißer Pfeil)*, Infiltration des linken Recessus pharyngeus

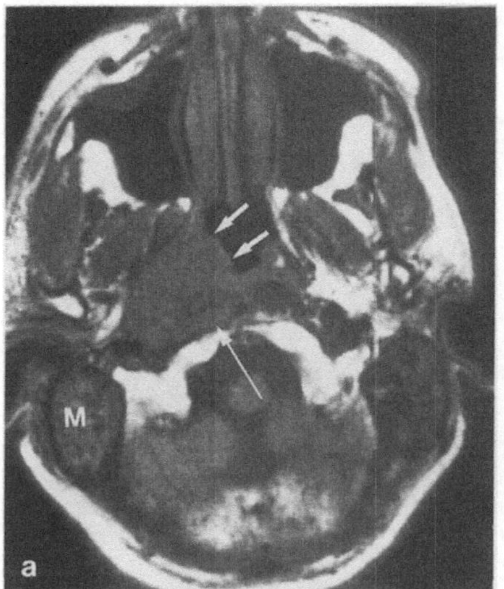
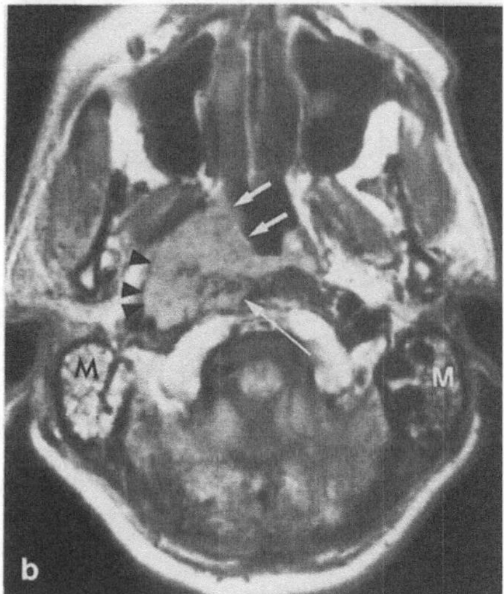
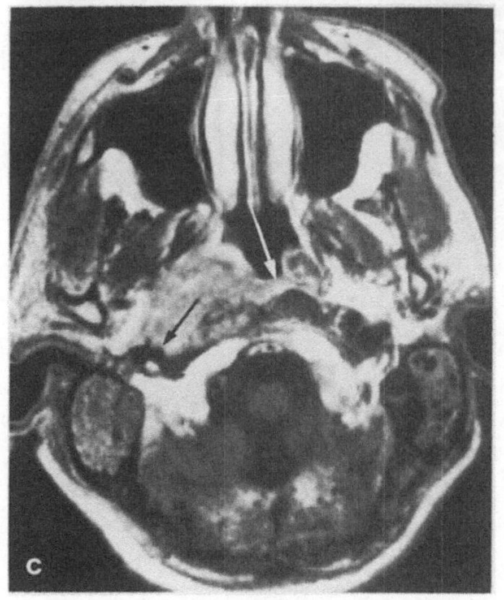

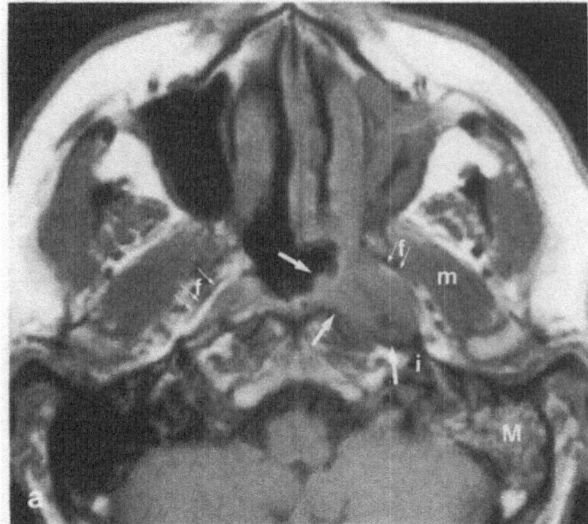

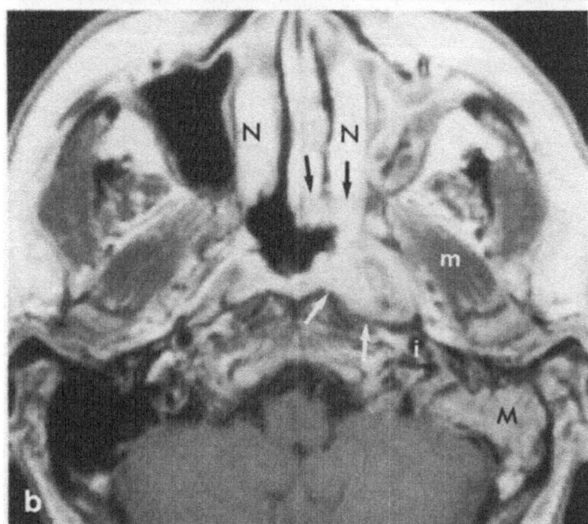

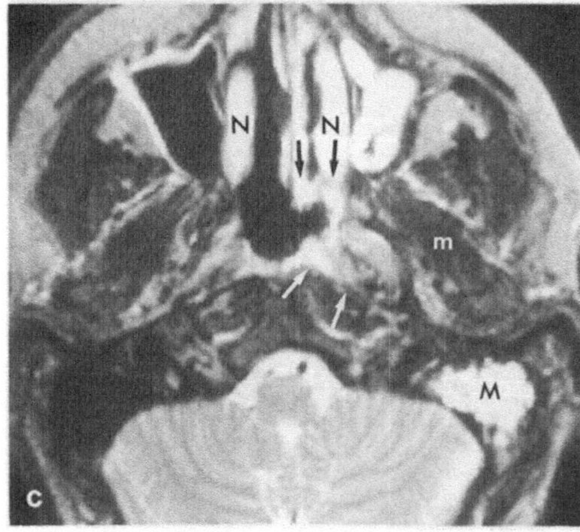

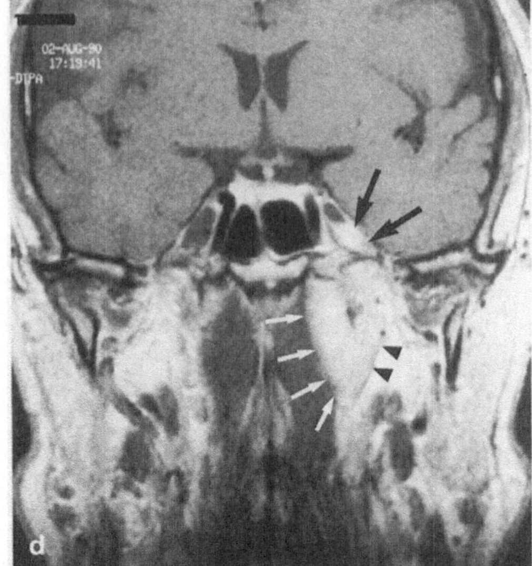

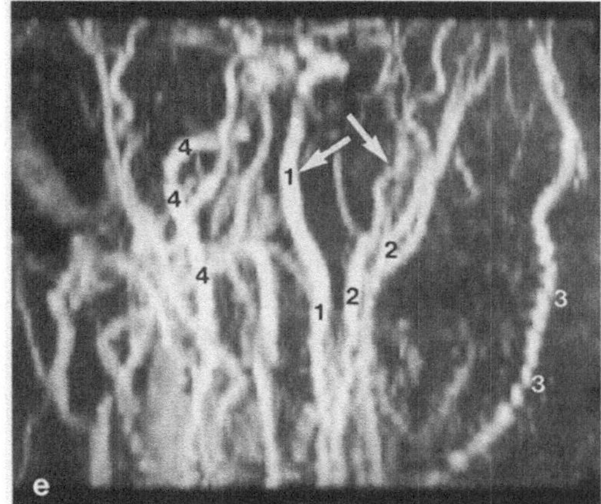

Abb. 46 a–e. Adenoidzystisches Karzinom des Na- ▷
sopharynx
a KST (SE, TR/TE = 500/25 ms), transversal, nativ.
Raumforderung links im Bereich des Recessus
pharyngeus mit ähnlicher Signalintensität wie Muskulatur. Eine exakte Abgrenzung der Raumforderung nach lateral und anterior ist im nativen Bild
nicht möglich *(große Pfeile)* (*m* M. pterygoideus,
i A. carotis interna, *M* Mastoiditis, *f* Fascia pharyngobasilaris)
b KST (SE, TR/TE = 500/25 ms), transversal, Gd-
DTPA. Inhomogene Signalintensitätssteigerung
der Läsion, die sich jetzt nach lateral eindeutig von
der noch nicht destruierten Fascia pharyngobasilaris abgrenzen läßt. Nach dorsal sind die Mm. longi
colli nicht infiltriert. Die entzündlich veränderte
Nasenschleimhaut *(N)* nimmt stärker KM auf und
erlaubt hier eine Abgrenzung vom tumorösen Gewebe *(schwarze Pfeile)*. Der Tumor *(weiße Pfeile)*
zeigt signalärmere Areale zentral, die Nekrosen
entsprechen

Abb. 47 a–c. Lymphoepitheliales Karzinom des Nasopharynx

a KST (SE, TR/TE = 500/25 ms), transversal, nativ. Raumforderung am Dach des Nasopharynx mit mittlerer Signalintensität und diffuser Ausbreitung in alle Richtungen *(Pfeile)*. Gute Abgrenzbarkeit der knotigen tumorösen Raumforderung gegenüber Fettgewebe der Schädelbasis *(B)* und des Parapharyngealraumes *(P)*

b KST (SE, TR/TE = 500/25 ms), transversal, Gd-DTPA. Inhomogene Signalintensitätssteigerung der Raumforderung *(Pfeile)* nach KM-Gabe. Unscharfe Ausdehnung in alle Richtungen, die Fascia pharyngobasilaris ist beidseits durchbrochen. Infiltration des Os sphenoidale, besonders linksseitig. Nachweis einer Tumornekrose rechtsseitig *(Pfeilspitzen)*

c KST (SE, TR/TE = 500/25 ms), Gd-DTPA. In der frontalen Schichtorientierung Dokumentation der Destruktion der knöchernen Schädelbasis mit Infiltration des Sinus cavernosus beidseits *(offene Pfeile)*, nekrotisches Areal rechts *(Pfeilspitzen)*

▷

◁ **Abb. 46.** **c** KST (SE, TR/TE = 3000/90 ms, transversal, nativ. Im T2-betonten Bild stellt sich der Tumor signalintensiv dar, die Abgrenzung gegenüber der Fascia pharyngobasilaris nach lateral sowie nach kaudal gegenüber den Mm. longi colli ist hier erschwert, gute Abgrenzung von der Nasenschleimhaut. Aufgrund der Tumorlage im Recessus pharyngeus und folgender Tubenventilationsstörung wird eine Mastoiditis linksseitig nachweisbar *(M)*. Ebenfalls kommen entzündliche Veränderungen in der linken Kieferhöhle zum Nachweis

d KST (SE, TR/TE = 500/25 ms), frontal, Gd-DTPA. Signalintensive Raumforderung *(weiße Pfeile)* linksseitig im Parapharyngealraum mit zentraler Nekrose und beginnender Infiltration des Sinus cavernosus *(schwarze Pfeile)*. Die Keilbeinhöhle ist nicht infiltriert. Nach lateral klare Abgrenzung der Läsion vom parapharyngealen Fettgewebe *(Pfeilspitzen)*

e Kernspintomographie in Angiographietechnik und gedrehter Position. In der arteriellen MR-Angiographie zeigt sich die A. carotis interna links *(1)* nach medial verdrängt und die A. carotis externa mit Ästen nach lateral *(2)*. Indirekte Abbildung des Tumors *(weiße Pfeile)*. Zusätzlich kommen vereinzelt Venen zur Darstellung *(3* V. jugularis externa, *4* A. carotis interna rechts)

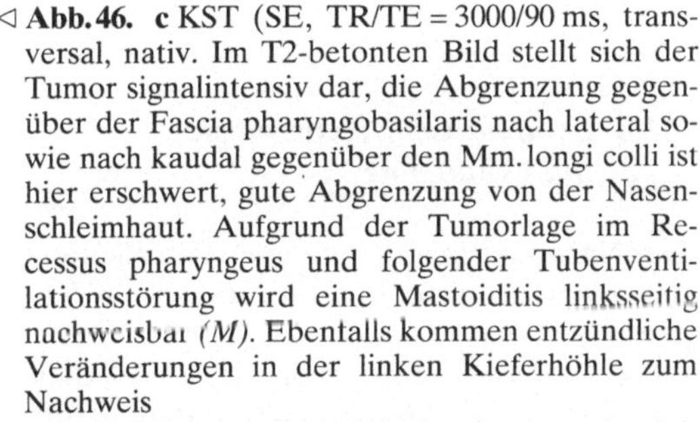

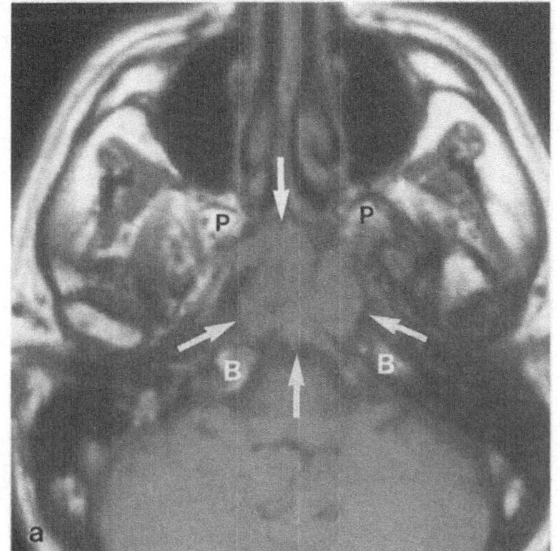

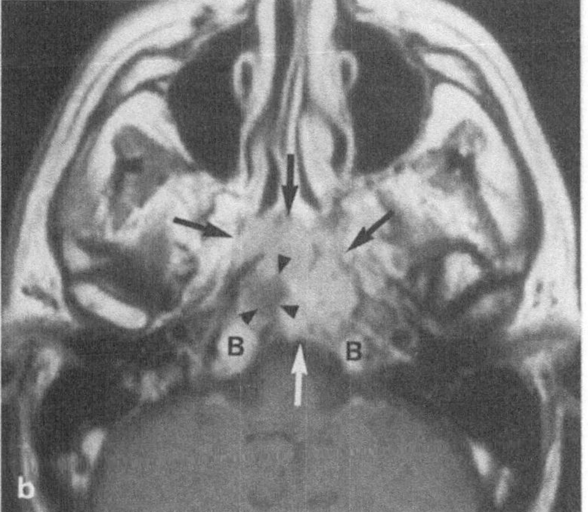

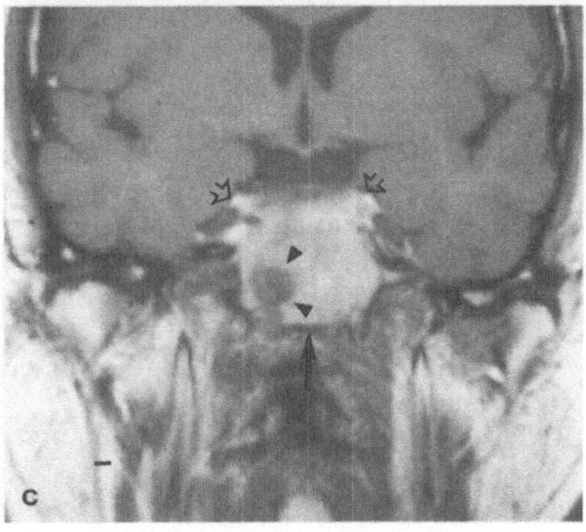

Typischerweise erkennt man bei noch relativ kleinen Tumoren, die von der lateralen oder posterioren Wand des Nasopharynx ausgehen, bereits *knöcherne Arrosionen der Schädelbasis* mit intrakranieller Ausdehnung meist im Bereich des Os sphenoidale und der Pyramidenspitze (Abb. 47). Aufgrund des höheren Vaskularisationsgrades dieser Tumoren und verstärkter Kontrastmittelaufnahme ergibt sich ein Enhancement um den *Faktor 2,0.* Auch bei diesen Tumoren können häufig *nekrotische Areale* als Zonen verminderter Signalintensität nachgewiesen werden.

Lymphoepitheliale und adenoidzystische Karzinome weisen *gering verlängerte T1-Zeiten* und *mittlere T2-Zeiten* auf [260].

7.2.3 Juveniles Angiofibrom

Bei jungen, männlichen Patienten finden sich in seltenen Fällen Nasen-Rachen-Fibrome *ohne Zeichen der Malignität,* jedoch in ca. 60% der Fälle mit *infiltrativem Wachstum.* Vom Dach des Nasopharynx ausgehend wachsen diese Tumoren entlang der Schleimhaut in die Nasenhaupthöhle (Abb. 48). Auch bei ausgedehnt wachsenden Tumoren finden sich in der Regel aufgrund der hohen Vaskularisierung *keine Nekrosen,* der Tumor weist regelmäßig *scharfe Randbegrenzungen* mit hohem Vaskularisationsgrad auf. Beim Vergleich der KST- und CT-Daten erweist sich die KST der CT als überlegen, da sich eine optimale Abgrenzung der Tumoren erreichen läßt. Insbesondere *T2-gewichtete Bilder* sind bei dieser Fragestellung von hoher Aussagekraft. Auf transversalen Schichten kann eine intrakranielle Ausdehnung ausgeschlossen werden, während in der koronaren Schichtebene häufig eine *Infiltration der Orbita* diagnostiziert werden kann, die von der Nasenhaupthöhle ausgeht [233].

Daten über die Kontrastmitteldynamik von Nasen-Rachen-Fibromen bestätigen den hohen Vaskularisationsgrad dieser Tumoren mit einem Faktor größer 2,3 für die Signalintensitätserhöhung nach Applikation von Gd-DTPA.

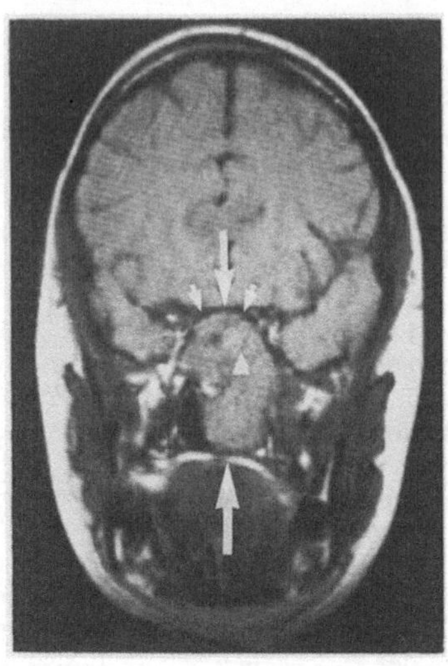

Abb. 48. Juveniles Nasen-Rachen-Fibrom. KST (SE, TR/TE = 500/23 ms), frontal, nativ. Der Tumor füllt die Keilbeinhöhle und die linke Seite der Nasenhaupthöhle vollständig aus. Scharfe Begrenzung ohne Knochendestruktion. Zentrale Binnenstrukturen signalarm *(Pfeilspitze),* Gefäßen entsprechend

7.2.4 Lymphatische Hyperplasie und Lymphome

Der Nasopharynx ist neben der Tonsillenloge die zweithäufigste Lokalisation einer *lymphatischen Hyperplasie* im Kopf-Hals-Bereich (Abb. 49). Im Kindesalter sind diese physiologisch auftretenden Adenoide häufig Ursache für Atembehinderungen. Im Erwachsenenalter findet man lymphatische Hyperplasien bei chronisch infektiösen Erkrankungen, insbesondere bei HIV-positiven Patienten. Der Häufigkeitsgipfel liegt dabei im 3. Lebensjahrzehnt. Kernspintomographisch stellt sich die lymphatische Hyperplasie sowohl in T1- als auch in T2-betonten Sequenzen *signalintensiv* (Abb. 49c) mit symmetrischer Ausdehnung in das Lumen des Nasopharynx dar. Charakteristischerweise finden sich *Septierungen,* die nur im T1-betonten Bild nach Kontrastmittelgabe gut abgrenzbar sind (Abb. 49b). Auch in schnellen Sequenzen vor und nach Applikation von Gd-DTPA können diese charakteristischen Binnenstrukturen nicht nachgewiesen werden (Abb. 49e, f).

Die wichtigste Differentialdiagnose zur *lymphatischen Hyperplasie* ist ein *Lymphombefall des Nasopharynx* (Abb. 50). Lymphome fallen in dieser Region in der Regel erst ab dem 4. Lebensjahrzehnt auf und entsprechen histologisch meist der Gruppe der Non-Hodgkin-Lymphome. Das Wachstumsverhalten ist asymmetrisch und in der Regel ohne Infiltration von Umgebungsstrukturen [210].

Während T1- wie auch T2-gewichtete Sequenzen ein ähnliches Signalverhalten von Hyperplasie und Lymphom zeigen, weisen Lymphome stets nur eine mäßige, aber homogene KM-Aufnahme in der T1-Sequenz auf. In keinem Fall des eigenen Kollektivs fanden sich beim Lymphom lineare Binnenstrukturen, eine Differenzierung von *Lymphom und Hyperplasie* ist daher möglich (Abb. 50b) [254, 260].

7.3 Tumoren des Parapharyngealraums

Der normale Parapharyngealraum stellt sich bei korrekter Lagerung des Patienten symmetrisch dar [214]. Läsionen, die den parapharyngealen Raum infiltrieren oder verdrängen, haben ihren Ursprung in der Regel nicht in diesem Raum selbst, sondern in den benachbarten Strukturen, wie Nasopharynx, Glandula parotis oder Schädelbasis.

Die Kernspintomographie ermöglicht auch bei ausgedehnten Raumforderungen des PPR Hinweise auf den Ursprung einer Läsion. In der überwiegenden Mehrzahl der Patienten finden sich *Karzinome des Nasopharynx,* die typischerweise die Fascia pharyngobasilaris durchbrechen und die Pterygoidmuskulatur infiltrieren. Aggressiv wachsende maligne Tumoren der *Glandula parotis* infiltrieren den Parapharyngealraum von lateral. Bei diesen Tumoren kann in über 80% der Fälle die Fascia pharyngobasilaris noch abgegrenzt und so eine primäre Infiltration aus dem Nasopharynx ausgeschlossen werden.

Die einzigen Tumoren, die primär im Parapharyngealraum entstehen, sind Geschwülste der kleinen Speicheldrüsen, ausgehend von ektopen Resten des Speicheldrüsengewebes. Diese Tumoren stellen sich in T1-gewichte-

ten Bildern mit mittlerer Signalintensität dar und zeigen ebenfalls ein mittleres Enhancement nach Gabe von Gd-DTPA. Im T2-gewichteten Bild erscheinen diese Tumoren signalreicher als die Umgebung mit inhomogenen Binnenstrukturen, Nekrosen und/oder Kalzifikationen [214].

Merke:

Bei allen malignen Raumforderungen des Nasopharynx und des Parapharyngealraumes sollte primär mit T1-gewichteten Sequenzen vor und nach Gabe von Gd-DTPA in transversaler Richtung untersucht werden. Zusätzlich muß zur exakten Beurteilung der Ausdehnung einer Läsion in Richtung Schädelbasis in frontaler Schichtorientierung gemessen werden. Beste diagnostische Ergebnisse werden in Kombination mit T2-betonten Sequenzen erreicht, um ein den Tumor umgebendes Ödem und eine entzündliche Begleitreaktion sicher diagnostizieren zu können.

7.4 Pathologie der Nase und Nasennebenhöhlen

7.4.1 Entzündung

Entzündliche Veränderungen der Nase und Nasennebenhöhlen stellen den häufigsten Zufallsbefund in der KST des Schädels dar. Die Befundung muß dabei *Nasenseptum, die Conchae nasales sowie sämtliche Nebenhöhlen* umfassen.

Folgende Manifestationen akuter oder chronisch entzündlicher Veränderungen müssen dabei differenziert werden:

- Schleimhauthyperplasie,
- Polyp,
- Flüssigkeit (Sekret),
- Retentionszyste,
- Mukozele.

Alle *akuten* und die Mehrzahl *chronisch* entzündlicher Veränderungen sind im T2-gewichteten Bild durch hohe Signalintensität charakterisiert.

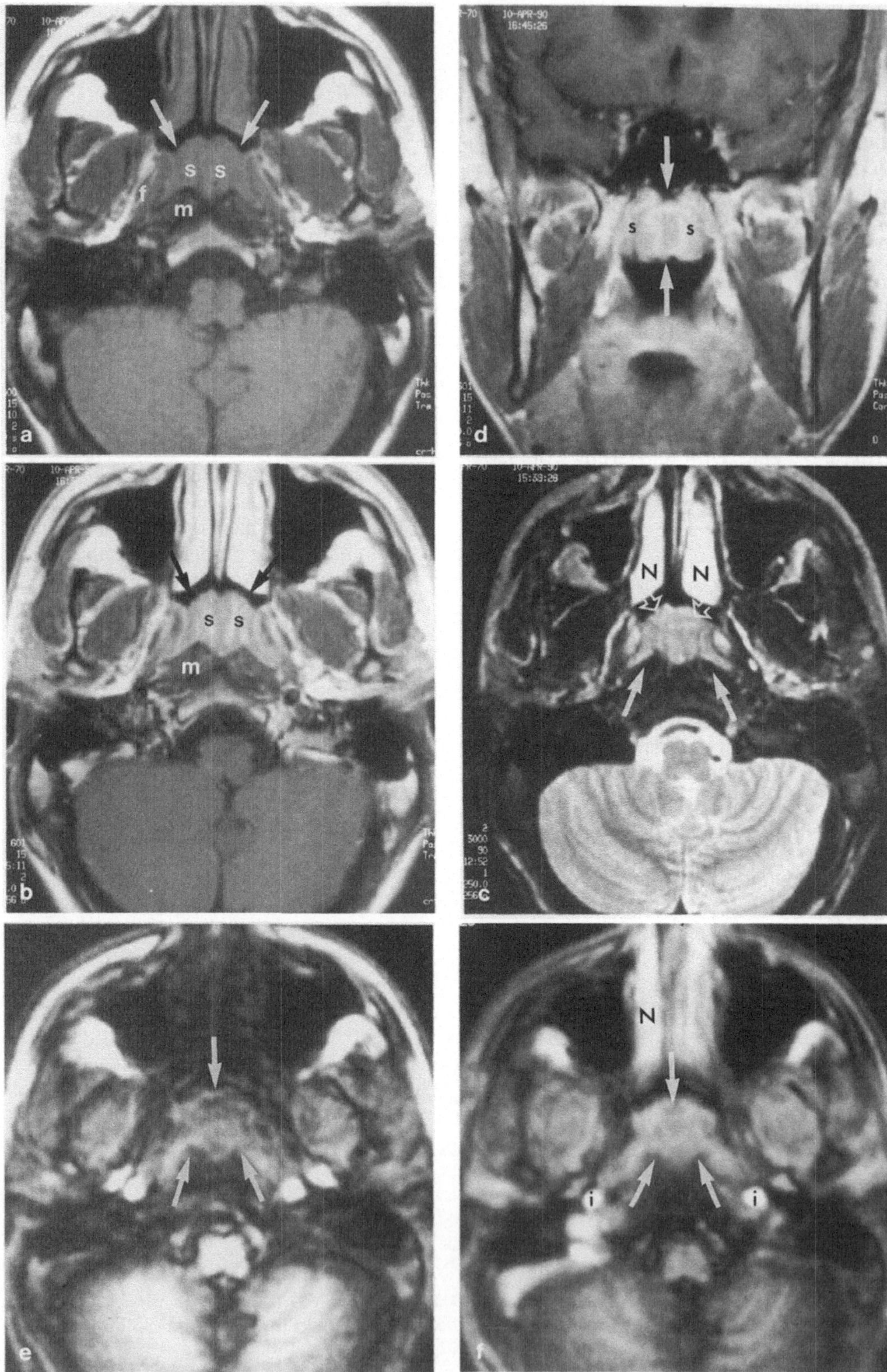

Während die *Schleimhauthyperplasie* als diffuser, die Sinus auskleidender signalintensiver Saum imponiert, zeigen die *Polypen* häufig eine raumfordernde Wirkung (s. Kap. 4). Die T1-gewichteten Sequenzen nativ erlauben keine Differenzierung von Mukosa und Sekret, dies gelingt jedoch nach Applikation von Gd-DTPA. Bei inkompletter Obstruktion eines Sinus zeigt die Mukosa stets eine geringe inhomogene KM-Aufnahme als ein wichtiges diagnostisches Kriterium.

◁ **Abb. 49 a–f.** Lymphatische Hyperplasie des Nasopharynx
a KST (SE, TR/TE = 500/25 ms), transversal, nativ. Homogene Raumforderung *(Pfeile)* mit ähnlicher Signalintensität wie Schleimhautgewebe, die das gesamte Lumen des Nasopharynx ausfüllt (*m* M. longus colli, *f* Fascia pharyngobasilaris)
b KST (SE, TR/TE = 500/25 ms), transversal, Gd-DTPA. Mittlere Signalintensitätssteigerung der Raumforderung, die homogen und symmetrisch das Lumen des Nasopharynx sowie den Recessus pharyngeus ausfüllt, keine Infiltration. Nach KM-Gabe zeigt sich eine Septierung des Gewebes *(S),* das typische kernspintomographische Kriterium einer lymphatischen Hyperplasie
c KST (SE, TR/TE = 3000/90 ms), transversal, nativ. Das T2-gewichtete Bild zeigt eine homogene symmetrische Raumforderung *(Pfeile)* mit hoher Signalintensität, die im KM-Bild typischen Septierungen kommen hier nicht exakt zum Nachweis. Entzündlich veränderte Schleimhaut der Nasenhaupthöhle *(N)*
d KST (SE, TR/TE = 500/25 ms), frontal, Gd-DTPA. In der frontalen Schicht zeigt sich die Raumforderung am Dach des Nasopharynx ebenfalls deutlich begrenzt und symmetrisch. Die typische Septierung des lymphatisch, hyperplastischen Gewebes wird auch in dieser Schichtorientierung gut nachweisbar
e KST (SE, TR/TE = 30/13 ms), transversal, Turbo-FLASH, Flipwinkel = 40°, nativ
f KST (SE, TR/TE = 30/13 ms), transversal, Turbo-FLASH, Flipwinkel = 40°, Gd-DTPA. In den zur Messung der Kontrastmitteldynamik durchgeführten Turbo-Flashsequenzen zeigt sich ebenfalls eine mittlere Signalintensitätserhöhung der Raumforderung nach Gabe von Gd-DTPA. Aufgrund der extrem kurzen Aquisitionszeit von nur ca. 5 s können aufgrund der eingeschränkten Bildqualität keine Aussagen bezüglich der Morphologie getroffen werden. Ebenfalls durch die kurze Aquisitionszeit bedingt stellen sich in dieser Technik die Gefäße mit heller Signalintensität dar (*i* A. carotis interna, *N* Nasenmukosa)

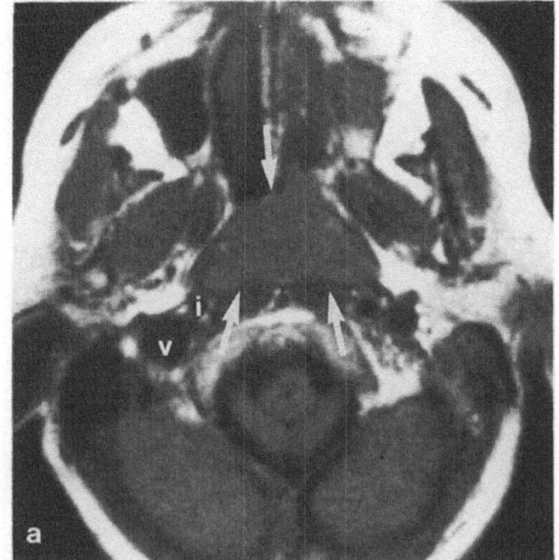

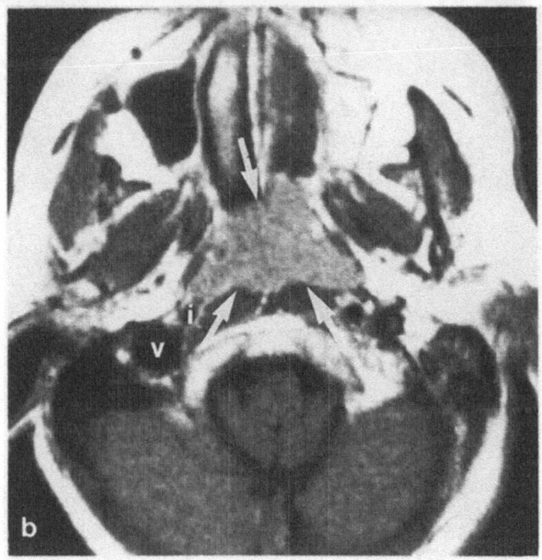

Abb. 50 a, b. Non-Hodgkin-Lymphom im Nasopharynx
a KST (SE, TR/TE = 500/17 ms), transversal, nativ. Große Raumforderung, die das gesamte Nasopharynxlumen ausfüllt, Tumor isointens zur Muskulatur. Keine sicheren Zeichen der Umgebungsinfiltration. Parapharyngealraum intakt (*i* A. carotis interna, *V* V. jugularis)
b KST (SE, TR/TE = 500/17 ms), transversal, Gd-DTPA. Nach KM-Applikation inhomogenes Enhancement im Bereich der Lymphominfiltration. Im Vergleich zur lymphatischen Hyperplasie keine linearen Binnenstrukturen nachweisbar

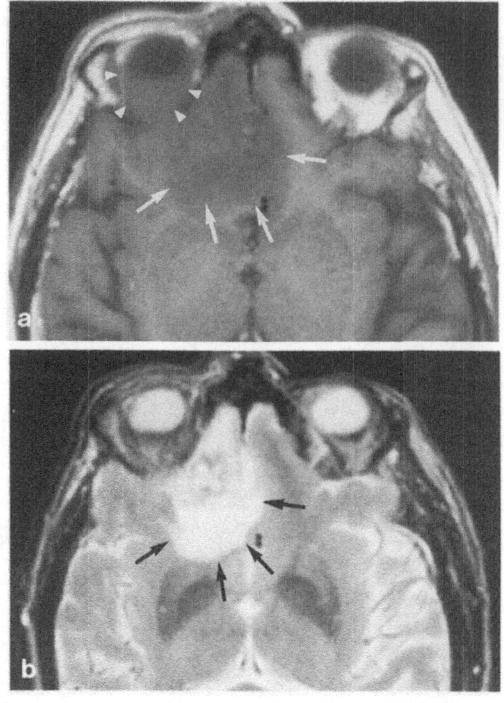

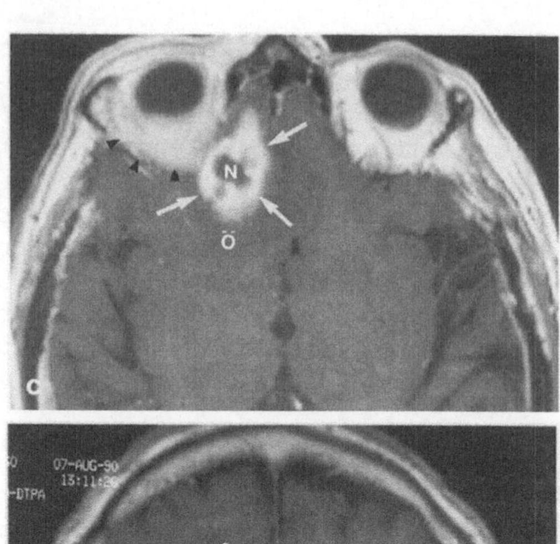

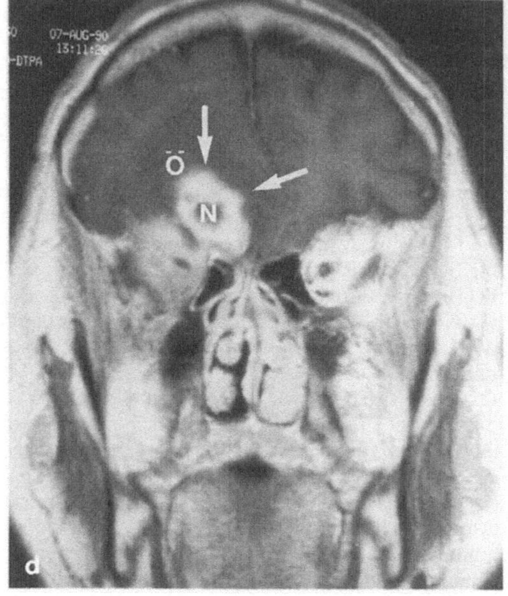

Abb. 51a–d. Nasennebenhöhlenkarzinom mit Orbitainvasion, Infiltration der Frontobasis und Abszedierung
a KST (SE, TR/TE = 500/17 ms), transversal, nativ. Signalarme Raumforderung in den rechten apikalen Orbitaabschnitten *(Pfeilspitzen)*. Inhomogene Signalintensität im Frontallappen rechts *(Pfeile)*
b KST (SE, TR/TE = 2000/90 ms), transversal, nativ. Zone hoher Signalintensität von 4 × 4 cm, einem fingerförmigen Ödem entsprechend *(Pfeile)*. Mittlere Signalintensität des Tumors in der Orbita

c KST (SE, TR/TE = 500/17 ms), transversal, Gd-DTPA
d KST (SE, TR/TE = 500/17 ms), frontal, Gd-DTPA. Nach Applikation von Gd-DTPA deutliches Enhancement im Bereich der Tumormanifestation in der Orbita *(Pfeilspitzen)*. Ringförmige KM-Aufnahme entspricht der zerebralen Infiltration mit Abszeßmembran *(Pfeile)*. Zentrale Nekrose *(N)*. Das Ödem nach KM-Applikation ohne Signalanstieg *(Ö)*

Die *Retentionszyste* des Sinus maxillaris oder sphenoidalis zeigt eine außerordentlich hohe Signalintensität in der T2-gewichteten Sequenz und stellt sich hypointens in der T1-gewichteten Sequenz dar. Nach Applikation von Gd-DTPA zeigt die Zystenwand eine deutliche Anhebung der Signalintensität, während die Zystenflüssigkeit unverändert hypointens zur Darstellung kommt. Eine Abszedierung, z.B. im Bereich der Frontobasis (Abb. 51), zeigt die typische ringförmige Morphologie mit einer starken KM-Aufnahme im Randbereich (Abb. 51c). Die T2-gewichteten Sequenzen erlauben die exakte Beurteilung des begleitenden Ödems (Abb. 51b).

7.4.2 Plattenepithelkarzinom

80% der Tumoren der NNH sind Plattenepithelkarzinome, sie finden sich mit gehäufter Inzidenz in der Folge von chronisch entzündlichen Erkrankungen der NNH. Aus diesem Grund werden häufig erste Symptome dieses malignen Prozesses übersehen, so daß die Tumoren erst spät nach Destruktion der knöchernen Wände diagnostiziert werden.
Kernspintomographisch zeigen diese Tumoren ähnliche Charakteristika wie Plattenepithelkarzinome des Nasopharynx (Abb. 52). Nach Destruktion der dünnen knöchernen Lamellen der Sinus maxillares wachsen diese Tumoren in den *Nasopharynx* und Retromaxillärraum (Abb. 52 c) oder direkt in der Nasenhaupthöhle entlang der Mukosastraße. Bei mittleren T1-Zeiten und mäßig verlängerten T2-Zeiten findet sich ein mittlerer Signalintensitätsanstieg nach Kontrastmittelgabe (Tabelle 21). Beim Vergleich der verschiedenen Aufnahmeparameter der KST wird nativ eine optimale Bildinformation meist unter Verwendung von T1-betonten Sequenzen in Kombination mit T2-betonten Sequenzen erreicht (Tabelle 20). Da in vielen Fällen tumoröses Gewebe und entzündliche Veränderungen der Nasennebenhöhlen ähnliche T2-Zeiten aufweisen, erbringt die

▷

Abb. 52 a–c. Plattenepithelkarzinom der Nasennebenhöhle mit Nasopharynxinvasion
a KST (SE, TR/TE = 2000/90 ms), transversal, nativ. Darstellung eines großen Nebenhöhlenkarzinoms, ausgehend von der Kieferhöhlenhinterwand rechts *(Pfeilspitzen)*. Nasopharynx durch Tumorgewebe ausgefüllt, Infiltration des Parapharyngealraumes und des M. longus colli rechts. Flüssigkeitsretention in beiden Kieferhöhlen *(K)*, Mastoiditis rechts *(M)*. In der T2-Sequenz ungenügende Abgrenzung der Umgebungsinfiltration
b KST (SE, TR/TE = 500/17 ms), transversal, nativ. In T1-gewichteter Sequenz ungenügender Kontrast zwischen Tumor und entzündlich veränderter Schleimhaut *(Pfeilspitzen)*
c KST (SE, TR/TE = 500/17 ms), transversal, Gd-DTPA. Nach KM-Applikation deutlicher Signalanstieg im Bereich des Nebenhöhlenkarzinoms. Exakte Tumorabgrenzung möglich *(offene Pfeile)*. Infiltration der Pyramidenspitze *(lange weiße Pfeile)* und des Parapharyngealraums *(langer schwarzer Pfeil)*

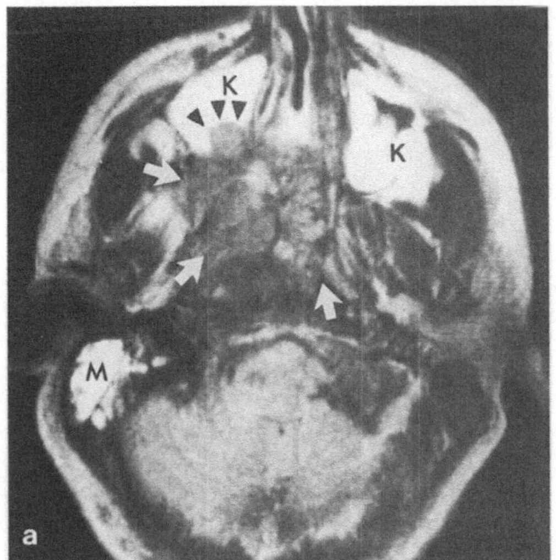

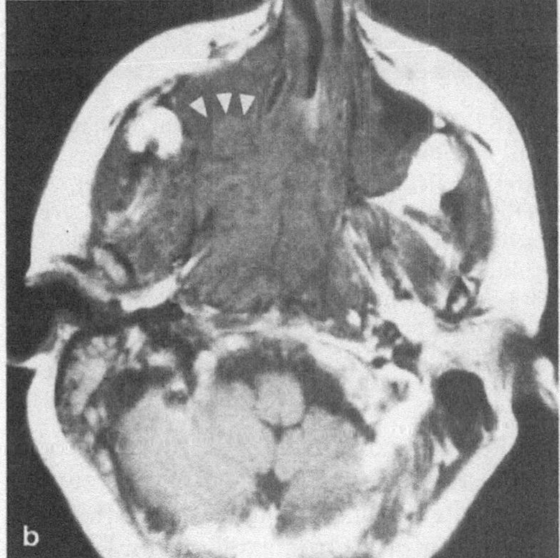

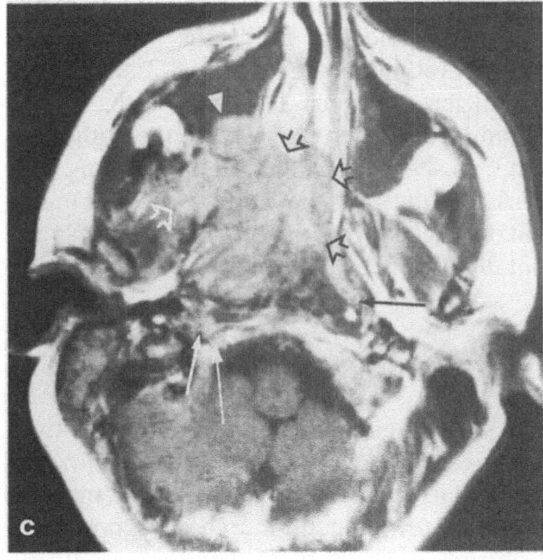

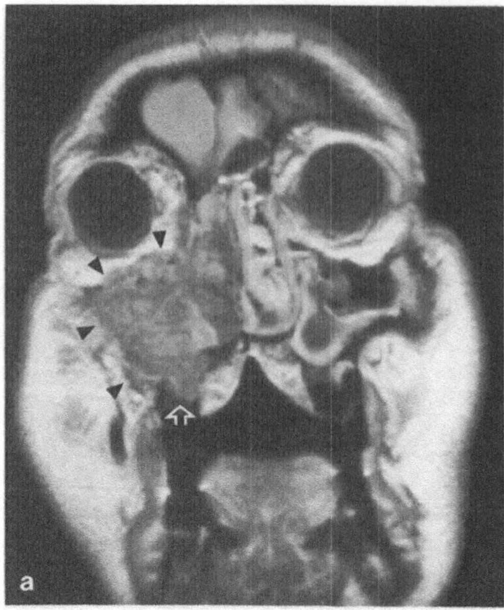

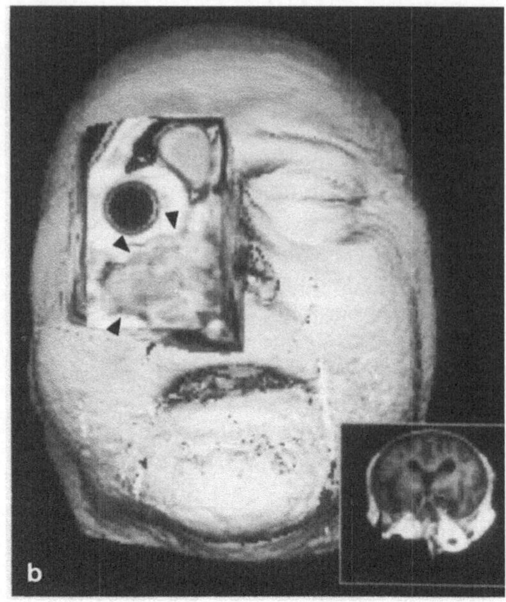

Abb.53a, b. Plattenepithelkarzinom des rechten Sinus maxillaris

a KST (SE, TR/TE = 500/25 ms), frontal, Gd-DTPA. Ausgedehnte Raumforderung im Bereich des rechten Sinus maxillaris mit vollständiger Destruktion der knöchernen Begrenzungen und Infiltration des rechten Anteils der Nasenhaupthöhle und der kaudalen und medialen Orbita *(Pfeilspitzen)*

b KST, Turbo-FLASH3D, Gd-DTPA. Nach Akquisition eines dreidimensionalen Datensatzes gelingt die äußere Rekonstruktion des Kopfes. Durch Auswählen eines Fensters im Bereich der tumorösen Läsion kann dem Operateur die genaue Lage der Raumforderung in Beziehung zu den äußeren Anteilen des Gesichtsschädels gezeigt werden

Applikation von Gd-DTPA hier deutliche diagnostische Vorteile, insbesondere zur exakten Abgrenzung maligner Infiltration von Muskulatur im Retromaxillärraum. Kleinere Arrosionen der dünnen Wände der Sinus maxillares und des Processus pterygoideus können bislang besser mittels CT sicher diagnostiziert werden. Die KST erlaubt bei Raumforderungen der Nasennebenhöhlen eine wesentlich exaktere Beurteilung der Ausdehnung und die Differenzierung eines entzündlichen von einem tumorösen Sinusbefall (Abb. 52, 53).

7.4.3 Seltene Raumforderungen

Einen seltenen, aber differentialdiagnostisch wichtigen Tumor stellt das *Ästhesioneuroblastom* dar, das vom Neuroektoderm der Nn. olfactorii ausgeht. Durch die Lamina cribriformis wachsen diese Tumoren infiltrativ sowohl in die Sinus sphenoidales und maxillares als auch intrakraniell in die vordere Schädelgrube.

Kernspintomographisch zeigen diese Tumoren oft *inhomogene Binnenstrukturen* bei *verlängerten T1- und T2-Zeiten* sowie einen *hohen Signalintensitätsanstieg nach Gabe von Gd-DTPA* (Faktor 2,3).

Bezüglich der intrakraniellen Ausdehnung wie auch des Signalverhaltens in der KST sind diese Tumoren den *Meningeomen* dieser Region sehr ähnlich. Das primär im Kranium wie Schädelbasis lokalisierte Meningiom kann dabei sekundär in die Frontobasis und Nasennebenhöhlen einwachsen. Charakteristisch ist für das Meningeom die Isointensität im Vergleich zur grauen Hirnsubstanz. Meningeome stellen sich kernspintomographisch oft inhomogen dar mit zentralen Verkalkungen oder Nekrosen, zeigen insgesamt aber eine scharfe Begrenzungen ohne Nachweis infiltrativen Wachstums. Aufgrund der gestörten Blut-Hirn-Schranke führt die Applikation von Gd-DTPA zu einem massiven Anstieg der Signalintensität (Faktor 2–3) mit optimaler Bildinformation in der T1-Sequenz axial und koronar. Für den Nachweis des Meningeoms erweisen sich die beiden Verfahren KST mit Gd-DTPA und CT als gleichwertig bei der präoperativen Diagnostik, die topographische Lagebeziehung läßt sich jedoch besser in der KST erfassen.

In der Region Nase und Nasennebenhöhlen muß eine Vielzahl *seltener Tumoren* in die Differentialdiagnose miteinbezogen werden. Die Analyse der Topographie, Signalintensitäten, KM-Dynamik und Morphologie kann entscheidende Hinweise zur Artdiagnose geben (Hamartom – s. Abb. 54, Lipom, invertiertes Papillom, Melanom usw.). Als ebenfalls seltene Läsion muß auch eine Meningoenzephalozele (Abb. 55) als Raumforderung im Nasopharynx differentialdiagnostisch berücksichtigt werden [269].

Merke:

Die Diagnostik von Läsionen der Nasennebenhöhlen stützt sich im wesentlichen auf die Kombination T1-betonter Sequenzen vor und nach Gabe von Gd-DTPA und T2-betonten Sequenzen. Untersucht werden sollte sowohl in transversaler als auch in frontaler Schichtorientierung. T1-betonte Sequenzen nach Gd-DTPA sind notwendig zur exakten Beurteilung der Tumorgrenzen. T2-betonte Sequenzen erlauben eine sichere Differenzierung entzündlicher Polster und Begleitreaktionen in den Nasennebenhöhlen von soliden Tumoren.

Bei rein entzündlichen Veränderungen der Nasennebenhöhlen ohne Verdacht auf Tumorwachstum im T2-betonten Bild ist die T2-betonte Sequenz in transversaler Schichtorientierung diagnostisch ausreichend.

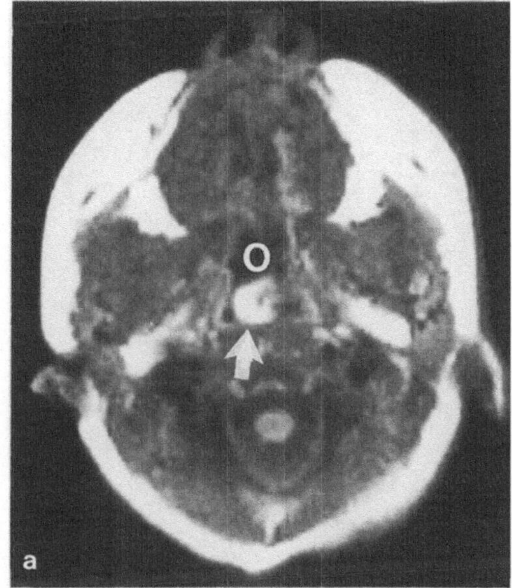

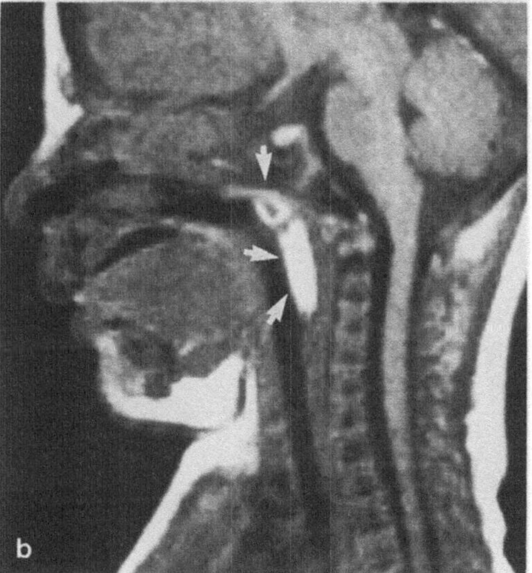

Abb. 54 a, b. Hamartom im Nasopharynx
a KST (SE, TR/TE = 500/17 ms), transversal, nativ. Bei einem Neugeborenen Nachweis einer signalintensiven rundlichen Raumforderung im Naso- und Oropharynx. Glatte Begrenzung, homogen erhöhte Signalintensität *(Pfeile)* (*O* Oropharynx)
b KST (SE, TR/TE = 500/17 ms, sagittal, nativ. Exakte Beurteilung der Nachbarschaftsbeziehung der Raumforderung, die vom Nasopharynxdach bis in den Oropharynx reicht. Signalintensität Fettgewebe entsprechend. Histologie bestätigt lipomatöses Hamartom

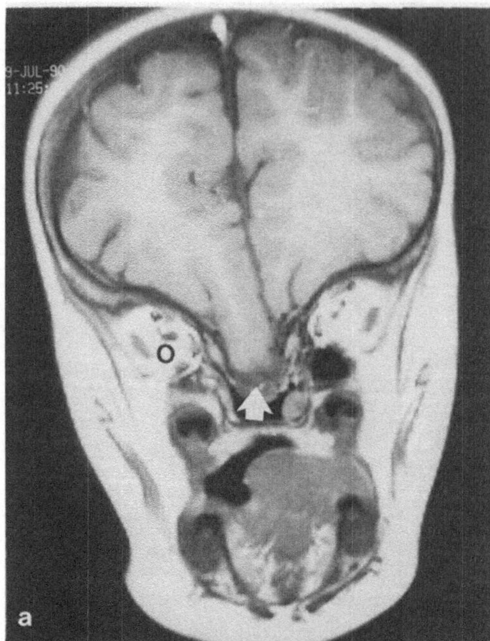

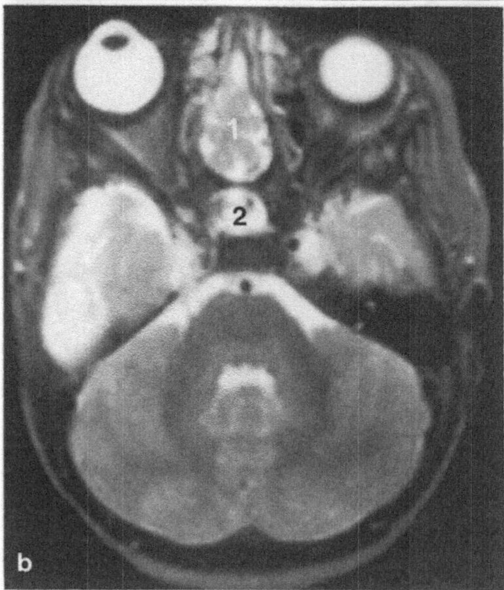

Abb.55a, b. Meningoenzephalozele im Bereich des Nasopharynx
a KST (SE, TR/TE = 500/25 ms), frontal, nativ. In der frontalen Schicht Ausstülpung des Frontalhirns einschließlich zugehöriger Hirnhäute im Bereich der Keilbeinhöhle und des Nasopharynx *(Pfeil)*. Keine begleitende Raumforderung im Nasopharynx, Orbita *(O)* beidseits nicht infiltriert
b KST (SE, TR/TE = 3000/90 ms), transversal, nativ. In der transversalen T2-gewichteten Messung zeigt sich der von signalintensivem Liquor umgebene Bezirk des Frontalhirns in Keilbeinhöhle *(1)* und Ethmoid *(2)*

7.5 Wertung und diagnostische Strategie

Bei der *Differentialdiagnose zwischen Tumor und Entzündung* im Nasopharynx und den NNH bietet die Bildgebung in der KST unter Verwendung unterschiedlicher Sequenzen Vorteile gegenüber der CT [223]. Obligat muß dabei eine Untersuchung mit T2-betonten Spinechosequenzen gefordert werden, um entzündlich verändertes Gewebe sowie flüssigkeitshaltige Strukturen zu differenzieren. Eine entscheidende Verbesserung der KST in der Diagnostik des Nasopharynx wird durch Einsatz des paramagnetischen Kontrastmittels Gd-DTPA erreicht. Normale Mukosa zeigt dabei eine deutliche Signalanhebung nach KM-Gabe und erlaubt dadurch eine exaktere Abgrenzung anatomischer Details, wie der kleinen Nasopharynxmuskulatur und der Fascia pharyngobasilaris. Während sich im T1-gewichteten Bild Tumoren und entzündliches Gewebe meist isointens darstellen, zeigt der Tumor nach Kontrastmittelgabe in den meisten Fällen einen niedrigeren Signalintensitätsanstieg als entzündliche Veränderungen. Zystische Prozesse mit hohen Signalintensitäten im T2-betonten Bild zeigen zentral kein signifikantes Enhancement, die Zystenwand nimmt jedoch stets deutlich Kontrastmittel auf.

Der wesentliche Vorteil der Applikation von Gd-DTPA liegt in der Beurteilung des Vaskularisationsgrades einer Raumforderung. Verschiedene tumoröse Prozesse zeigen dabei einen Signalintensitätsanstieg um den Faktor 1,6–2,3. Die höchsten Werte weisen Angiofibrome, Glomustumoren und stark vaskularisierte angiomatöse Tumoren auf. Nekrotische Tumoranteile sind stets durch meist zentral gelegene Regionen verminderter KM-Aufnahme charakterisiert. Trotz der guten Weichteildifferenzierung ist die Diagnostik oberflächlicher Schleimhautinfiltrationen in der KST problematisch, da bereits normale Mukosa eine deutliche Signalanhebung nach Gd-DTPA zeigt. Die Durchführung von Subtraktionsaufnahmen erweist sich als hilfreich, da tumoröses Gewebe in der Regel geringer Kontrastmittel aufnimmt als normales Schleimhautgewebe.

Bei der differentialdiagnostischen Analyse von Läsionen im Nasopharynx überwiegen die Vorteile der Kernspintomographie gegenüber der Computertomographie (Tabelle 21). Ein wichtiger Grund hierfür ist das *Kontrastmittel Gd-DTPA,* das nicht nur die Unterscheidung zwischen Zysten, Entzündungen und Tumoren ermöglicht, sondern auch bei den Tumoren aufgrund des unterschiedlichen Enhancements in gewissen Grenzen differentialdiagnostische Überlegungen erlaubt. Die Auswertung der *T1- und T2-Zeiten* für die verschiedenen Prozesse ermöglicht wegen der sehr großen Streubreite keine eindeutige Beurteilung, kann jedoch eine Orientierungshilfe darstellen.

Zusammenfassend wird folgende diagnostische Strategie bei Raumforderungen des Nasopharynx und benachbarter Strukturen empfohlen: An erster Stelle sollte der Einsatz der Kernspintomographie nativ oder mit Gd-DTPA stehen, sekundär zur Beurteilung kleiner Knochendetails die Computertomographie mit Kontrastmittel [64, 178]. Die dreidimensionale Bildgebung in der Kernspintomographie wird neue Fortschritte auf dem Gebiet des präoperativen Stagings ermöglichen, die KST in Kombination mit Spektroskopie neue Wege der Kontrolle therapeutischer Strategien (Abb. 56).

Tabelle 21. Vergleich der Wertigkeit von KST und CT bei Raumforderungen des Nasopharynx und der Nasennebenhöhlen (*1* ausreichende Bildinformation, *2* gute Bildinformation, *3* optimale Bildinformation, + KST überlegen CT, *0* KST gleichwertig)

	KST nativ	KST Gd-DTPA	Vergleich KST–CT
Nasopharynx			
Plattenepithelkarzinom	2	3	+
Lymphoepitheliales, adenoidzystisches Karzinom	2	3	+
Nasen-Rachen-Fibrom	3	–	+
Nasennebenhöhlen			
Plattenepithelkarzinom	2	2	0
Meningeom	1	3	0
Ästhesioneuroblastom	2	3	+
Oropharynxtumoren	2	3	+
Andere Tumoren (Lymphom, Neurinom, Zyste)	2	3	+

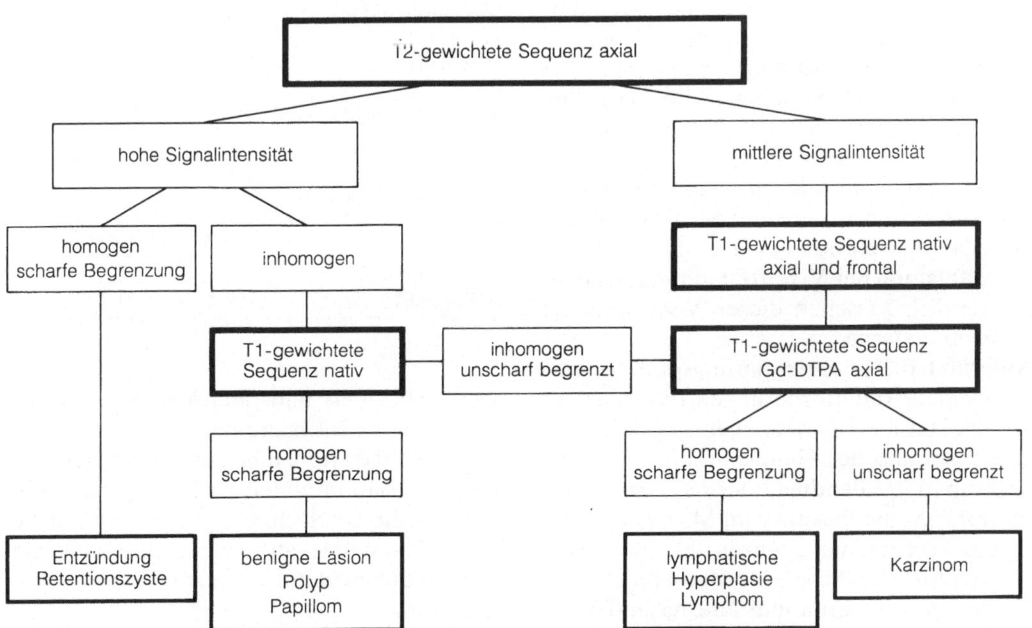

Abb. 56. Diagnostische Strategie: Nasopharynx und Nasennebenhöhlen

8 Speicheldrüsen

8.1 Topographie in der Kernspintomographie

8.1.1 *Glandula parotis*

Bei der Diagnostik der Kopfspeicheldrüsen kommt eine Vielzahl von Gewebestrukturen auf engem Raum zur Darstellung. Aufgrund unterschiedlicher Relaxationszeiten können Fett- und Muskelgewebe in der KST eindeutig abgegrenzt werden.

Das Drüsenparenchym zeigt in der T1-gewichteten Sequenz im Vergleich zum Muskel eine höhere und im Vergleich zu Fett eine niedrigere Signalintensität. Als Leitstrukturen dienen das *Corpus adiposum* buccae, das sich in enger Nachbarschaft zum *M. masseter* und zur Glandula parotis befindet, sowie die *A. und V. facialis* und die *V. retromandibularis* (Tabelle 22). Im Bereich der Glandula parotis kommen als Zonen mittlerer Signalintensität der *N. facialis* und der *Hauptausführungsgang* zur Darstellung (Abb. 57 e). Der N. facialis verläuft nach der mastoidalen Verlaufsstrecke in einem Fettpolster durch das *Foramen stylomastoideum* und tritt lateral des posterioren Anteils des M. digastricus in die Glandula parotis ein. Der Hauptstamm verläuft lateral der V. retromandibularis oder gelegentlich zwischen dieser Vene und der A. carotis externa.

Aufgrund dieser Orientierungspunkte wird bei kleinen Raumforderungen differenziert, ob eine Läsion *oberflächlich, tief, oberhalb* oder *unterhalb* des Hauptstamms des *N. facialis* in der Glandula parotis liegt. Nach ventral wird die Parotis vom M. masseter begrenzt, nach medial grenzen die Pterygoidmuskulatur, der Processus styloideus sowie die A. carotis externa und interna und V. jugularis interna an die Drüse. Nach dorsal wird die Drüse vom M. sternocleidomastoi-

deus (Abb. 57 a) und dem Venter posterior des M. digastricus begrenzt.

Eine wichtige Grenzlinie zur Unterscheidung der Lokalisation bildet die Fascia pharyngobasilaris, die durch ein Fettpolster laufend die Mm. tensor und levator veli palatini sowie die Pterygoidmuskulatur von der Glandula parotis trennt.

Der Raum, in dem eine diagnostizierte Läsion als sicher von der Glandula parotis aus-

Tabelle 22. Checkliste Speicheldrüsen

1. Glandula parotis

	Normal	Abnormal
Corpus adiposum buccae		
M. pterygoideus		
M. masseter		
M. buccinator		
M. sternocleidomastoideus		
M. digastricus		
A. + V. facialis		
V. retromandibularis		
N. facialis		
Ductus parotideus		
A. carotis externa		
V. jugularis interna		

2. Glandula submandibularis

	Normal	Abnormal
M. mylohyoideus		
M. genioglossus		
M. geniohyoideus		
A. lingualis		
V. facialis		

3. Glandula sublingualis

	Normal	Abnormal
M. geniohyoideus		
M. genioglossus		
Mandibula		
Septum linguae		
A. lingualis		

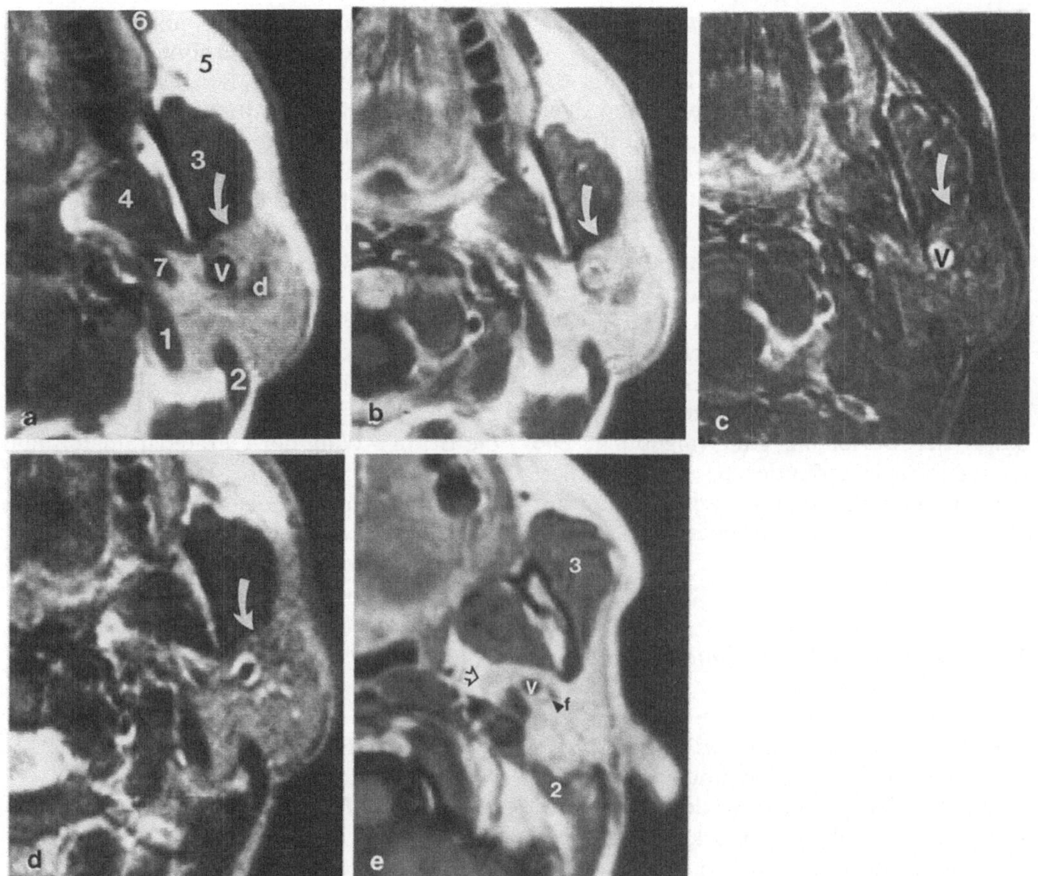

Abb. 57 a–e. Normalbefund in der KST der Glandula parotis unter Verwendung verschiedener Sequenzen und des paramagnetischen Kontrastmittels Gadolinium-DTPA (*V* V. retromandibularis, *f* N. facialis, *d* Ductus parotideus, *1* M. digastricus, *2* M. sternocleidomastoideus, *3* M. masseter, *4* M. pterygoideus, *5* Corpus adiposum buccae, *6* M. buccinator, *7* V. facialis; *gebogener Pfeil* anteriore Begrenzung der Glandula parotis, *offener Pfeil* Parapharyngealraum)

a KST (SE, TR/TE – 500/17 ms), transversal, nativ
b KST (SE, TR/TE = 500/17 ms), transversal, Gd-DTPA
c KST (SE, Subtraktion **a–b**), transversal
d KST (SE, TR/TE = 2000/90 ms), transversal, nativ
e KST (SE, TR/TE = 500/17 ms), transversal, Gd-DTPA. Darstellung des intraparenchymatösen Verlaufs des N. facialis

gehend beschrieben werden kann, wird als *prästyloidaler Raum* bezeichnet und ist anterior des Processus styloideus lokalisiert. Demzufolge werden Läsionen im *poststyloidalen Raum* als primär parapharyngeale Läsionen beschrieben. Wenn diese Grenze von einer Läsion überschritten wird, handelt es sich mit großer Wahrscheinlichkeit um malignes Wachstum. Eine Ausnahme bilden bereits voroperierte Patienten, bei denen die Faszie durchtrennt ist. Bei diesen Patienten können auch gutartige Tumoren die Grenzen der beiden Kompartimente überschreiten.

Der Hauptausführungsgang der Glandula parotis (Abb. 57 a) führt vom Zentrum der Drüse um den M. masseter herum, durchtritt den M. buccinator und ein Fettpolster und endet gegenüber dem oberen 2. Molaren. Kernspintomographisch imponiert der Ductus als signalarme lineare Zone, die in ihrem Verlauf in mehreren Schichten verfolgt werden kann.

Kernspintomographische Morphologie

Nach Applikation von Gd-DTPA zeigt das normale Drüsenparenchym stets einen signifikanten Anstieg der Signalintensität im Mittel von 126%. Da in der Glandula parotis der N. facialis und seine Hauptäste keine Kontrastmittelaufnahme zeigen, lassen sich diese Strukturen nach Gd-DTPA-Applikation als signalarme Zonen intraglandulär identifizieren (Abb. 57 e). Obligat muß die Untersuchung in 2 Projektionen durchgeführt werden, die transversale Schicht dient zur Beurteilung der oberflächlichen Strukturen sowie der Beziehung zur Umgebung. Die frontale Schichtorientierung dokumentiert die Ausdehnung einer Raumforderung zur Schädelbasis sowie die Lagebeziehung zu den großen Gefäßen.

8.1.2 Glandula submandibularis und sublingualis

Die paarigen *Glandulae submandibulares* sind im Trigonum submandibulare posterior und inferior des M. mylohyoideus lokalisiert. Ein kleiner variabler Anteil kann sich auch über die dorsale Grenze des M. mylohyoideus hinaus erstrecken. Die Signalcharakteristika T1, T2 sowie die KM-Dynamik sind identisch zur Glandula parotis.

Der Ausführungsgang entspringt im vorderen Anteil der Drüse und verläuft über die hintere Oberfläche des M. mylohyoideus. In der Region des Frenulums der Zunge tritt dieser mit einer kleinen Papille in die Mundhöhle ein. Der Ductus kann lediglich im Falle einer Dilatation in der KST nachgewiesen werden.

Der Hauptteil der Drüse wird an der lateralen Grenze von der A. lingualis und an der posterolateralen Grenze von der V. facialis umschlungen. Diese vaskulären Strukturen können kleine Tumormassen an der Drüsenoberfläche vortäuschen und stellen einen häufigen „pitfall" in der Diagnostik dar.

Die *Glandula sublingualis* liegt unterhalb des Mundbodens, oberhalb des M. mylohyoideus und lateral der Mm. geniohyoideus und genioglossus. Die Signalintensitäten dieser Drüse sind im Vergleich zu den übrigen Glandulae aufgrund eines höheren Anteils an Fettgewebe deutlich erhöht.

In der Anfangsphase der KST-Diagnostik wurde von einigen Autoren die KST im Vergleich zu CT und Sonographie in der Darstellung der Kopfspeicheldrüsen als gleichwertige oder unterlegene Untersuchungsmethode gewertet [35, 144, 147, 193, 215]. Nach Untersuchung größerer Patientenkollektive und nach Einführung des Kontrastmittels Gd-DTPA zeichnet sich aus heutiger Betrachtung jedoch ein anderes Bild im Vergleich der bildgebenden Verfahren [22, 43, 71]. Von großer Bedeutung für die KST-Diagnostik ist die richtige Wahl der Geräteparameter, und wie bei vielen paarigen Organen sollte die Gegenseite mituntersucht werden [22, 70, 212]. Die Anwendung transversaler und koronarer Schichtführungen in der KST gewährt einen hervorragenden Überblick [144, 145] und ermöglicht eine exakte differentialdiagnostische Zuordnung.

8.2 Entzündliche Läsionen

8.2.1 Akute Parotis

Entzündliche Prozesse der Glandula parotis zeigen in der KST typischerweise verlängerte T2-Zeiten bei gering erniedrigten T1-Zeiten (Abb. 58). Bei der *akuten Parotitis* bzw. dem akuten Schub einer chronischen Parotitis findet sich eine *entzündlich veränderte* und *vergrößerte Drüse* mit hoher Signalintensität in den T2-betonten Sequenzen. Aufgrund der entzündlichen Infiltration zeigt sich das Corpus adiposum buccae, das subkutane Fettgewebe wie auch der M. masseter häufig *ödematös aufgetrieben* und unscharf begrenzt (Tabelle 23, Abb. 58 b). Als weiteres Kriterium findet sich stets eine *Kompression der V. retromandibularis* durch ödematöses Gewebe. Nach Applikation von Gd-DTPA zeigte sich sowohl bei der akuten wie auch chronischen Parotitis eine diffuse Kontrastmittelaufnahme ohne diagnostische Mehrinformation (Tabelle 24).

Durch die multiplanaren Darstellungsmöglichkeiten bietet die KST Vorteile bei der Abgrenzung der Prozesse nach kranial und kaudal. In den T2-betonten Sequenzen kann

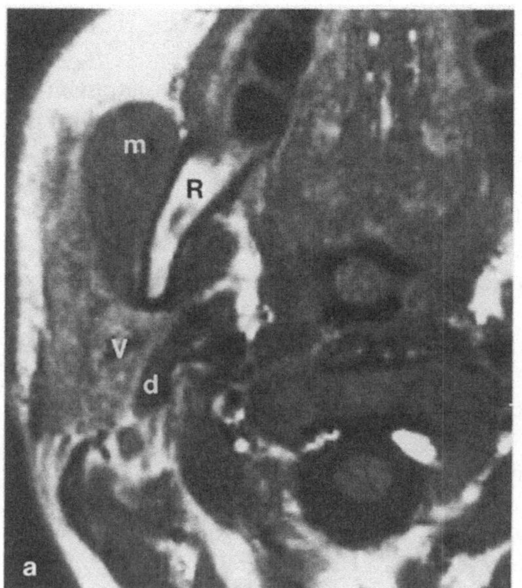
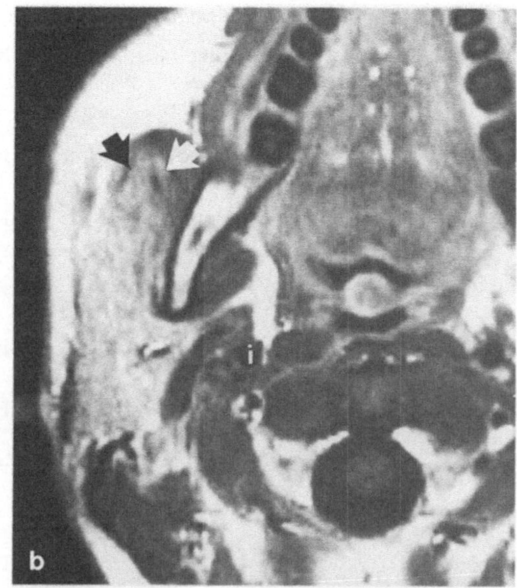
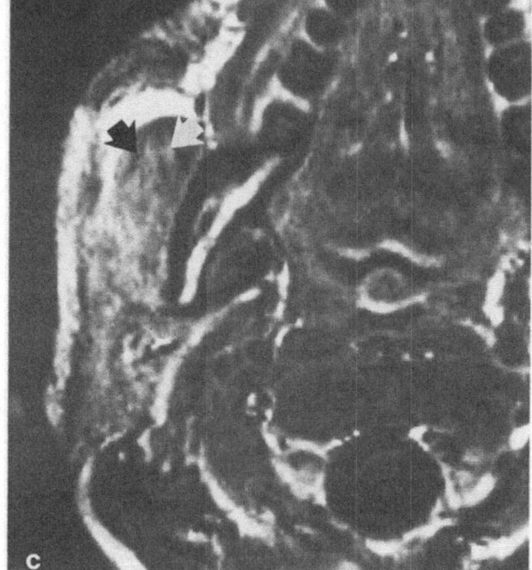

Abb. 58 a–c. Akute Parotitis
a KST (SE, TR/TE = 500/25 ms), transversal, nativ. Vergrößerte Glandula parotis rechts mit Verdrängung des M. masseter nach anterior und Auftreibung des Organs (*m* M. masseter, *V* Vena retromandibularis, *d* M. digastricus, *R* Ramus mandibulae, *i* A. carotis interna)
b KST (SE, TR/TE = 500/25 ms), transversal, Gd-DTPA. Deutlicher Signalanstieg der rechten Glandula parotis nach Kontrastmittelgabe. Entzündliche Infiltration des M. masseter *(Pfeile)* als Areal deutlicher Kontrastmittelaufnahme
c KST (SE, TR/TE = 1600/90 ms), transversal, nativ. Inhomogene Binnenstruktur der Glandula parotis mit erhöhter Signalintensität der dorsalen Anteile des M. masseter, korrelierend zur KM-Aufnahme in der T1-gewichteten Sequenz

außer dem primär-entzündlich veränderten Drüsengewebe auch die entzündliche Infiltration von Umgebungsstrukturen beurteilt werden. Bei dieser Fragestellung liefert die Anwendung des Kontrastmittels Gd-DTPA keine diagnostische Mehrinformation, die Untersuchung muß jedoch obligat mit einer Kombination von T1- und T2-betonten Sequenzen durchgeführt werden [158, 159].

Tabelle 23. Charakteristika der häufigsten Speicheldrüsentumoren

	Begrenzung	Morphologie	Signalintensität		
			T1 [ms]	T2 [ms]	Kontrastmittel-aufnahme [%]
Akute Parotitis	Entzündliche Infiltration der Umgebung (T2)	Homogen	1283 ±352	103 ±38	190 ±26
Sjögren-Syndrom	Scharfe Begrenzung (T2) ohne Infiltration	Inhomogen, wabenförmig	1305 ±249	82 ±35	118 ±21
Adenom	Scharf, Verlagerung der Gefäße (T2, Gd-DTPA)	Homogen	3900 ±1749	101 ±41	184 ±55
Zyste	Scharf, ohne Infiltration (T2, Gd-DTPA)	Homogen	2907 ±213	113 ±27	8 ±5
Zystadeno-lymphom	Scharf (Gd-DTPA)	Homogen	517 ±326	61 ±17	39 ±14
Adenokarzinom	Unscharf (Gd-DTPA)	Diffus	2592 ±1375	50 ±11	83 ±16
Adenoidzystisches Karzinom	Diffus (Gd-DTPA)	Homogen, Nekrosen	2070 ±897	80 ±23	97 ±31
Plattenepithel-karzinom	Infiltrierendes inhomogenes Wachstum (Gd-DTPA)	Nekrosen	1467 ±431	84 ±26	90 ±29
Lymphom	Scharf (Gd-DTPA)	Homogen	2950 ±1585	76 ±37	86 ±19
Postoperative Fibrose	Diffus, scharf (Gd-DTPA)	Inhomogen	1190 ±403	61 ±26	11 ±6

8.2.2 Morbus Sjögren

Im Gegensatz zur akuten Parotitis weisen alle Patienten mit myoepithelialer chronischer Sialoadenitis, dem Sjögren-Syndrom, ein charakteristisches Erscheinungsbild auf. Das akute Stadium manifestiert sich dabei nativ als Schwellung des Organs, das chronische Stadium als Atrophie mit Verkleinerung des Drüsenparenchyms und verlängerten T2-Zeiten (Abb. 59a). Zusätzlich findet sich stets eine inhomogene Binnenstruktur mit fleckförmigen Zonen unterschiedlicher Signalintensität in den T2-gewichteten Aufnahmen (Abb. 59c). Sowohl im T2-betonten Bild als auch nach Gd-DTPA-Gabe erkennt man einen charakteristischen klein- bis mittelknotigen, wabenartigen Umbau des gesamten Organs. Während das regional verteilte intakte Restparenchym eine hohe KM-Aufnahme aufweist, findet sich bei den fibrösen Binnen-strukturen nur ein geringer Anstieg der Signalintensität (Tabelle 23).

Über die Morphologie der chronischen myoepithelialen Sialoadenitis in der KST finden sich bislang keinerlei Hinweise in der Literatur [22]. Unsere Erfahrungen an einer limitierten Patientenzahl zeigen, daß ein inhomogenes Binnenmuster der Drüse im T2-

Tabelle 24. Stadieneinteilung in der KST des Sjögren-Syndroms

	Parenchym	Größe
Stadium 0	Normal	Normal
Stadium I	Retikulär	Normal
Stadium II	Kleinnodulär	Normal-gering, vergrößert
Stadium III	Mittel-nodulär	Gering-mittel, vergrößert
Stadium IV	Grobknotig	Stark vergrößert

betonten Bild als diagnostischer Hinweis gewertet werden kann [261]. Tabelle 24 zeigt eine kernspintomographische Stadieneinteilung. In allen Fällen findet sich auch ein spezifisches Erscheinungsbild in den T1-betonten Sequenzen nach Gd-DTPA-Applikation, jedoch ohne diagnostische Mehrinformation. Als charakteristisch muß ein wabiges Muster mit einem Netz von signalarmen hypovaskularisierten Binnenstrukturen und dem knotigen signalreichen Restparenchym gelten.

Merke:

Akut entzündliche Veränderungen der Speicheldrüsen zeigen eine diffuse Signalintensitätserhöhung im T2-betonten Bild unter Mitbeteiligung der Nachbarstrukturen.

Die chronische Parotitis (Sialoadenitis chronical) weist kernspintomographisch ein typisches entzündliches Erscheinungsbild mit wabenförmigen, inhomogenen Binnenstrukturen auf.

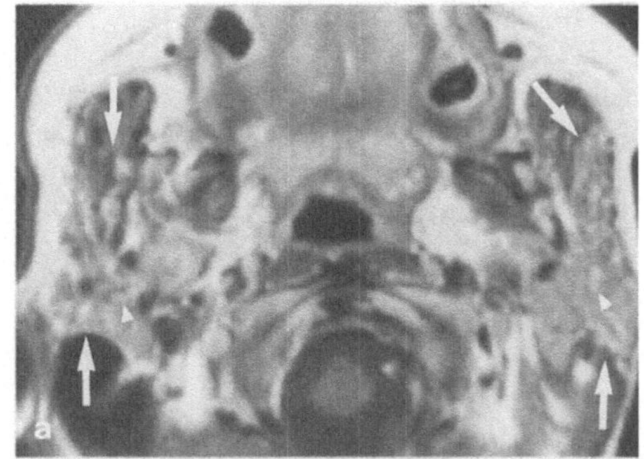

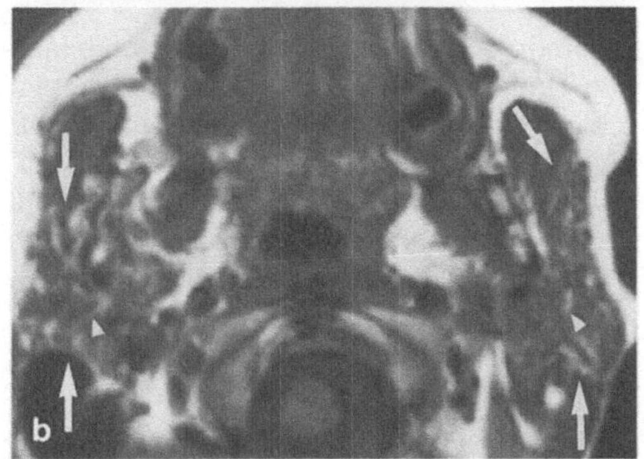

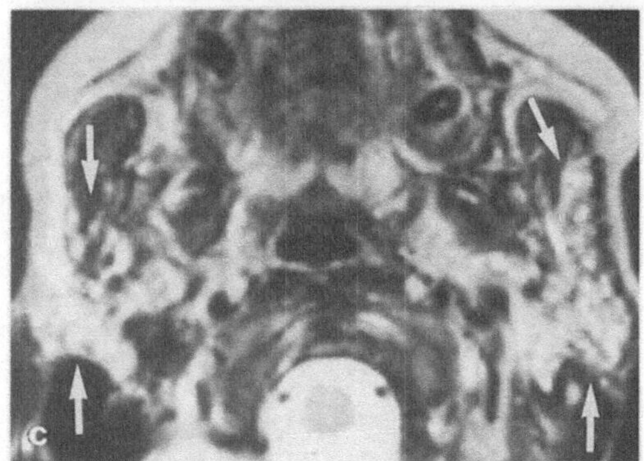

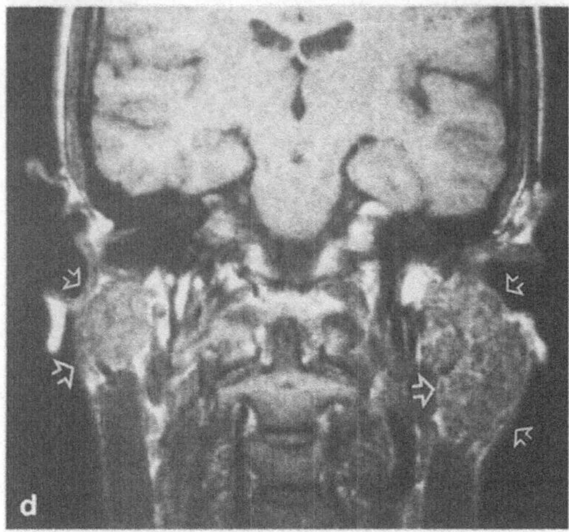

▷

Abb. 59 a–d. Sjögren-Syndrom, Stadium III
a KST (SE, TR/TE = 500/25 ms), transversal, nativ. Beidseits vergrößerte Glandula parotis *(Pfeile)* mit inhomogenen Binnenstrukturen. Das normale Drüsengewebe, das sich mit mittlerer Signalintensität abbildet, wird von signalreichen Parenchymanteilen *(Pfeilspitzen)* durchzogen
b KST (SE, TR/TE = 500/25 ms), transversal, Gd-DTPA. Nach Gabe des Kontrastmittels Gd-DTPA zeigt sich ein relativ starker Anstieg der Signalintensität der beiden Glandulae parotides, entzündliche Infiltration des M. masseter, insbesondere linksseitig. Typisch für das Sjögren-Syndrom wird eine inhomogene wabenartige und netzförmige Binnenstruktur der Drüse nachweisbar
c KST (SE, TR/TE = 3000/90 ms), transversal, nativ. Im T2-gewichteten Bild zeigen sich die Kriterien für das Sjögren-Syndrom: die Drüse ist inhomogen mit hoher Signalintensität und wabenartigen, netzförmigen Auflockerungszeichen. Entzündliche Infiltration des M. masseter in den posterioren Anteilen
d KST (SE, TR/TE = 500/25 ms), frontal, nativ. In der T1-gewichteten Sequenz frontal exakte topographische Zuordnung des entzündlich veränderten signalarmen Drüsenparenchyms beidseits

8.3 Benigne Tumoren

Tumoren der Speicheldrüsen betreffen zu 90% die Glandula parotis und zeigen in der Mehrzahl der Fälle einen benignen Charakter. Die Glandulae submandibularis et sublingualis sind wesentlich seltener von Tumorwachstum betroffen, histologisch findet sich jedoch meist eine maligne Läsion.

8.3.1 Pleomorphes Adenom

Pleomorphe Adenome, die häufigsten benignen Tumoren, wachsen in der Regel langsam und asymptomatisch und finden sich gehäuft bei Patienten mittleren Alters. In der Glandula parotis können diese Tumoren sowohl im oberflächlichen als auch im tiefen Lappen wachsen. Meistens zeigen diese Tumoren eine scharfe Begrenzung, nur selten finden sich unscharfe Randbereiche oder lobuläres Wachstum. Kernspintomographisch stellen sich Adenome in *T1-gewichteten Aufnahmen* als signalarme Zonen innerhalb des Drüsenparenchyms dar mit glatter Begrenzung (Abb. 60a) und ohne Infiltrationszeichen (Tabelle 25). Im *T2-gewichteten Bild* weist das adenomatöse Gewebe eine hohe Signalintensität auf, diese Zonen entsprechen histologisch flüssigkeitsgefüllten Gewebeeinschmelzungen. *Nach Kontrastmittelgabe* erscheinen die Adenome häufig heterogen mit signalarmen Arealen, Nekrosen entsprechend (Abb. 60b). Selten finden sich nur *kleine intraglanduläre* Tumoren mit Verlagerung des N. facialis, besonders große pleomorphe Adenome weisen jedoch ein deutlich expansives Wachstum mit Verdrängung der Weichteile nach parapharyngeal auf. Bei diesen Patienten kann der N. facialis in der KST in der Regel nicht mehr identifiziert werden.

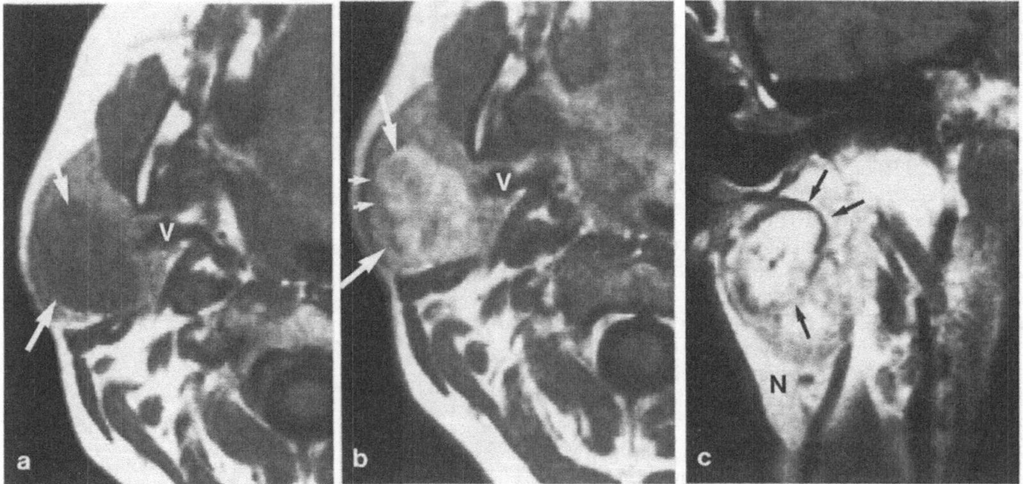

Abb. 60a–c. Pleomorphes Adenom der Glandula parotis rechts
a KST (SE, TR/TE = 500/25 ms), transversal, nativ. Intraglanduläre signalarme Raumforderung der rechten Glandula parotis, homogen, scharf begrenzt *(Pfeile)* (*V* Vena retromandibularis)
b KST (SE, TR/TE = 500/25 ms), transversal, Gd-DTPA. Nach Kontrastmittelapplikation zeigt sich eine inhomogene Kontrastmittelaufnahme, die laterale Begrenzung der Raumforderung ist unscharf *(kleine Pfeile),* der Tumor auf die Glandula parotis beschränkt, keine Infiltrationszeichen. Kompression und Verdrängung der V. retromandibularis *(V)*
c KST (SE, TR/TE = 500/25 ms), frontal, Gd-DTPA. Signalreiche Raumforderung, die auch in der kranialen und kaudalen Ausdehnung auf die Glandula parotis begrenzt ist *(Pfeile).* Inhomogene Binnenstruktur mit signalarmem Randsaum, einer Kapsel entsprechend (*N* normales Drüsenparenchym)

Tabelle 25. Vergleich verschiedener Aufnahmeparameter bei den wichtigsten Läsionen der Glandula parotis (*1* mäßige Bildinformation, *2* gute Bildinformation, *3* optimale Bildinformation)

	T1-nativ	Protonendichte	T2-nativ	T1 Gd-DTPA
Entzündung	2	2	3	2
Sjögren-Syndrom	1	2	2	3
Adenom	2	2	3	3
Zyste	1	2	3	3
Zystadenolymphom	2	2	2	3
Adenokarzinom	1	2	2	3
Adenoidzystisches Karzinom	2	2	2	3
Plattenepithelkarzinom	2	2	2	3
Lymphom	1	2	2	3

8.3.2 Lymphoepitheliale Zyste

Zysten der Glandula parotis treten in den meisten Fällen im Rahmen einer infektiösen Grunderkrankung, insbesondere bei HIV-positiven Patienten auf, häufig sekundär in der Folge von Entzündungen der Glandula parotis oder bei Obstruktion des Ausführungsganges. Klinisch stehen bei diesen Patienten schmerzhafte rezidivierende Schwellungen im Bereich der betroffenen Gesichtshälfte im Vordergrund.

In der *KST nativ* stellen sich epitheliale Zysten wie Adenome dar (Abb. 61 a). Die Zysten zeigen regelmäßig eine *scharfe Begrenzung,* meist sind zusätzlich mehrere kleine benachbarte Zysten erkennbar. In der Regel ist nur eine Seite betroffen und die Glandula parotis massiv vergrößert. In den *T1-betonten Sequenzen* und Protonendichtesequenzen nativ ist die Abgrenzbarkeit der Zysten vom Drüsengewebe erschwert, da beide Strukturen ähnliche Signalintensitäten zeigen (Tabelle 23). Bei Verwendung T2-betonter Sequenzen sind die Zysten als signalreiche Zonen ebenfalls gut abgrenzbar (Abb. 61 c) und ergeben eine optimale diagnostische Information (Tabelle 25). Im Gegensatz zum liquiden Zysteninhalt weist das normale Drüsengewebe wie auch die Zystenwand einen deutlichen Anstieg der Signalintensität nach Gabe von Gd-DTPA auf.

Während bei einigen Autoren [35, 70] keine Unterscheidung zwischen Zysten und Adenomen möglich ist, können nach unserer Erfahrung diese Tumoren in allen Fällen unterschieden werden. Das in den nativen T1-betonten Sequenzen und Protonendichtesequenzen häufig ähnliche Erscheinungsbild von Zysten und Adenomen kann im T2-gewichteten Bild und nach KM-Gabe eindeutig differenziert werden. Som et al. [215] berichten ebenfalls über die gute Abgrenzbarkeit von Adenomen aufgrund ihrer Kapselbildung. Insbesondere bei HIV-positiven Patienten sind lymphoepitheliale Zysten durch ein charakteristisches Erscheinungsbild gekennzeichnet, so daß hier im wesentlichen T2-betonte Sequenzen für die Diagnostik ausreichend sind.

8.3.3 Zystadenolymphom (Whartin-Tumoren)

Diese gutartigen Tumoren wachsen in der Regel langsam und schmerzlos und können multipel und bilateral auftreten. Das Signalverhalten ist hypointens zum normalen Drüsengewebe in *T1-gewichteten Sequenzen* und mäßig hyperintens im *T2-gewichteten Bild.* Regelmäßig sind diese Tumoren scharf begrenzt und zeigen nach KM-Gabe zentral Signalintensitätssteigerungen, bei niedrigem Signalanstieg in den Randbereichen (Tabelle 25). In der KST ist kein infiltratives Wachstum nachweisbar, die Ausbreitung der Tumoren beschränkt sich in allen Fällen auf die Parotisloge. Die V. retromandibularis und der N. facialis werden häufig nach medial oder lateral abgedrängt, sind aber nie komprimiert oder infiltriert. Im Vergleich zu den T2-gewichteten Sequenzen erbringt die T1-betonte Sequenz nach Kontrastmittelgabe ei-

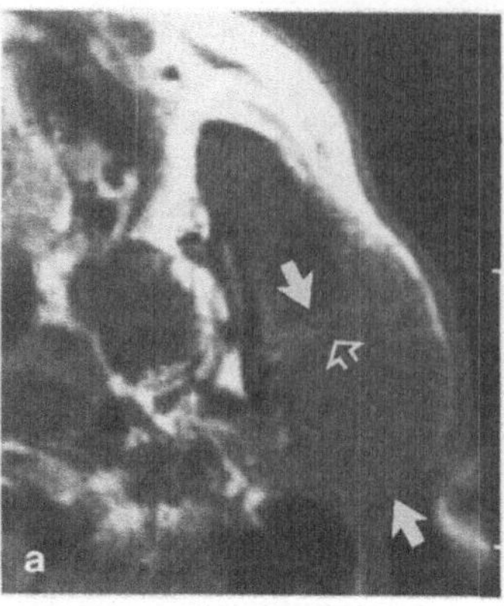 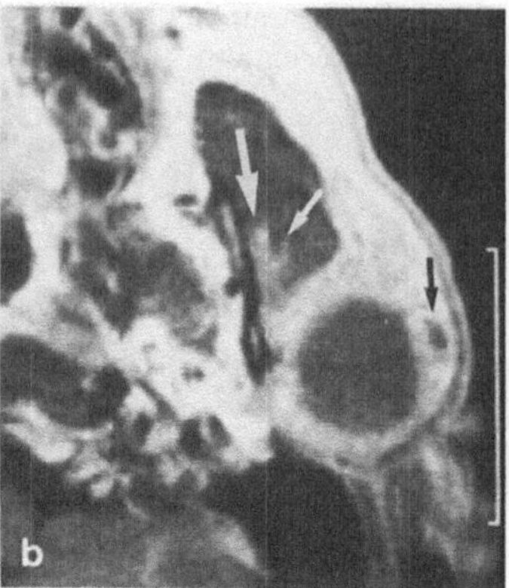 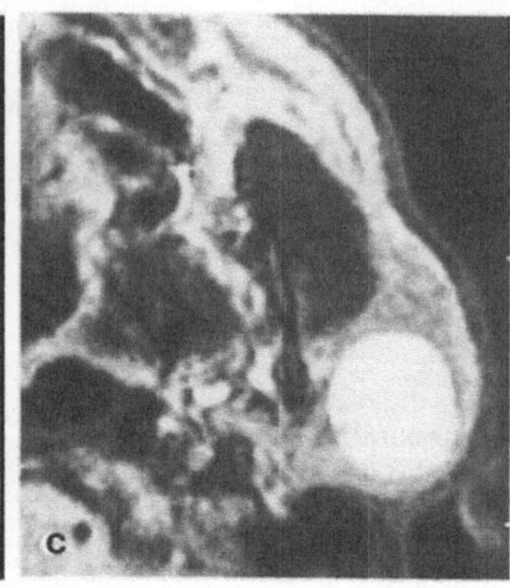

Abb. 61 a–d. Lymphoepitheliale Zyste (HIV-positiv)
a KST (SE, TR/TE = 500/25 ms), transversal, nativ. Raumforderung der linken Glandula parotis *(geschlossene Pfeile)* mit ähnlicher Signalintensität wie Drüsengewebe und Muskulatur *(offene Pfeile)*
b KST (SE, TR/TE = 500/25 ms), transversal, Gd-DTPA. Nach Gd-DTPA-Applikation große Zyste ohne Kontrastmittelaufnahme bei deutlichem Signalintensitätsanstieg des Drüsengewebes. Lateral Nachweis einer weiteren, kleineren Zyste *(schwarzer Pfeil)*. Das Drüsenparenchym zeigt entzündliche Veränderungen, zusätzlich entzündliche Infiltration im dorsalen Anteil des linken M. masseter *(weiße Pfeile)*. Die V. retromandibularis ist vollständig komprimiert
c KST (SE, TR/TE = 1600/90 ms), transversal, nativ. Signalreiche Raumforderung der linken Glandula parotis im T2-gewichteten Bild, einer flüssigkeitsgefüllten Zyste entsprechend

ne optimale diagnostische Information (Tabelle 25).

An benignen Tumoren finden sich histologisch selten intraglanduläre Neurinome, Lipome und Fibrome mit jeweils scharfer Abgrenzung zu den Umgebungsstrukturen.

> *Merke:*
>
> Präoperativ können nahezu alle benignen Raumforderungen der Glandula parotis richtig diagnostiziert werden. Aufgrund charakteristischer T1- und T2-Zeiten und der Kontrastmitteldynamik ist es vielfach bereits möglich, Rückschlüsse auf den feingeweblichen Aufbau zu ziehen. Falls in T1- und T2-gewichteten Sequenzen nativ eine zystische Läsion mit sehr homogener Signalintensität imponiert, kann auf die Anwendung von Gd-DTPA verzichtet werden. Bei niedriger Signalintensität bzw. inhomogenen Binnenstrukturen muß mit T1-betonten Sequenzen und Gabe von Gd-DTPA untersucht werden, um malignes Tumorwachstum sicher auszuschließen.

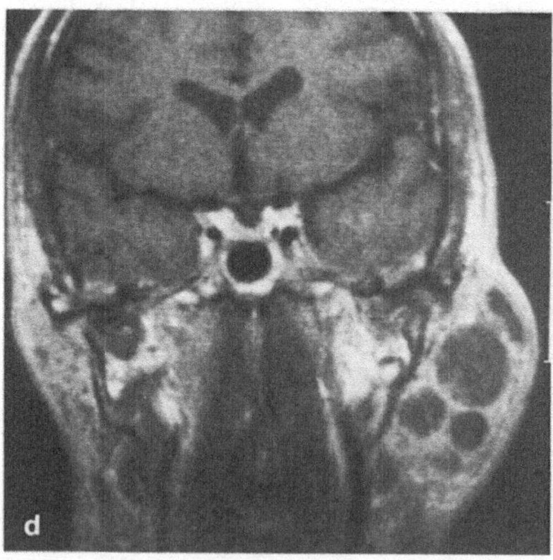

Abb. 61. d KST (SE, TR/TE = 500/25 ms), frontal, Gd-DTPA. Nach Kontrastmittelgabe multiple signalarme Areale in der vergrößerten Glandula. Alle Zysten mit glatter Begrenzung innerhalb des Drüsengewebes

8.4 Maligne Tumoren

8.4.1 Adenokarzinom

Adenokarzinome sind die häufigsten malignen Raumforderungen der Glandula parotis. Diese werden klinisch-pathologisch als „High-, Intermediate-, oder Low-grade-Läsionen" klassifiziert [29, 51]. „Low-grade Adenokarzinome" ähneln kernspintomographisch den Charakteristika von pleomorphen Adenomen. Bei den höhermalignen Adenokarzinomen ist in den T1- und T2-gewichteten Sequenzen nativ die genaue Begrenzung der Adenokarzinome nicht exakt erfaßbar. In den Sequenzen *nach Applikation von Gd-DTPA* ist stets deutlich ein diffuses, infiltratives Ausbreitungsmuster der Tumoren erkennbar (Tabelle 23). Aufgrund diffuser Infiltrationen kann der N. facialis nur bei wenigen Patienten exakt identifiziert werden. In allen Fällen führen diese Tumoren zu einer Kompression bzw. Infiltration der V. retromandibularis (Abb. 62). Bei ausgedehnten Tumoren findet sich eine Ummauerung der Mandibula mit Wachstum des Tumors nach parapharyngeal sowie einer Infiltration der Pterygoidmuskulatur und der großen Gefäße.

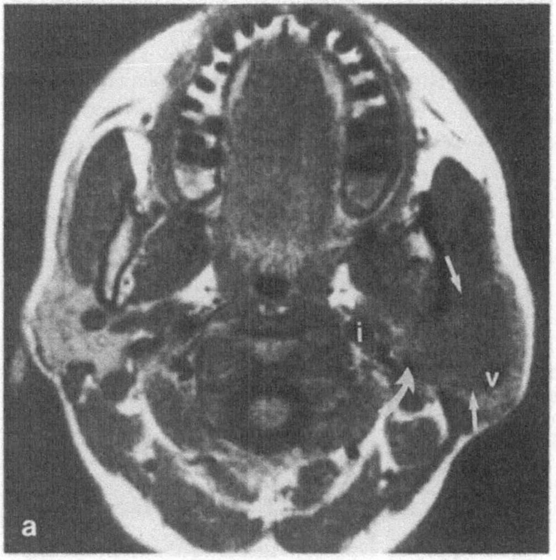

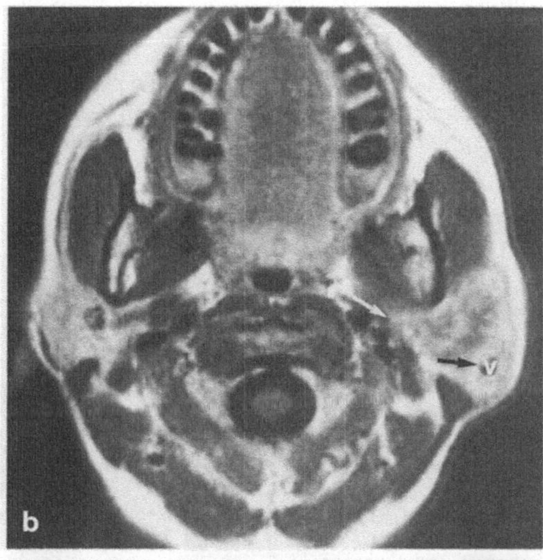

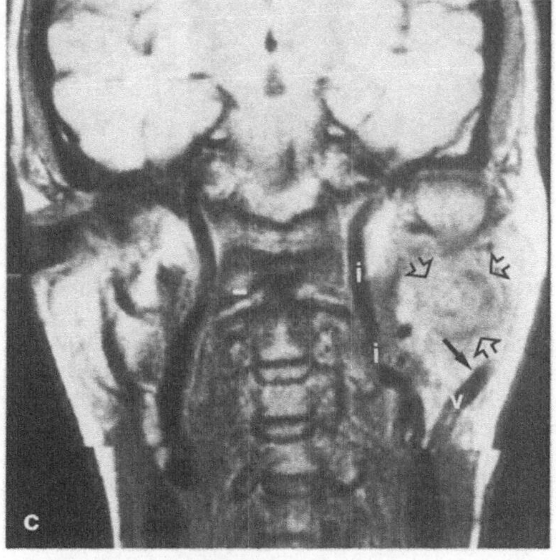

Abb. 62 a–e. Adenokarzinom der Glandula parotis links
a KST (SE, TR/TE = 500/25 ms), transversal, nativ. Raumforderung der linken Glandula parotis, unscharf begrenzt, fragliches Wachstum nach parapharyngeal *(gebogener Pfeil* V. jugularis, *i* A. carotis interna, *V* V. retromandibularis)
b KST (SE, TR/TE = 500/25 ms), transversal, Gd-DTPA. Nach Kontrastmittelapplikation inhomogene Binnenstrukturen des Tumors mit Verlagerung der V. retromandibularis *(schwarzer Pfeil).* Verdrängung des M. masseter und Wachstum nach parapharyngeal *(weißer Pfeil)*
c KST (SE, TR/TE = 500/25 ms), frontal, Gd-DTPA. In der frontalen Schicht Beurteilbarkeit der Beziehung des Tumors *(offene Pfeile)* zu den großen Gefäßen, die V. retromandibularis ist weit nach lateral abgedrängt *(Pfeil)*
d, e s. S. 104

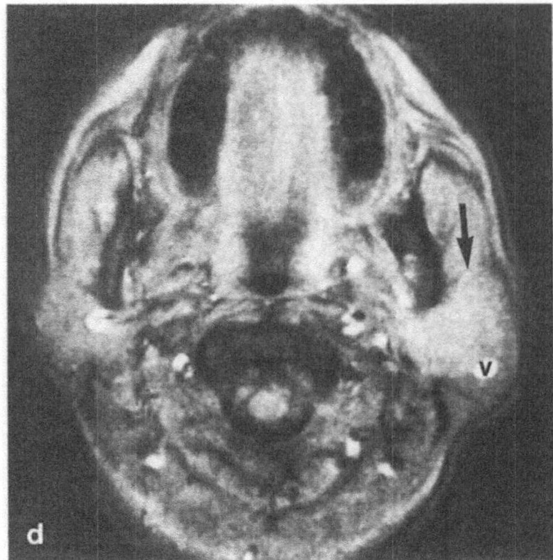
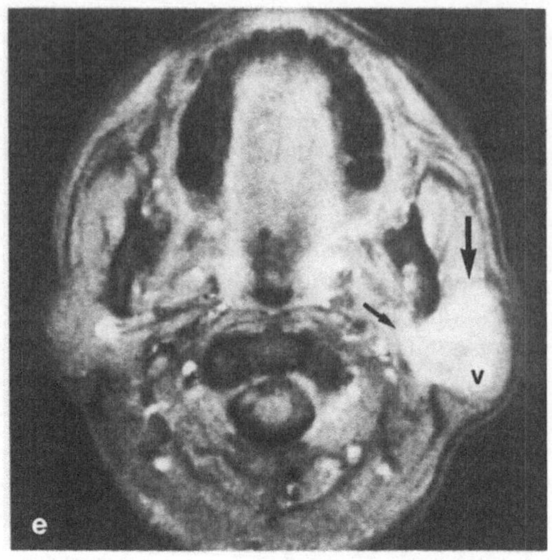

Abb.62. d KST (SE, TR/TE = 30/12 ms), transversal, FLASH, Flipwinkel 30°, nativ
e KST (SE, TR/TE = 30/12 ms), transversal, FLASH, Flipwinkel 30°, Gd-DTPA. Die schnellen Gradientenechosequenzen vor und nach Kontrastmittelapplikation ermöglichen die exakte Messung der Kontrastmittelaufnahme der Läsion. Gute Abgrenzbarkeit des Tumors vom gesunden Drüsengewebe. Exakte Dokumentation des Tumorwachstums in Richtung Parapharyngealraum *(kleiner Pfeil)*

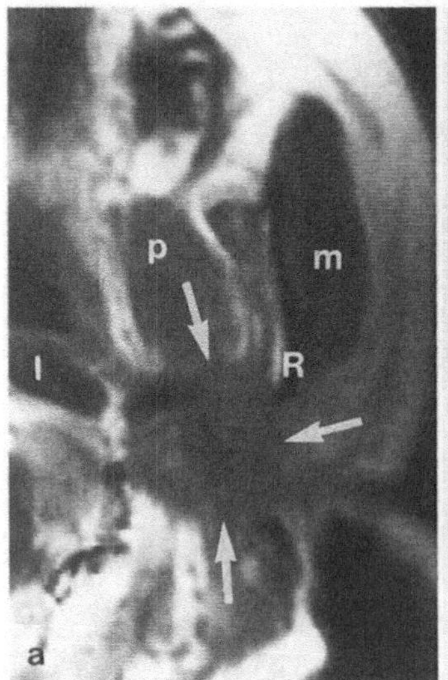
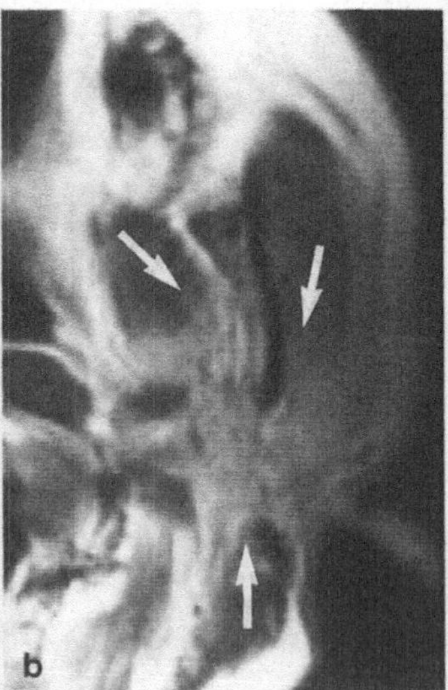
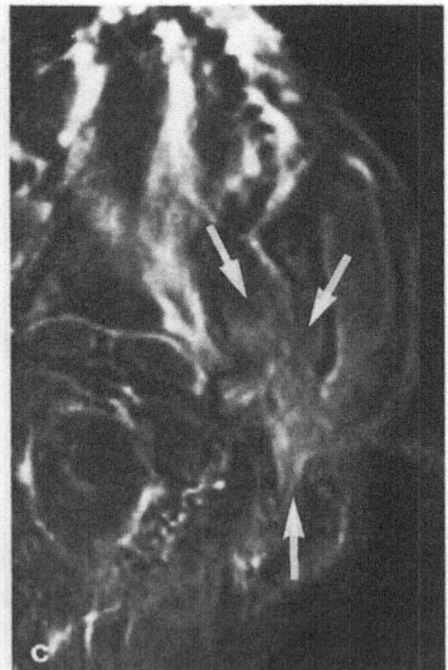

Abb.63a–c. Adenoidzystisches Karzinom, Rezidiv in der Parotisloge bei Zustand nach Parotidektomie
a KST (SE, TR/TE = 500/25 ms), transversal, nativ. Signalarme Raumforderung in der linken Fossa parotidea, kein normales Speicheldrüsengewebe nachweisbar. Einziehungen bei Zustand nach Operation (*p* M. pterygoideus, *m* M. masseter, *l* M. longus colli, *R* Ramus mandibulae)
b KST (SE, TR/TE = 500/25 ms), transversal, Gd-DTPA. Nach Kontrastmittelapplikation unschar-fes Ausbreitungsmuster des Tumors. Infiltration des M. masseter und der Mm. pterygoidei *(weiße Pfeile)*. Infiltratives Wachstum nach dorsal und Ummauerung der großen Gefäße, wie A. carotis und V. jugularis
c KST, Subtraktionsbild, transversal. Das Subtraktionsbild vor und nach Kontrastmittelgabe zeigt ein signifikantes Enhancement im Bereich des Tumors. Optimale Beurteilbarkeit der exakten Tumorausdehnung nach dorsal und medial, sowie der Infiltration der benachbarten Muskulatur *(Pfeile)*

8.4.2 Adenoidzystisches Karzinom

Diese Tumoren werden auch häufig in den kleineren Kopfspeicheldrüsen Glandulae submandibularis und sublingualis gefunden. Charakteristischerweise breiten sich diese Tumoren entlang der Nervenscheiden aus und sind durch eine hohe Rezidivrate nach Therapie charakterisiert (Abb.63).

Alle adenoidzystischen Karzinome zeigen ein deutlich aggressiveres Wachstumsverhalten als Adenokarzinome. Diese Tumoren wachsen diffus sowohl nach parapharyngeal wie lateral und führen zu Infiltrationen der Halsmuskulatur, des M.masseter und der Mandibula (Tabelle 23). Oft kann kein normales Drüsenparenchym auf der betroffenen Seite mehr identifiziert werden. Ähnlich den anderen Malignomen sind die Tumoren hypointens in der *T1-gewichteten Sequenz* und hypointens in der *T2-Sequenz*. Während in den T1- wie T2-betonten Sequenzen nativ die Muskulatur oft intakt erscheint, können Infiltrationen in umliegendes Muskelgewebe nur *nach Kontrastmittelgabe* exakt diagnostiziert werden (Tabelle 23). Bei diesen Patienten ist die V.retromandibularis in der Regel immer komprimiert, nur selten ist der Verlauf des N.facialis erkennbar.

8.4.3 Plattenepithelkarzinom

Bei den eher seltenen Plattenepithelkarzinomen der Glandula parotis findet sich bei inhomogener Binnenstruktur ein unscharf begrenzter Randsaum (Abb.64, Tabelle 23). Meist zeigen diese Tumoren deutliche signalarme Zonen *nach Gd-DTPA-Gabe* entsprechend Nekrosen (Abb.64a, b). Kleine Infiltrationen in die umgebende Muskulatur und die genauen Grenzen der Raumforderung sind nur in den Sequenzen nach Applikation von Gd-DTPA zu erkennen.

8.4.4 Lymphom

Auch die Lymphome gehören zu den seltenen Raumforderungen in der Glandula parotis. Eine gehäufte Koinzidenz findet sich mit der chronischen Sialoadenitis nach mehrjährigem Verlauf.

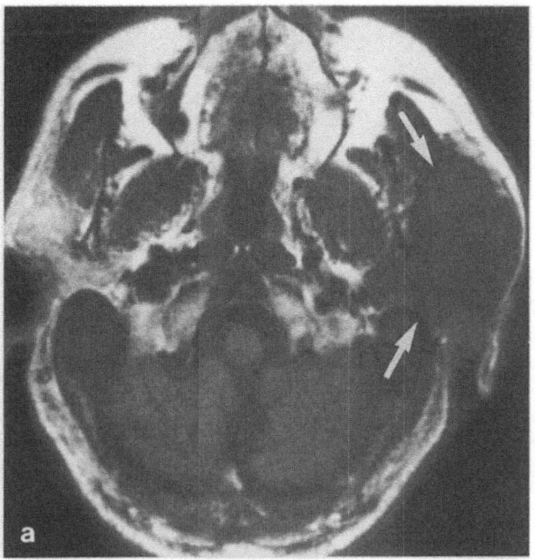

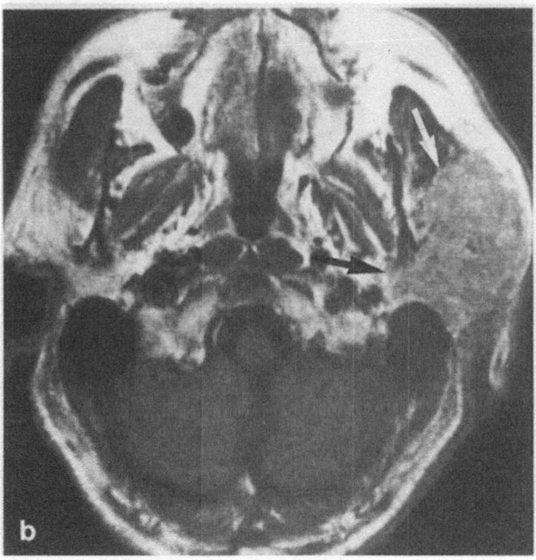

Abb.64a, b. Plattenepithelkarzinom der Glandula parotis links
a KST (SE, TR/TE = 500/25 ms), transversal, nativ. Homogene Raumforderung der linken Glandula parotis mit geringer Signalintensität, isointens zu Muskelgewebe, unscharfe Randausläufer
b KST (SE, TR/TE = 500/25 ms), transversal, Gd-DTPA. Mittlere Signalintensitätszunahme nach Kontrastmittelgabe. Die Raumforderung mit inhomogenen Binnenstrukturen, Infiltration des M. masseter *(weißer Pfeil)*. Destruktion des Temporomandibulargelenks und Wachstum nach parapharyngeal und retromaxillär *(schwarzer Pfeil)*. Die V.retromandibularis und der N.facialis nicht abgrenzbar

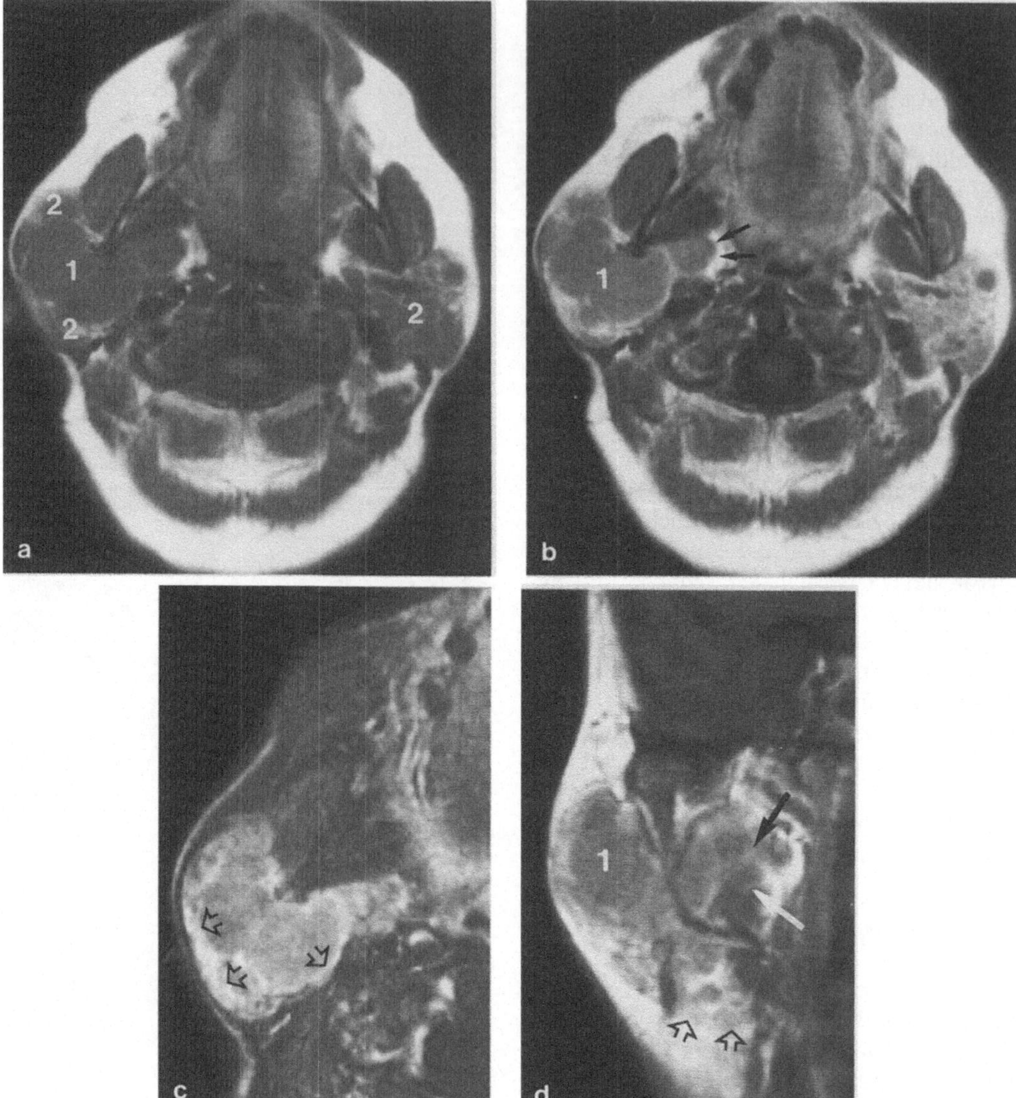

Abb. 65 a–d. Non-Hodgkin-Lymphom bei Morbus Sjögren der Glandula parotis
a KST (SE, TR/TE = 500/25 ms), transversal, nativ. Im T1-gewichteten Bild homogene Raumforderung der rechten Glandula parotis mit mittlerer Signalintensität und hellem Randsaum *(1)*. Fleckige Binnenstrukturen des Restdrüsenparenchyms rechts und der Glandula parotis links *(2)*
b KST (SE, TR/TE = 500/25 ms), transversal, Gd-DTPA. Nach Kontrastmittelapplikation geringe Signalintensitätszunahme der Raumforderung, Nachweis verbackener Konglomerate von Tumoren, die bis nach parapharyngeal reichen *(Pfeile)*.

Verdrängung der Mm. pterygoidei, sowie vollständige Kompression der V. retromandibularis
c Subtraktionsbild, transversal. Deutlich erkennbar der massiv Kontrastmittel aufnehmende Randsaum der Läsionen *(offene Pfeile)*. Fleckige Kontrastmittelaufnahme des Restdrüsenparenchyms rechts im Sinne einer chronischen myoepithelialen Sialoadenitis (Morbus Sjögren)
d KST (SE, TR/TE = 500/25 ms), frontal, Gd-DTPA. Nachweis der Lymphomausbreitung *(1)* nach medial und lateral mit unmittelbarer Beziehung zum Pharynx *(Pfeile)*. Inhomogene Lymphknotenkonglomerate *(offene Pfeile)*

Die Gesamtgruppe der Lymphome zeigt in der KST ein charakteristisches Erscheinungsbild und zwei Verlaufsformen. Bei der *einen Form* finden sich kleinere Lymphompakete am medialen Rand der Parotis, hypointens im T1- und hyperintens im T2-Bild (Abb. 65 a). Das Restparenchym kommt in den Sequenzen nativ und nach Gd-DTPA-Gabe ohne Zeichen einer tumorösen Infiltration zur Darstellung. Bei der *zweiten Patientengruppe* sind stets große Lymphomkonglomerate abgrenzbar, die das normale Drüsengewebe vollständig verdrängen und typischerweise kleine Ausläufer nach parapharyngeal zeigen (Tabelle 23). Die prozentuale Kontrastmittelaufnahme des Tumors entspricht der von Plattenepithelkarzinomen. Die zentralen Abschnitte der Lymphome weisen eine homogene Kontrastmittelaufnahme auf, der Tumorkapselbereich zeigt deutlich höhere Werte. Eine Differenzierung von Non-Hodgkin- und Hodgkin-Lymphomen gelingt kernspintomographisch nicht.

8.4.5 Rezidivdiagnostik

Ein hoher diagnostischer Stellenwert kommt der Rezidivdiagnostik benigner und maligner Speicheldrüsentumoren zu. Dies betrifft im wesentlichen die *Glandula parotis* wie auch die *Glandula submandibularis*.

In der *frühen postoperativen Phase* können mittels der 3 Parameter T1, T2 und KM-Verhalten Tumorreste, Blutung und Fibrose nicht differenziert werden [103].

Nach einem *minimalen* Zeitraum von 3 Monaten gelingt eine exakte Gewebedifferenzierung in der KST. *Fibrosestrukturen* in der Fossa parotidea zeigen T1- wie auch T2-Relaxationszeiten ähnlich normaler Muskulatur. Nach Gd-DTPA-Gabe findet sich keine signifikante KM-Aufnahme. In Subtraktionstechnik und mit Hilfe der dynamischen KST mit schnellen Sequenzen kann dieses Phänomen bewiesen werden.

Alle Tumorrezidive benigner wie auch maligner Genese (Abb. 66) sind durch unspezifische Erhöhung der Relaxationszeiten T1 wie T2 charakterisiert. Die Neovaskularisation des Tumors kann durch eine signifikante Signalintensitätserhöhung nach Gd-DTPA-

Gabe bewiesen werden. Im Einzelfall müssen hier zusätzlich Oberflächenspulen mit verbesserter Ortsauflösung eingesetzt werden sowie angiographische Techniken in der KST (Abb. 66 c, d, e).

> *Merke:*
>
> In der KST können maligne Raumforderungen von benignen Läsionen nicht allein aufgrund unterschiedlicher Relaxationzeiten differenziert werden. Neben unklaren Begrenzungen sind eine Affektion des N. facialis sowie eine Infiltration der V. retromandibularis wichtige Zeichen malignen Wachstums. Um diese Kriterien diagnostizieren zu können, ist in jedem Fall die Gabe von Gd-DTPA bei Verdacht auf eine maligne Läsion erforderlich. Eine Differenzierung der einzelnen Histologien erscheint derzeit nur in Ausnahmefällen möglich. Durch Anwendung von Gd-DTPA ist es möglich, im Rahmen der Tumornachsorge ein Rezidiv von postoperativem Narbengewebe zu unterscheiden.

8.5 Wertung und diagnostische Strategie

Eine Unterscheidung zwischen benignen und malignen Läsionen ermöglicht in der Mehrzahl der Fälle eine Kombination *T2-betonter Sequenzen* mit *T1-betonten Sequenzen vor und nach Gd-DTPA-Applikation.* Als sicherstes Zeichen gilt dabei eine *unscharfe Begrenzung* des Tumors [70, 144]. *Inhomogene Binnenstrukturen* und *Nekrosezonen* sind auch bei benignen Tumoren in Einzelfällen erkennbar, so daß hieraus allein nicht auf Malignität geschlossen werden kann [222]. Die Binnenstrukturen wie auch die Vaskularisation eines Tumors können nach Gd-DTPA-Gabe besser beurteilt werden. Eine exakte Differenzierung der einzelnen Malignome ist in Übereinstimmung mit anderen Arbeitsgruppen [35, 70, 144, 214] nicht möglich. Die unterschiedlichen T1- und T2-Zeiten können wegen der hohen Standardabweichung nur

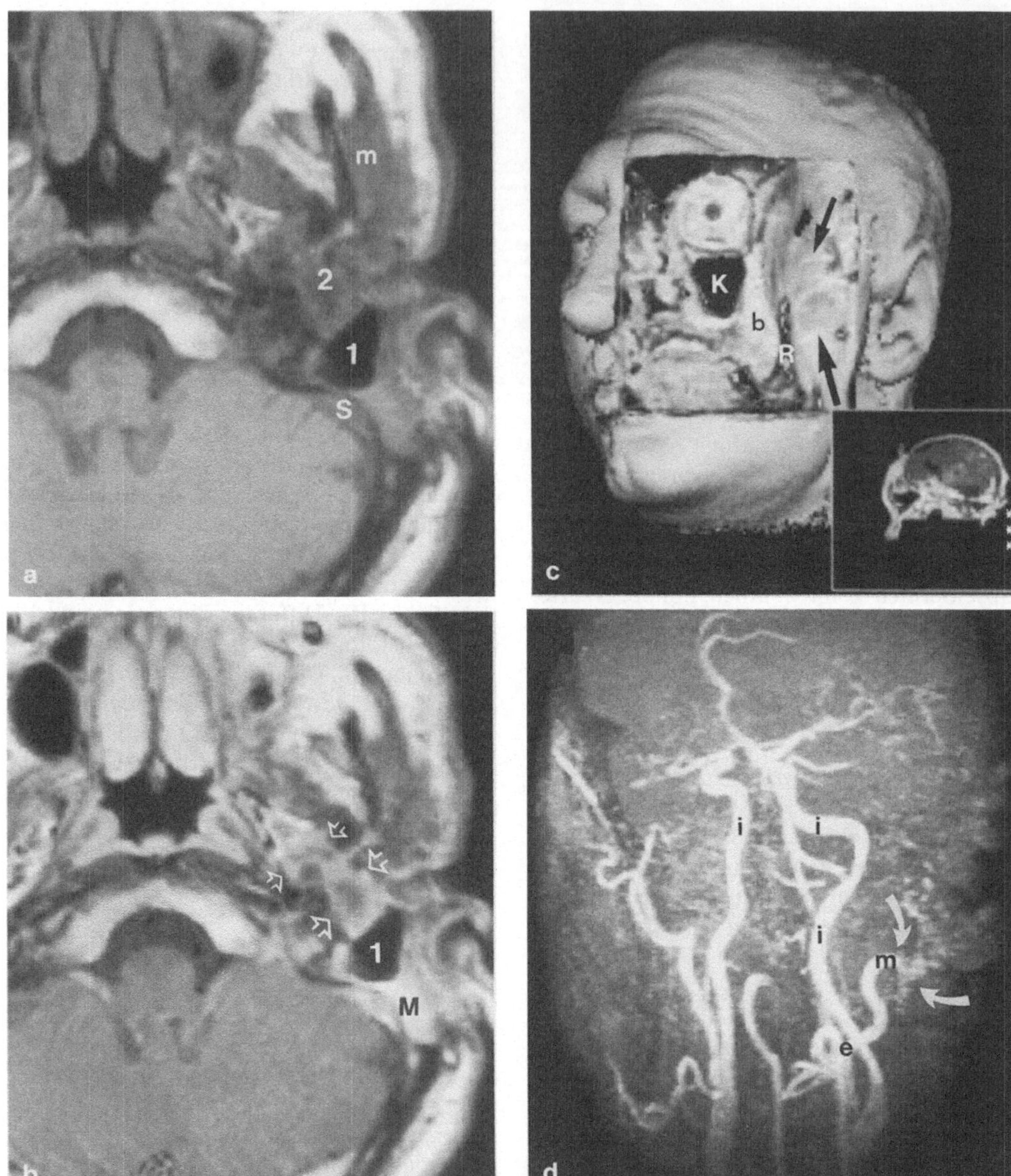

Abb. 66 a–d. Rezidiv einer aggressiven Fibromatose in der tiefen Parotisloge links. Wertigkeit von KM-Diagnostik, 3D-Techniken und MR-Angiographie
a KST (SE, TR/TE = 500/17 ms), transversal, nativ. Große signalarme Resektionshöhle in der tiefen Parotisloge und im Tympanon links *(1)*. Anterior gelegen zirkuläre Läsion im Retromaxillärraum *(2) (m* M. masseter, *s* Sinus sigmoideus)
b KST (SE, TR/TE = 500/17 ms, transversal, Gd-DTPA. Nach KM-Applikation deutliches Enhancement, inhomogen im Retromaxillärraum. Zwei ringförmige Läsionen können abgegrenzt werden *(Pfeile).* Die signifikante KM-Aufnahme beweist das Tumorrezidiv und schließt eine postoperative Fibrose aus *(M* entzündliche Mastoiditis)
c KST, 3D-Raytracing, Turbo-FLASH. In sagittaler Rekonstruktion Bestätigung der Lagebeziehung des Weichteilbezirks *(Pfeile)* in der Fossa infratemporalis *(b* buccales Fettgewebe, *K* Sinus maxillaris, *R* Ramus mandibulae)
d KST, MR-Angiographie, arteriell, mit venöser Sättigung. Unauffälliges Internastromgebiet beidseits *(i).* Kräftige A. maxillaris links *(m)* bei Zustand nach operativer Ligatur in dieser Höhe *(Pfeile) (e* A. carotis externa)

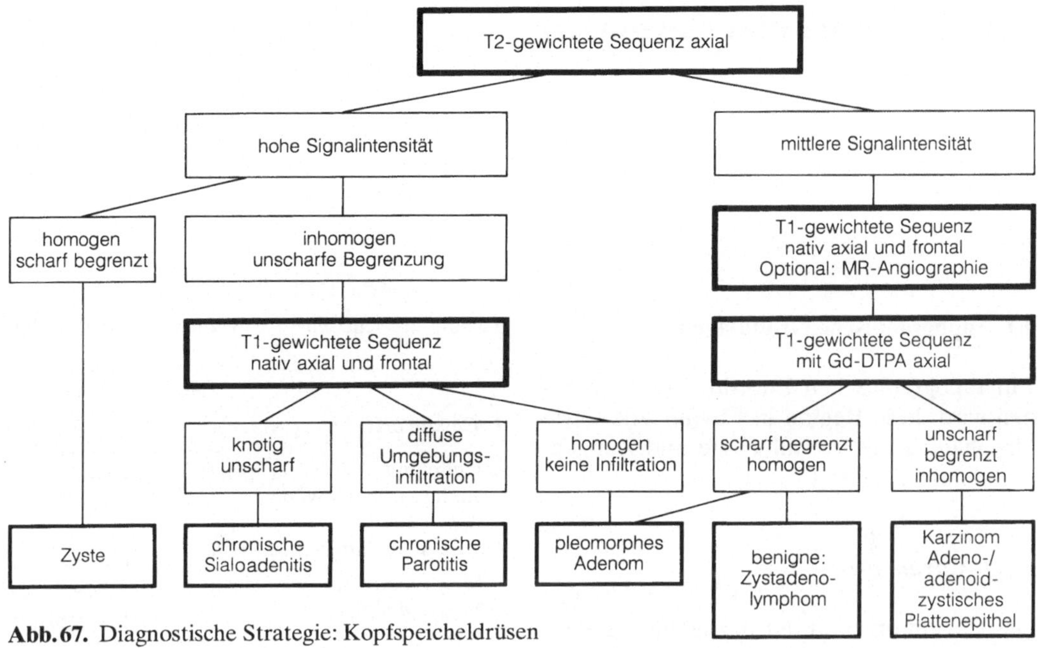

Abb. 67. Diagnostische Strategie: Kopfspeicheldrüsen

bedingt zur Auswertung herangezogen werden.

Für die Diagnostik *kleiner Tumoren* ist die KST nativ oft unbefriedigend, da diese häufig nicht exakt vom signalreichen, normalen Drüsengewebe differenziert werden können [144]. Nach Kontrastmittelapplikation unterscheiden sich die Signalintensitäten signifikant, wodurch eine Beurteilung der Infiltrationswege ermöglicht wird.

Bei der *Rezidivdiagnostik* muß eine deutliche Kontrastmittel-Signalanhebung in einem umschriebenen Areal als Hinweis auf ein Rezidiv gewertet werden, ein geringer Signalanstieg nach Kontrastmittelgabe findet sich in Fibrosearealen. Bei der *Lymphknotendiagnostik* bietet die KST Vorteile, da in der frontalen Schichtführung ohne Umlagerung des Patienten der zervikale Lymphknotenstatus zusätzlich beurteilt wird [114].

Die diagnostische Aussagekraft der KST nativ für die Glandula parotis ist wegen des verbesserten Weichteilkontrastes und der fehlenden Artefakte durch Zahnmetalle und Implantate der *Computertomographie* deutlich überlegen [101]. Im Gegensatz zu einer Arbeit von Gademann et al. [70, 71] werden durch Anwendung von Gd-DTPA in unserem Patientenkollektiv erhebliche Fortschritte in der differentialdiagnostischen Abklärung von tumorösen Läsionen erreicht. Zusätzlich ergeben sich Vorteile beim Nachweis von Infiltrationen bei Tumoren, die sich nativ isointens zu normalem Drüsengewebe darstellen [257].

Zusammenfassend wird für die primäre Diagnostik und die Rezidivdiagnostik der Kopfspeicheldrüsentumoren die in Abb. 67 vorgestellte Strategie empfohlen.

9 Oropharynx und Cavum oris

9.1 Topographische Grundlagen

Zur topographischen Zuordnung der Läsionen wird diese Region in Cavum oris sowie Oropharynx mit Tonsillenloge und Zungengrund aufgegliedert (Tabelle 26).

9.1.1 Cavum oris

Das Cavum oris und der dazugehörige Zungenkorpus wird kranial vom *harten und weichen Gaumen* begrenzt und geht nach kaudal in die Region des *Zungengrundes* und der *Vallecula* über. In der Schlundregion werden lateral jeweils die Tonsillen und der anschließende Parapharyngealraum abgegrenzt.

Kernspintomographisch stellt sich die *Muskulatur* mit mittlerer Signalintensität dar, die einzelnen Muskelzüge lassen sich hierbei durch umgebendes Fett- und Fasziengewebe voneinander unterscheiden. Schleimhaut- und lymphatisches Gewebe kann sowohl im T2-betonten als auch in kontrastmittelverstärkten T1-betonten Sequenzen als lineare Zone hoher Signalintensität gut von Muskulatur differenziert werden.

Die *extrinsischen* Zungenmuskeln können durch ihre niedrige Signalintensität identifiziert werden. Auf sagittalen Schichten stellt sich in der Mittellinie der *M. genioglossus* dar, der ventral an der Mandibula ansetzt. Darüber formt der am Os hyoideum ansetzende *M. hyoglossus*, der mit dem *M. styloglossus* zusammen verläuft, die laterale Begrenzung zur intrinsischen Muskulatur an der Zungenbasis und repräsentiert damit einen wichtigen Orientierungspunkt auf koronaren und transversalen Schichten.

Die *intrinsische* Muskulatur stellt sich mit höherer Signalintensität dar, umgeben von Fettgewebe mit typischer strahlenförmiger An-

Tabelle 26. Checkliste Cavum oris und Oropharynx

	Normal	Abnormal
1. Cavum oris		
Schleimhaut		
Lymphatisches Gewebe		
Extrinsische Zungenmuskulatur		
M. genioglossus		
M. hyoglossus		
M. styloglossus		
M. mylohyoideus		
M. geniohyoideus		
Intrinsische Zungenmuskulatur		
Gaumen, Uvula		
Septum linguae		
Glandula sublingualis		
Glandula submandibularis		
Mandibula, Maxilla		
A. V. lingualis		
Submandibuläre Lymphknoten		
Submentale Lymphknoten		
2. Oropharynx		
Schleimhaut		
Lymphatisches Gewebe		
Tonsilla palatina		
Epiglottis		
Fascia pharyngobasilaris		
M. digastricus		
Prävertebrale Muskulatur		
Retropharyngeale Lymphknoten		
Präepiglottischer Raum		
Parapharyngealraum		
Gaumen		
A. carotis interna		
A. carotis externa		
Vena jugularis		

ordnung. Vier Muskelfaserbündel können identifiziert werden. Die oberen und unteren longitudinalen Bündel erstrecken sich von der Zungenspitze zur Zungenbasis, die transversalen Bündel dehnen sich lateral des Mittellinienseptums aus. Das linguale Mittellinienseptum liegt zwischen den paarigen Mm. genioglossi, dehnt sich im Mundboden aus und zeigt hohe Signalintensität durch den Gehalt an Fettgewebe. Die Tonsilla lingualis, eine Komponente des Waldeyer-Rachenrings, zeigt eine enorme Variabilität und ist im submukösen Gewebe des Zungengrundes lokalisiert. Nach dorsal hat der Zungengrund engen Kontakt mit den Valleculae, deren Hinterwand von der Epiglottis und deren laterale Begrenzung von den seitlichen Pharynxwänden gebildet wird.

Der *M. mylohyoideus,* der seinen Ursprung an der Oberfläche der Mandibula hat und am Os hyoideum ansetzt, ist die dominierende Struktur des Mundbodens und am besten auf frontalen und sagittalen Schichtorientierungen abgrenzbar (Abb. 68). Der *M. geniohyoideus* kann unterhalb des M. genioglossus identifiziert werden mit seinem Ursprung an der Mandibula und dem Ansatz am Os hyoideum. Topographisch trennt der M. mylohyoideus den submandibulären Raum in einen lateralen und medialen Abschnitt. Als Zone erhöhter Signalintensität kann beidseits das Gewebe der Glandulae sublinguales medial der Glandulae submandibulares und lateral des Zungenkörpers identifiziert werden.

Nach Applikation von Gd-DTPA zeigen die intrinsischen Muskelgruppen stets einen signifikanten Anstieg der Signalintensität (Tabelle 27), die extrinsischen Muskeln wie der M. mylohyoideus und der M. digastricus weisen hingegen nur eine minimale Kontrastmittelaufnahme auf (Abb. 68 e).

9.1.2 Oropharynx

Der Oropharynx wird nach kranial vom weichen Gaumen begrenzt und beinhaltet oberflächliche wie tiefer gelegene Strukturen. Zu den oberflächlichen Strukturen gehört hauptsächlich die paarige Tonsilla palatina, die von einer dünnen Ausstülpung der signalarmen

Tabelle 27. Wertigkeit verschiedener Sequenzen zur Darstellung anatomischer Details (*1* mäßige, *2* gute, *3* optimale Bildinformation)

	T1 nativ	T2 Gd-DTPA	T1
Mandibula	2	2	2
M. genioglossus	2	1	2
M. hypoglossus, styloglossus	2	1	2
M. mylohyoid	1	2	3
M. geniohyoid	1	2	3
M. pterygoid med./lat.	2	2	3
M. masseter	2	2	3
Äste der A. lingualis	2	2	3
Tonsilla palatina	2	2	3
Weicher Gaumen	2	2	3
Harter Gaumen	2	1	2

Fascia pharyngobasilaris umgeben ist. Die Tonsillen zeigen ähnliche Signalintensität wie Muskelgewebe im T1-betonten Bild, im T2-betonten Bild kommen diese signalintensiver zur Darstellung.

Das arterielle und venöse Gefäßsystem kommt aufgrund des Flowphänomens signalarm zur Darstellung, im Bereich des Zungenkorpus können stets Äste der A. lingualis identifiziert werden (s. Abb. 72 e). Die markhaltigen knöchernen Strukturen wie Mandibula und harter Gaumen stellen sich als signalreiche Zonen mit signalarmer Kortikalis dar.

Ähnlich der Region Nasopharynx ist die Verwendung unterschiedlicher Schichtorientierungen Voraussetzung für die exakte Interpretation einer Tumorinfiltration. Die transversale Schichtführung als Standardprogramm erlaubt die exakte Analyse der Muskelgruppen im Bereich des Mundbodens und die Beurteilung wichtiger Strukturen wie der Glandula sublingualis.

Die frontale Schichtführung erbringt Zusatzinformationen bei Läsionen im Bereich der Tonsillenloge und außerhalb der Mittellinie gelegenen Prozessen. Tumoren im Bereich des Zungenkörpers und Zungengrundes mit Beteiligung des präepiglottischen Raumes können nur durch die kombinierte Interpretation transversaler und sagittaler Schichtbilder richtig diagnostiziert werden.

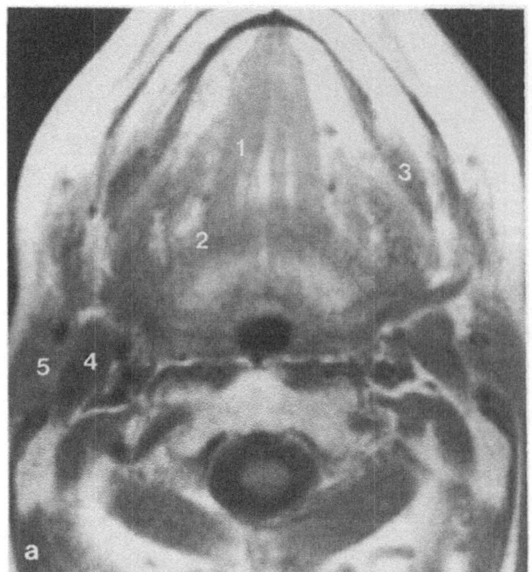

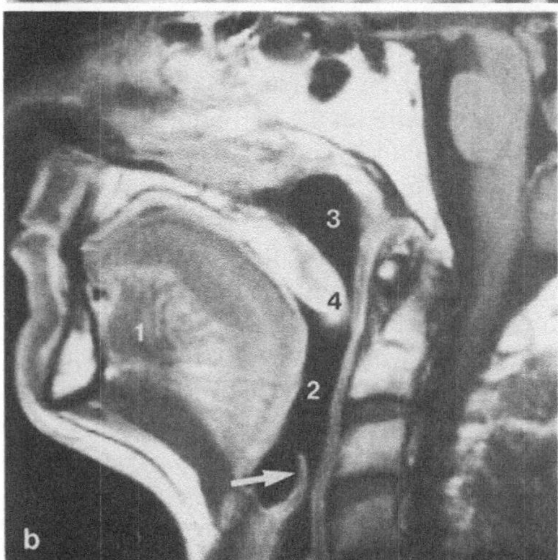

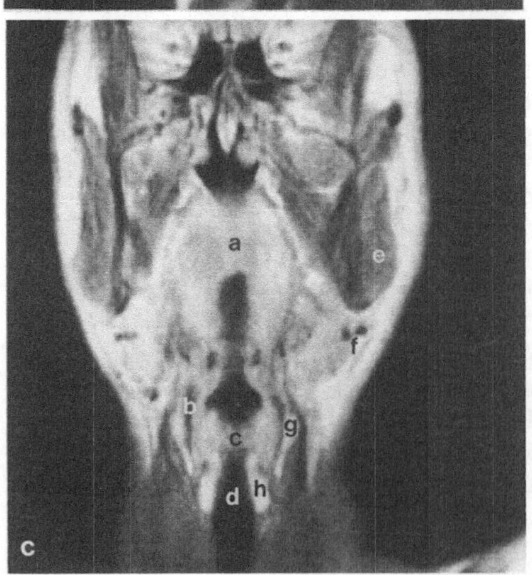

9.2 Plattenepithelkarzinome

Die Einteilung der Plattenepithelkarzinome erfolgte nach dem TNM-System der UICC. Diese Einteilung stützt sich auf spezifische Infiltrationsmuster, wobei in diesem Rahmen nur die Prinzipien dieses Schemas erläutert werden sollen.

Tumoren des *Stadiums T1* sind definitionsgemäß kleiner als 2 cm im Durchmesser und auf ihren Entstehungsbereich beschränkt. Weisen die Tumoren eine Größe zwischen 2 und 4 cm auf, werden sie mit *Stadium T2* klassifiziert. Tumoren des *Stadiums T3* sind größer als 4 cm im Durchmesser, hat der Tumor dagegen bereits auf benachbarte Strukturen (z.B. Nasopharynx oder Epiglottis) übergegriffen, wird er mit *T4* klassifiziert.

Die Einteilung des Lymphknotenbefalls erfolgte ebenso nach diesem TNM-System der UICC. Dabei bedeutet das Stadium N1 befallene Lymphknoten auf der homolateralen Seite, die kleiner als 3 cm im Durchmesser sind. Beim Stadium N2a liegt die Größe zwischen 3 cm und 6 cm. Stadium N2b bedeutet mehrere Lymphknoten homolateral kleiner als 6 cm und Stadium N2c beidseitige oder kontralaterale Lymphknoten kleiner 6 cm. Mindestens ein befallener Lymphknoten mit einem Durchmesser größer 6 cm ergibt ein Stadium N3.

◁

Abb. 68a–e. Darstellung der normalen Topographie von Oropharynx und Cavum oris in der KST
a KST (SE, TR/TE = 1600/70 ms), transversal, nativ. In transversaler Schichtführung exakte Abgrenzung von Mundboden und Zungengrundmuskulatur, Tonsillen und Parapharyngealraum (*1* M. genioglossus, *2* M. stylohyoglossus, *3* M. mylohyoideus, *4* M. sternocleidomastoideus, *5* Glandula parotis)
b KST (SE, TR/TE = 500/17 ms), sagittal, nativ. Anatomische Darstellung von intrinsischer Zungenmuskulatur *(1)*, Epiglottis *(Pfeil)*, Oropharynx *(2)*, Nasopharynx *(3)* und Uvula *(4)*
c KST (SE, TR/TE = 500/17 ms), frontal nativ
d, e s. S. 113

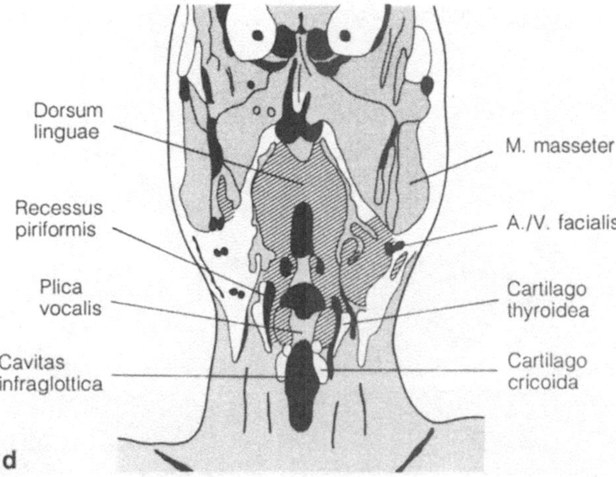

Abb. 68. d Graphische Darstellung der normalen Topographie von Oropharynx und Cavum oris
e KST (SE, TR/TE = 500/17 ms), frontal, nativ. In frontaler Schichtorientierung Darstellung des Venter anterior des M. digastricus *(1)*, M. geniohyoideus *(2)*, Cavum oris *(3)*, Conchae nasales *(4)* und Septum linguae *(Pfeil)*

▷

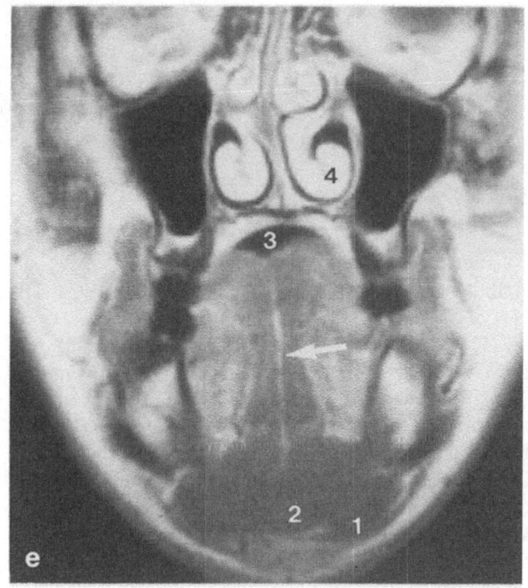

9.2.1 Tonsillenloge und Oropharynx

Wachstumsverhalten

Karzinome dieser Region zeigen in der Regel erste Zeichen der Ausbreitung entlang von Faszien, Gefäßscheiden oder Muskelbündeln. Die häufigste Primärlokalisation von Tumoren in dieser Region ist der anteriore Pol der *Tonsillen*, gefolgt vom posterioren Pol unter Einbeziehung der posterioren Pharynxwand. Diese Tumoren infiltrieren meist nach kranial den *weichen Gaumen*, nach kaudal die *laterale Pharynxwand* und den *Zungengrund* sowie nach lateral den Parapharyngealraum mit Mandibula und Gefäßscheide. Neben Infiltrationen in den parapharyngealen Raum lassen sich bei kleinen schleimhautnahen Tumoren (T2) Infiltrationen des Zungenkorpus in mehr als 70% der Fälle nachweisen. Bei ausgedehntem Befund zeigt sich in 40% der Fälle eine Infiltration der Mm. longi colli mit folgender Pelottierung des Pharynx.

In Übereinstimmung mit den übrigen Pharynxregionen gelingt die Abgrenzung von Tumoren im Stadium T1 kernspintomographisch nur sehr eingeschränkt, insbesondere oberflächig wachsende Tumoren entgehen dem Nachweis in der KST. Alle Stadien T2–T4 können bei ausreichender Untersuchungsqualität in der KST richtig diagnostiziert werden.

Neben der transversalen *Schichtorientierung* erweist sich insbesondere die frontale Schichtführung als diagnostisch relevant, da so exakt die Infiltration der intrinsischen und extrinsischen Muskulatur sowie des kranialen Parapharyngealraumes nachgewiesen werden kann.

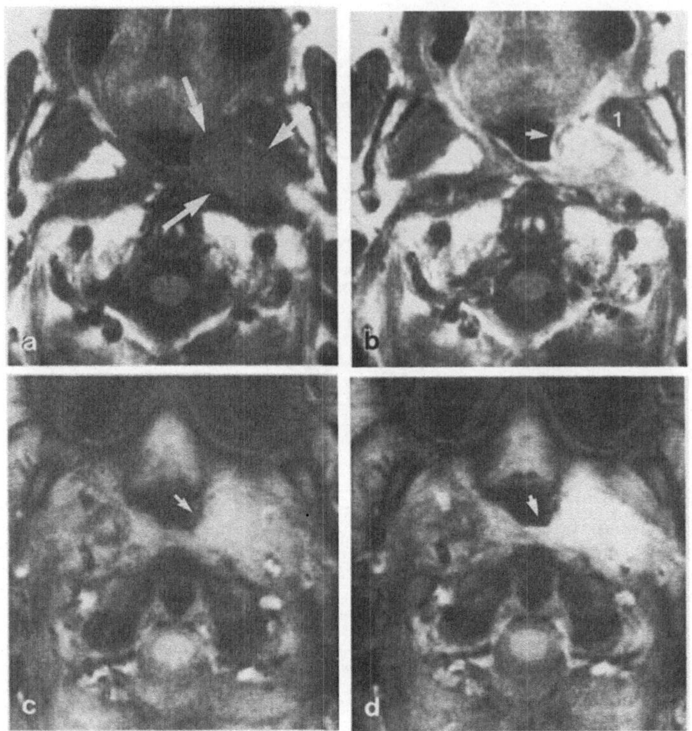

Abb. 69 a–d. Tonsillenkarzinom links, Stadium T3, N1

a KST (SE, TR/TE = 500/30 ms), transversal, nativ. Es findet sich in der KST eine Zone links in der Tonsillenloge mit verminderter Signalintensität aufgrund verlängerter T1-Relaxationszeit *(Pfeile)*
b KST (SE, TR/TE = 500/30 ms), transversal, Gd-DTPA. Nach KM-Applikation deutliche Zunahme der Signalintensität der infiltrierten Regionen. Deutliche Abgrenzung zum M. pterygoideus medialis*(1)*

c KST (FLASH, TR/TE = 30/12 ms), transversal, nativ
d KST (FLASH, TR/TE = 30/12 ms), transversal, Gd-DTPA. Unter Verwendung schneller Sequenzen wird die Tumorinfiltration dokumentiert, insbesondere der lateralen Gefäß-Nerven-Loge. Zusätzlich Nachweis einer Mittellinienüberschreitung *(Pfeil)*. Optimale Beurteilung des Infiltrationsgrades in der FLASH-Sequenz nach Gd-DTPA

Signalcharakteristika

In der zur Untersuchungsplanung notwendigen *T1-gewichteten Sequenz* zeigen sich diese Tumoren isointens oder gering hypointens im Vergleich zur extrinsischen Muskulatur.

Durch Zerstörung der charakteristischen Binnenstruktur können Infiltrationen der intrinsischen Muskulatur bereits nativ optimal nachgewiesen werden.

In der *T2-gewichteten Sequenz* ist abhängig vom Protonengehalt die Signalintensität des Tumors höher im Vergleich zur Muskulatur. Nach *Applikation von Gd-DTPA* findet sich ein signifikanter Anstieg der Signalintensität (Mittelwert: 150%) gegenüber der normalen intrinsischen Zungenmuskulatur. Bei der Mehrzahl der Patienten gelingt so eine bessere Erfassung der Tumorbegrenzung und von diagnostisch wichtigen Binnenstrukturen (Abb. 69, Tabelle 28).

Differentialdiagnostisch wesentlich ist die Differenzierung von *lymphatischem Gewebe* in der Tonsillenloge und Zungengrund von einer möglichen Tumorinfiltration. Symmetrische Homogenität und typische Topographie sind wichtige Kriterien normalen oder hyperplastischen Lymphgewebes.

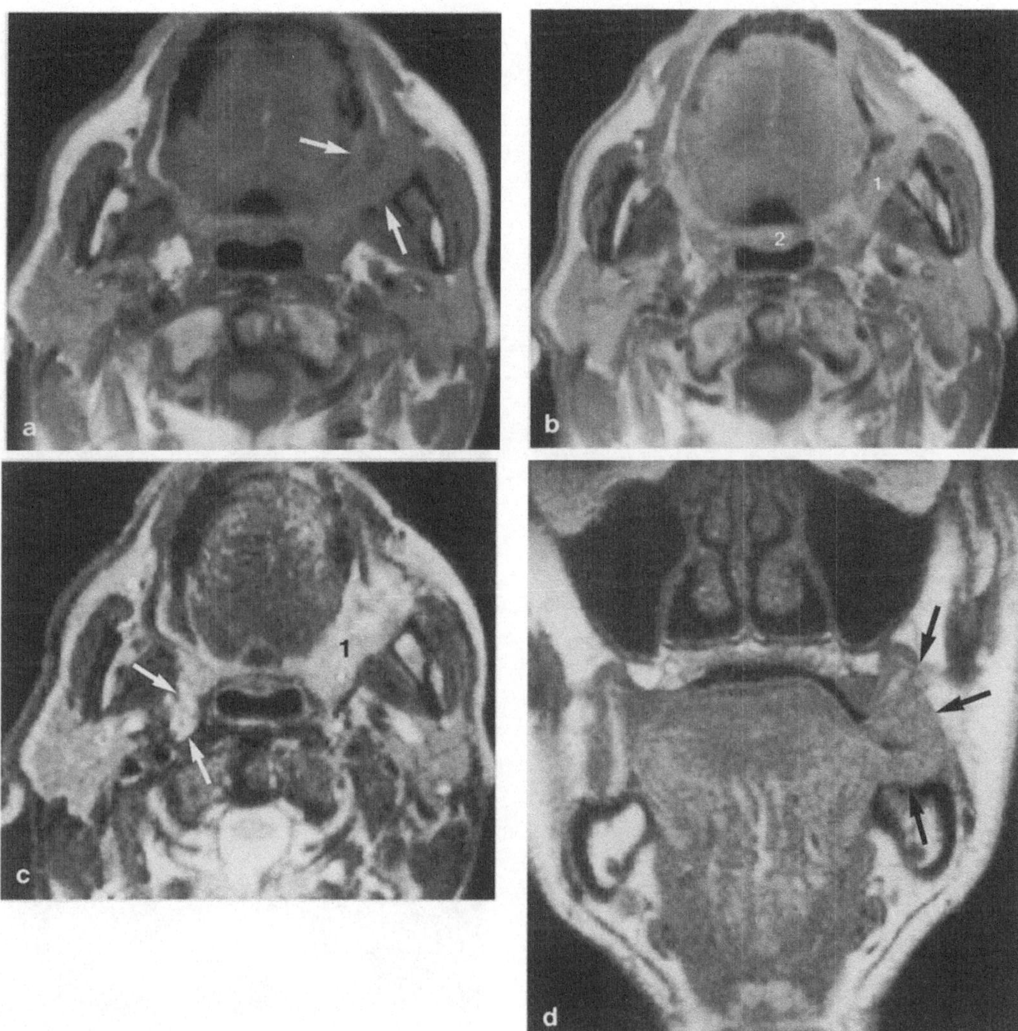

Abb. 70 a–d. Plattenepithelkarzinom der Wangenschleimhaut links mit ossärer Infiltration der Mandibula (T4)
a KST (SE, TR/TE = 500/25 ms), transversal, nativ. Homogene Raumforderung *(Pfeile)* im Bereich der linken Wange, keine genaue Abgrenzung nach ventral und lateral in die Gesichtsweichteile möglich
b KST (SE, TR/TE = 500/25 ms), transversal, Gd-DTPA. Geringe KM-Aufnahme der Raumforderung *(1)* nach Gabe von Gd-DTPA ohne wesentliche diagnostische Mehrinformation. Infiltration der Mandibula linksseitig, der dorsalen linksseitigen Zungenanteile und des weichen Gaumens *(2)*

c KST (SE, TR/TE = 3000/90 ms), transversal, nativ. Im T2-gewichteten Bild stellt sich die Raumforderung *(1)* mit hoher Signalintensität dar, mit exakter Abgrenzung gegenüber dem umliegenden Muskelgewebe. In dieser Sequenz erscheint die Mandibula nicht infiltriert, die Pharynxschleimhaut intakt. Die Weichteile des Gesichtsschädels auf der linken Seite sind tumorös infiltriert *(Pfeile)*
d KST (SE, TR/TE = 500/25 ms), frontal, Gd-DTPA. Im frontalen Bild Lagebeziehung des Tumors *(Pfeile)* zur Muskulatur der Wange und zum Zungenrand

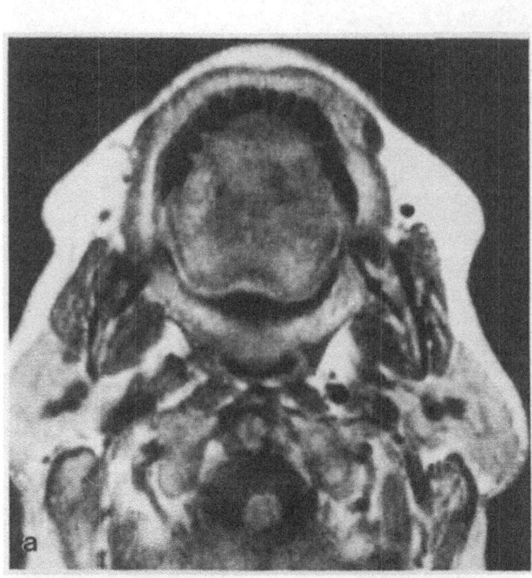

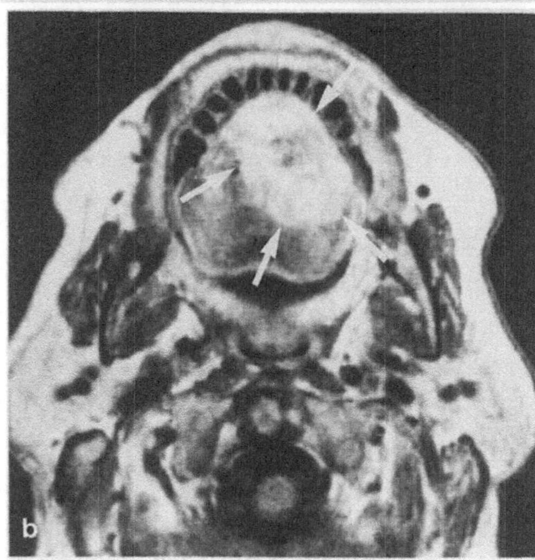

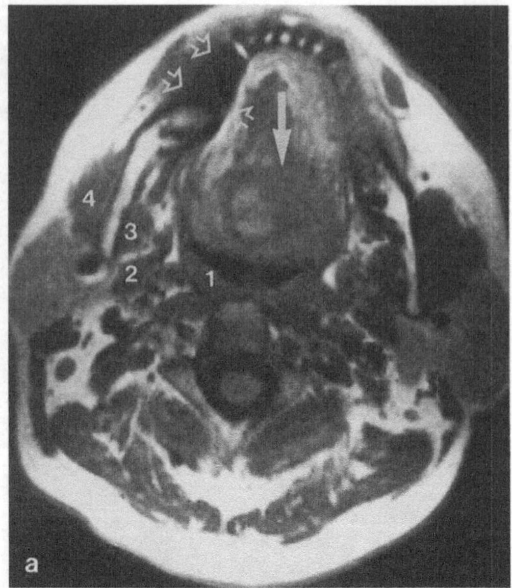

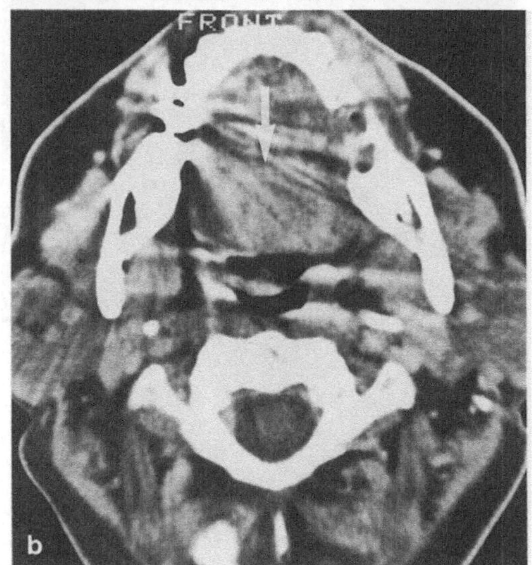

Abb. 71 a, b. Zungenkarzinom in anterioren Zungenabschnitten (Stadium T3) mit Überschreiten der Mittellinie
a KST (SE, TR/TE = 500/30 ms), transversal, nativ. Nativ inhomogene Darstellung der Zungenmuskulatur erkennbar. Kein sicherer Hinweis für Infiltration oder Verdrängung durch einen Tumor
b KST (SE, TR/TE = 500/30 ms), transversal, Gd-DTPA. Nach KM-Applikation hoher Anstieg der Signalintensität in der Zone tumoröser Infiltration *(Pfeile)*. Die Raumforderung überschreitet die Mittellinie nach links und ist stark vaskularisiert mit zentralen Nekrosen

Abb. 72 a–e. Linksseitiges Zungenkarzinom mit nekrotischen Anteilen
a KST (SE, TR/TE = 500/17 ms), transversal, nativ. Inhomogene Darstellung der Zungenmuskulatur *(geschlossener Pfeil)* isointens zur Muskulatur. Kleiner Artefakt durch ferromagnetisches Zahnmaterial *(offener Pfeil)*. (*1* M. longus colli, *2* M. pterygoideus medialis, *3* M. pterygoideus lateralis, *4* M. masseter)
b Computertomographie. Eingeschränkte Beurteilbarkeit in der computertomographischen Aufnahme durch Zahnartefakte. Eine exakte Tumorlokalisation ist nicht möglich
c–e s. S. 117

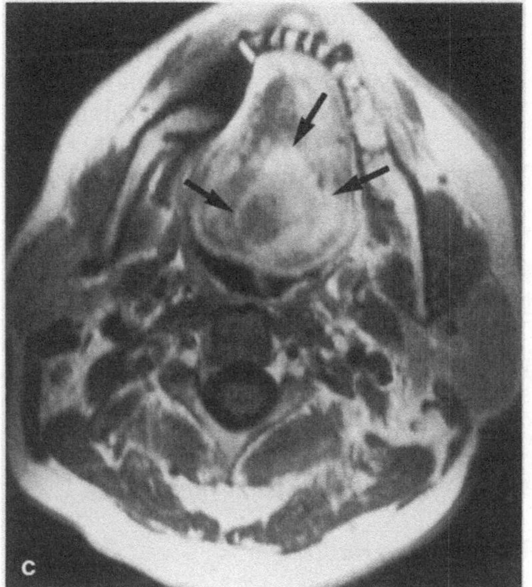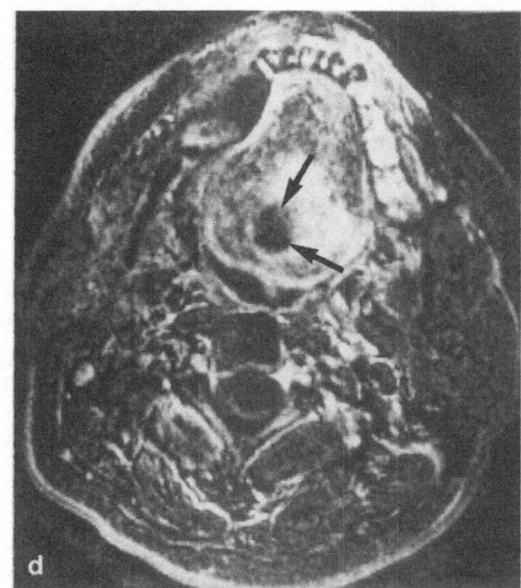

Abb. 72. c KST (SE, TR/TE = 500/17 ms), transversal, Gd-DTPA. Nach KM-Applikation exakte Abgrenzung des Tumors durch KM-Aufnahme im Randbereich *(Pfeile)*, zentral nekrotische signalarme Binnenstruktur
d KST, Subtraktionsaufnahme. Dokumentation der KM-Aufnahme im Tumor, zentrale Nekrose *(Pfeile)*
e KST (SE, TR/TE = 500/17 ms), sagittal, nativ. In der sagittalen Schichtführung artefaktfreie Dokumentation des ringförmigen Tumors *(1)*. Die zuführende A. lingualis *(Pfeile)* mit Ästen als signalarme lineare Zone

Die Planung der KST-Untersuchung dieser Region hängt davon ab, ob eine Primärdiagnostik mit diesem Verfahren erfolgt (obligat: T2-Sequenz). Bei Bewegungsartefakten oder bekannter Histologie sind T1-Sequenzen nativ und nach Applikation von Gd-DTPA ausreichend (Abb. 70).

Tabelle 28. Wertigkeiten der verschiedenen Sequenzen bei unterschiedlichen Plattenepithelkarzinomen (*1* mäßige, *2* gute, *3* optimale Bildinformation)

T2		T1 nativ	T1 Gd-DTPA	T2
Tonsillenloge	> 1,5 cm	2	3	3
und Oropharynx	< 1,5 cm	1	3	2
Cavum oris/	> 1,5 cm	2	3	2
Zungenkörper	< 1,5 cm	1	3	1
Zungengrund/	> 1,5 cm	2	3	3
Vallecula	< 1,5 cm	1	3	2

9.2.2 Cavum oris und Zungenkorpus

Wachstumsverhalten

Die erst im fortgeschrittenen Stadium ab Stadium T2 diagnostizierten Plattenepithelkarzinome des Zungenkorpus wachsen besonders destruierend und infiltrativ und zeigen häufig einen zentral nekrotischen Zerfall. Dagegen können Primärtumoren im Bereich der Schleimhaut von Zunge und Mundboden kernspintomographisch im Stadium T1 nicht sicher erfaßt werden. Auch bei ausgedehnten Tumoren bleibt die raumfordernde Wirkung gering, da ein Ersatz der ursprünglichen Muskulatur durch Tumorgewebe erfolgt. Trotz einer frühen Infiltration von Weichteilgewebe werden die knöchernen Strukturen von Mandibula und Zungenbein erst spät arrodiert. Für die Diagnostik von Tumorarrosionen der Kompakta- und Spongiosastrukturen der Mandibula sind T1- und T2-betonte Sequenzen vorteilhaft.

Signalcharakteristika

Die Berechnung der Relaxationszeiten dieser Tumoren ergibt im Vergleich zur Zungenmuskulatur bei den T1-Zeiten geringere (Abb. 71a) und bei den T2-Zeiten signifikant höhere Werte. Dennoch muß diese Region nicht obligat mit T2-betonten Sequenzen untersucht werden. Lediglich bei unklarer Dignität der Läsion sollte zum Ausschluß einer Malignität die T2-betonte Sequenz durchgeführt werden. T1-gewichtete Sequenzen nach Gd-DTPA zeigen einen mittleren bis starken Anstieg der Signalintensität um 126%. Bei Tumoren des Zungenkörpers bringt Gd-DTPA im Vergleich zu nativen T2-betonten Sequenzen Vorteile bei der genauen Darstellung der Infiltrationstiefe. Besonders Nekrosen und die Gefäßversorgung sind nach Gd-DTPA-Applikation gut erkennbar (Abb. 71b). Obwohl die Artefaktbildung bei T2-betonten Sequenzen durch die verlängerten Meßzeiten ausgeprägter ist, sind diese in einigen Fällen notwendig zur differentialdiagnostischen Abklärung von Entzündungen und zystischen Prozessen (Abb. 72 und 73).

Ossäre Infiltrationen

Im Rahmen der Diagnostik von Tumoren des Mundbodens und der lateralen Zungenabschnitte muß jeweils exakt Kompakta und Spongiosa der Mandibula analysiert werden. T1-Sequenzen axial und frontal erlauben dabei auch diskrete Veränderungen der Kompakta zu diagnostizieren, die dann durch erhöhte Signalintensität imponieren. Eine Tumorinfiltration der Spongiosa ist durch signalarmen Ersatz der Spongiosa charakterisiert.

9.2.3 Vallecula und Zungengrund

Wachstumsverhalten

Karzinome der Vallecula und des Zungengrundes infiltrieren mit zunehmendem Wachstum primär den Zungengrund und zeigen erst in späteren Stadien (T3) ein Übergreifen auf die Zungenbinnenmuskulatur, die Epiglottis und die supraglottischen Larynxanteile (Abb. 73). Zunächst imponieren die Karzinome durch ein die Umgebungsstrukturen verdrängendes Wachstum, und erst bei fortgeschrittener Ausdehnung werden Nachbarschaftsstrukturen infiltriert. In dieser Region muß stets mit transversaler und sagittaler Schichtorientierung untersucht werden, da nur so Infiltrationen des Zungengrundes eindeutig erfaßt werden können. Aufgrund des kaudal liegenden Zungengrundes sollten alle Untersuchungen in dieser Region mit einer individuell adaptierbaren Helmholtz-

Abb. 73a–c. Nekrotisches Zungengrundkarzinom ▷ (Stadium T3) in der Medianlinie
a KST (SE, TR/TE = 500/17 ms), sagittal, nativ. Homogene Raumforderung niedriger Signalintensität am Zungengrund *(Pfeil)*. Signalreiche Darstellung des präepiglottischen Fettgewebes *(1)*
b KST (SE, TR/TE = 500/17 ms), sagittal, Gd-DTPA. Nach KM-Applikation ringförmiges Enhancement im Tumorrandbereich, die dorsale Zungenhälfte zeigt sich infiltriert. **c** Subtraktionsaufnahme **(a–b)**. Nach KM-Applikation kommt es zu einem ringförmigen Enhancement *(Pfeil)*, zentral signalarme Zone, einer Nekrose entsprechend. Epiglottis nach dorsal verlagert und nicht infiltriert

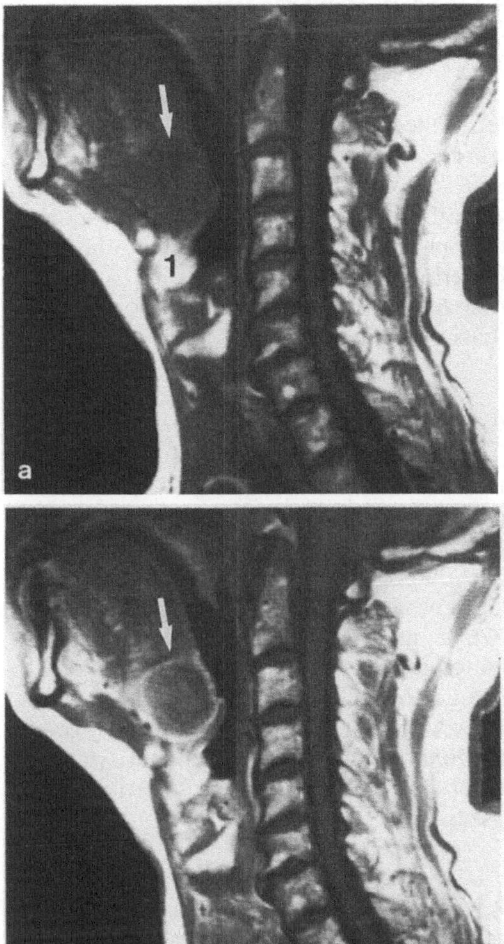

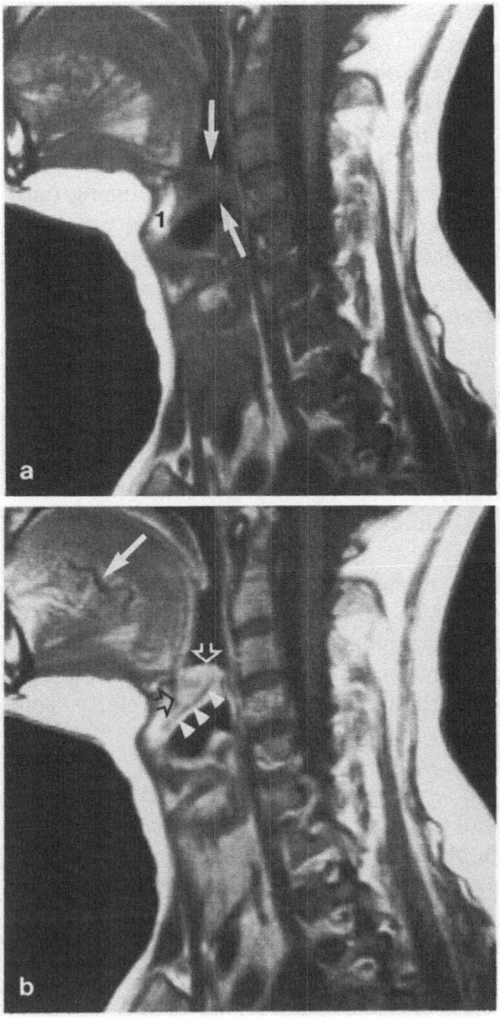

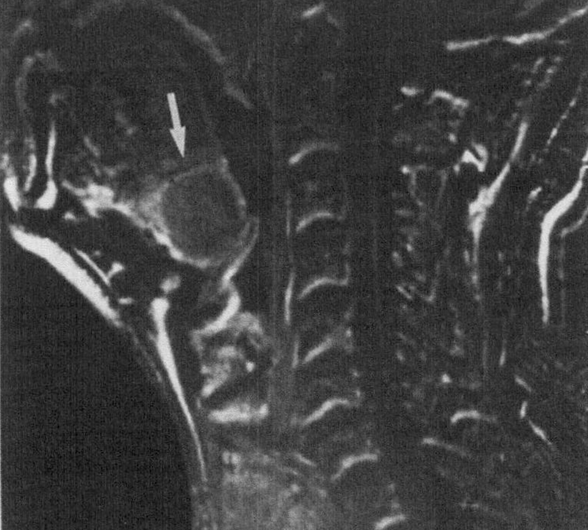

Abb. 74a, b. Karzinom der ventralen Epiglottisfläche (Stadium T2) ohne Infiltration des Zungengrunds und des Epiglottisknorpels
a KST (SE, TR/TE = 500/17 ms), sagittal, nativ. Signalarme Raumforderung in den apikalen Epiglottisabschnitten *(Pfeile). (1 präepiglottisches Fettgewebe)*
b KST (SE, TR/TE = 500/17 ms), sagittal, Gd-DTPA. In der T1-Sequenz nach Gd-DTPA-Gabe Nachweis eines Plattenepithelkarzinoms der Epiglottis. Deutliches Enhancement des Tumors mit Zunahme der Signalintensität nach KM-Applikation *(offene Pfeile).* Knorpelstrukturen der Epiglottis *(Pfeilspitzen)* und des Zungengrunds nicht infiltriert. Darstellung der geschlängelten A. lingualis innerhalb der normalen Zungenmuskulatur *(weißer Pfeil)*

Abb. 73a–c. Legende s. S. 118

Oberflächenspule durchgeführt werden, die aufgrund ihrer Anordnung von zwei gegenüberliegenden Spulen eine relativ homogenen Signalintensitätsverlauf von ventral nach dorsal ermöglicht. In der diagnostischen Betrachtung ist es besonders wichtig, eine Ausdehnung bzw. Infiltration von Zungengrundläsionen in die Valleculae und die Epiglottis (Abb. 74) eindeutig zu differenzieren von primären Läsionen der Valleculae und des Hypopharynx.

Signalcharakteristika

T1-gewichtete Sequenzen zeigen den besten Kontrast des Tumors zur Umgebung, insbesondere in sagittaler Schichtführung (Abb. 74a). Für die Differenzierung Tumor zu Lymphgewebe des Zungengrundes sind zusätzlich T2-gewichtete Sequenzen vorteilhaft. Lymphatisches Gewebe zeigt charakteristischerweise bei ähnlichen T1-Zeiten stärker erhöhte T2-Zeiten im Vergleich zum Tumorgewebe.
Nach *Applikation von Gd-DTPA* zeigen Tumor wie Hyperplasie eine KM-Aufnahme von ca. 100%. Die Hyperplasie ist jedoch durch homogene Binnenstrukturen und fehlende Infiltration charakterisiert.

Merke:

Die Kernspintomographie mit T1- und T2-Sequenzen sowie dem Kontrastmittel Gd-DTPA stellt die diagnostische Methode der ersten Wahl dar für das Staging von Tumoren ab einem Stadium T2. Für das diagnostische Ergebnis wesentlich ist die Wahl der richtigen Schichtorientierung (frontal oder sagittal) sowie die exakte Analyse aller Detailstrukturen, vor allem der Mandibula. Bei unklaren ossären Infiltrationszeichen müssen ergänzende CT-Schichten im Knochenfenster durchgeführt werden. Die exakte prätherapeutische KST-Diagnostik bildet die entscheidende Grundlage für eine suffiziente Therapiekontrolle und Rezidivdiagnostik.

9.3 Andere Manifestationen

Die selten vorkommenden gutartigen Läsionen dieser Region können mittels KST in vielen Fällen auch artdiagnostisch zugeordnet werden. Zystische Prozesse können von soliden Tumoren mit Hilfe T2-betonter Sequenzen differenziert werden. Blutungen spontan oder nach Operationen können mittels kombinierter Analyse der T1- wie T2-Relaxationszeiten von tumorösen Läsionen differenziert werden (Abb. 75).

9.3.1 Zungengrundstruma

Ektopes Schilddrüsengewebe des Zungengrundes wird aufgrund typischer *Lokalisation* zwischen den Mm. genioglossi in der Mittellinie diagnostiziert (Abb. 76). Das thyroidale Gewebe weist *kurze T1-Zeiten* bei langen *T2-Zeiten* und ein nichtinfiltratives Erscheinungsbild auf.
Fokale Zonen erhöhter Signalintensität im T1-gewichteten Bild entsprechen *regionären Einblutungen* und stellen ein wichtiges differentialdiagnostisches Kriterium dar (Abb. 76).

9.3.2 Lymphom

Kernspintomographisch kann die Differenzierung der selten vorkommenden Lymphome von Plattenepithelkarzinomen Schwierigkeiten bereiten.

Abb. 75a–e. Blutung im Bereich des Oropharynx ▷ bei Zustand nach Operation
a KST (SE, TR/TE = 500/25 ms), transversal, nativ. Expansive Raumforderung im Bereich des Parapharyngealraums sowie der Tonsillenloge linksseitig mit mittlerer Signalintensität, etwa der von Muskulatur entsprechend *(Pfeile)*
b KST (SE, TR/TE = 500/25 ms), transversal, Gd-DTPA. Nach Gd-DTPA-Gabe geringer zentraler Anstieg der Signalintensität der Raumforderung. Expansiver Charakter der Raumforderung mit Abdrängung der Zungenmuskulatur nach ventral. Gute Abgrenzung durch die Signalintensitätszunahme der oberflächlichen Mukosa *(Pfeile)*
c–e s. S. 121

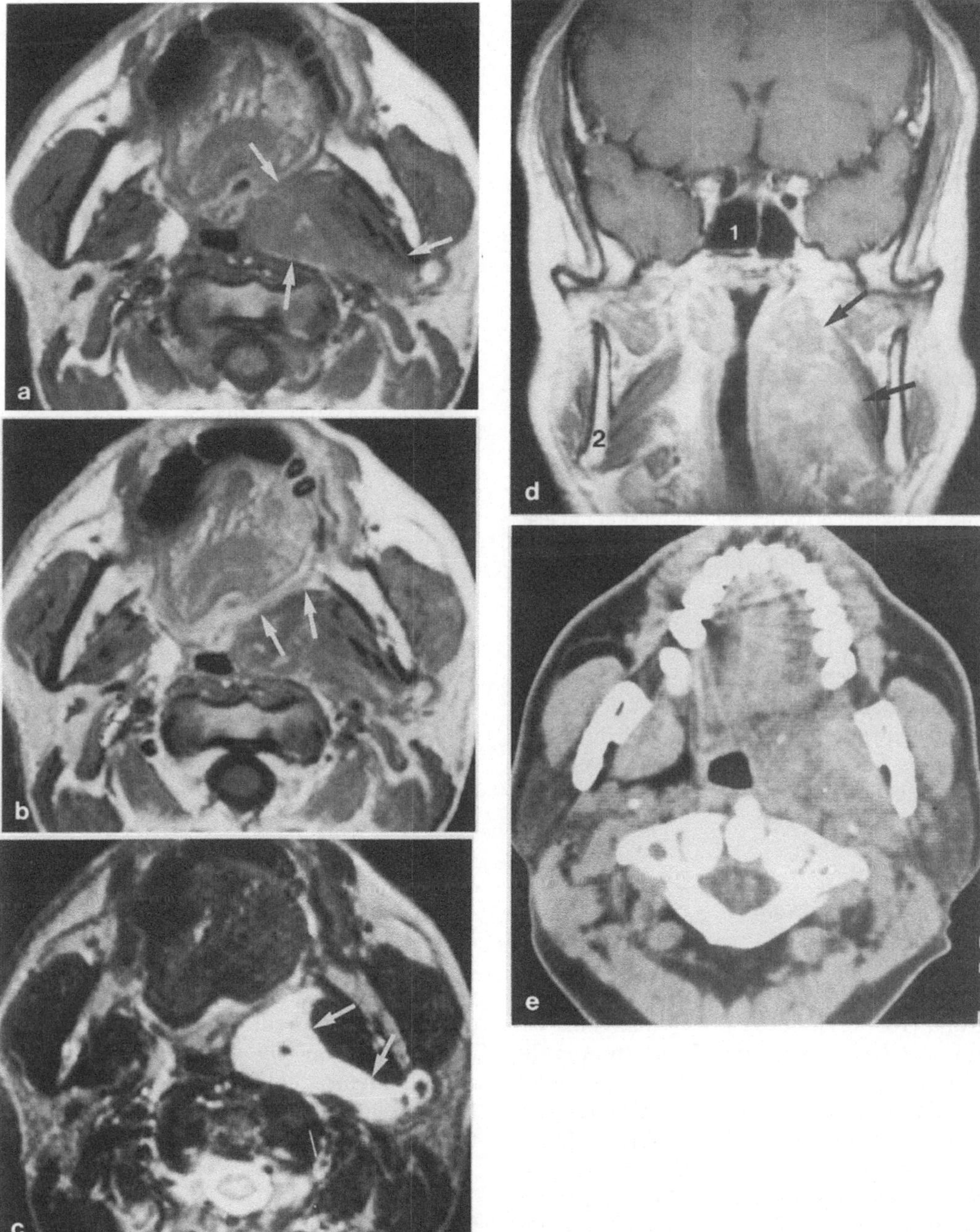

Abb. 75. c KST (SE, TR/TE = 3000/90 ms), transversal, nativ. Im T2-gewichteten Bild stellt sich die Raumforderung mit hoher Signalintensität dar, dies entspricht einer frischen Blutung. Deutlich abgrenzbar wird die Pterygoidmuskulatur lateral *(Pfeile)*
d KST (SE, TR/TE = 500/25 ms), frontal, Gd-DTPA. In der frontalen Schichtorientierung reicht die Blutung vom Nasopharynx in den Oropharynx. Im T1-gewichteten Bild Blutungsnachweis in der Pterygoidmuskulatur möglich (*1* Sinus sphenoidalis, *2* Ramus mandibulae)
e Computertomographie, transversal, nativ. Computertomographisch zeigt sich die expansive Raumforderung im Bereich des linken Parapharyngealraumes und der linken Tonsillenloge mit gleicher Dichte wie die Zungenmuskulatur

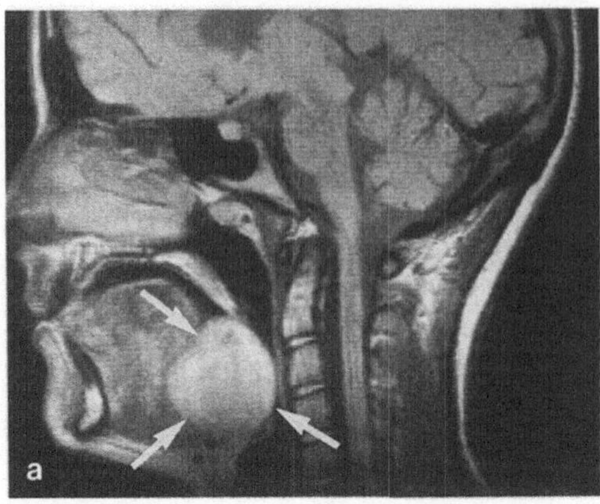

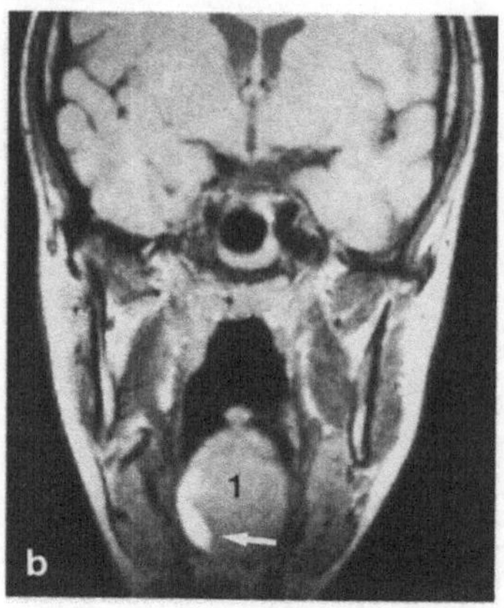

Abb. 76 a, b. Zungengrundstruma mit kleiner Einflutung bei 18jähriger Patientin
a KST (SE, TR/TE = 1500/17 ms), sagittal, nativ. Im sagittalen Bild imponiert eine homogene Raumforderung erhöhter Signalintensität mit glatter Begrenzung *(Pfeile)* im Zungengrund, die Umgebungsstrukturen verdrängend

b KST (SE, TR/TE = 500/17 ms), frontal, nativ. Nachweis einer glatt begrenzten Raumforderung *(1)* im Zungengrund mit mittlerer Signalintensität. Die Zone hoher Signalintensität im Bereich der Raumforderung rechts *(Pfeil)* entspricht einer kleinen Einblutung

Beide Tumoren zeigen geringe Veränderungen der Relaxationszeiten im Vergleich zum Muskelgewebe. In der Regel sind die Lymphome *schärfer begrenzt, infiltrieren seltener* tieferliegende Gewebestrukturen und zeigen meist kleine Nekrosen.

9.3.3 Kaposi-Sarkom

Bei HIV-Patienten finden sich gehäuft Kaposi-Sarkome im Oropharynx und Zungengrund [185–187]. Diese gering malignen Tumoren zeigen eine geringe Infiltration in die Umgebung und wachsen primär verdrängend und den Pharynx pelottierend. Als charakteristisches morphologisches Kriterium findet sich eine *homogene Binnenstruktur* und eine *glatte Begrenzung* (Abb. 77). Die gemessenen T1- und T2-Relaxationszeiten erlauben keine Unterscheidung zu den Plattenepithelkarzinomen. Kaposi-Sarkome zeigen eine *mittlere Kontrastmittelaufnahme* zwischen 80 und 100% (Abb. 77 c).

9.3.4 Hypoglossusparese

Einen diagnostisch wesentlichen „pitfall" in der Region Oropharynx stellt die Hypoglossusparese dar. *Deutlich verlängerte T2-Zeiten* sowie *niedrigere T1-Zeiten* mit *fehlender Kontrastmittelaufnahme* erlauben die Abgrenzung einer Hypoglossusparese in der Zungenmuskulatur (Abb. 78). Die durch die Parese verursachte Atrophie der Muskulatur führte jeweils zu einer fettigen Gewebeinvolution. Kernspintomographisch imponiert dieser Befund als eine Signalintensitätserhöhung, *streng auf eine Zungenhälfte begrenzt* mit Volumenreduktion. Insbesondere in der Rezidivdiagnostik kommt diesen Veränderungen eine entscheidende Bedeutung zu.

9.4 Wertung und diagnostische Strategie

Obwohl Zunge und Oropharynx der klinischen Untersuchung gut zugänglich sind, sind bildgebende Verfahren oft erforderlich zur präoperativen Diagnostik der topographischen Verhältnisse von tumorösen Läsionen [3]. In der Tumordiagnostik von Mundhöhle und Zungenkörper müssen mehrere Fragen abgeklärt werden:

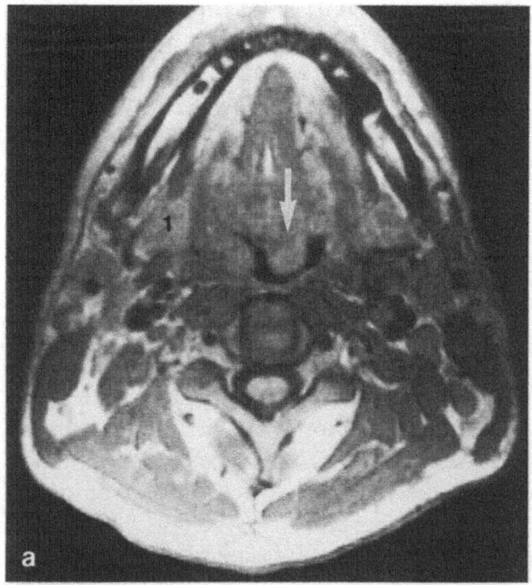

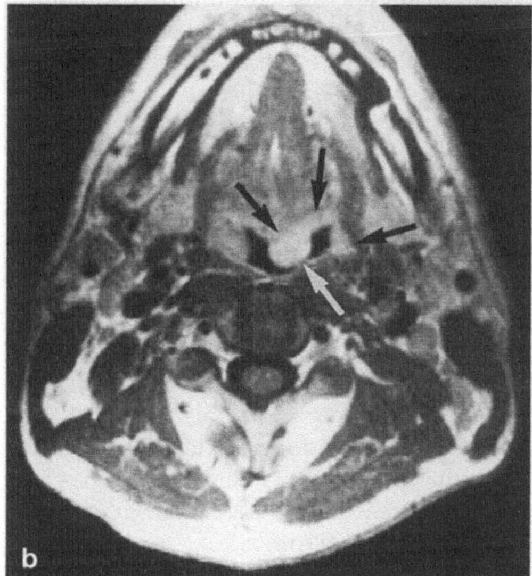

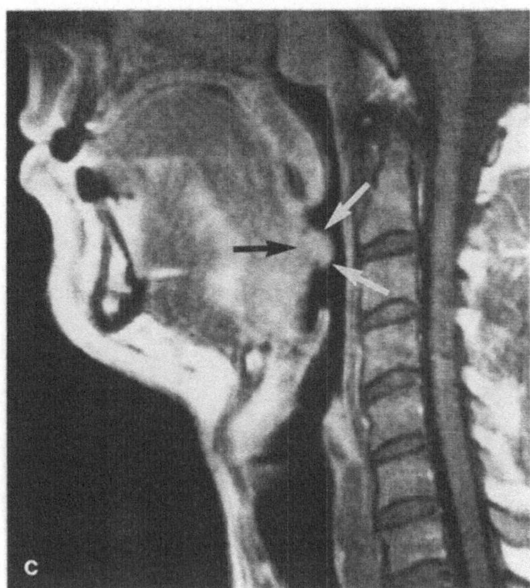

Abb. 77 a–c. Kaposi-Sarkom im dorsalen Zungendrittel bei HIV-positivem Patient
a KST (SE, TR/TE = 500/17 ms), transversal, nativ. Tumoröse Raumforderung *(Pfeil)* isointens zu Zungenmuskulatur und Glandula submandibularis *(1)*, Oropharynx pelottierend, keine genaue Abgrenzung möglich
b KST (SE, TR/TE = 500/17 ms), transversal, Gd-DTPA. Nach KM-Gabe deutliches Enhancement der Läsion in der Mittellinie mit exakter Abgrenzbarkeit zur Zungenmuskulatur *(Pfeile)*. Auch die mukösen Pharynxstrukturen zeigen eine deutliche KM-Aufnahme
c KST (SE, TR/TE = 500/17 ms), sagittal, Gd-DTPA. Dokumentation der Lage des Tumors am dorsalen Zungengrund ohne Infiltration der Zungenbinnenmuskulatur *(Pfeile)*. Histologisch glatt abgegrenztes Kaposi-Sarkom, in toto entfernt

Größe und Form einer Raumforderung innerhalb der Zunge, ein *Überschreiten der Mittellinie* sowie ein *Übergreifen auf Mundboden und Zungengrund.* Dabei zeigt sich für die KST insbesondere die Verwendung von Gd-DTPA bei den oben unterteilten Teilregionen des Oropharynx als diagnostisch relevant, da T2-gewichtete Sequenzen häufig zu einer Fehleinschätzung der Tumorgröße führen. In der Darstellung der normalen Anatomie erweist sich die KST bereits ohne Gd-DTPA anderen bildgebenden Verfahren als überlegen. Auf die große Variabilität der anatomischen Verhältnisse, insbesondere die Asymmetrie im Bereich der Mundhöhle und des Pharynx, haben bereits andere Autoren hingewiesen [131, 137, 139, 140].

Ein wesentlicher Vorteil der KST im gesamten Bereich des Oropharynx stellt die multiplanare Darstellungsmöglichkeit ohne Umlagerung des Patienten dar. Transversale Schichtorientierungen sind allgemein obligatorisch, die sagittale Schichtführung erweist sich in der Diagnostik des Zungenkörpers,

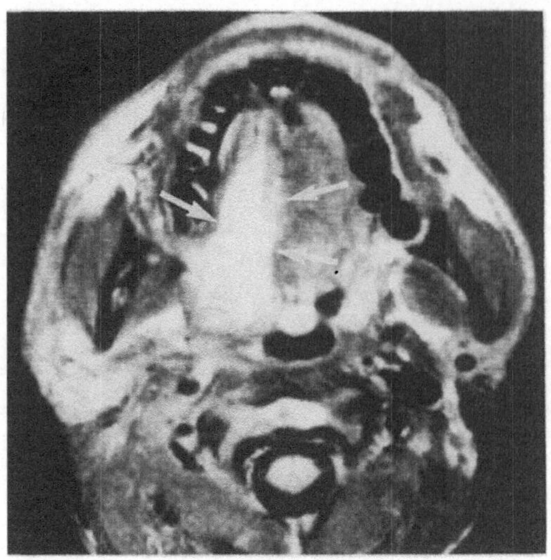

Abb. 78. Hypoglossusparese rechts bei Zustand nach traumatischer Verletzung des N. hypoglossus. KST (SE, TR/TE = 1600/60 ms), transversal, nativ. Nachweis einer Zone hoher Signalintensität in der Zunge rechts, scharf begrenzt und homogen *(Pfeile)*. Die Hypoglossusparese führt zu einer Atrophie der Muskulatur und zu fettigem Gewebeumbau. Daher hohe Signalintensität auch in der T1-gewichteten Sequenz, keine Zeichen einer Tumorinvasion

des Zungengrunds, der Valleculae und der Epiglottis als vorteilhaft, während die frontale Orientierung bei weiter kranial lokalisierten Prozessen der Tonsillenregion und des Mundbodens aufgrund der Darstellung der kranial-kaudalen Ausdehnung hilfreich ist. Unter Berücksichtigung der erhöhten Kosten bei Anwendung des Kontrastmittels Gd-DTPA sowie der Invasivität der Untersuchung muß die Anwendung in jedem Einzelfall kritisch geprüft werden. Klinisch relevant für die Erstellung eines Therapieplans ist die präoperative Festlegung der Ausdehnung und Infiltration von Nachbarstrukturen. Bei kleineren Läsionen (T1) ist ohne Gd-DTPA eine Beurteilung der exakten Tumorgrenzen nicht möglich. Auch nach Gabe von Kontrastmittel ist eine Diagnostik dieser Tumoren schwierig, da eine Abgrenzung vom Schleimhautgewebe oft nicht möglich ist. Größere Tumoren (> T2) können mit Anwendung nativer T1- und T2-betonter Sequenzen befriedigend dargestellt werden.

Optimale Ergebnisse mit Beurteilung der Tumorbinnenstrukturen lassen sich nur unter Verwendung von Gd-DTPA erzielen. Jedoch muß in vielen Fällen auch eine T2-betonte Sequenz gemessen werden, um Ödeme, Entzündungen und Flüssigkeitsansammlungen zu differenzieren.

Merke:

In der Primärdiagnostik von oropharyngealen Läsionen müssen auch weiterhin klinisch-endoskopische Verfahren obligat eingesetzt werden, da besonders kleine und oberflächlich wachsende Tumoren trotz der bereits erheblich verbesserten Auflösung der bildgebenden Verfahren nicht sicher diagnostiziert werden können. Die im Rahmen des präoperativen Stagings wichtige Festlegung der Tiefenausdehnung und der Infiltrationswege wird durch Anwendung der KST in Kombination von T1-betonten Sequenzen und Gd-DTPA erheblich verbessert. Dennoch kann auf T2-betonte Sequenzen nicht verzichtet werden, um entzündliche Veränderungen und ödematöse Umgebungsreaktionen des Tumors sicher abzugrenzen. Die Kernspintomographie mit optimierter Untersuchungstechnik und dem Kontrastmittel Gd-DTPA stellt heute das primäre bildgebende Verfahren für die Region Mundhöhle und Oropharynx dar. Dies ist für die Primärdiagnostik ebenso gültig wie für die Therapiekontrolle.

Zusammenfassend wird die nachfolgende Strategie für die Diagnostik des Oropharynx und Cavum oris empfohlen (Abb. 79). Der wesentliche Unterschied zur Diagnostik des Nasopharynx liegt in dem primären Einsatz T1-gewichteter Sequenzen zur Planung des weiteren Untersuchungsablaufs.

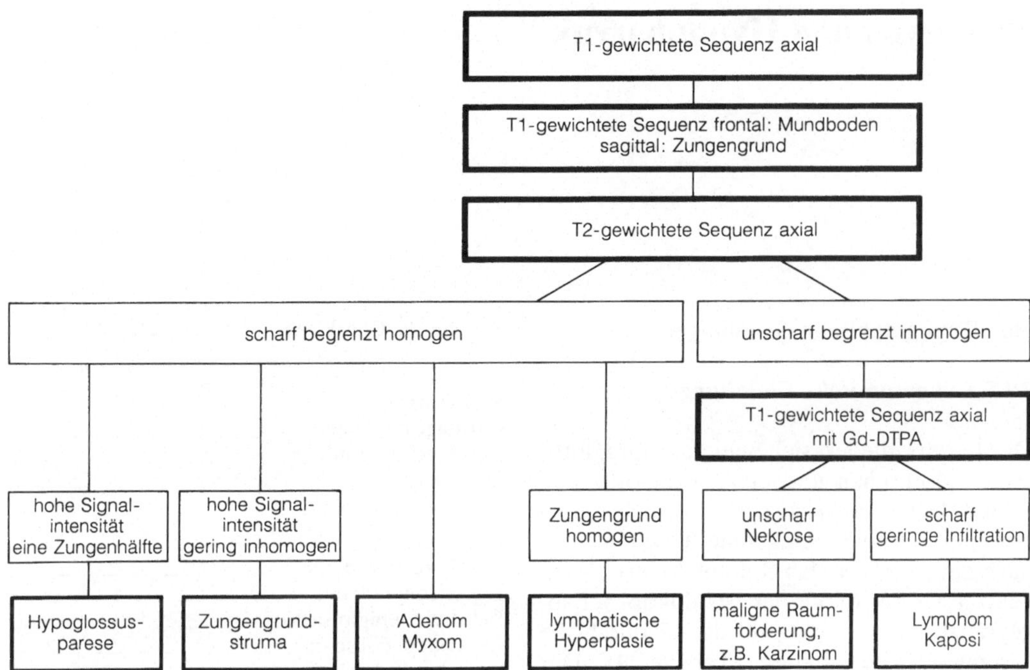

Abb. 79. Diagnostische Strategie: Oropharynx und Cavum oris

10 Larynx und Hypopharynx

10.1 Topographische Grundlagen

10.1.1 Anatomische Einteilung

Der Larynx gliedert sich in einen supraglottischen, glottischen und einen subglottischen
Anteil. Der *supraglottische* Teil reicht dabei
von den kranial gelegenen Taschenfalten
nach kaudal bis zu den Stimmbändern. Nach
ventral wird er durch den Schildknorpel abgegrenzt, nach lateral und dorsal durch die
aryepiglottischen Falten (Tabelle 29). Der
glottische Anteil des Larynx beinhaltet die
Stimmbänder mit den Mm. vocales und den
laryngealen Ventrikel (Sinus Morgagni). Die
ventralen und dorsalen Verbindungen werden als vordere und hintere Kommissur bezeichnet. Die untere Pole von Schild- und
Ringknorpel begrenzen die topographische
Region des *subglottischen Larynx*, an die sich
kaudal die Trachea anschließt (Abb. 80 a–c).
Der Hypopharynx reicht kranial bis zum
Oropharynx und kaudal bis zum supraglottischen Anteil des Larynx. Die Grenzen nach
kranial sind der freie Rand der Epiglottis und
die lateralen pharyngoepiglottischen Falten,
die die Valleculae epiglotticae bilden. Ventral der Epiglottis liegt der präepiglottische
Raum, der mit Fettgewebe ausgefüllt ist. Der
linke und rechte Sinus piriformis und der
Ösophagus stellen die dorsalen Grenzstrukturen des Hypopharynx dar.

10.1.2 Skelettanteile

Ringknorpel (Cartilago cricoidea)

Dieser ringförmige Knorpel liegt an der Basis
des Larynx oberhalb des ersten Trachealknorpels. Kernspintomographisch findet sich
eine komplett ringförmige Struktur, die den

Tabelle 29. Checkliste Larynx und Hypopharynx

	Normal	Abnormal
Skelettanteile:		
Cartilago cricoidea		
Cartilago thyreoidea		
Os hyoideum		
Cartilago arythenoidea		
Bandapparat:		
Lig. thyreohyoideum		
Lig. cricohyoideum		
Lig. thyreoepiglotticum		
Lig. hyoepiglotticum		
Suprahyoidale Muskulatur		
Muskulatur:		
Superiore Gruppe		
Stimmbandebene M. vocalis		
Stimmbandebene		
M. thyreoarythenoideus		
Vordere Kommisur		
Hintere Kommisur		
Conus elasticus		
Plica pharyngoepiglottica med.		
Plica pharyngoepiglottica lat.		
Vallecula		
Extralaryngeale Weichteile		
Halsweichteile		

Luftweg umfaßt mit einem vorderen schma-
len Anteil und einer Verbreiterung nach
dorsal. Ventral besteht durch das signalarme
Ligamentum cricothyroideum eine Verbindung zu den unteren Polen des Schildknorpels. Bei älteren Patienten sind Ring- wie
auch Schild- und Aryknorpel peripher ver-
kalkt, dies stellt sich im CT als strahlendichte
Zone und im MR als signalarme Zone dar
(Abb. 81 a). Zentral ist in diesen Fällen eine
fetthaltige Markhöhle mit entsprechend hoher Signalintensität im MR zu beobachten.
Bei jüngeren Patienten sind diese Knorpel
isointens zum umgebenden Fettgewebe.

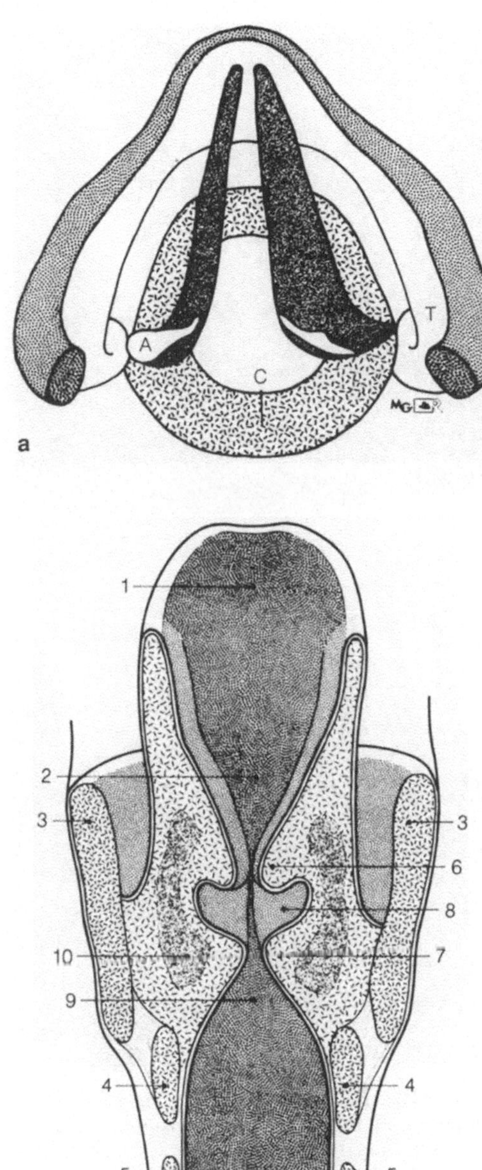

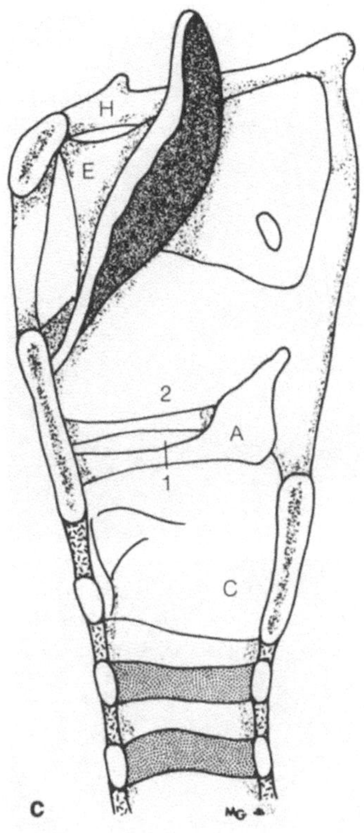

Abb. 80 a–c. Schematische Darstellung der funktionellen Larynxanatomie in den 3 wesentlichen Schichtorientierungen
a Transversal. *A* Aryknorpel (Cartilago arythaenoidea), *C* Ringknorpel (Cartilago cricoidea), *T* Schildknorpel (Cartilago thyroidea)
b Frontal. *1* Epiglottis, *2* Cavum supraglotticum, *3* Schildknorpel, *4* Ringknorpel, *5* 1.Trachealknorpel, *6* Taschenfalte, Plica vestibularis, *7* Plica vocalis, *8* Ventriculus laryngis, Sinus Morgagni, *9* Cavum infraglotticum, *10* M.vocalis
c Sagittal. *A* Aryknorpel, *C* Ringknorpel, *E* Epiglottis, *H* Os hyoideum, *1* Ventriculus laryngis, *2* Cavum supraglotticum, Lig.vestibulare

Schildknorpel (Cartilago thyreoidea)

Dieser schildförmige Knorpel ist über dem Ringknorpel lokalisiert und durch das Lig. cricothyreoideum fixiert. Die Fusion zweier Knorpelplatten in der Mittellinie gibt dieser Struktur sein charakteristisches Aussehen. Es ist der größte Knorpel des Larynx und beschützt die von ihm bedeckten Stimmbänder.

Ungefähr 1 cm oberhalb der vorderen Kommissur befindet sich eine Einkerbung zwischen den beiden Knorpelplatten. An beiden unteren lateralen Begrenzungen befinden sich Pole, die sich bis zur Ebene des Ringknorpels erstrecken. Ebenso besitzt jede der beiden Knorpelplatten einen oberen Pol, die durch das Lig. thyreohyoideum mit dem Os hyoideum verbunden sind (Abb. 80 c). Kern-

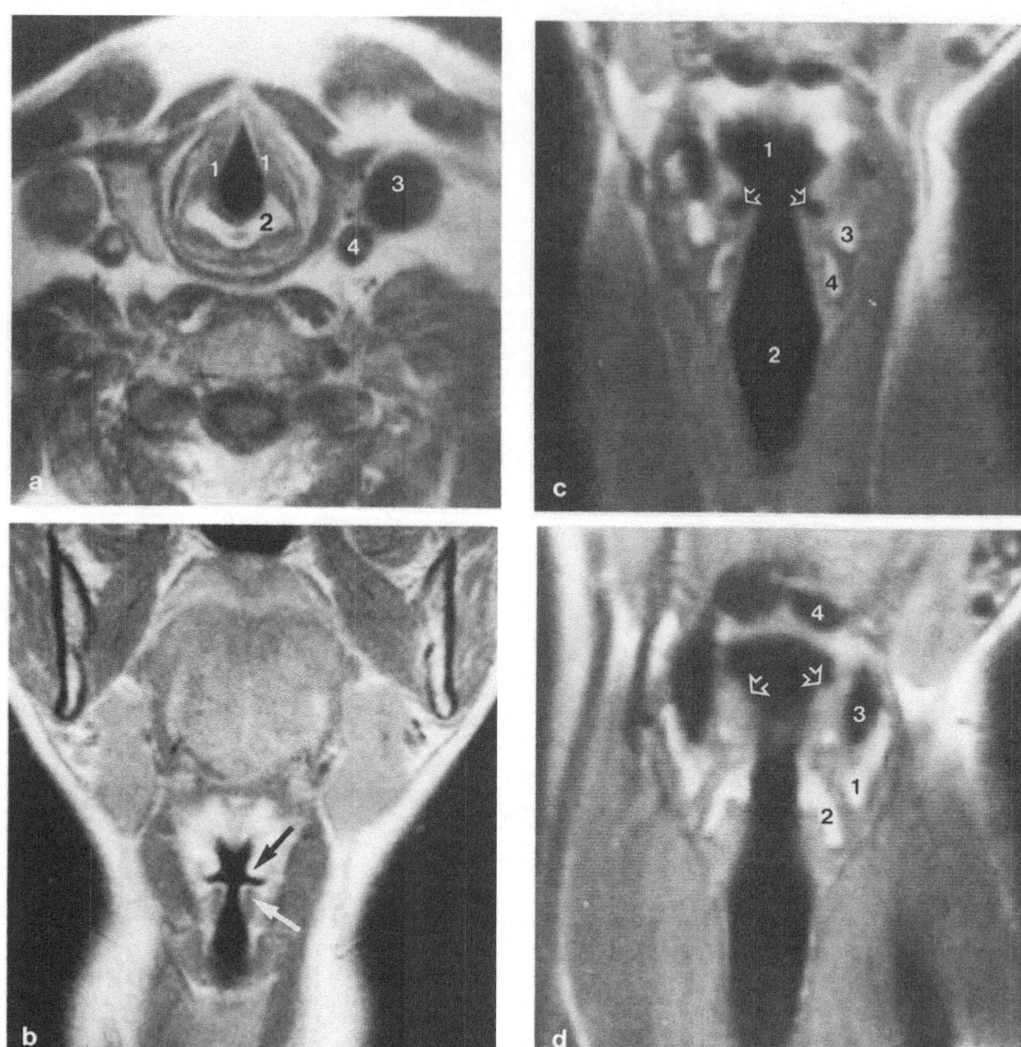

Abb. 81 a–d. Normale Topographie des Larynx in der Kernspintomographie

a KST (SE, TR/TE = 500/17 ms), transversal, nativ. Transversale Schichtführung in Höhe der Ringknorpelplatte mit Darstellung beider Stimmbänder *(1)*. *(2* Ringknorpel, *3* V. jugularis interna, *4* A. carotis externa)

b KST (SE, TR/TE = 500/17 ms), frontal, nativ. Darstellung des laryngealen Ventrikels, begrenzt von den Stimmfalten unten mit niedriger Signalintensität *(weißer Pfeil)* und den Taschenfalten oben mit höherer Signalintensität *(schwarzer Pfeil)*

c KST (SE, TR/TE = 500/17 ms), frontal, nativ. Darstellung des supraglottischen Raumes *(1)*, des infraglottischen Raumes *(2)* und des Ventriculus laryngis *(Pfeile)* sowie der topographischen Beziehung zwischen Schildknorpel *(3)* und Ringknorpel *(4)*

d KST (SE, TR/TE = 500/17 ms), frontal, Gd-DTPA. Topographische Beziehung von Schildknorpel *(1)* und Ringknorpel *(2)* zu Sinus piriformis *(3)*, Valleculae epiglotticae *(4)* und Plicae aryepiglotticae *(Pfeile)*

spintomographisch kommt der Schildknorpel in unterschiedlichen topographischen Regionen als bandförmige Zone erhöhter Signalintensität zur Darstellung.

Os hyoideum

Das dreigeteilte Hyoid (ein zentraler Körper mit 2 Flügeln) wird vom Lig. thyreohyoideum kaudal und von suprahyoidalen Muskeln kranial fixiert. Die Kortikalis dieses Knochens erscheint im MR mit geringer Signalintensität, jedoch stellt sich der markhaltige Innenraum mit hoher Signalintensität dar (Abb. 80 c).

Epiglottis

Die Epiglottis ist der einzige elastische Knorpel des Larynx und zeigt selten Tendenzen zur Verkalkung. Dieser Knorpel liegt in einer frontalen Ebene dorsal von Schildknorpel und Hyoid. Die kaudale Begrenzung, der Epiglottisstiel, ist durch das Lig. thyreoepiglotticum mit dem Schildknorpel verbunden. Nach lateral besteht eine Verbindung zwischen Epiglottiskörper und Hyoid durch das Lig. hyoepiglotticum, das bei ca. 50% der Patienten in der KST als Struktur niedriger Signalintensität innerhalb des präepiglottischen Fettgewebes identifiziert werden kann (Abb. 80 b). Der freie obere Anteil der Epiglottis liegt oberhalb des Hyoids und dorsal der Valleculae epiglotticae. An dieser Stelle besteht eine Verbindung zum lateralen Hypopharynx und zum Zungengrund durch die laterale und die mediale pharyngoepiglottische Falte. Die beiden Valleculae sind lufthaltige Strukturen ventral der Epiglottis und werden von der medialen pharyngoepiglottischen Falte in 2 Abschnitte geteilt.

Aryknorpel (Cartilago arythenoidea)

Die paarigen pyramidenförmigen Aryknorpel liegen dem dorsalen Anteil des Ringknorpels auf. Während der Atmung weichen sie zur Seite ab, beim Sprechen gleiten sich nach medial und dienen durch verschiedene An-

ordnungen der Stimmbänder zur Lautbildung. Die transversale KST-Schichtaufnahme in Höhe der Glottisebene zeigt die Grundfläche der Aryknorpel, die posteriore Lage in Bezug zur Cartilago cricoidea und die Stimmbänder. Eine KST-Schicht in Höhe der Taschenfalten zeigt jeweils die kranialen Prozesse der Aryknorpel (Abb. 81 d).

10.1.3 Weichteile des Larynx

Die Kernspintomographie ist das Mittel der Wahl zur Beurteilung der unterschiedlichen Weichteile des Larynx. Tumorgewebe läßt sich hervorragend von Muskulatur oder Fettgewebe unterscheiden und damit auch eine Infiltration beurteilen. Die aryepiglottischen Falten erstrecken sich von den Cartilagines corniculates bis zur Epiglottis und bilden einen dreieckförmigen Luftweg. Die Spitze dieses Dreiecks wird von der vorderen Kommissur gebildet, die beiden Ecken an der Basis von den paarigen hinteren Kommissuren. Kernspintomographisch stellen sich die Stimmbänder mit den Mm. vocales mit niedriger Signalintensität dar (Abb. 81 d), während sich die kranial liegenden Taschenfalten durch Einlagerungen von Fett mit höherer Signalintensität abbilden. Die den Larynx auskleidende Mukosa ist normalerweise weniger als 1 mm dick, lokale oder diffuse Verdickungen sind stets verdächtig auf ein pathologisches Geschehen (Abb. 81 a).

Präepiglottischer und paralaryngealer Raum

Der präepiglottische und paralaryngeale Raum werden hauptsächlich von Fett ausgefüllt. Der mediale präepiglottische Raum erstreckt sich vom Os hyoideum bis hinunter zur vorderen Kommissur (Abb. 74 a), ohne morphologische Grenze schließt sich seitlich der paralaryngeale Raum an (Abb. 80).

Larynxmuskulatur und Conus elasticus

Die Muskulatur erscheint kernspintomographisch mit niedriger Signalintensität im Kontrast zum signalintensiven Fettgewebe. Die *superiore Muskelgruppe*, die aus aryepiglottischen und thyreoepiglottischen Muskeln besteht, bildet ein Schutzschild für die Atemwege, indem die Epiglottis während des Schluckaktes den laryngealen Luftraum verschließt. Die *Muskeln der Stimmbandebene* vervollständigen die Sphinkterfunktion nach kaudal. Sie können unterteilt werden in einen Stimmritzenöffner (M. cricoarythaenoideus posterior), in verschiedene Schließmuskeln (M. cricoarythaenoideus laterales, M. arythaenoideus transversus) und in Muskeln, die die Spannung der Stimmbänder verändern (M. vocalis, M. cricothyreoideus). Der Conus elasticus stellt eine fibröse Membran zwischen Ring- und Aryknorpel dar und bildet die freie Begrenzung der Stimmbänder, die Ligg. vocales. Der Conus elasticus ist damit eine wichtige Struktur für die laterale Tumorbegrenzung und bestimmt die Tumorausbreitung nach supraglottisch oder subglottisch (Abb. 81 b).

10.2 Klassifikation von Tumoren des Larynx und Hypopharynx

In der Diagnostik von Läsionen des Larynx kommen heute die Stützlaryngoskopie und die Kernspintomographie als ergänzende Verfahren zum Einsatz. Grundlage des Staging ist das international gültige Klassifikationsschema für Plattenepithelkarzinome nach dem TNM-System der UICC (Tabelle 30).

Die derzeit gültige TNM-Klassifikation legt für das *Stadium T1* fest, daß der Tumor auf einen Unterbezirk einer topographischen Region begrenzt ist, also Supraglottis, Glottis, Subglottis bzw. Hypopharynx nicht überschreitet. Bei glottischen Tumoren wird weiter untergliedert nach T1a bei Beschränkung des Tumors auf ein Stimmband und T1b bei Tumorbefall beider Stimmbänder.

Tumoren des *Stadiums T2* überschreiten bereits den Entstehungsbereich, bleiben aber auf die Larynx- bzw. Hypopharynxregion be-

Tabelle 30. Klassifikation von Tumoren des Larynx und Hypopharynx

1.	Supraglottis, Subglottis
T1	Auf die Region begrenzt, beweglich
T2	Auf die Glottis übergreifend, beweglich oder eingeschränkt
T3	Stimmbandfixation (ein oder beide Stimmbänder)
T4	Überschreitet den Larynx (mehrere Etagen)
2.	Larynx
Glottis	
T1a	Ein Stimmband befallen, beweglich
T1b	Beide Stimmbänder befallen, beweglich
T2	Stimmband einschließlich Supra- oder Subglottis befallen, beweglich oder eingeschränkt
T3	Wie T2, Stimmbänder fixiert
T4	Der Larynx wird vom Tumor überschritten
3.	Hypopharynx
T1	Ein Bezirk wie Postkrikoidregion, Aryknorpel bis Ringknorpelunterrand, Sinus piriformis: Pharyngoepiglottische Falte bis Ösophaguseingang, Hypopharynxhinterwand befallen
T2	Tumor geht auf benachbarte Bezirke über ohne Fixation am Hemilarynx
T3	Mit Fixation am Hemilarynx
T4	Knochen, Muskel, Knorpel oder Weichteile mit erfaßt

schränkt. Supra- und subglottische Tumoren erreichen also die Glottisebene und glottische Tumoren breiten sich auf Supra- und Subglottis aus. Dabei sind die Stimmbänder entweder normal oder eingeschränkt beweglich, bei Hypopharynxtumoren ist der Tumor nicht am Larynx fixiert.

Tumoren im *Stadium T3* sind weiter fortgeschritten und zeigen bei supraglottischen Tumoren eine Infiltration des Sinus piriformis oder des präepiglottischen Gewebes. Bei glottischen Tumoren sind ein oder beide Stimmbänder fixiert.

Tumoren im *Stadium T4* haben sich bereits auf Nachbarregionen wie Oropharynx oder Halsweichteile mit infrahyoidaler Muskulatur ausgebreitet. Bei glottischen und supraglottischen Tumoren sind Schildknorpel und/oder Ringknorpel infiltriert, bei Hypopharynxtumoren die Epiglottis (Tabelle 30).

Tabelle 31. Gegenüberstellung der Ergebnisse von Stützlaryngoskopie *(ST)* Kernspintomographie *(KST)* und pathologischem Gutachten *(P)*

	KST = P	KST > P	KST < P	ST = P	ST > P	ST < P
pT1	2	2	–	4	–	–
pT2	4	1	–	3	2	–
pT3	4	–	1	3	–	2
pT4	14	–	–	10	–	4
Übereinstimmung: 85,7%				Übereinstimmung: 71,4%		

10.3. Vergleich zwischen Stützlaryngoskopie, KST und Histopathologie

Am Anfang der Diagnostik stehen bei Larynx- und Hypopharynxtumoren typische klinische Leitsymptome wie Heiserkeit, Atemnot, Schluckbeschwerden und unspezifische Schmerzen. Nach der Spiegeluntersuchung wird bei verdächtigem Befund sofort die Indikation zur Stützlaryngoskopie in Narkose gestellt. Dieses Verfahren erlaubt die morphologische Beurteilung von Raumforderungen in den Regionen des Larynx und Hypolarynx [74, 135]. Zusätzlich besteht simultan die Möglichkeit zur Biopsie und endoskopischen Lasertherapie. Tumoren im Stadium pT1 können so sicher erfaßt werden, zusätzliche bildgebende Verfahren wie die KST oder CT sind nur indiziert bei atypischer Lokalisation supraglottisch oder im Hypopharynx und zur Festlegung des zervikalen Lymphknotenbefalls [137, 138]. Ergibt die Stützlaryngoskopie jedoch den Befund eines Tumors größer Stadium T1 kommt die KST als primäres bildgebendes Verfahren zum Einsatz [135].

Stützlaryngoskopie

Die Ergebnisse der Befundung von Stützlaryngoskopie und KST müssen mit dem endgültigen pathologischen Gutachten korreliert werden. Die Stützlaryngoskopie erlaubt eine hervorragende Beurteilung von Tumoren im Stadium pT1 mit einer Übereinstimmung von Stützbefund und pathologischem Gutachten für pT1-Tumoren von 100%. Aus methodischen Gründen ist eine Aussage über Tiefeninfiltration nur eingeschränkt möglich, dies erklärt die Werte im eigenen Kollektiv für eine Übereinstimmung von 60% für Stadium pT2 und pT3 sowie 70% für pT4-Tumoren (Tabelle 31).

Kernspintomographie

Bei Tumoren im *Stadium pT1* werden 50% der Patienten mittels KST prospektiv überbewertet. Dies ist bedingt durch ödematöse oder entzündliche Umgebungsreaktionen, die nicht sicher von Anteilen des Primärtumors differenziert werden können. Die Therapieentscheidung wird bei den meisten Patienten mit „overstaging" in der KST nicht beeinflußt. Bei *pT2-Tumoren* wird prätherapeutisch mittels KST die Tumorausdehnung bei 80% der Patienten exakt erfaßt, als optimal erweisen sich hier T1-gewichtete Aufnahmen vor und nach Gd-DTPA-Gabe in Subtraktionstechnik.

Bei 80% der Patienten werden Tumoren im *Stadium pT3* in der KST richtig-positiv bewertet, bei 20% der Patienten wird der Tumor bezüglich seiner Ausdehnung unterschätzt. Bereits in umgebene Strukturen infiltrierte Tumoren (n = 14), nach der *UICC pT4 klassifiziert*, können in der KST in allen Fällen richtig-positiv diagnostiziert werden. Differentialdiagnostische benigne Raumforderungen wie die Laryngozele werden in allen Fällen richtig-positiv bewertet.

10.4 Wertigkeit unterschiedlicher Sequenztechniken

Die Kernspintomographie ermöglicht in allen Fällen die Beurteilung der Tiefeninfiltration sowie der mechanischen Verdrängung des umgebenden Gewebes durch den Tumor.

Tabelle 32. Wertigkeit verschiedener Sequenzen

		T1 nativ	T1 Gd-DTPA	T2	Protonen- dichte
Larynx	Supraglottisch	2	3	2	1–2
	Glottisch	3	3	2	1–2
	Subglottisch	2	3	3	1
Hypopharynx		2	3	2	1–2

Aufgrund der hervorragenden Weichteildifferenzierung können die knorpeligen und muskulären Bestandteile der Larynx- und Hypopharynxregion jeweils exakt differenziert werden (Abb. 81). Für das Staging des Primärtumors können jeweils feine Bandstrukturen wie das Lig. thyreohyoideum und Lig. cricothyreoideum sowie die Mm. vocales und thyreoarythaenoidei identifiziert werden.

In einer Studie [234, 242] werden prospektiv verschiedene Sequenzparameter der KST-Nativdiagnostik wie T1, T2 und Protonendichtesequenzen bezüglich ihrer diagnostischen Aussage überprüft. Als Beurteilungsgrundlage wird ein dreistufiges Schema verwendet, wobei einer Bewertungsnote 1 eine befriedigende Bildqualität, aber Fehler bei der Einschätzung der Ausdehnung des Tumors zugrunde liegen. Bei Beurteilung mit der Note 2 gelingt eine grenzwertig exakte Einschätzung der Ausdehnung des Tumors und eine Beurteilungsnote 3 wird bei optimaler Bildqualität und exakter Beurteilung der Tumorausdehnung vergeben. Bei den Larynxtumoren zeigen sich die Ergebnisse abhängig von der Lokalisation des Tumors. Bei allen supraglottischen Larynx- und Hypopharynxtumoren ermöglichen die T1- und T2-gewichteten Sequenzen nativ nur eine grenzwertig exakte Beurteilung der Tumorausdehnung, eine optimale Bildinformation liefern hier die T1-Sequenzen nach Gd-DTPA-Gabe (Tabelle 32). Hingegen ist die Nativdiagnostik ausreichend für das Staging von glottischen und subglottischen Larynxtumoren.

10.4.1 T1-betonte Sequenzen: nativ und nach Gd-DTPA

T1-betonte Sequenzen nativ ermöglichen keine ausreichende Beurteilung von glottischen und hypopharyngealen Läsionen. Allerdings sind diese bei der Unterscheidung zwischen Tumor und Fettgewebe in der supraglottischen Region sehr wertvoll. Optimale Bildqualität wird mit T1-betonten Bildern und dem paramagnetischen Kontrastmittel Gd-DTPA erreicht, vor allem der Kontrast zwischen Tumor und Muskulatur wird entscheidend verbessert (Tabelle 32). Nach KM-Gabe zeigen alle Tumoren wegen der stärkeren Vaskularisation eine signifikante Singalanhebung um einen Faktor von 1,8–2,3 im Vergleich zu verschiedenen Umgebungsstrukturen. Von Bedeutung ist jedoch die Tatsache, daß zusätzlich die normale Mukosa in einer Breite von mehreren Millimetern in der gesamten Larynx- und Hypopharynxregion eine Signalanhebung nach KM-Gabe aufweist (s. Abb. 83 b) und dadurch die Erkennung kleiner Mukosaläsionen erschwert. Vergleichbar T2-betonter Sequenzen können in T1-Sequenzen auch nektrotische Binnenstrukturen oder flüssigkeitshaltige Strukturen identifiziert werden. So zeigen zentral nekrotische Tumoren oder flüssigkeitsgefüllte Laryngozelen nativ Zonen niedriger Signalintensität, nach KM-Gabe findet sich ein Signalanstieg lediglich im Tumorrandbereich oder in der Zystenwand (s. Abb. 89 b). In Einzelfällen führt die KST zu einer Überschätzung der Tumorgröße, wenn im Randbereich von Tumoren entzündliches Granulationsgewebe liegt. Um diese Tumoren exakt von Nachbarstrukturen abzugrenzen, empfiehlt sich die Verwendung von Subtraktionsaufnahmen vor und nach Gd-DTPA mit T1-betonten Sequenzen an gleicher Schichtposition

(s. Abb.82 c). Diese Technik erleichtert insbesondere die Beurteilung organüberschreitenden Wachstums für die Klassifikation des Stadiums T4.

10.4.2 T2-gewichtete- und Protonendichtesequenzen

T2-gewichtete- und Protonendichteaufnahmen zeigen Vorteile bei der Beurteilung einer Invasion in das Knorpelgewebe. Weiterhin imponieren lymphatisches und glanduläres Gewebe sowie flüssigkeitsgefüllte Zysten in T2-betonten Sequenzen mit hoher Signalintensität (s. Abb.89 c). Diese T2-gewichteten Sequenzen sind jedoch durch eine lange Meßzeit von 12,8 min charakterisiert und bieten bei ca. 34% aller zu untersuchenden Patienten eine schlechte Bildqualität. Gerade Patienten mit Larynxtumoren leiden häufig an Atemnot und Schluckbeschwerden, somit läßt sich der besonders hohe Anteil an Artefakten durch Atembewegungen und Husten erklären.

10.4.3 Optimale Schichtorientierung

Die Auswertung verschiedener Schichtorientierungen in der KST zeigt, daß die axiale Schichtführung für das Staging von Larynx- wie Hypopharynxtumoren unverzichtbar ist. Zur präoperativen Festlegung der topographischen Verhältnisse muß zusätzlich in einer zweiten Schichtführung untersucht werden, da nur so die verschiedenen Ebenen von Stimmband und Taschenfalte sicher voneinander differenziert werden können. Dies erweist sich als wesentlich für die Beurteilung der Wachstumsrichtung glottischer bzw. supraglottischer Larynxtumoren (s. Abb.82 c). Zur obligaten Untersuchung in einer zweiten Ebene muß bei Verdacht auf eine Hypopharynxraumforderung sagittal geschichtet werden. In dieser Schichtführung kann die Epiglottis in ihrem nach dorsal und kranial gerichteten Verlauf dargestellt werden, am sichersten gelingt hier zusätzlich die Beurteilung einer Infiltration des präepiglottischen Fettgewebes sowie des Zungengrunds. Bei Läsionen des Larynx wird eine zusätzliche

frontale Aufnahme zur genauen Beurteilung der kranio-kaudalen Ausdehnung bevorzugt. Bei weiteren diagnostischen Unklarheiten verbleibt die Option, alle 3 verschiedenen Schichtorientierungen mit T1-betonten Sequenzen durchzuführen.

> *Merke:*
>
> Da Patienten mit Larynx- und Hypopharynxtumoren häufig an Atemnot und Schluckbeschwerden leiden, muß bei Verwendung T2-gewichteter Sequenzen in mehr als 30% der Fälle mit reduzierter Bildqualität gerechnet werden. Um Tumoren exakt von den Nachbarschaftsstrukturen abgrenzen zu können, empfiehlt sich die Verwendung T1-gewichteter Sequenzen nativ und nach Gd-DTPA in jeweils mehreren Schichtorientierungen.

10.5 KST-Diagnostik des Larynx

Im Gegensatz zu anderen Regionen im Kopf-Hals-Bereich entsprechen Tumoren des Larynx und Hypopharynx in der Regel histologisch Plattenepithelkarzinomen. Andere maligne Neoplasien in dieser Region sind das Pseudosarkom, das Adenokarzinom, das Spindelzellkarzinom oder das Basalzellkarzinom. Weitere seltene Befunde sind das Komedokarzinom, das Fibrokarzinom, das Plasmozytom oder das Lymphom. Benigne Läsionen wie das Fibrom oder ein Amyloidbefall des Larynx sind ausgesprochene Raritäten. In diesen Fällen ist eine exakte Diagnose nur durch die Pathologie möglich, alle radiologischen Methoden können nur deskriptive Hinweise auf die Morphologie des Tumors geben. Bei über 90% aller Patienten findet sich jedoch ein Plattenepithelkarzinom, somit ist die exakte radiologische Diagnostik auf eine exakte Tumorklassifikation anhand des TNM-Systems beschränkt.

10.5.1 Plattenepithelkarzinom

Supraglottisch

Supraglottische Karzinome betreffen etwa 25–35% aller Larynxkarzinome und werden im Gegensatz zu den glottischen Tumoren oft erst im fortgeschrittenem Stadium anhand des Lymphknotenbefalls diagnostiziert. Infiltration in den Schildknorpel ist nur dann zu erwarten, wenn der Tumor an der vorderen Kommissur lokalisiert ist oder diese bereits aufgebraucht ist. Das Hyoid wird meistens nur verdrängt und nicht vom Tumor zerstört. Man kann supraglottische Karzinome in 2 Untergruppen aufteilen:

anteriore, die in Richtung Epiglottis und präepiglottischer Raum wachsen, und

posterolaterale, die die aryepiglottischen Falten und den paralaryngealen Raum infiltrieren. Die Patienten anderer Gruppen zeigen

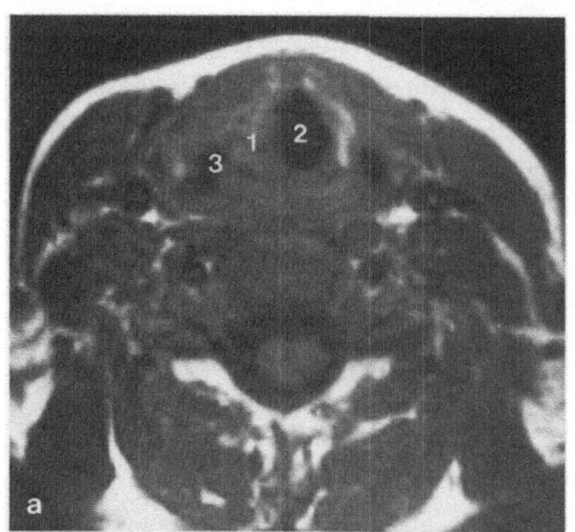

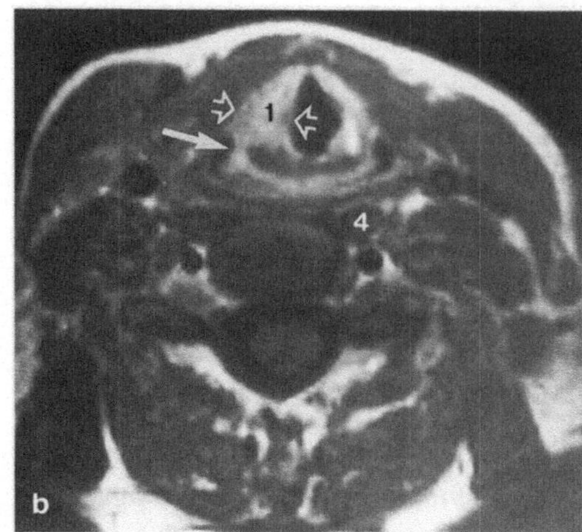

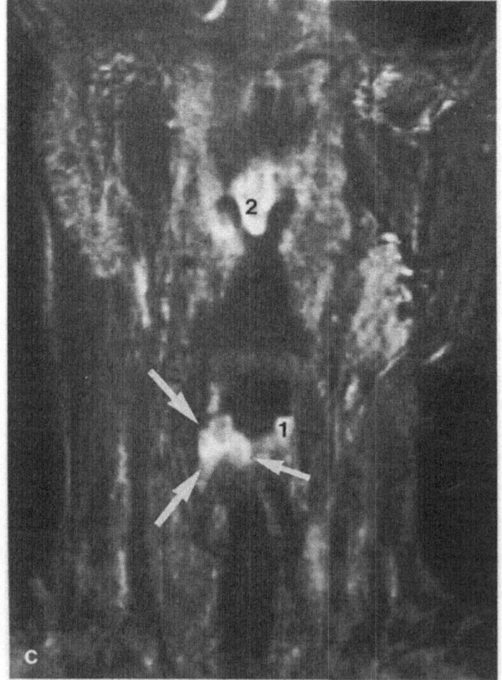

Abb. 82 a–c. Supraglottisches Karzinom pT2, pN0, rechts
a KST (SE, TR/TE = 500/17 ms), transversal, nativ. Raumforderung *(1)* niedriger Signalintensität zwischen Respirationstrakt *(2)* und dem dorsalen Ausläufer des Sinus piriformis *(3)* in der Supraglottis
b KST (SE, TR/TE = 500/17 ms), transversal, Gd-DTPA. Der Tumor *(offene Pfeile)* zeigt eine inhomogene KM-Aufnahme *(1)*. Die mediale Wand des rechten Sinus piriformis wird bereits vom Tumor gebildet *(geschlossener Pfeil)*. *(4 M. longus colli)*
c Subtraktionsbild, frontal. Das frontale Subtraktionsbild zeigt die Ausdehnung des Tumors in Längsrichtung und die exakte Begrenzung des Tumors nach medial *(Pfeile)*, zusätzlich entzündliche Begleiterscheinungen auf der Gegenseite *(1)* und hohe Signalintensität der Uvula *(2)*

eine bessere klinische Prognose, da die Verdickung der Epiglottis leichter erkannt und mittels Operation oder Bestrahlung therapiert wird. Pathologische Veränderungen des präepiglottischen Fettgewebes können sowohl durch Tumorinfiltration als auch durch Ödem, Einblutung oder entzündliche Veränderungen hervorgerufen werden. *Posterolaterale Karzinome* stellen sich als Verdickung der aryepiglottischen Falte mit Pelottierung des Luftwegs dar. Diese bevorzugen ein Wachstum nach posterior und inferior und arrodieren somit häufiger die Aryknorpel.

Stadium T1

Ein mit T1 klassifizierter supraglottischer Tumor läßt sich auf einem MR-Bild prospektiv nicht diagnostizieren. Obwohl die KST größtmögliche räumliche Auflösung und Weichteilkontrast bietet, sind diese Tumoren zu klein, um in der Bildgebung erfaßt zu werden. Diese beschränken sich auf das Mukosagewebe der aryepiglottischen Falten oder der Plica vestibularis, die Beweglichkeit der befallenen Strukturen ist jedoch nicht eingeschränkt.

Stadium T2

T2-Tumoren der Supraglottis können mit der KST routinemäßig exakt diagnostiziert werden, unter Voraussetzung einer guten Bildqualität und einer Gd-DTPA-Applikation. Da jedoch auch die normale Mukosa stark Kontrastmittel aufnimmt, ist oftmals die Verwendung von Subtraktionsbildern vor und nach Kontrastmittelapplikation hilfreich, um Tumorgewebe von entzündlichen Reaktionen differenzieren zu können (Abb. 82 c). Die Unterscheidung von Tumor und präepiglottischem Fettgewebe gelingt am besten in nativen T1-betonten Aufnahmen. Die beiden wesentlichen Ausbreitungsrichtungen des Tumors sind entweder nach kranial in den Hypopharynxoder nach kaudal in die Glottisregion. Die Taschenfalten sind nicht fixiert, die Stimmbandbeweglichkeit ist nicht eingeschränkt (Abb. 82).

Stadium T3

Tumoren der Klassifikation T3 stellen eine klare Indikation für eine kernspintomographische Untersuchung zur Beurteilung der Tiefeninfiltration dar. Der Einsatz des Kontrastmittels Gd-DTPA erscheint obligat, bei Bedarf können Subtraktionsbilder wichtiger Schichtpositionen entscheidende Hilfestellung leisten. Wenn eine Infiltration in die Epiglottis oder den Schildknorpel fraglich ist, sind Protonendichte- und T2-betonte Sequenzen diagnostisch wertvoll. Ein Übergreifen des Tumors auf Knorpelgewebe, präepiglottischen Raum, Valleculae und Stimmbänder wird häufig beobachtet (Abb. 82 b). Die Ausprägung der Knorpelinvasion von Larynxtumoren reicht von einer leichten Verdrängung bis zur vollständigen Zerstörung des Knorpelgewebes. Markhaltige Knorpel sind dabei wegen des großen Kontrastes zwischen Kortikalis, Tumor und Fettmark leichter zu beurteilen als reines Knorpelgewebe. Eine leichte asymmetrische Deformität ist jedoch nur schwer von einer fokalen Infiltration abzugrenzen, individuell unterschiedlich ausgeprägte Verkalkungen können eine tumoröse Infiltration vortäuschen, und mikroskopische Tumorzellnester können von bildgebenden Verfahren nicht entdeckt werden (Abb. 83).

Stadium T4

Tumoren des Stadiums T4 infiltrieren entsprechend der TNM-Klassifikation Strukturen jenseits des Larynx und Hypopharynx (Abb. 84). Ausgehend von der Supraglottis sind häufig Mundboden oder nach dorsal der Sinus piriformis bis hin zum Ösophagus betroffen. Da Patienten mit diesem fortgeschrittenen Tumorstadium an Luftnot, Kurzatmigkeit und Heiserkeit leiden, ist die Bildqualität der Aufnahmen oftmals herabgesetzt. Besonders die langen T2-betonten Messungen tragen bei ausgeprägten Bewegungsartefakten nicht zur Diagnosestellung bei. Da Tumoren dieser Größenordnung auch durch die Computertomographie ausreichend dargestellt werden können, kann hier in eigenen Fällen eine CT-Untersuchung die KST ersetzen und ist für den Patienten weniger belastend (Abb. 84).

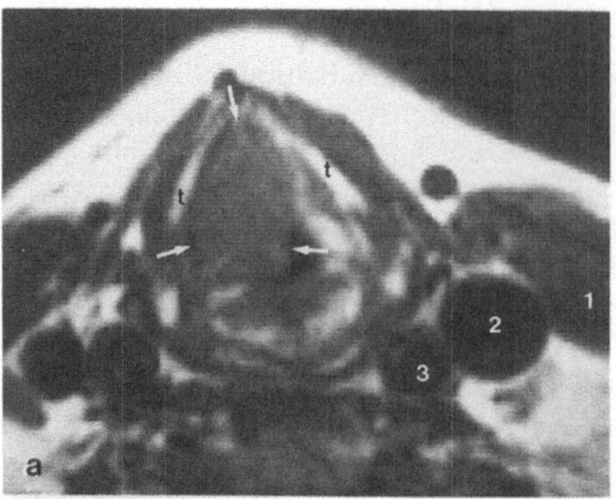

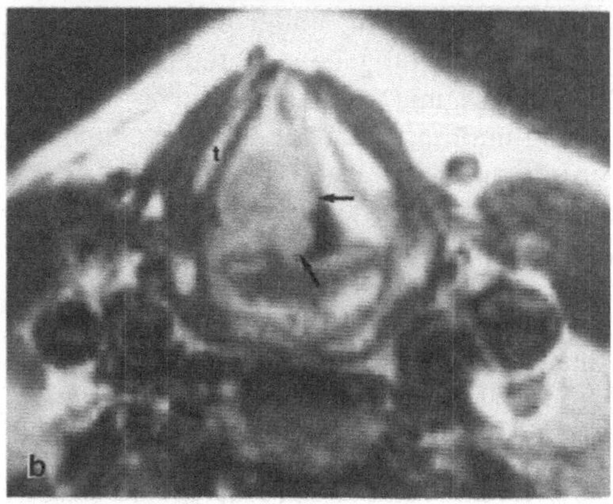

Abb. 83 a, b. Supraglottisches Karzinom des Larynx rechts, pT3, pN0
a KST (SE, TR/TE = 500/17 ms), transversal, nativ. Die rechte Taschenfalte wird von einer tumorösen Masse niedriger Signalintensität *(Pfeile)* infiltriert. Die exakte Abgrenzung des Tumors nach posterior ist nicht möglich *(1* M. sternocleidomastoideus, *2* V. jugularis interna, *3* A. carotis communis, *4* Cartilago thyreoidea)
b KST (SE, TR/TE = 500/17 ms), transversal, Gd-DTPA. Signifikante Kontrastmittelaufnahme des Tumors *(Pfeile)*. Die Tumorgrenzen sind exakt beurteilbar. Keine Infiltration des Schildknorpels erkennbar *(t)*

Glottisch

Glottische Tumoren, ausgehend von den Stimmbändern, sind die häufigsten Tumoren dieser Region. Meist handelt es sich um gut differenzierte Karzinome mit langsamer Wachstumsgeschwindigkeit. 75% der Tumoren entstehen auf der anterioren Hälfte der Stimmbänder. Da bei diesen Tumoren sehr früh klinische Symptome entstehen, ist es oftmals nicht nötig, bildgebende Verfahren anzuwenden [71]. Ein maligner Befall von Lymphknoten wird erst spät beobachtet, da entlang des freien Randes der Stimmbänder kein lymphatisches Drainagesystem existiert. Glottische Tumoren erstrecken sich auf die vordere Kommissur und die infra- und supraglottische Region, auf das kontralaterale Stimmband oder auf den Schild- und Ringknorpel und deren ligamentäre Verbindung. Alternativ beobachtet man eine Ausbreitungsrichtung nach posterior mit Infiltration der hinteren Kommissur, der Aryknorpel und des Conus elasticus.

Abb. 84 a–e. Supraglottisches Larynxkarzinom, ▷ pT4, pN1
a KST (SE, TR/TE = 500/17 ms), transversal, nativ. Signalarme Raumforderung supraglottisch im Bereich der rechten Taschenfalte *(Pfeile)*. *(1* Cartilago thyreoidea, *2* M. thyreohyoideus, *3* M. sternohyoideus)
b KST (SE, TR/TE = 500/17 ms), transversal, Gd-DTPA. Starkes Enhancement der tumorösen Raumforderung. Überschreitung der Mittellinie an der hinteren Kommissur *(weißer Pfeil)*. Dorsaler Ausläufer des Recessus piriformis von Tumor ummauert *(schwarzer Pfeil)*. Invasion des Schildknorpels im Bereich des mittleren Drittels
c Subtraktionsbild vor und nach Gd-DTPA-Gabe. Im Subtraktionsbild Nachweis einer Infiltration in den Schildknorpel und den M. constrictor pharyngis inferior *(Pfeil)*
d KST (SE, TR/TE = 500/17 ms), frontal, nativ. In frontaler Schichtführung Nachweis der supraglottischen Ausdehnung des Tumors beidseits *(Pfeile)*. Schlechte Abgrenzung der Raumforderung gegenüber der infrahyoidalen Muskulatur
e KST (SE, TR/TE = 500/17 ms), frontal, Gd-DTPA. Deutliche Zunahme der Signalintensität des Tumors *(weiße Pfeile)*. Infiltration des M. thyreohyoideus rechts bis in Höhe des unteren Tonsillenpols *(T)*. Nebenbefund: Schilddrüsenadenome beidseits *(schwarze Pfeile)*

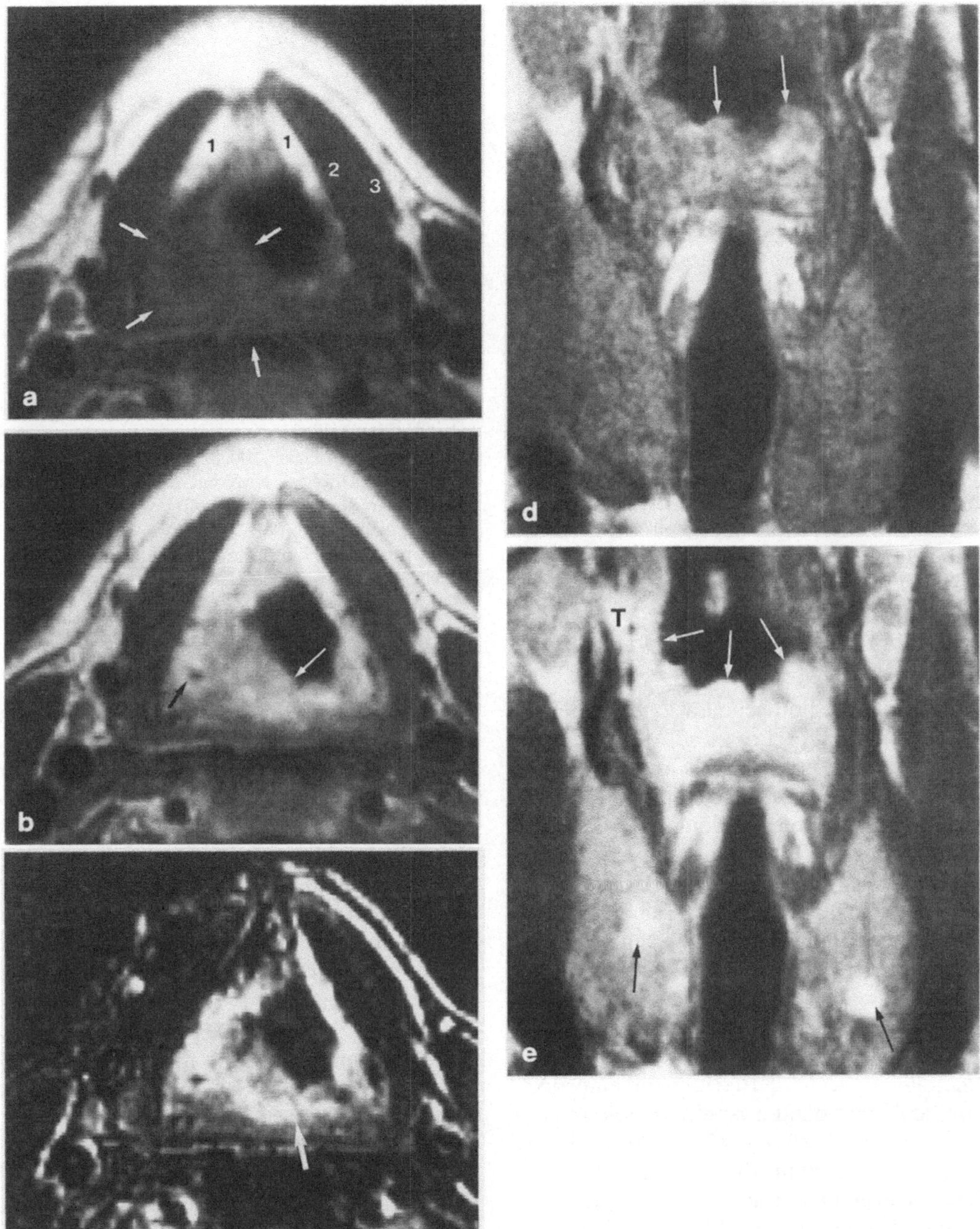

Abb. 84 a–e. Legende s. S. 136

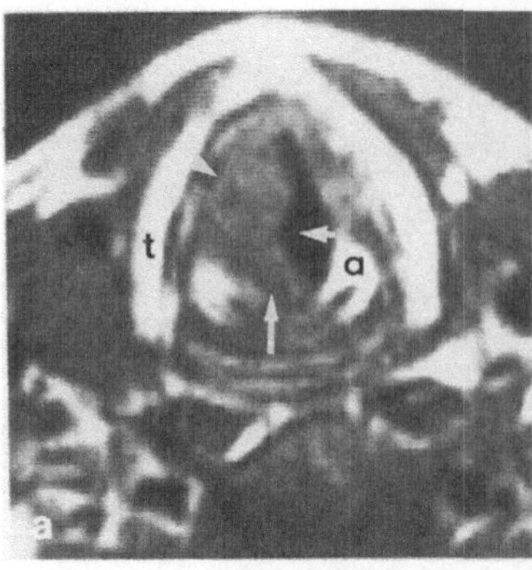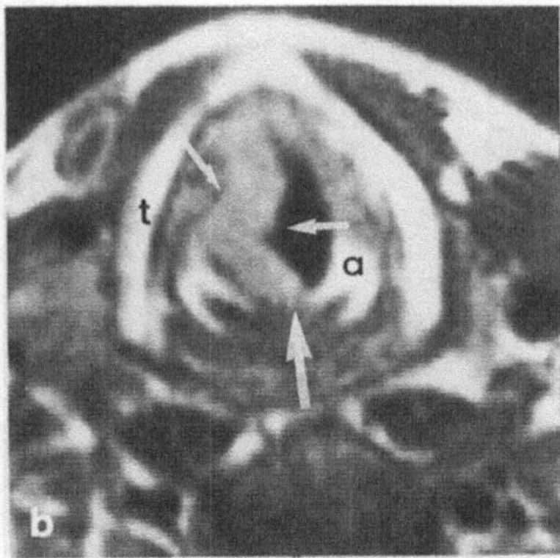

Abb. 85 a, b. Glottisches Larynxkarzinom rechts, pT2, pN0
a KST (SE, TR/TE = 500/17 ms), transversal, nativ. Signalarme Raumforderung mit Infiltration von rechtem M. vocalis und M. thyreoarytaenoideus *(Pfeile)*. Unauffällige signalreiche Darstellung der Cartilagines thyreoideae *(t)* und arytaenoideae *(a)*. Die Ausdehnung der Raumforderung nach lateral und dorsal ist nicht exakt abgrenzbar.

Laryngoskopisch rechtes Stimmband eingeschränkt beweglich
b KST (SE, TR/TE = 500/17 ms), transversal, Gd-DTPA. Deutliches Enhancement des Tumors *(Pfeile)*. An der hinteren Kommissur Nachweis einer Überschreitung der Mittellinie, dadurch kernspintomographisch präoperatives Stadium T2 *(großer Pfeil)*

Früh entdeckte glottische Läsionen haben eine ausgezeichnete Prognose: die 5-Jahres-Überlebensrate erreicht 95% unter Therapie. Die KST fügt der laryngoskopischen Untersuchung weitere Informationen bezüglich der Tiefeninfiltration einer etwaigen Lymphadenopathie zu. Eine verdickte Plica vocalis kann durch Tumor, Fibrose, Ödem, Entzündung oder Einblutung verursacht werden. Durch die verschiedenen Techniken der KST läßt sich dieser Befund differenzieren. Gelegentlich besteht der wichtigste diagnostische Hinweis in einer asymmetrischen Verdickung einer Plica vocalis. Kriterium für eine Fixation der Stimmbänder ist eine mediane oder paramediane Stellung eines Aryknorpels. Diese Fixation kann durch eine Infiltration der intrinsischen Larynxmuskulatur, eine Lähmung eines laryngealen Nervs, durch zu starke mechanische Belastung des Stimmbandes durch den Tumor oder durch festes Verwachsen des Stimmbands mit der Umgebung begründet sein.

Glottische Tumoren des *Stadiums T1* sind durch die KST nicht zu erkennen, die Stimmbänder stellen sich prospektiv unauffällig dar. Unter der Voraussetzung einer guten Bildqualität und dem Einsatz des Kontrastmittels Gd-DTPA mit Subtraktionstechnik sollten Tumoren des *Stadiums T2* sicher mit der KST diagnostiziert werden können. Sie breiten sich nach kranial entlang der aryepiglottischen Falten wie nach kaudal in die Subglottis aus (Abb. 85).

Tumoren des *Stadiums T3* zeigen ein weiter fortgeschrittenes Wachstum, sie sind aber noch immer auf die topographische Region des Larynx beschränkt. Die Kombination aller verfügbaren KST-Techniken ist sehr wichtig für die detaillierte Beschreibung des Tumors im Hinblick auf die folgende Therapie (Abb. 86).

Mit T4 klassifizierte glottische Tumoren haben bereits Strukturen außerhalb des Larynx infiltriert. Die häufigsten Ausbreitungswege sind nach dorsal in den Ösophagus und nach kranial in Richtung Mundboden und Hyoid einschließlich der Weichteile des Halses.

Subglottisch

Subglottische Tumoren, die zwischen den Stimmbändern und der unteren Grenze des Crikoids entstehen, machen etwa 2–6% aller Larynxtumoren aus. Primär subglottische Tu-

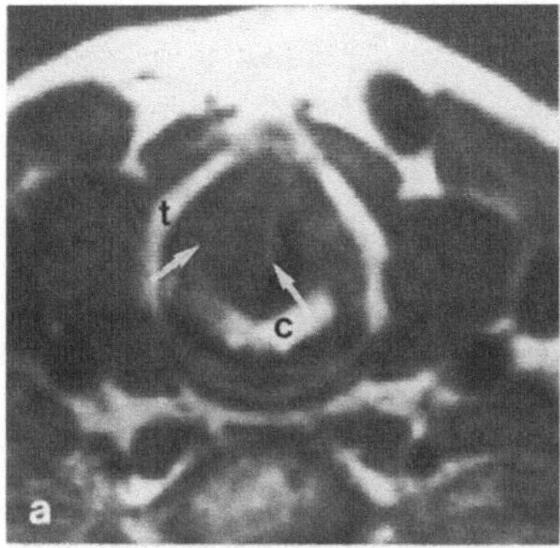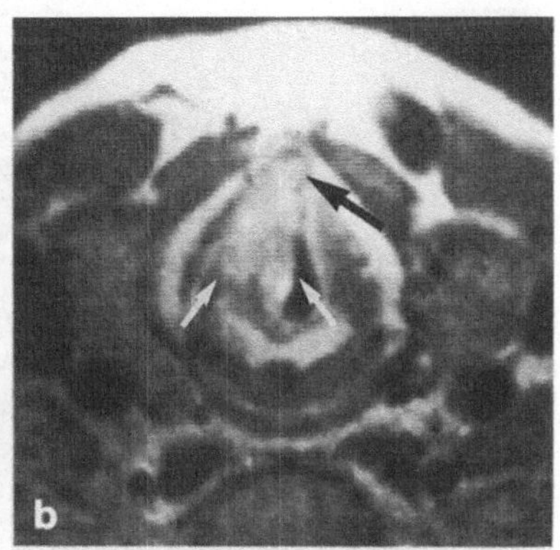

Abb. 86 a, b. Glottisches Larynxkarzinom rechts, Stadium pT3, pN0
a KST (SE, TR/TE = 500/17 ms), transversal, nativ. Signalarme Raumforderung am rechten Stimmband mit Obstruktion der Stimmritze *(Pfeile)*. Keine Infiltration der Cartilago thyroidea *(t)*. Dorsale Begrenzung der Raumforderung nicht exakt erfaßbar. Klinisch rechtes Stimmband fixiert *(c* Cartilago cricoidea)

b KST (SE, TR/TE = 500/17 ms), transversal, Gd-DTPA. Im Bereich des laryngealen Tumors rechts *(weiße Pfeile)* und der normalen Stimmbandstrukturen links deutlicher Anstieg der Signalintensität nach KM-Applikation. Überschreitung der Mittellinie im Bereich der vorderen Kommissur *(schwarzer Pfeil)*. Die dorsal des Tumors verlaufende aryepiglottische Falte ist nicht infiltriert

moren sind *selten*, meistens handelt es sich ursprünglich um glottische Tumoren mit einer Infiltration nach kaudal, evtl. unter Einbeziehung der Trachea oder des Schildknorpels. Jede Existenz eines *Weichteilgewebes unterhalb der Stimmbänder* oder des Ringknorpels ist bis zum Beweis des Gegenteils verdächtig auf eine maligne Entartung. Der Conus elasticus ist eine natürliche Barriere, die kraniale und kaudale Läsionen voneinander teilt, die Tumoren verbleiben meist bis zum Stadium T3 auf der jeweiligen Seite des Conus elasticus, auf der sie entstanden sind. Karzinome werden transglottisch bezeichnet, wenn sie die Glottisebene, den subglottischen Raum sowie supraglottische Strukturen infiltriert haben, meist verbunden mit einer Fixation der Stimmbänder. Diese fortgeschrittenen Tumoren zeigen hauptsächlich Infiltrationen des Schildknorpels und der Membrana cricothyreoidea, wodurch eine totale Laryngektomie mit oder ohne Radiatio indiziert ist (Abb. 87 a–c).
Zum gegenwärtigen Zeitpunkt ist ein *T1-Tumor* mit bildgebenden Verfahren nicht sicher erfaßbar, im *Stadium T2* kann man den Tumor durch die bessere Vaskularisation von der normalen Mukosa unterscheiden. Kon-

trastmittel und Subtraktionstechnik ermöglichen eine exakte Beschreibung der Tumorgrenzen.
Ein fortgeschrittenes Tumorwachstum und fixierte Stimmbänder sind die charakteristischen Zeichen eines *Stadiums T3*, zusätzlich ist oft der Ringknorpel in der KST vom Tumor arrodiert.
Ein *KST-Stadium T4* beweist, daß der Tumor die Region des Larynx verlassen hat und extralaryngeale Strukturen mitbefallen sind.

10.5.2 Benigne Raumforderungen

Kaposi-Sarkom

Das Kaposi-Sarkom wird klinisch als semimaligner Tumor bezeichnet, der Tumor breitet sich schnell und flächig aus, zeigt jedoch keine Infiltrationen in benachbartes Gewebe. Aufgrund der steigenden Anzahl HIV-positiver Patienten werden vermehrt Kaposi-Sarkome des Hypopharynx und auch des Larynx beobachtet. Die KST hat sich durch eine charakteristische Darstellung dieser Tumoren als wertvolles diagnostisches Hilfsmittel erwiesen.

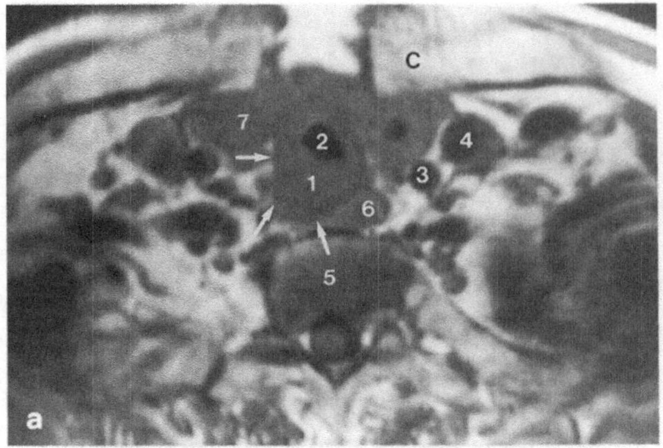

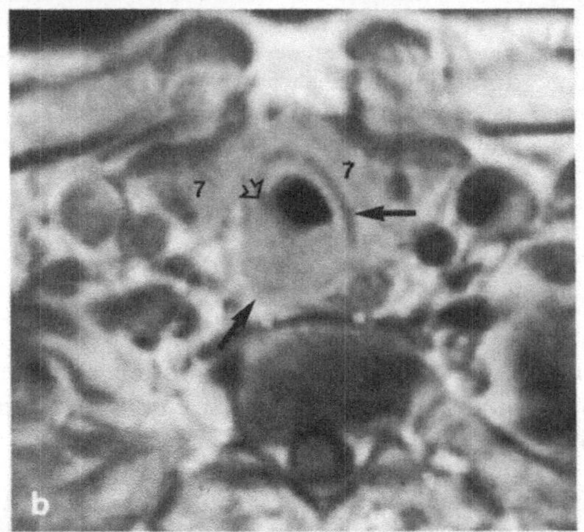

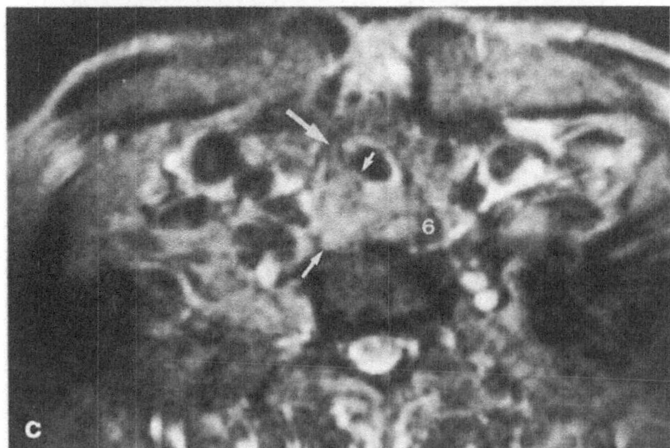

Abb. 87a–c. Subglottischer Tumor, Stadium pT3, pN1

a KST (SE, TR/TE = 500/17 ms), transversal, nativ. Homogene Raumforderung (*1* und *Pfeile*) zwischen Trachea und Halswirbelkörper mit Pelottierung der Trachea *(2)*. Keine genaue Tumorabgrenzung möglich *(3* A. carotis communis, *4* V. jugularis interna, *5* BWK II, *6* Ösophagus, *7* Glandula thyreoidea, C Clavicula)

b KST (SE, TR/TE = 500/17 ms), transversal, Gd-DTPA. Nach Applikation von Gd-DTPA Enhancement des Tumors *(geschlossene Pfeile)* und der Glandula thyreoidea *(7)*. Auf der rechten Seite ist der Trachealknorpel vom Tumorgewebe aufgebraucht

c KST (SE, TR/TE = 3000/90 ms), transversal, nativ. In der T2-gewichteten Aufnahme erkennt man einen infiltrativen Ausläufer des Tumors *(großer Pfeil)* und die inhomogene Binnenstruktur

Alle Kaposi-Sarkome zeigen einen signifikanten Signalansticg nach Gd-DTPA mit hoher Signalintensität in T1-betonten Bildern. Zusätzlich findet sich stets *eine scharfe Begrenzung* und eine fehlende *Invasion* von Nachbarstrukturen (Abb. 88).

Papillome

Papillome sind die häufigsten Larynxtumoren bei Kindern, im Erwachsenenalter sind sie selten anzutreffen. Während diese bei Kindern meist multipel auftreten, ist bei Erwachsenen ein solitäres Auftreten typisch. Charakteristischerweise findet sich eine glatt begrenzte Raumforderung anterior auf der Taschenfalte oder den Stimmbändern, die sich bis in den subglottischen Raum erstreckt. Zusätzlich zeigt die Mehrzahl der Raumforderungen eine hohe Signalintensität in der T2-gewichteten Sequenz.

Laryngozelen

Eine Laryngozele ist definiert als eine Erweiterung der Appendix der laryngealen Ventrikel. Manchmal erstreckt sich diese Erweiterung nach superior in den paralaryngealen Raum oder nach medial in Richtung Schildknorpel, in diesen Fällen spricht man von einer *inneren Laryngozele* [58, 111, 113, 117, 194]. Dabei kann dieses submukosale supraglottische Weichteilgewebe zu einer Verdrängung des Schildknorpels führen. Erstreckt sich die Laryngozele durch die Membrana thyreohyoidea, wird sie als *äußere Laryngozele* definiert. Am häufigsten ist der sogenannte gemischte Typ, der Kriterien beider Erscheinungsformen verbindet.
In 75% der Fälle treten Laryngozelen unilateral auf, wobei als Ursache erhöhter intralaryngealer Druck, z.B. bei Glasbläsern und Blasinstrumentenspielern, vermutet wird. Liegt keine Obstruktion vor, ist die Laryngozele mit Luft gefüllt [14]. Bei sekundärem Verschluß sammelt sich Flüssigkeit in dem dilatierten Appendix an. Manchmal ist dieser Verschluß durch einen Tumor bedingt, aber auch chronisch granulomatöse Krankheiten

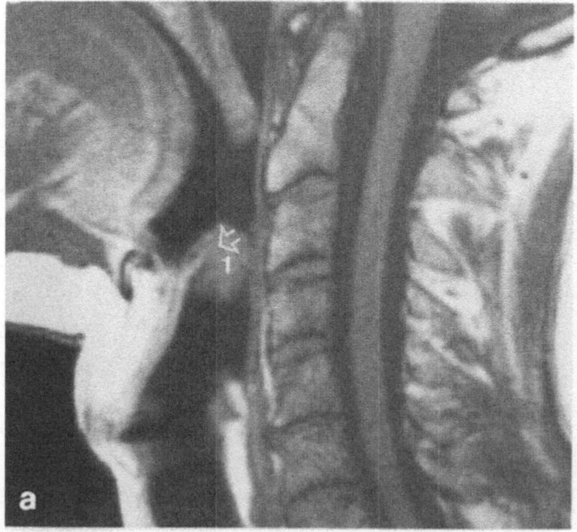
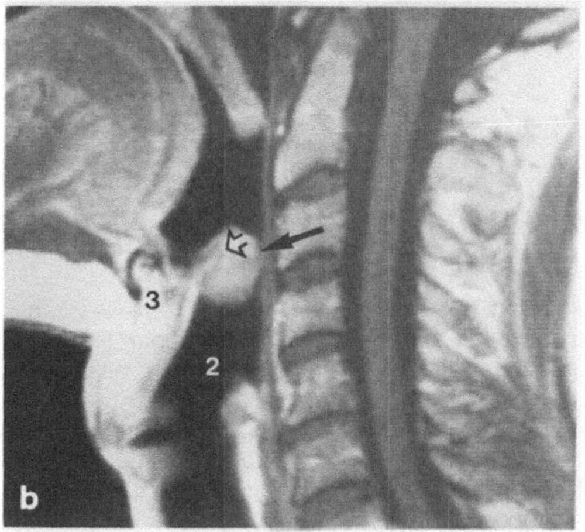

Abb. 88 a, b. Kaposi-Sarkom der Epiglottis
a KST (SE, TR/TE = 500/17 ms), sagittal, nativ. Raumforderung niedriger Signalintensität *(1)* der kranialen und mittleren Epiglottis, die Teile des Knorpels aufgebraucht hat *(offener Pfeil)*
b KST (SE, TR/TE = 500/17 ms), sagittal, Gd-DTPA. Der Tumor zeigt eine hohe KM-Aufnahme, eine Infiltration des dorsal gelegenen M. constrictor pharyngis inferior kann ausgeschlossen werden *(schwarzer Pfeil)*. Histologisch gesichertes Kaposi-Sarkom mit Destruktion der kartilaginären Anteile der Epiglottis. Der präepiglottische Raum und das Fettgewebe *(3)* sind nicht infiltriert *(2 Supraglottis)*

wie die Tbc sind oft mit einer Laryngozele vergesellschaftet.
Kernspintomographisch stellt sich die Laryngozele als *scharf begrenzte Raumforderung* dar, die vom *laryngealen Ventrikel* ausgeht (Abb. 89). Ist sie mit Luft gefüllt, zeigt sie

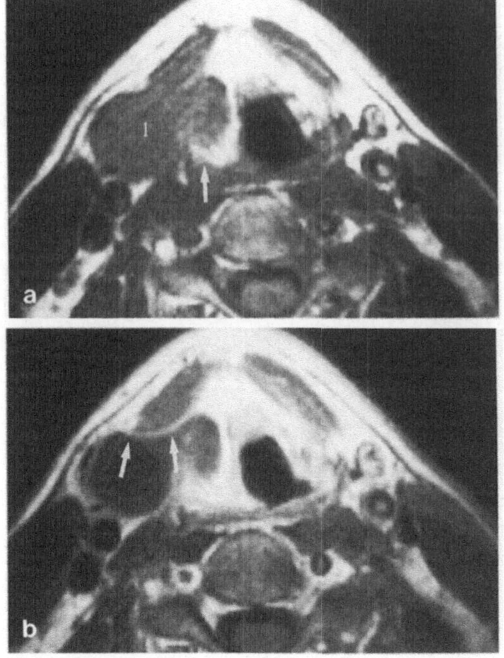

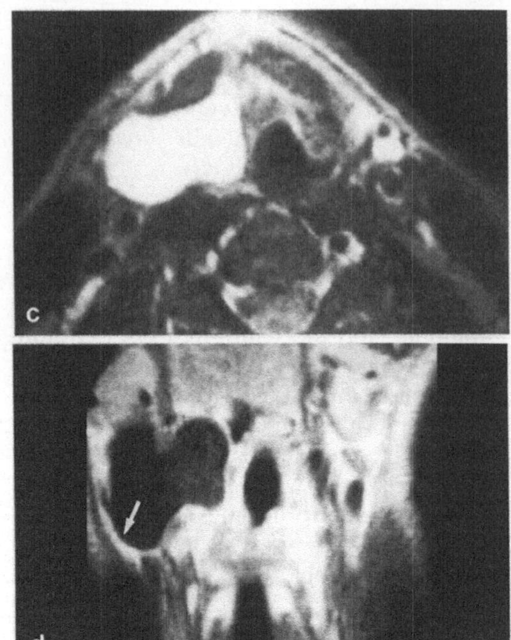

Abb. 89 a–d. Äußere Laryngozele rechts
a KST (SE, TR/TE = 500/17 ms), transversal, nativ. Signalarmer Prozeß *(1)* rechts paralaryngeal mit Verlagerung der Plica glosso-epiglottica lateralis *(Pfeil)*. Keine intralaryngeale Raumforderung
b KST (SE, TR/TE = 500/17 ms), transversal, Gd-DTPA. Nach KM-Applikation randständiges Enhancement *(Pfeile)*, zentral keine Änderung der Signalintensität. Befund im Sinne einer flüssigkeitsgefüllten Laryngozele

c KST (SE, TR/TE = 3000/25 ms), transversal, nativ. In der T2-gewichteten Sequenz Nachweis des homogenen Flüssigkeitsgehalts der Raumforderung
d KST (SE, TR/TE = 500/17 ms), frontal, Gd-DTPA. Die frontale Aufnahme zeigt die kranial-kaudale Ausdehnung der Laryngozele. Randständiges Enhancement durch verdickte Mukosa *(Pfeil)*

eine *niedrige Signalintensität*, bei liquider Füllung ist eine hohe Signalintensität im T2-betonten Bild charakteristisch. Nach Applikation von Gd-DTPA zeigt sich eine randständige zirkuläre Erhöhung der Signalintensität (Abb. 89).

Merke:

Die Laryngozele ist ein wichtiger differentialdiagnostischer Befund für die KST des Larynx. Die Signalintensitäten, die Lagebeziehung und die randständige KM-Aufnahme sind diagnostisch hinweisend.
„pitfall“:
Häufige Koinzidenz: Laryngozele und Tumor.

10.5.3 Seltene Raumforderungen

Weitere benigne Neoplasmen des Larynx sind das Adenom, das Hämangiom, das Neurofibrom und das *Chondrom*.
Charakteristisch für *Chondrome* ist der Entstehungsort im Ringknorpel und eine Verkalkung der Matrix auch bei sehr kleinen Läsionen. Sehr selten findet man einen sekundären Befall eines *Plasmozytoms* des Larynx oder eine Ablagerung von *Amyloidgewebe* in dieser Region. Zeigen nahezu alle seltenen Läsionen eine gewisse Kontrastmittelaufnahme, ist das Amyloidgewebe durch fehlende KM-Aufnahme bei entzündlicher Begleitreaktion gekennzeichnet (Abb. 90). Bei all diesen seltenen Läsionen gelingt eine histologische Diagnose nur durch eine Biopsie, bildgeben-

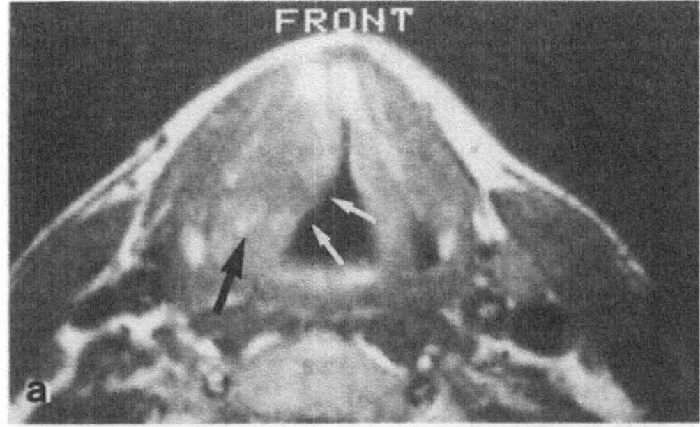

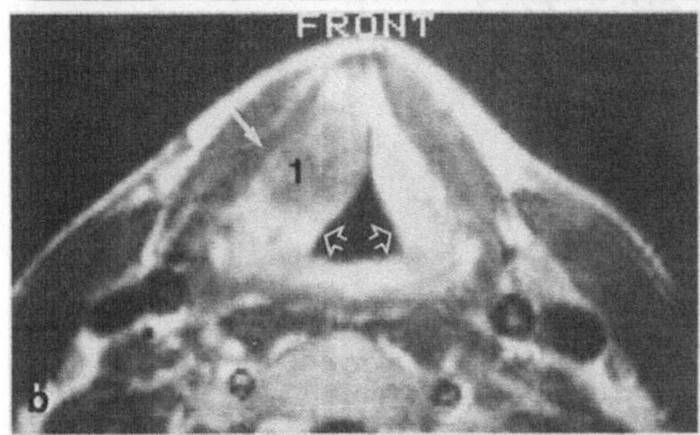

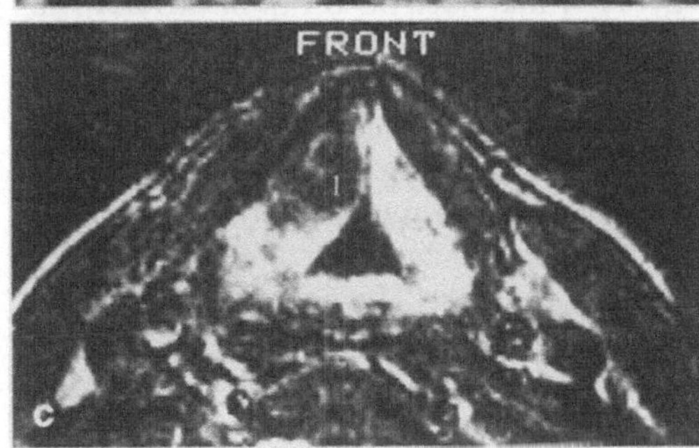

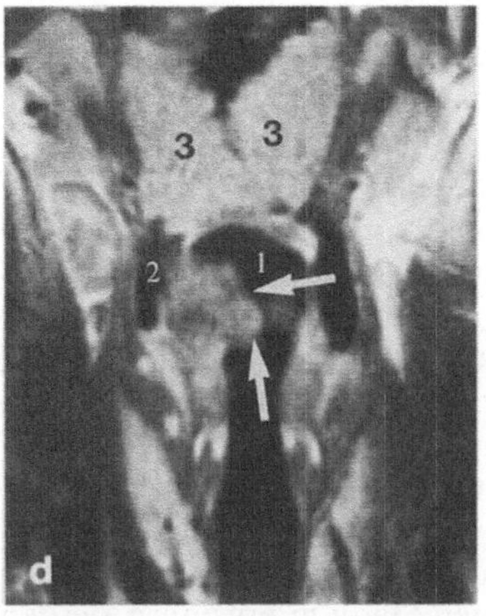

d KST (SE, TR/TE = 500/17 ms), frontal, Gd-DTPA. Lagebeziehung der Raumforderung *(Pfeile)* zum supraglottischen Raum *(1)* und zum Recessus piriformis *(2)*. Nebenbefund: Hyperplastisches signalreiches Lymphgewebe zum Zungengrund *(3)*

Abb. 90 a–d. Amyloidbefall des Larynx supraglottisch
a KST (SE, TR/TE = 500/17 ms), transversal, nativ. In T1-gewichteter Sequenz nativ signalarme Raumforderung supraglottisch rechts in Höhe der Taschenfalten *(Pfeile)*. Keine Abgrenzung von Schildknorpel und infrahyoidaler Muskulatur möglich
b KST (SE, TR/TE = 500/17 ms), transversal, Gd-DTPA. Im Bereich der Raumforderung *(1)* der Plica vestibularis rechts keine signifikante KM-Aufnahme, daher Ausschluß einer Tumorinfiltration. Histologisch Nachweis von Amyloid. Zusätzlich massive KM-Aufnahme der gesamten verbreiterten Mukosa im Sinne einer entzündlichen Begleitreaktion *(offene Pfeile)*. Scharfe Abgrenzung zum Schildknorpel *(weißer Pfeil)*
c Subtraktionsbild vor und nach Gd-DTPA-Gabe. In Subtraktionstechnik deutliche Abgrenzung zwischen Amyloid *(1)* und den homogenen, KM-aufnehmenden Taschenfalten
d s. rechts oben

de Verfahren haben hier nur die Aufgabe der Lokalisation der Raumforderung.

Gelegentlich können *posttraumatische Veränderungen* einen tumorösen Befall des Larynx vortäuschen. Eine Fraktur des Schildknorpels kann beim Heilungsprozeß einen supraglottischen Weichteiltumor vortäuschen, eine unfallbedingte Stimmbandlähmung kann als Frühsymptom einer malignen Neoplasie mißgedeutet werden.

10.6 KST-Diagnostik des Hypopharynx

Karzinome des Hypopharynx verhalten sich meist *aggressiver* mit Tendenz zu früher Infiltration verglichen mit Karzinomen des Larynx. Anteilsmäßig entstehen ca. 20% aller laryngealen Karzinome im inferioren Hypopharynxbereich, meist handelt es sich dabei um Plattenepithelkarzinome. Aufgrund des dichten Lymphabflußnetzes in diesem Gebiet kommt es frühzeitig zu einem *metastatischen Befall* der regionalen Lymphknoten.

Karzinome des Sinus piriformis zeigen 2 verschiedene Wachstumsmuster. *Läsionen der lateralen Sinuswand* infiltrieren den Schildknorpel und die Weichteile des Halses, *Tumoren der medialen Wand* erstrecken sich in den pharyngealen und laryngealen Luftraum mit Infiltrationen der aryepiglottischen Falten oder noch weiter kaudal liegender laryngealer Strukturen. Weniger häufig zeigen Sinus-piriformis-Karzinome eine Infiltration in das präepiglottische Fettgewebe oder eine Überschreitung der Mittellinie. Obwohl Ähnlichkeiten mit randständigen supraglottischen Karzinomen bestehen, gibt es sichere Charakteristika zur Unterscheidung. Häufig kommt es zu einer Infiltration des *Schildknorpels*, gewöhnlich an dessen posterolateralen Grenzen. Desweiteren zeigen diese Tumoren vermehrt Tendenzen zu einem *einseitigen und submukosalen Wachstum*. Im fortgeschrittenen Stadium erweitern sie den *Raum zwischen Schild- und Ringknorpel*, wobei in diesen Fällen der Conus elasticus das weitere Tumorwachstum in Richtung inferior und posterolateral lenkt. Kranial liegende Karzinome infiltrieren *bevorzugt den Mundboden* mit den Mm. mylohyoidei und geniohyoidei sowie die Epiglottis.

Stadium T1

Hypopharynxkarzinome des Stadiums T1 entziehen sich oftmals der klinischen Diagnose. Für die Kernspintomographie sind diese Tumoren zu klein, um mit hinreichender Sicherheit entdeckt zu werden, da sie sich in der Submukosa verstecken. Sogar bei der klinischen Laryngoskopie erreicht man keine 100%ige Sicherheit, die verwinkelte Anatomie versperrt die laryngoskopische Sicht auf den gesamten Hypopharynx, was zu falschnegativen Befunden führt. Dennoch ist die klinische Laryngoskopie derzeit den bildgebenden Verfahren überlegen.

Stadium T2

T2-Tumoren des Hypopharynx können mit der KST exakt beurteilt werden. Kurze T1-gewichtete Sequenzen und das paramagnetische Kontrastmittel Gd-DTPA ermöglichen eine detaillierte Beschreibung der Tumorgrenzen und seine Klassifikation. Die Kontrastmittelaufnahme um den Faktor 1,8–2,3 in Verbindung mit Subtraktionstechnik erlaubt es dem Radiologen, den Tumor von der

umgebenden Mukosa zu differenzieren. Häufigste Tumorlokalisation sind der Sinus piriformis, die pharyngoepiglottischen Falten, die dorsale Hypopharynxwand und die Epiglottis. Im Stadium T2 sind oft mehrere dieser Strukturen von Tumorgewebe befallen, aber diese sind noch nicht am Hemilarynx fixiert.

Stadium T3

Bei Tumoren im Stadium T3 ist die KST die Methode der Wahl zur genauen Beurteilung der Tiefeninfiltration (Abb. 91). Der Einsatz von Kontrastmittel, Subtraktionstechnik und zusätzlicher sagittaler Bildsequenzen erlaubt eine detaillierte Darstellung von Tumor und Epiglottis in ihrem von anterior-kaudal nach posterior-kranial gerichteten Verlauf. Tumoren, die primär nach posterior infiltrieren, haben große Teile des Sinus piriformis und der Pharynxhinterwand aufgebraucht, die kranialen Tumoren findet man in der Epiglottis, den pharyngoepiglottischen Falten und den Valleculae. Wenn der Tumor die Larynxregion kaudal erreicht, werden häufig die Postkrikoidregion, die Taschenfalten und die Aryknorpel infiltriert, wobei die Strukturen des Hypopharynx durch den Tumor am Hemilarynx fixiert sind (Abb. 91).

Stadium T4

Bei Hypopharynxtumoren Stadium T4 sind dabei Mundboden mit den Mm. mylohyoideus und geniohyoideus, das Os hyoideum, der Schild- und Ringknorpel oder die Weichteile des Halses betroffen. Besonders diese ausgedehnten Tumoren des Hypopharynx zeigen in der KST eine charakteristische nekrotische Binnenstruktur. Diese wird am deutlichsten in T1-betonten Sequenzen nach Kontrastmittelgabe dokumentiert mit ringförmiger Anreicherung um einen Bezirk extrem niedriger Signalintensität.

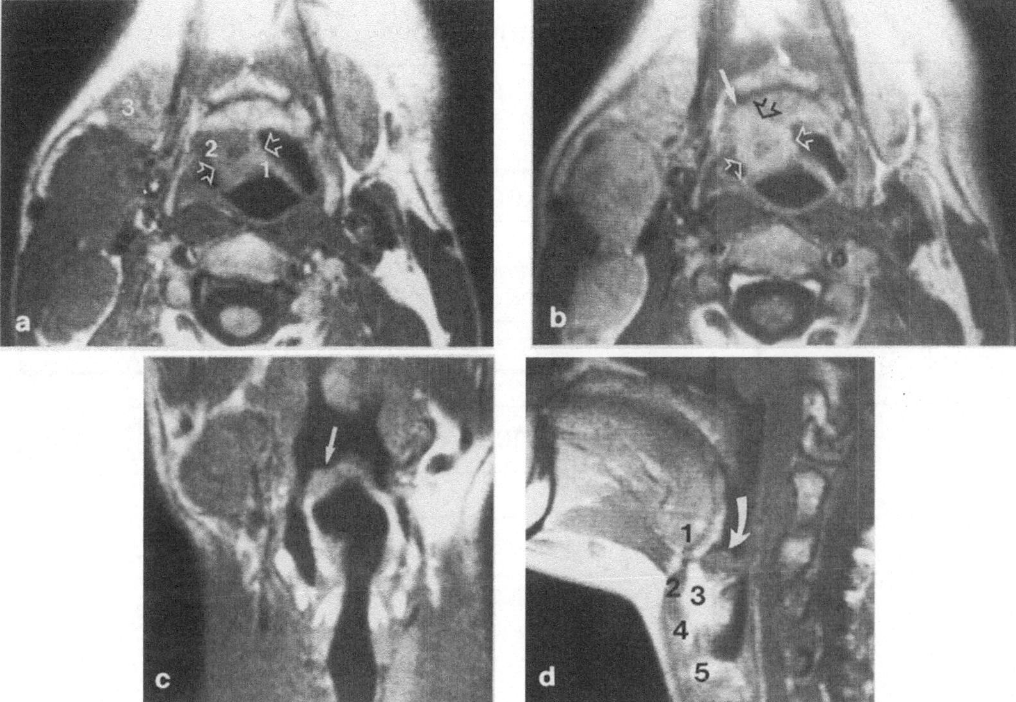

Abb. 91 a–d. Hypopharynxkarzinom rechts, pT3, pN1
a KST (SE, TR/TE = 500/17 ms), transversal, nativ. Tumoröse Raumforderung *(offene Pfeile)* der Vallecula rechts mit Verlagerung der Plicae glosso-epiglotticae medialis *(1)* und lateralis *(2)*, Glandula submandibularis *(3)*
b KST (SE, TR/TE = 500/17 ms), transversal, Gd DTPA. Nach KM-Applikation inhomogene Zunahme der Signalintensität der Raumforderung *(offene Pfeile)*. Nachweis der exakten Tiefeninfiltration der Plica glosso-epiglottica lateralis und des präepiglottischen Raumes *(Pfeil)*

c KST (SE, TR/TE = 500/17 ms), frontal, Gd-DTPA. In frontaler Schichtorientierung Dokumentation der nach kranial schüsselförmig exulzierten Raumforderung im Bezug zur Plica glosso-epiglottica lateralis *(Pfeile)*
d KST (SE, TR/TE = 500/17 ms), sagittal, Gd-DTPA. Topographische Beziehung der Raumforderung *(Pfeil)* zu Zungengrund *(1)*, Os hyoideum *(2)*, präepiglottischem Raum *(3)*, Schildknorpel *(4)* und Ringknorpel *(5)*

10.7 Wertung und diagnostische Strategie

Für die KST des Larynx und Hypopharynx wird an den derzeit zur Verfügung stehenden Anlagen folgende Untersuchungsstrategie empfohlen (Abb. 92): Obligat sollte die Untersuchung mittels Oberflächenspulen erfolgen, die es erlauben, in einem Untersuchungsgang die Halsregion von Epiglottis bis supraklavikulär darzustellen [137, 184]. Lufkin und Hanafee [135] konnten 1986 in einer vergleichenden Studie Empfehlungen bezüglich der Untersuchungsmethoden bei Patienten mit Larynx- und Hypopharynxtumoren weitergeben. Begonnen werden sollte die Untersuchung mittels T1-gewichteter Sequenzen in axialer Orientierung und einer zusätzlichen 2. Schichtführung, die von der Lokalisation des Tumors gemäß der Stützlaryngoskopie abhängt [36, 37, 38]. Nach intravenöser Gd-DTPA-Applikation erfolgt erneut eine axiale Messung. Die Gesamtuntersuchungsdauer liegt bei diesem Vorgehen bei 18 min. Zeigen sich bereits bei der T1-betonten Sequenz wenig Artefakte durch Atembewegungen oder Schlucken, ist eine

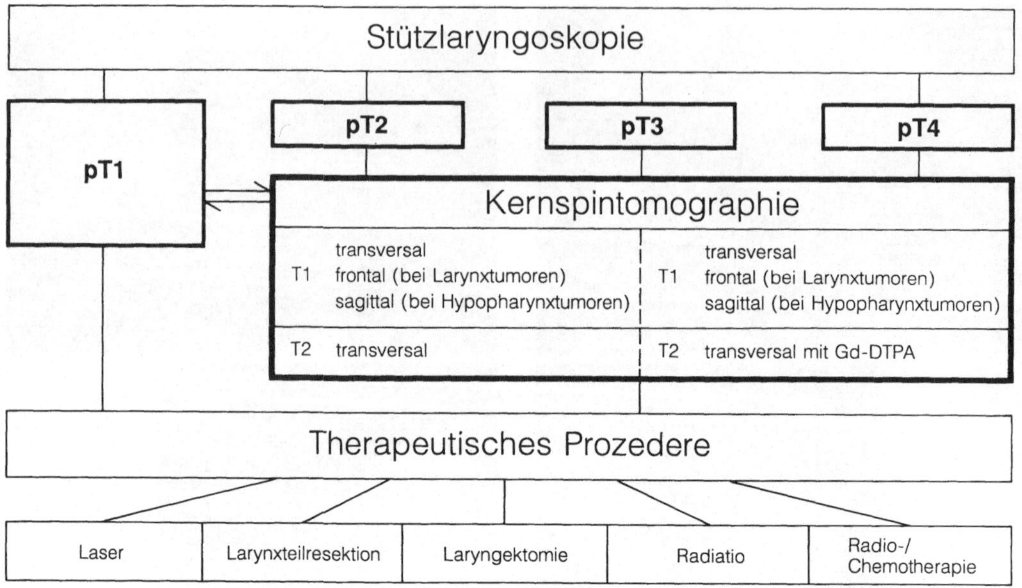

Abb. 92. Diagnostische Strategie: Larynx

T2-betonte Sequenz an Stelle der Applikation von Gd-DTPA möglich. Die diagnostische Treffsicherheit ist jedoch bei supraglottischen oder glottischen Tumoren im Vergleich zur KM-Technik reduziert. Mittels neuer Techniken in der KST sind weitere Verbesserungen der diagnostischen Genauigkeit zu erwarten. Die Möglichkeiten der Vorsättigung zur Flußkompensation und Untersuchungen mit Gradientenechosequenzen in Atemstillstand („single-breath-technique") finden bereits Eingang in klinisch-experimentelle Untersuchungen. Mit Hilfe dieser schnellen Untersuchungstechniken ist eine weitere Reduzierung der Meßzeit sowie Untersuchungen in verschiedenen Phonationsphasen denkbar. Trotzdem sollte derzeit bei stark reduziertem Allgemeinzustand eines Patienten als alternative Methode die Computertomographie mit Kontrastmittel zum Einsatz kommen. Die KST im Anschluß an die Stützlaryngoskopie ist heute ein wichtiges Verfahren zum Staging von Larynx- und Hypopharynxtumoren in einem Stadium größer T1. Von Bedeutung ist die Tatsache, daß diese beiden diagnostischen Verfahren sich hervorragend ergänzen und die Grundlagen für die Bestimmung des therapeutischen Verfahrens bilden.

11 Hals

11.1 Topographische Grundlagen

11.1.1 Kompartimente

Die anatomische Region des Halses wird *kranial* von der unteren Begrenzung der Mandibula und dem Os occipitale sowie *kaudal* von einer gedachten Ebene zwischen dem Jugulum sterni und dem VII. Halswirbel begrenzt (Abb. 93). Verschiedene Faszien unterteilen den Hals in unterschiedliche Kompartimente, die für die Beurteilung in transversalen Schichtaufnahmen bedeutsam sind.

Viszerales Kompartiment

Diese Region liegt am weitesten ventral und beinhaltet den *Aerodigestivtrakt* einschließlich Larynx, Trachea und Ösophagus. Auch die *Schilddrüse* und die *Nebenschilddrüsen* liegen innerhalb dieses Kompartiments. Die beiden Mm. sternocleidomastoidei bilden die anterioren und lateralen Grenzen dieser Region, nach dorsal wird sie von den Mm. constrictor pharyngeus superior, medius und inferior begrenzt (Tabelle 33).

Posteriores Kompartiment

Dieser dorsal gelegene Anteil des Halses beinhaltet die *Halswirbel,* die *Extensor- und Flexormuskulatur* einschließlich der Mm. scaleni, Mm. longus capitis und Mm. longus colli (Abb. 93). Diese Muskelgruppen zeigen Signalintensitäten, die denen der Zungenbinnenmuskulatur vergleichbar sind, während das fibröse Fasziengewebe ähnlich wie kortikaler Knochen niedrige Signalintensität aufweist. Dagegen stellt sich blutbildendes Mark oder Knochenmark mit hoher Signalintensi-

Tabelle 33. Checkliste Hals

	Normal	Abnormal
Viszerales Kompartment		
Larynx		
Hypopharynx		
Trachea		
Ösophagus		
Schilddrüse		
Posteriores Kompartment		
Halswirbel		
M. scaleni		
M. longus colli		
M. longus capitis		
Laterales Kompartment		
A. carotis communis		
V. jugularis		
Normale Lymphknoten		

tät in T1-betonten Aufnahmen dar. Eine signifikante Kontrastmittelaufnahme findet sich lediglich in der Mukosa, die den Larynx und Pharynx auskleidet, im lymphatischen Gewebe oder in stark vaskularisierten Neoplasien.

Laterales Kompartiment

Das laterale Kompartiment enthält als wichtigste Struktur das *Gefäß- und Nervenbündel um die A. carotis communis.* Die Karotiden und die Vv. jugulares können leicht von dem umgebenden Fett- oder Muskelgewebe unterschieden werden, da sie sich aufgrund des Flußphänomens in Spinechosequenzen mit sehr niedriger Signalintensität darstellen. Auf diese Weise lassen sich auch kleinere Gefäße in transversalen Schichten nachweisen und dem jeweiligen Hauptgefäß zuordnen. Zur besseren topographischen Übersicht sind

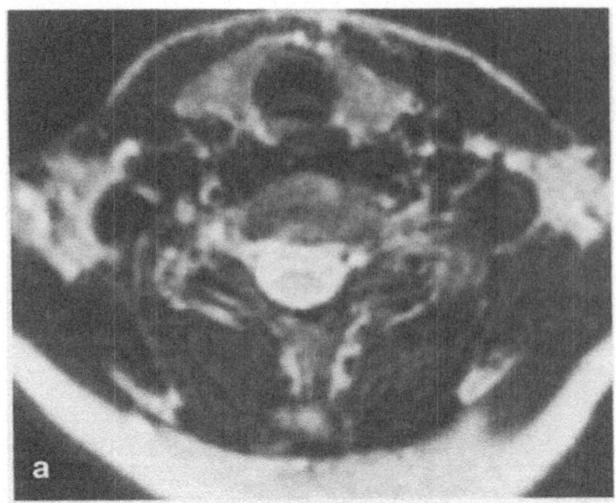

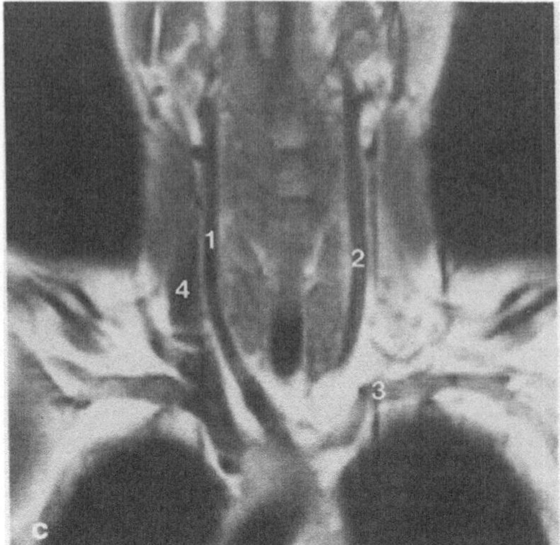

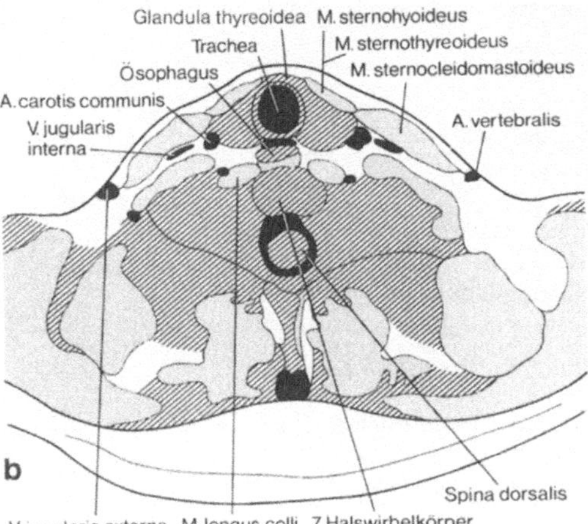

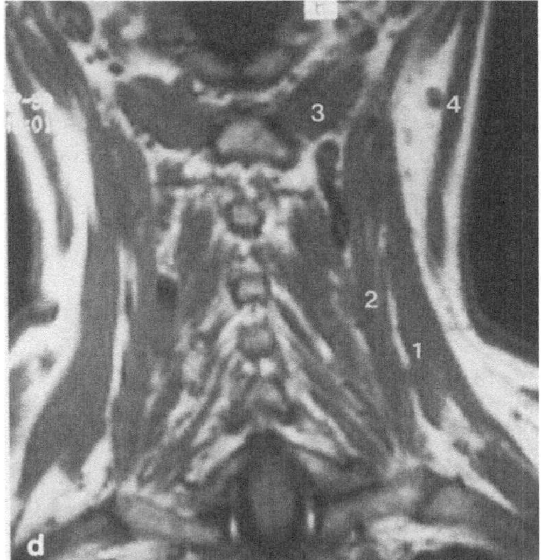

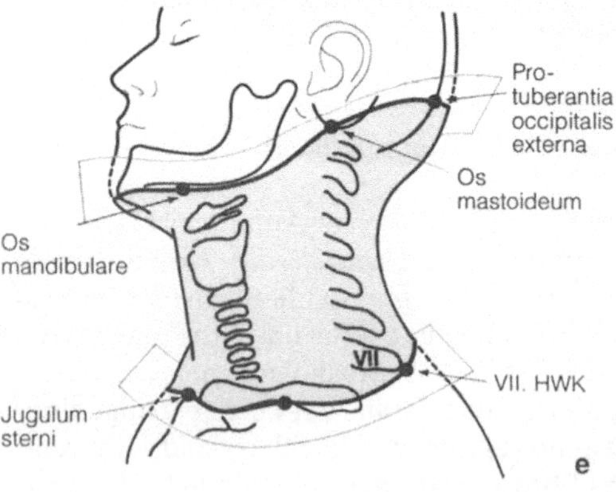

Abb. 93 a–e. Topographie der Halsweichteile in der Kernspintomographie

a KST (SE, TR/ TE = 2000/60 ms), transversal, nativ

b Schematische Skizze zu **a**

c KST (SE, TR/TE = 500/17 ms), frontal, nativ. Anatomische Darstellung von Weichteilen, Gefäßen und Muskulatur *(1* rechte A. carotis communis, *2* linke A. carotis communis, *3* linke A. subclavia, *4* rechte A. jugularis)

d KST (SE, TR/TE = 500/17 ms), frontal, nativ *(1* M. splenius capitis, *2* M. semispinalis capitis, *3* M. obliquus inferior, *4* M. sternocleidomastoideus)

e Schematische Skizze zu **d**

zusätzliche frontale Aufnahmen hilfreich. Diagnostisch ist diese Region besonders bedeutsam für die Beurteilung des Lymphknotenstatus. Normale Lymphknoten zeigen Signalcharakteristika vergleichbar Schilddrüsen- und Thymusgewebe.

11.1.2 Schilddrüse

Die normale Glandula thyreoidea imponiert in der KST als *homogenes und symmetrisches Weichteilgewebe* anterior und lateral der Trachea. Unter Verwendung T2-gewichteter Sequenzen zeigt das normale Schilddrüsengewebe eine höhere Signalintensität als der M. sternocleidomastoideus und M. sternothyreoideus. Der Isthmus der Schilddrüse liegt in Höhe des 2. und 3. Trachealknorpels und überbrückt den unteren Anteil des linken und rechten Schilddrüsenanteils.

11.1.3 Nebenschilddrüsen

Normalerweise liegen 4 Epithelkörperchen jeweils als oberes und unteres Paar unterhalb der Schilddrüse in einer tracheoösophagealen Nische. Das kraniale Paar entsteht zusammen mit der Schilddrüse aus dem 4. Kiemenbogen, das kaudale Paar geht gemeinsam mit dem Thymus aus dem 3. Kiemenbogen hervor. Während die oberen beiden Epithelkörperchen in 95% der Fälle auf der Höhe des Ringknorpels positioniert sind, zeigen die beiden unteren eine breite Variabilität zwischen unterem Schilddrüsenpol und mediastinalem Thymusgewebe. In 20% der Fälle finden sich sub- bis abnormal gelegene Drüsen, bei 5–10% aller Menschen kommt ein 5. Epithelkörperchen innerhalb der Überreste des Thymus vor. Da normale Epithelkörperchen nur ca. 4–6 mm lang und 2–4 mm breit sind bei einem Gewicht von 20 mg, können sie normalerweise in der KST nicht identifiziert werden.

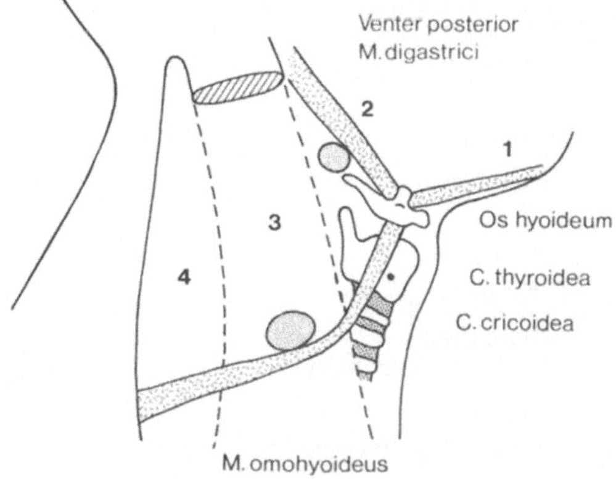

Abb. 94. Topographie der Lymphknoten im Halsbereich der Kernspintomographie *(1* submental, *2* submandibulär, *3* tief zervikal, *4* hinteres Halsdreieck)

11.1.4 Lymphknoten

Voraussetzung zur Analyse der normalen topographischen Anatomie des Halses ist die Kenntnis der klassischen Einteilung der Halslymphknoten (Abb. 94). Die kontinuierliche Analyse axialer Schichten in der KST erlaubt dabei die Erfassung aller topographisch wesentlichen Lymphknotenstationen. Für die bildgebende Diagnostik ist die Differenzierung der *submentalen, submandibulären* und *tiefzervikalen* Lymphknotengruppen wesentlich. Die tiefzervikale Lymphknotengruppe wird durch Thyreoid-, Krikoid- und Digastrikusmuskulatur in 3 Etagen gegliedert. Die obere Etage wird dabei auch als *jugulodigastrische Region* bezeichnet und liegt zwischen dem Venter posterior des M. digastricus und dem Hyoid. In der unteren Etage kommt als wichtige Lymphknotenstation die Juguloomohyoid-Gruppe zu liegen [75].
Zusätzlich sind als 4. Gruppe die *retropharyngealen* Lymphknoten sowie die *tiefviszeralen, paratrachealen* und *paraösophagealen Lymphknoten* für die Diagnostik wesentlich (Tabelle 34).
Normalerweise kommen in der *Halsregion* keine Lymphknoten oder nur sehr kleine Gruppen in den bildgebenden Verfahren zum Nachweis. Aufgrund häufiger entzündlicher Veränderungen finden sich auch beim Gesunden submandibulär sowie jugulodi-

Tabelle 34. Checkliste Lymphknoten, Hals

Lymphknoten	Anzahl	Zentrale Nekrose	Größter Durchmesser	Infiltration von Nachbarschaft
1. Submental				
2. Submandibulär				
3. Tief zervikal Obere Etage 3 a. M. digastricus posterior				
Mittlere Etage 3 b. Hyoid bis Mitte crikoid				
Untere Etage 3 c. Krikoid bis supraklavikulär				
4. Retropharyngeal				
5. Tief viszeral Paratracheal				
Paraösophageal				
Scalenuslücke				

gastrisch Lymphknoten variierend in einer Größe von 5–10 mm. Die Lymphknotendiagnostik in der Kernspintomographie gelingt einmal durch den *hervorragenden Weichteilkontrast* von Lymphknoten zu Muskulatur und Fettgewebe. Zusätzlich können Gefäße durch das *Flowphänomen* („signal void") gut von angrenzenden Lymphknotenstationen differenziert werden (Abb. 93 c).

11.2 Schilddrüse

11.2.1 Diagnostisches Konzept

Für die Diagnostik von Erkrankungen der Schilddrüse erweist sich die KST als vorteilhaft, da sie mehrere Vorzüge der bislang zur Verfügung stehenden Methoden in sich vereinigt.

Im Vergleich zum *Ultraschall* ermöglicht die Kernspintomographie die gleichzeitige artefaktfreie Darstellung der Halsregion und des Mediastinums. Im Vergleich zur Computertomographie können Weichteilprozesse ohne die Applikation intravenöser Kontrastmittel von Gefäßstrukturen differenziert werden, wobei diese jodhaltigen KM immer eine Kontraindikation vor geplanter Radiojodtherapie darstellen. Die neuen Untersuchungsparameter der *KST* wie Protonendichte und die

Relaxationszeiten T1 und T2 erlauben es verschiedene Funktionszustände des Organs selektiv darzustellen [8].

Die Ergebnisse einer Vergleichsstudie von KST und den etablierten diagnostischen Verfahren für verschiedene physiologische Funktionszustände der Schilddrüse werden im folgenden vorgestellt.

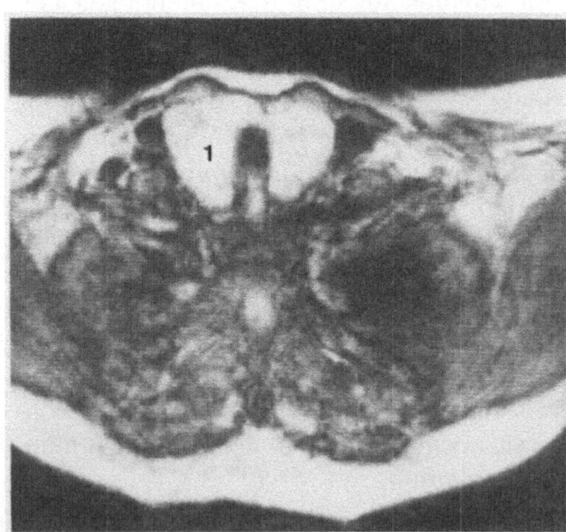

Abb. 95. Morbus Basedow mit diffuser Thyreotiditis. KST (SE) transversal. Die Schilddrüse *(1)* imponiert durch ihre signalintensive Darstellung und glatte Begrenzung. Laborchemisch Befund eines Morbus Basedow

11.2.2 Morbus Basedow

Die immunogene Hyperthyreose vom Typ Morbus Basedow zeigt in der KST ein typisches Bild. In T2-gewichteten Bildern findet sich immer eine Zunahme der Signalintensität über der gesamten Schilddrüse (Abb. 95). Verdeutlicht wird dieser Befund bei „Out-of-phase-Bildern". Die *hyperthyreote Schilddrüse* zeichnet sich hierbei durch eine angehobene, inhomogene Signalintensität aus, bei guter Abgrenzbarkeit der Schilddrüse vom M. sternocleidomastoideus, der V. jugularis und der A. carotis. In den sonographischen Referenzuntersuchungen findet sich jeweils eine echoarme Parenchymstruktur der gesamten Schilddrüse.

11.2.3 Autonome Adenome

Nach szintigraphischer Klassifikation werden kompensierte und dekompensierte autonome Adenome unterschieden. In der KST zeichnen sich die *kompensierten autonomen Adenome* durch nur gering von der normalen Schilddrüse abweichende Relaxationszeiten aus. *Dekompensierte autonome Adenome* imponieren in T1-gewichteten Bildern signalisointens, in T2-gewichteten Sequenzen als signalintensive Zonen (Abb. 96). Gut beurteilen lassen sich diese Zonen immer in der frontalen Projektion, wo insbesondere die Beziehung zu den Nachbarstrukturen exakt dargestellt werden kann. Derzeit gilt für die Abklärung autonomer Adenome, daß hier

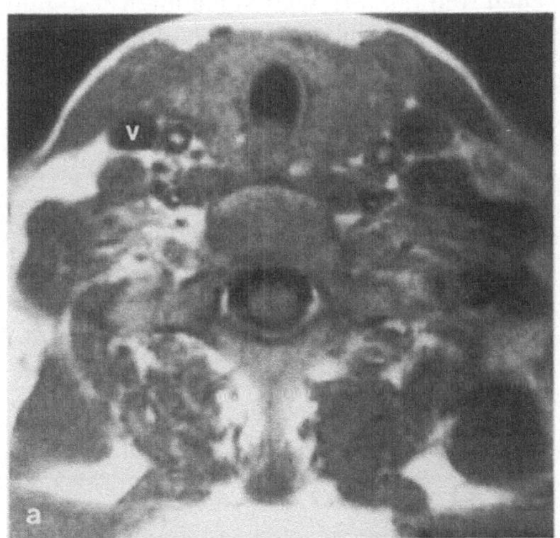
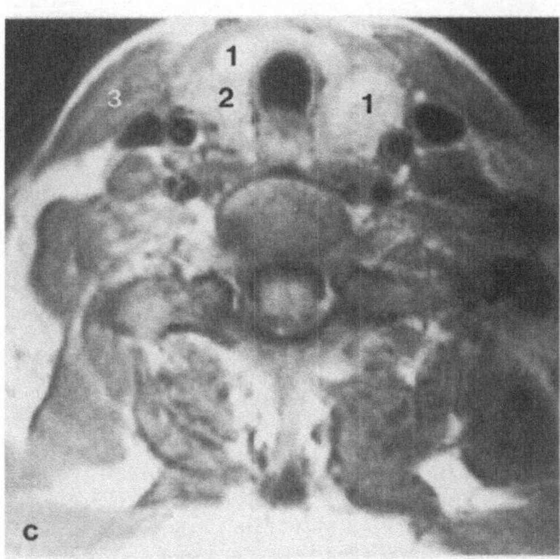
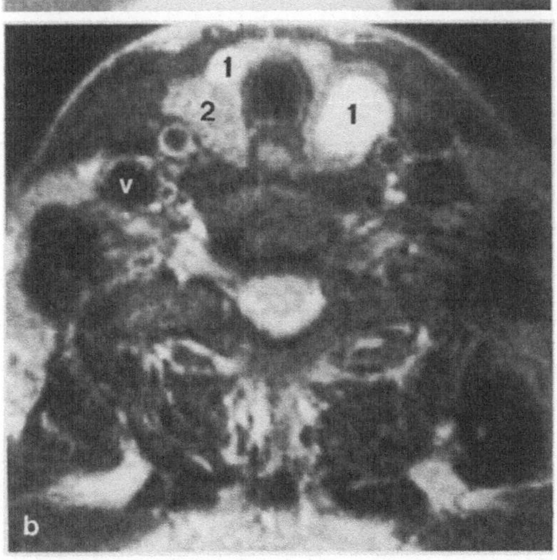

Abb. 96 a–c. Schilddrüsenadenome beidseits bei multifokaler Autonomie
a KST (SE, TR/TE = 500/25 ms), transversal, nativ. Knotenbildung in beiden Schilddrüsenlappen. Die Schilddrüse selbst ist geringfügig vergrößert, eine exakte Abgrenzung ist nicht möglich (*V* V. jugularis)
b KST (SE, TR/TE = 3000/90 ms), transversal, nativ. Im T2-gewichteten Bild imponieren die Adenome *(1)* mit hoher Signalintensität, sie können exakt vom normalen Schilddrüsengewebe *(2)* differenziert werden
c KST (SE, TR/TE = 500/17 ms), transversal, Gd-DTPA. Im T1-gewichteten Bild nach KM-Applikation zeigen die Adenome *(1)* ein geringfügig höheres Enhancement im Vergleich zum Schilddrüsengewebe *(2)* und M. sternocleidomastoideus *(3)*

die Szintigraphie als das Verfahren der Wahl betrachtet werden muß. Die KST bringt bislang keine diagnostische Zusatzinformation.

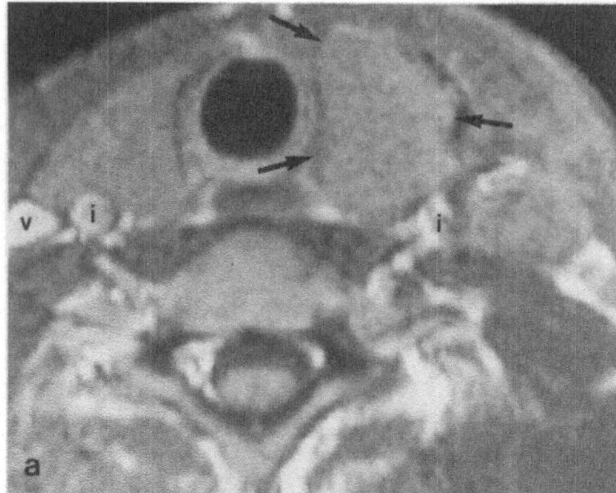

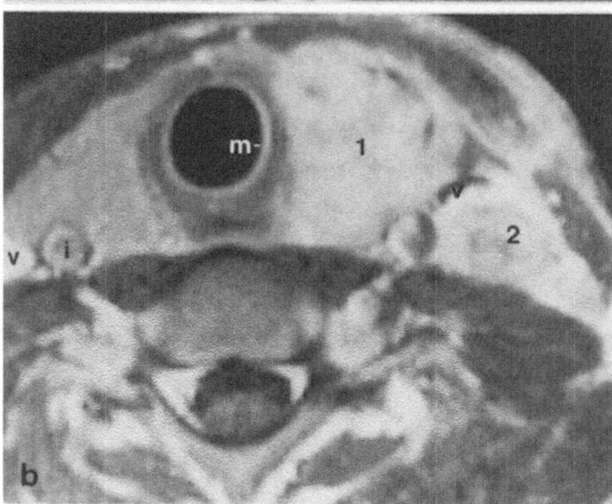

Abb.97a, b. C-Zell-Karzinom des linken Schilddrüsenlappens mit Lymphknotenbefall pT3, N2
a KST (SE, TR/TE = 550/17 ms), transversal, nativ. Im T1-gewichteten Bild nativ homogene Raumforderung links *(Pfeile)* der Glandula thyreoidea. Die Signalintensität entspricht dem normalen Schilddrüsengewebe auf der Gegenseite, eine genaue Differenzierung ist nicht möglich (*i* A. carotis interna, *v* V. jugularis)
b KST (SE, TR/TE = 550/17 ms), transversal, Gd-DTPA. Die Raumforderung *(1)* nimmt inhomogen Kontrastmittel auf, überschreitet die Organgrenzen und ist unscharf begrenzt. Die Trachealknorpel sind nicht infiltriert, lateral des Tumors imponiert ein großer, stark KM-aufnehmender Lymphknoten *(2)*. Die histologische Diagnose ergab ein C-Zell-Karzinom der Schilddrüse mit zervikaler Lymphknotenmetastase (*m* Mukosa der Trachea, *i* A. carotis interna, *v* V. jugularis)

11.2.4 Knotige Veränderungen

Frei von Artefakten lassen sich retrosternale Strumaknoten in der KST in transversaler und frontaler Projektion abbilden. Gut darstellbar sind *Nekrosezonen* sowie die Beziehung der Raumforderung zu den Nachbarstrukturen, insbesondere der Trachea und den Gefäßen. Vorteilhaft ist vor allem die Abbildung in der frontalen Schichtebene, da sich hier besonders gut die Beziehung zu den Nachbarschaftsorganen, wie den großen Halsgefäßen, festlegen läßt. Beim Vorhandensein *kolloidhaltiger Zysten* im Strumaknoten zeigt sich ein typisches Erscheinungsmuster mit verlängerter T1- und T2-Zeit, bedingt durch den hohen Protonengehalt der Zystenflüssigkeit [234, 241].

Bislang erlaubt die Analyse der KST-spezifischen Parameter, wie Signalintensität und T1-/T2-Zeit, keine sichere histologische Differenzierung zwischen benignen und malignen Veränderungen der Schilddrüse. Bei den bislang untersuchten Fällen mit *follikulärem bzw. papillärem Schilddrüsenkarzinom* war jedoch jeweils die T2-Zeit deutlich verlängert, bei nahezu normaler T1-Zeit. Weitere Charakteristika dieser bereits ab einer geringen Größe diagnostizierbaren Läsionen sind die inhomogene Struktur sowie die unscharfe Begrenzung nach KM-Applikation (Abb. 97).

> *Merke:*
>
> Derzeit existieren nur wenige Indikationen für den primären Einsatz der KST für die Schilddrüsendiagnostik:
>
> 1. Bei klinischem Verdacht auf eine Schilddrüsenneoplasie sollte der Kernspintomographie der Vorzug gegenüber der Computertomographie mit jodhaltigen Kontrastmitteln gegeben werden.
> 2. Rezidivwachstum eines thyreoidalen Karzinoms.
> 3. Operationsplanung von großen nach intrathorakal reichenden Strumen.

11.3 Nebenschilddrüsen

11.3.1 Diagnostisches Konzept

Bildgebende Verfahren zur Lokalisationsdiagnostik von Epithelkörperchenadenomen kommen nur zum Einsatz beim primären oder tertiären Hyperparathyreoidismus sowie für die Rezidivdiagnostik. Aufgrund der topographischen Verhältnisse mit bis zu 20% abnormal gelegenen Drüsen hat sich die zu untersuchende Region vom Os hyoideum bis zum Aortenbogen in kontinuierlicher Schichtlage zu erstrecken (Abb. 98).

11.3.2 KST-Diagnostik des Hyperparathyreoidismus

Die Ergebnisse einer eigenen prospektiven Studie zeigen, daß die *Sensivität* der KST mit 79% deutlich über den Werten für die Computertomographie und Sonographie (56%) liegt (Tabelle 35). Hingegen ist die *Spezifität* der verschiedenen Untersuchungen mit Werten von 88–98% annähernd gleich. Die meisten diagnostischen Probleme bereiten aty-

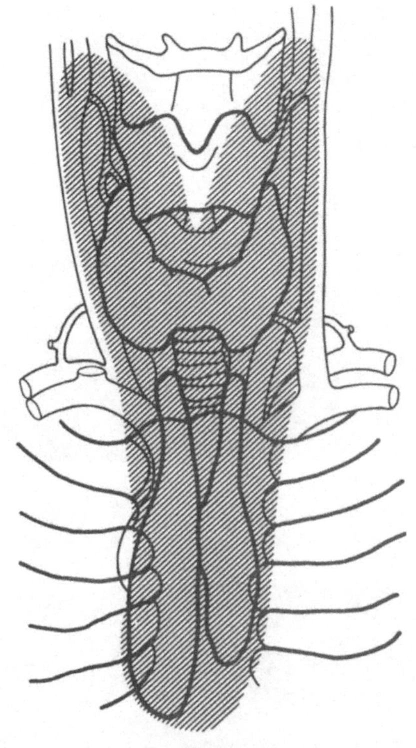

Abb. 98. Topographische Darstellung des Halses – Lage der Epithelkörperchen

Tabelle 35. Wertigkeit von KST, CT und Ultraschall für die Diagnostik beim primären Hyperparathyreoidismus

	Sensitivität [%]	Spezifität [%]
KST Erstoperation	79	98
Rezidivoperation	67	88
CT	56	95
Ultraschall	56	91
KST + CT + Ultraschall	93	96

pisch gelegene *mediastinale Epithelkörperchenadenome,* wenn die Größe kleiner 2 cm beträgt (Abb. 99).

Bei der Aufarbeitung der verschiedenen Gewebeparameter der in dieser Region liegenden Strukturen zeigt sich, daß durch Bestimmung der Protonendichte und der Relaxationszeit T1 nur eine unvollständige Differenzierung möglich ist. Bezüglich der

Tabelle 36. T1- und T2-Quotienten für Nebenschilddrüsenadenome (bezogen auf Schilddrüsengewebe)

	Adenom	Fett	Muskel
T1-Quotient	$\dfrac{\text{Nichtzyst. Adenom}}{\text{Schilddrüse}} = 2{,}01$	$\dfrac{\text{Fett}}{\text{Schilddrüse}} = 1{,}20$	$\dfrac{\text{Muskel}}{\text{Schilddrüse}} = 1{,}07$
	$\dfrac{\text{Zystisches Adenom}}{\text{Schilddrüse}} = 1{,}59$		
T2-Quotient	$\dfrac{\text{Nichtzyst. Adenom}}{\text{Schilddrüse}} = 1{,}37$	$\dfrac{\text{Fett}}{\text{Schilddrüse}} = 0{,}98$	$\dfrac{\text{Muskel}}{\text{Schilddrüse}} = 2{,}01$
	$\dfrac{\text{Zystisches Adenom}}{\text{Schilddrüse}} = 8{,}64$		

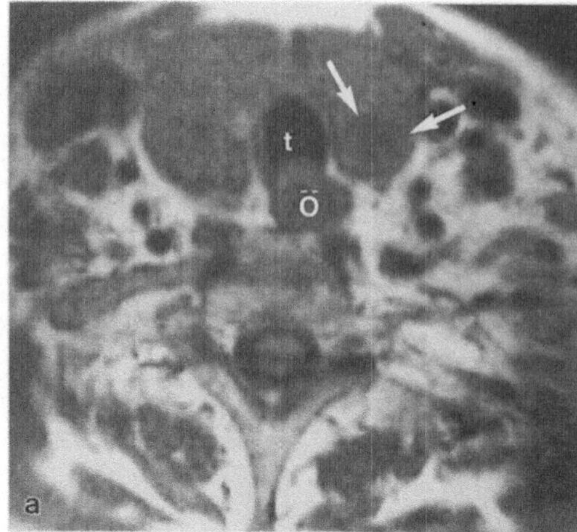

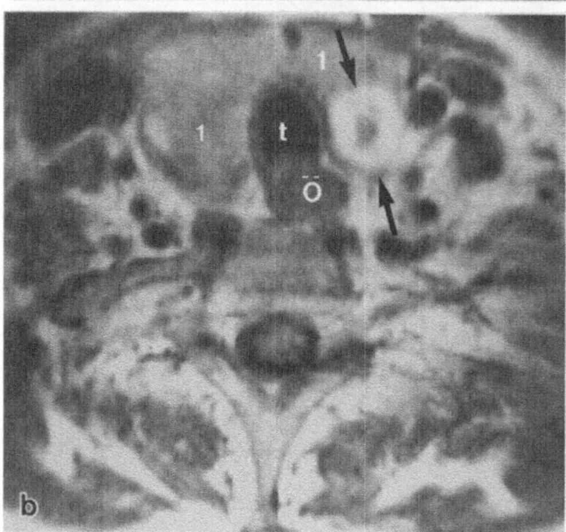

Abb. 99 a, b. Nebenschilddrüsenadenom links bei primärem Hyperparathyreodismus
a KST (SE, TR/TE = 500/25 ms), transversal, nativ. Am rechten dorsalen Schilddrüsenpol Areal niedriger Signalintensität *(Pfeile)*. Kein Hinweis auf Verdrängung oder Infiltration der umgebenden Gewebestrukturen. (*Ö* Ösophagus, *t* Trachea)
b KST (SE, TR/TE = 500/25 ms), transversal, Gd-DTPA. Nach KM-Applikation zeigt die Schilddrüse *(1)* nur eine mittlere Erhöhung der Signalintensität, die paratracheale Läsion eine starke KM-Aufnahme. Das Adenom *(schwarze Pfeile)* ist glatt begrenzt, zeigt eine nekrotische Binnenstruktur. Typische Lokalisation zwischen Schilddrüse *(1)*, Ösophagus *(Ö)*, Trachea *(t)* und Fettgewebe

T2-Zeit ergibt sich, daß Epithelkörperchenadenome 2 verschiedenen Gruppen zugeordnet werden müssen [235, 239] (Abb. 93, 94).
Zu unterscheiden ist die zystische Erscheinungsform mit einer T2-Zeit von 795 ± 60 ms

von nichtzystischen Formen mit einer T2-Zeit von 56 ± 6 ms. Diese Zeiten liegen damit geringgradig über den Werten für die Schilddrüse (48 ± 10 ms) (1,0 Tesla, supraleitend) (Tabelle 36). Bei der Auswertung der Quotienten, welche die T1-/T2-Zeiten für Adenome, Muskulatur und Fett in Relation zum Schilddrüsengewebe setzen, errechnet sich für die T1-Quotienten der Adenome ein deutlich höherer Wert als für Fett und Muskulatur (Tabelle 36). Bei den T2-Quotienten liegt dieser Wert zwischen dem von Muskel- und Fettgewebe. Wesentlich ist für die KST-Darstellung von Parathyreoideaadenomen neben der axialen Projektion insbesondere die Verwendung T1- sowie T2-gewichteter Bilder (Abb. 100).

Merke:

Nach dem derzeitigen Erkenntnisstand stellt für die Lokalisationsdiagnostik beim primären Hyperparathyreoidismus, die KST ein sehr sensitives Verfahren dar, bei jedoch mäßiger Spezifität. Vor der Erstoperation kommen jedoch nur in ausgewählten Fällen bildgebende Verfahren zum Einsatz. Umso wichtiger ist heute der diagnostische Stellenwert der KST für die Lokalisation von Adenomen beim Zweiteingriff.

11.4 Lymphknotenerkrankungen

Die Möglichkeit, Bilder in transversaler und frontaler Schichtorientierung herzustellen, lassen die KST als ein geeignetes Untersuchungsverfahren zur Beurteilung pathologischer Lymphknotenprozesse und ihrer topographischen Beziehung erscheinen. Weiter erweist es sich als vorteilhaft, daß angrenzende Strukturen, z. B. Gefäße, ohne Applikation von intravenösem Kontrastmittel gut differenziert werden können. Pathologisch vergrößerte *Lymphknoten* sind ab einem Durchmesser von 5–10 mm gut vom umliegenden Fett-/Muskelgewebe differenzierbar [16, 17, 28, 54].

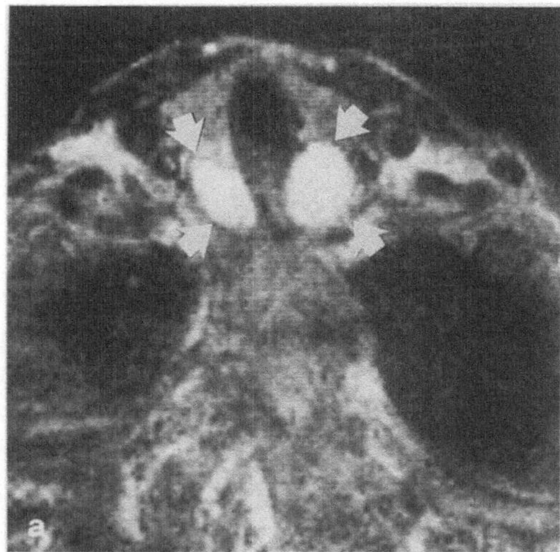

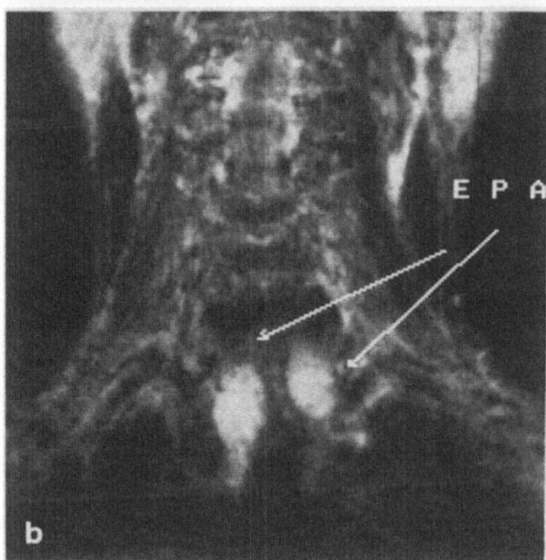

Abb. 100 a, b. Zystische Epithelkörperchenadenome bei primärem Hyperparathyreodismus
a KST (SE, TR/TE = 3000/90 ms), transversal
b KST (SE, TR/TE = 3000/90 ms), frontal. In der T2-gewichteten Sequenz imponieren beidseits die Nebenschilddrüsenadenome als glatt begrenzte Läsionen hoher Signalintensität *(Pfeile)*. Die Signalintensität der anterior gelegenen Schilddrüse liegt im Vergleich zu den Adenomen niedriger, aber höher als die normaler Muskulatur

Normales Lymphknotengewebe zeigt relativ lange T1- und T2-Relaxationszeiten. Daher weisen normale sowie pathologische Lymphknoten eine geringe Signalintensität in T1-betonten Sequenzen auf und lassen sich gut von Nachbarstrukturen in der *Gefäß-Nerven-Scheide* abgrenzen. In T1-gewichteten Se-

quenzen ist die Abgrenzung zum *Muskelgewebe* ähnlicher Signalintensität schwierig. Hierfür eignen sich T1-/T2-Mischsequenzen (SE = TR/TE = 800/35 ms) oder protonengewichtete Sequenzen (SE = TR/TE = 1600/23 ms).

11.4.1 Entzündung

Eine *akute entzündliche Veränderung* des lymphatischen zervikalen Systems (TBC, Infektion bei unbekanntem Erreger) zeigt einen Anstieg der Signalintensitäten in T1- und T2-gewichteten Aufnahmen, während sich *chronisch entzündliche* Lymphknoten kernspintomographisch isointens zur Muskulatur verhalten. *Eingeschmolzene und zentral nekrotische Lymphknoten* zeigen ein Erscheinungsbild vergleichbar mit zystischen Prozessen (Abb. 101).

Alle entzündeten Lymphknoten nehmen *stark Kontrastmittel auf,* dies kann besonders eindrucksvoll in den Subtraktionsbildern demonstriert werden. Bei allen viralen Lymphadenitiden zeigen sich in den Gradientenechosequenzen (frontale Schichtführung) homogen vergrößerte Lymphknoten mit scharfer Abgrenzung und hoher Signalintensität. Eine sichere Differenzierung von entzündlich vergrößerten Lymphknoten gegenüber tumorös infiltrierten Lymphknoten ist bislang nicht sicher möglich.

11.4.2 Lymphom

Die *Lokalisation* der Lymphome zeigt ein bevorzugtes Auftreten im Lymphgewebe der tiefen Gefäß-Nerven-Scheide am Hals mit überwiegendem Befall beider Seiten. Das Befallmuster zeichnet sich dabei durch einen multiplen Lymphknotenbefall mit Konglomeratbildung einzelner Herde aus (Abb. 102), zusätzlich kann auch ein Morbus-Hodgkin-Befall der Glandula submandibularis oder ein extranodales Lymphom der Parotis diagnostiziert werden. Bei Patienten mit AIDS kommt es häufig zu Lymphominfiltrationen des Gesichtsschädels oder multiplem Lymphknotenbefall auf beiden Halsseiten.

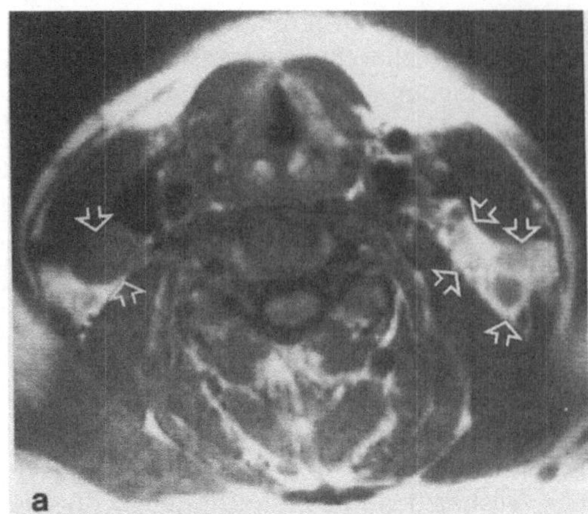

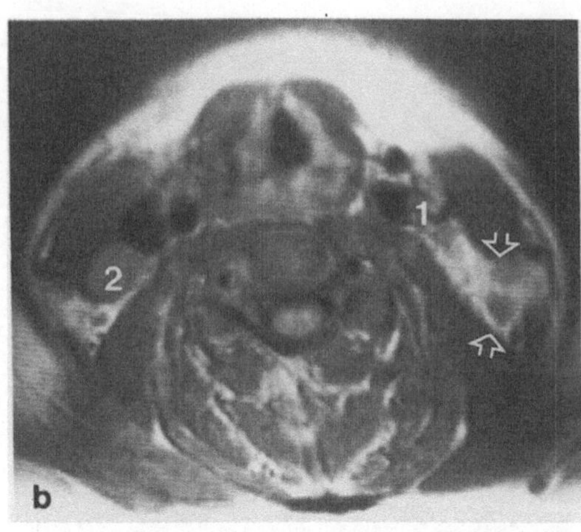

Abb. 101 a, b. Lymphknotentuberkulose mit Befall der zervikalen Noduli beidseits *(Pfeile)*
a KST (SE, TR/TE = 500/23 ms), transversal, nativ. Signalarme homogene Strukturen in der linken und rechten Gefäß-Nerven-Scheide am Hals. Die Lymphknoten multipel und glatt begrenzt

b KST (SE, TR/TE = 500/23 ms), transversal, Gd-DTPA. Geringe Signalintensitätszunahme im Vergleich zu **a** nach KM-Applikation. Zusätzlich läßt sich eine pathologische Raumforderung lateral der linken V. jugularis *(1)* und im Bereich der rechten Gefäß-Nerven-Scheide *(2)* abgrenzen mit geringer KM-Aufnahme

Nativ kann in den T1-betonten Sequenzen eine deutliche Differenzierung der Tumoranteile vom Fettgewebe erzielt werden, während sich in den T2-gewichteten Sequenzen das Tumorgewebe besser vom Muskelgewebe differenzieren läßt. Eine niedrigere Signalintensität in T1- und T2-betonten Sequenzen nach Therapie wird als Ansprechen auf die onkologische Behandlung gewertet. Eine Gradientenechosequenz (z. B. FLASH: TR/TE/α = 500/17 ms/40°) ermöglicht weitere diagnostische Vorteile, insbesondere für die Verlaufskontrolle von *Lymphomen* (Abb. 102). Die hohe Signalintensität von pathologisch vergrößerten Lymphknoten und Lymphomen läßt eine hervorragende Differenzierung von Nachbarstrukturen zu. Bewährt hat sich dabei die Darstellung in frontaler Schichtführung (Abb. 102).
Nach Applikation von Gd-DTPA zeigt sich bei 90% der untersuchten Patienten eine homogene Anreicherung des Kontrastmittels in den veränderten Geweben (Abb. 103).

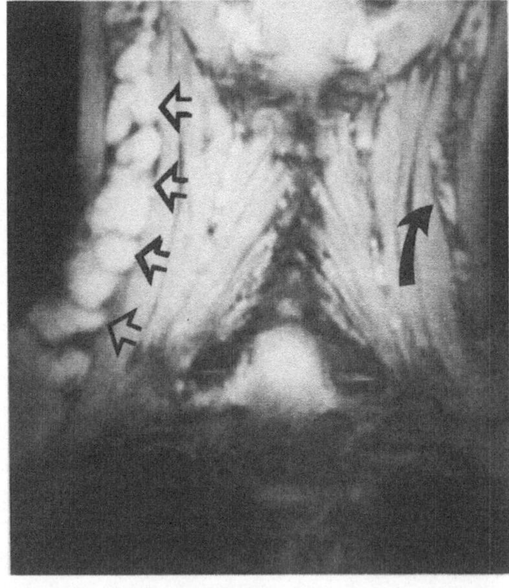

Abb. 102. Morbus Hodgkin mit Lymphknotenbefall rechts zervikal. KST (FLASH, TR/TE = 500/17 ms, Flipwinkel 40°), frontal, nativ. Nachweis multipler vergrößerter Lymphknoten rechts zervikal. Konglomeratbildung einzelner Herde in kettenförmiger Konfiguration *(offene Pfeile)*, kleine nicht pathologische Lymphknoten links zervikal *(gebogener Pfeil)*

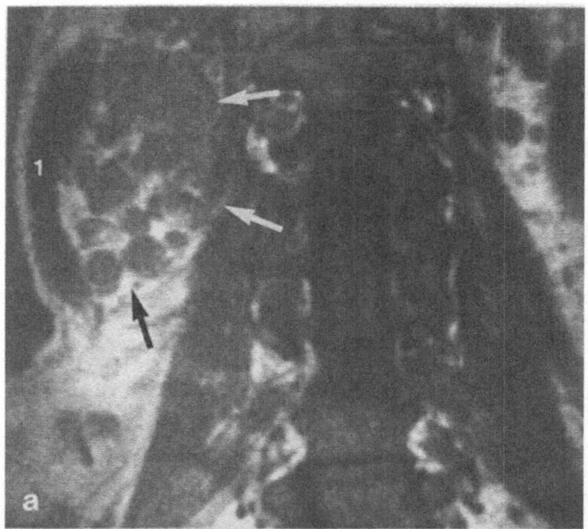

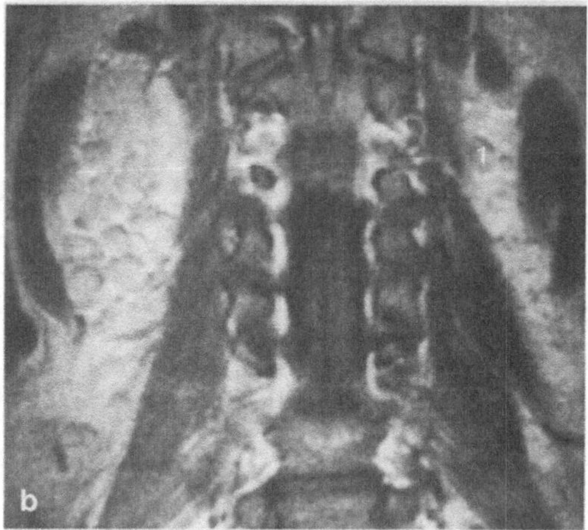

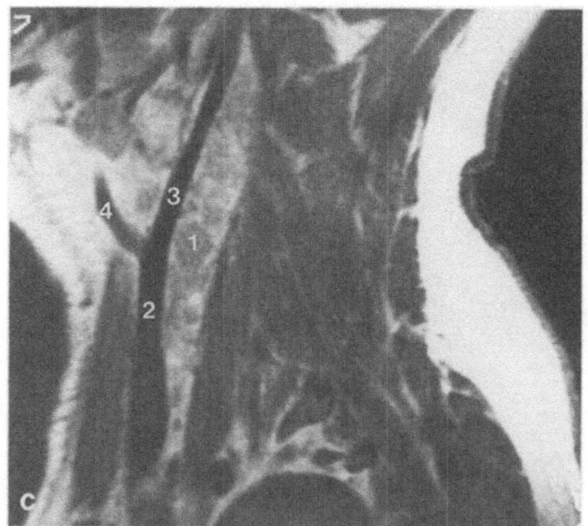

Abb. 103 a–c. Morbus Hodgkin mit zervikalem Lymphknotenbefall rechts. Wertigkeit der Schichtorientierung und KM-Applikation
a KST (SE, TR/TE = 500/17 ms), frontal, nativ. Rechts zervikal Raumforderung mit multiplen Lymphknotenkonglomeraten *(Pfeile)*. Der M. sternocleidomastoideus nach lateral verdrängt *(1)*
b KST (SE, TR/TE = 500/17 ms), frontal, Gd-DTPA. Starke KM-Aufnahme der Lymphknotengruppen. Auch auf der Gegenseite sind einzelne Lymphknoten mit hoher Signalintensität erkennbar *(1)*
c KST (SE, TR/TE = 500/17 ms), sagittal, Gd-DTPA. Die Lymphknotenkonglomerate *(1)* erstrecken sich entlang der Gefäßscheide der A. carotis communis *(2)*, der Karotisbifurkation und der A. carotis interna *(3)* und externa *(4)*

11.4.3 Metastatischer Lymphknotenbefall

Nahezu alle Lymphknotenmetastasen der Kopf-Hals-Region basieren auf einer Infiltration durch Plattenepithelkarzinome. Die befallenen Lymphknotenregionen verdeutlichen, in Abhängigkeit vom Primärtumor mit seinen ableitenden Lymphwegen, die Prädisposition des Lymphknotenbefalls in der Gefäß-Nerven-Scheide mit der tief zervikalen Region (Tabelle 37). Mit Ausnahme der Ln. submandibulares sind die übrigen zervikalen Regionen zahlenmäßig deutlich seltener befallen (Tabelle 38). Der sichere Nachweis von Lymphknoten gelingt in der KST erst ab einer *Größe von 4–5 mm,* der maximale Durchmesser von Läsionen beträgt bis zu 10 cm. Normalerweise kommen in der Halsregion bei Gesunden in der Mehrzahl der topographischen Regionen keine Lymphknoten in der KST zur Darstellung [154]. Nur in der submandibulären und jugulodigastrischen Region finden sich häufig entzündlich vergrößerte Lymphknoten in einer Größe von 5–10 mm (Tabelle 37). Die *Relaxationszeiten T1 und T2* pathologisch befallener Lymphknoten gleichen denen normaler Lymphknoten mit einer langen T1- und einer mäßig erhöhten T2-Relaxation (Abb. 104); T2-gewichtete Sequenzen erlauben die Erzielung eines optimalen Signal-Rausch-Verhältnisses, eine optimale Lymphknotendarstellung erbringen jedoch *T1-T2-Mischsequenzen,* die auch zur Beurteilung der Binnenstruktur befallener Lymphknoten geeignet sind [213].

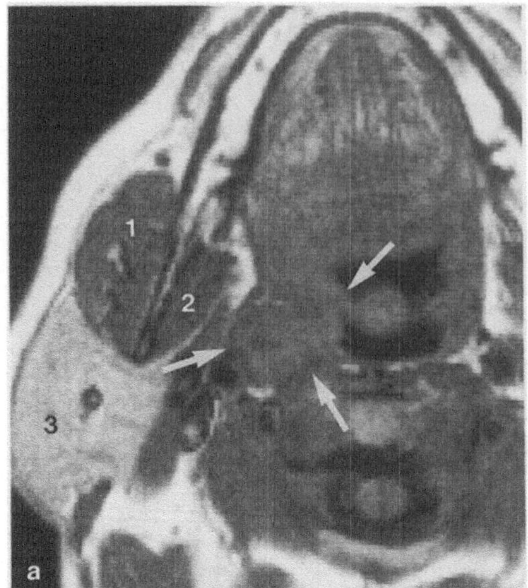

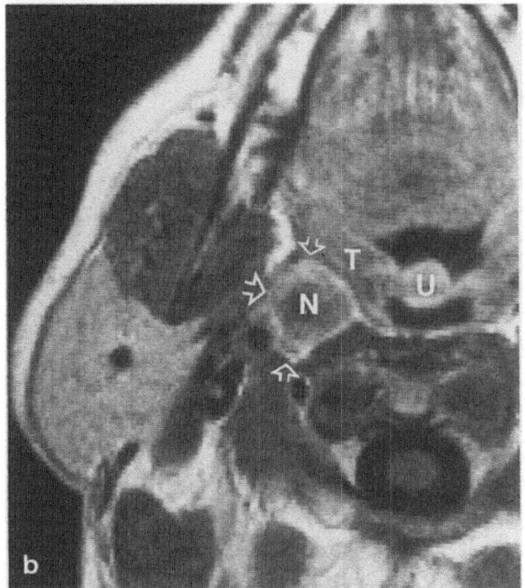

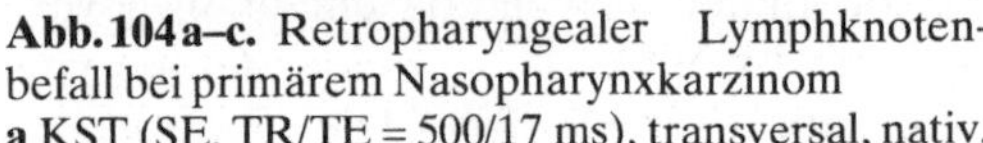

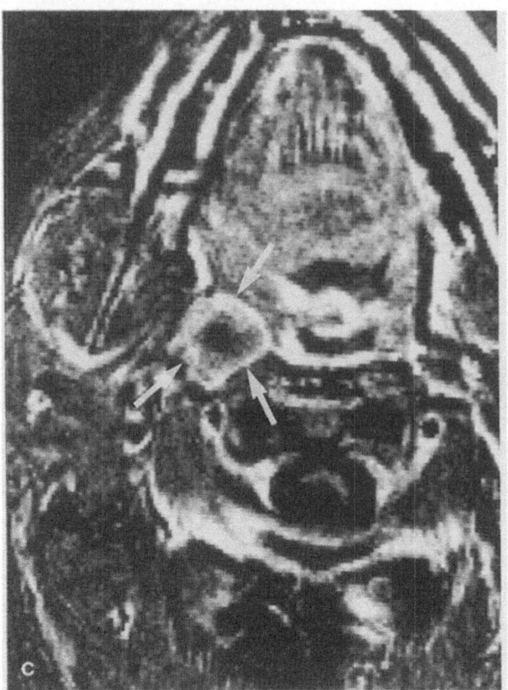

c KST (SE, TR/TE = 500/17 ms), transversal, Subtraktionsbild. In der Subtraktionsaufnahme Dokumentation der hohen KM-Aufnahme des Lymphknotens in der Peripherie *(Pfeile)* bei zentraler Nekrose

Abb. 104a–c. Retropharyngealer Lymphknotenbefall bei primärem Nasopharynxkarzinom
a KST (SE, TR/TE = 500/17 ms), transversal, nativ. Im rechten Parapharyngealraum Raumforderung *(Pfeile)* isointens zur umgebenden Muskulatur *1* M. masseter, *2* M. pterygoideus medialis, lateralis). Mit höherer Signalintensität imponiert die *Glandula parotis (3)*
b KST (SE, TR/TE = 500/17 ms), transversal, Gd-DTPA. Nach Gd-DTPA-Applikation zeigen sich ein glatt begrenzter Lymphknoten *(Pfeile)* mit zentral nektrotischer Binnenstruktur *(N)*, erhöhte Signalintensität der Mukosa der Uvula *(U)*, das Tonsillengewebe *(T)* nach anterior verlagert
c s. rechts oben

Tabelle 37. Häufigkeit des Befalls einzelner Lymphknotenregionen im Kopf-Hals-Bereich (eigenes Patientengut)

Befallene Lymphknotenregionen	n
Nll. parotidei et retroauriculares	12
Nll. submandibulares	16
Nll. submentales	1
Nll. cerv.-jugulare Gruppe	43
Nll. cerv.-post. Gruppe	13
Nll. supraclaviculares	8
Nll. praelaryngeales	3
Nll. tracheales	–
Nll. retrolaryngeales	2
Gesamt	98

Eine weitere Verlängerung der Echo- und Repetitionszeiten bewirkt wegen der Signalabnahme des Fettgewebes bei gleichzeitiger Signalzunahme der Lymphknotenmetastase einen Kontrastverlust, der den Tumor maskieren kann (Tabelle 32). Nach Applikation

Tabelle 38. N-Klassifikation für das Tumorstaging im Kopf-Hals-Bereich

N	Regionäre Lymphknoten (LK)
N0	Keine Lymphknoten
N1 solitär < 3 cm	Metastase in ipsilateralem Lymphknoten
N2 > 3 cm, (N2 a, b, c)	Metastase(n) in solitärem ipsilateralen LK < 6 cm oder in bi- oder kontralateralen LK
N3	Metastase(n) in Lymphknoten, < 6 cm
N_x	Nicht beurteilbar

von Gd-DTPA zeigt sich in T1-Sequenzen in einigen Fällen eine zentrale Hypodensität mit ringförmiger Signalanhebung, ein spezifisches Kriterium für Lymphknotenmetastasen (siehe CT). In der Mehrzahl der Metastasen zeigt sich nach Applikation von Gd-DTPA eine deutliche Signalintensitätszunahme in den T1-gewichteten Sequenzen, zum Teil kommen auch inhomogene Anteile zur Darstellung (Abb. 104).

Für den malignen Lymphknotenbefall durch Kopf-Hals-Tumoren gilt derzeit noch die N-Klassifikation nach dem TNM-System [195]. Dabei beinhaltet das Stadium N0 Lymphknoten kleiner 15 mm und von homogener Binnenstruktur. Die Stadien N1–N3 werden definiert durch Größe und Homogenität der betroffenen Lymphknoten (Tabelle 38).

11.4.4 Wertung und Strategie

Vergleichend muß für die Lymphknotendiagnostik der Einsatz der Sonographie, der *CT* und der *KST* diskutiert werden [28, 51–53, 98, 136, 218, 220]. Besonders im zervikalen Bereich besitzt die Sonographie eine hervorragende diagnostische Wertigkeit, jedoch ist die Abklärung von supraklavikulären und tiefer gelegenen Raumforderungen problematisch. Hier erweisen sich sowohl die CT als auch die KST als Mittel der Wahl zur Abklärung des Lymphknotenstatus und zur Suche des Primärtumors.

Mit Hilfe der KST lassen sich besonders in der Tumorrezidivdiagnostik die topographischen Beziehungen der Lymphknoten zu Nachbarschaftsstrukturen exakt beurteilen

[58]. In der KST haben neuere technische Entwicklungen wie Gradientenechosequenzen und die Verwendung von FLASH-Sequenzen mit einem Flipwinkel von 40° eine bessere Differenzierung ermöglicht. Neuere Studien unter Verlaufstherapie lassen auch erwarten, daß das Ausmaß der Signalintensität zur Beurteilung des therapeutischen Verlaufs herangezogen werden kann. Von Bedeutung ist die klinische Wertigkeit der vergrößerten Lymphknoten im bildgebenden Verfahren. Bislang ist es nicht möglich, bei vergrößerten Lymphknoten zwischen entzündlichen und tumorösen Infiltrationen zu differenzieren. Operationsstatistiken haben ergeben, daß bei einer Lymphknotengröße ab 15 mm im Durchmesser in der tiefen und oberflächlichen zervikalen Region in einem hohen Prozentsatz von einem pathologischen Befall ausgegangen werden muß. Sichere Zeichen für pathologische Lymphknoteninfiltrationen in der KST sind dabei zentrale Nekrosen, die bei entzündlich vergrößerten Lymphknoten lediglich im Rahmen von tuberkulösen Infiltrationen und bei Morbus Boeck in gleicher Weise auftreten. Als zusätzliches Kriterium gilt ein Überschreiten der Kapsel und die Infiltration von Grenzstrukturen, wobei letztere mittels KST besser erfaßbar sind als in der Computertomographie.

Merke:

Bei hoher Sensitivität zeigt die Spezifität der Lymphknotendiagnostik mittels KST nur mäßige Ergebnisse. Als spezifische Zeichen für einen pathologischen Lymphknotenbefall in der KST gelten folgende Kriterien:

1. Jeder Lymphknoten größer gleich 15 mm.
2. Lymphknoten beliebiger Größe mit zentraler Hypointensität.
3. Intranodulärer Tumor.
4. Extranodulärer Tumor: unscharf begrenzt, infiltrierte Muskulatur und Nachbargewebe.
5. Fixation: Verlust der Nachbarschaftsstrukturen und extranoduläre Infiltrationen.

11.5 Weichteilraumforderung

Für die Diagnostik von Weichteilprozessen der Halsregion erreicht die KST die höchste Sensitivität und Spezifität im Vergleich zur Sonographie und Computertomographie.
Die Vorteile liegen dabei in der besseren Weichteilkontrastierung und den multiplanaren Abbildungsmöglichkeiten. Die häufigsten Raumforderungen stellen dabei das Lipom oder zystische Prozesse dar. Während bereits nativ in der Mehrzahl der Fälle diese Prozesse sicher differenziert werden können, ermöglicht die Applikation von *Gd-DTPA* eine erweiterte differentialdiagnostische Abklärung (Tabelle 39).

11.5.1 Entzündung, Abszeß

Die Differentialdiagnostik zum entzündlichen Formenkreis beinhaltet eine Abszedierung, akute oder chronische Lymphadenopathien, eine Thrombophlebitis jugularis oder eine spezifische Infektion (Mononukleose, Aktinomykose, Lues etc.).
Besonders die Diagnostik einer *Abszedierung* ist von entscheidender Bedeutung, da hier spezifische Therapiemaßnahmen notwendig sind. Am häufigsten treten Abszesse peritonsillär auf, gefolgt von subkutanen, submandibulären, retro- oder parapharyngealen Manifestationen (Abb. 105). In der KST sind diese Raumforderungen gewöhnlich *scharf begrenzt* mit dünner Kapsel und homogener Binnenstruktur, zusätzlich finden sich auch signalarme Zonen, Gasblasen entsprechend. Nach *Kontrastmittelapplikation* (Gd-DTPA) imponiert eine randständig-zirkuläre Signalintensitätserhöhung, während die zentrale Zone isointens bleibt (Abb. 105b).
Die Erscheinungsform der *Binnenstruktur* einer Abszedierung in der KST ist abhängig von der Konsistenz des Inhalts: *hoher Flüssigkeitsanteil* ergibt eine hohe Signalintensität in T2-betonten Aufnahmen (Abb. 105c), *hoher Anteil an Fett* ergibt hohe Intensitäten in T1-gewichteten Bildern. Topographisch sind weitere typische Abszeßzeichen eine nach medial verdrängte Tonsille oder eine nach kontralateral gerichtete Uvula. Demgegen-

Tabelle 39. Vergleich der diagnostischen Wertigkeit der KST nativ und mit Gd-DTPA; Ergebnisse der Gegenüberstellung KST und CT

	KST nativ	KST Gd-DTPA	Vergleich KST–CT
Lymphknoten			
Primäres Lymphom	2	3	+
Sekundäre Lymphknoteninfiltration	2	3	+
Inflammatorischer Befall	2	3	=
Weichteile			
Zyste	2	3	+
Lipom	3		=
Neurinom	2	3	+
Mesenchymaler Prozeß	2	3	+
Gefäße			
Glomus-caroticum-Tumor	2	3	+
Angiom	3	3	+
Hämangiom	3	3	+
Arteriovenöse Fistel	2	3	+
Gefäßvarianten	2	3	+

Bewertung:
1: genügende Information + : MR > CT
2: gute Information = : MR = CT
3: optimale Information –: MR < CT

über zeigen andere entzündliche Manifestationen wie eine Schwellung in der Tonsillenregion, ein Ödem der Epiglottis oder eine chronische Phlegmone einer Halsseite ein uncharakteristisches Erscheinungsbild mit nur geringen Veränderungen der Signalintensität.

11.5.2 Halszyste

Halszysten entstehen als mediane oder laterale Halszysten aufgrund zweier unterschiedlicher pathologisch-embryonaler Grundlagen.
Die häufigere *mediane Zyste* entsteht aus Resten des Ductus thyreoglossus und kann überall zwischen dem Foramen caecum der Zunge und dem Lobus pyramidalis der Schilddrüse auftreten. 65% dieser Zysten findet man infrahyoidal, ca. 12–15% sind in der suprasternalen Region lokalisiert. Oft zeigen

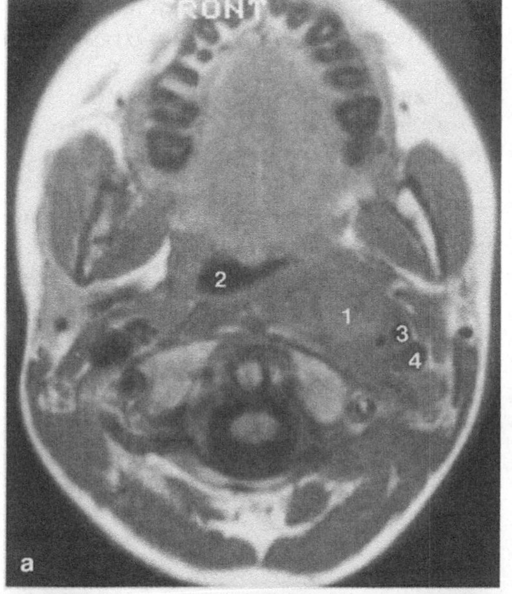

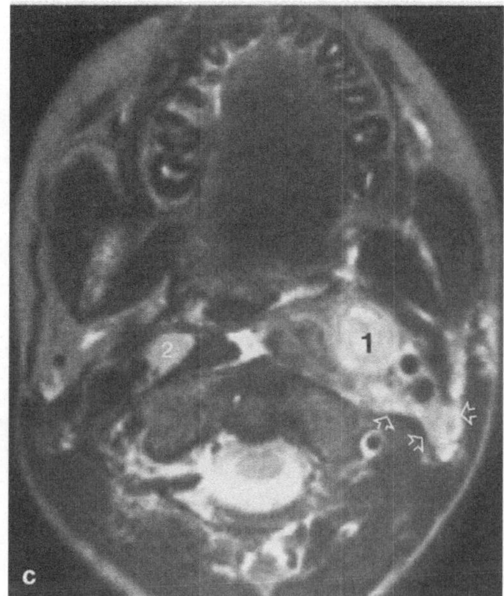

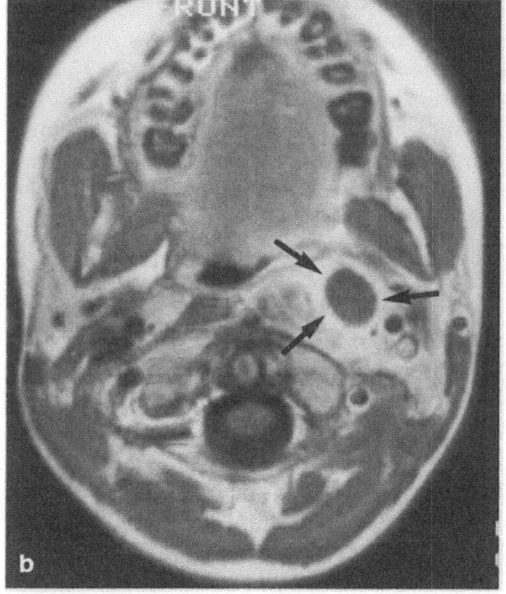

Abb. 105 a–c. Parapharyngealer und peritonsillärer Abszeß links bei Staphylokokkensepsis
a KST (SE, TR/TE = 600/17 ms), transversal, nativ. Im linken parapharyngealen Raum tumoröse Raumforderung *(1)* mit niedriger Signalintensität, Verdrängung und Pelottierung des *Pharynx (2)*, A. carotis interna *(3)* und V. jugularis interna *(4)*
b KST (SE, TR/TE = 600/17 ms), transversal, Gd-DTPA. Nach Kontrastmittelapplikation ringförmiges Enhancement mit zentral signalarmer Zone *(Pfeile)*
c KST (SE, TR/TE = 3000/90 ms), transversal, nativ. Im T2-gewichteten Bild zeigt der Abszeß eine hohe Signalintensität *(1)* mit perifokalem entzündlichem Ödemsaum *(offene Pfeile)*, reaktiver Lymphknoten retropharyngeal rechts *(2)*

diese eine Tendenz zur langsamen Größenzunahme über Jahre, besonders in Verbindung mit sekundären Infektionen. Meist sind die Zysten mit Plattenepithel ausgekleidet und mit lymphatischem Gewebe ausgefüllt.
Laterale Halszysten stellen Relikte des 2. oder selten des 3. Kiemenganges dar. Die kaudalen Fistelöffnungen liegen meist entlang des mittleren oder unteren medialen Randes des M. sternocleidomastoideus, nach

kranial verläuft der Fistelgang zwischen der A. carotis interna und externa und mündet seitlich in den Oropharynx. Die Zysten sind normalerweise schmerzlos und beweglich, erst bei einer sekundären Infektion werden sie hart und schmerzhaft. Halszysten größeren Ausmaßes können sich unterhalb des M. sternocleidomastoideus ausdehnen und somit die Gefäß-Nerven-Bahn der A. carotis communis verdrängen. Als weitere zystische

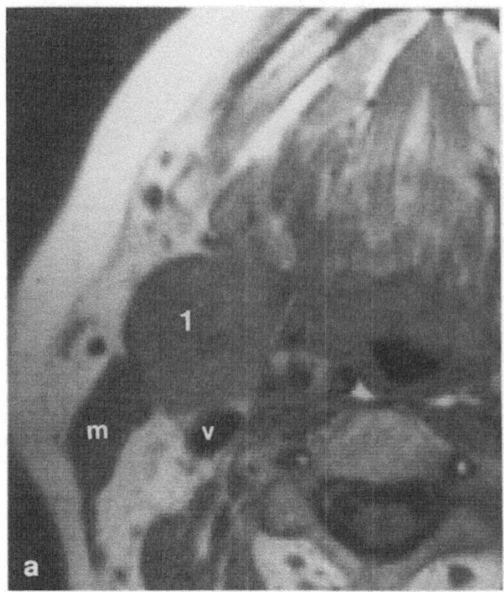

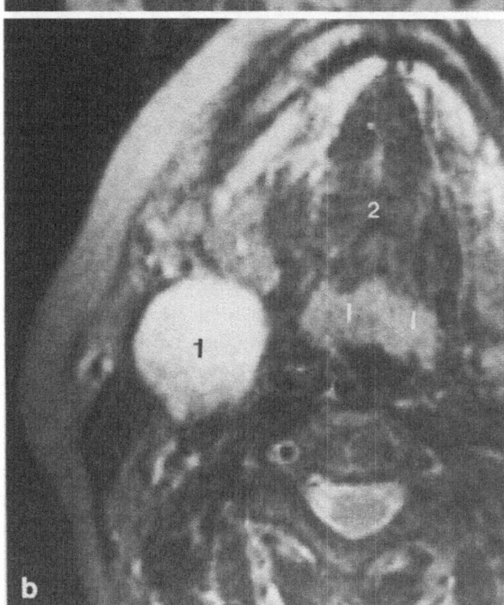

Abb. 106 a, b. Laterale Halszyste rechts zervikal
a KST (SE, TR/TE = 550/17 ms), transversal, nativ.
Im T1-gewichteten Bild Tumor im Parapharyngealraum rechts *(1)*. Die Signalintensität ist
hypointens zur umgebenden Muskulatur, die V. jugularis *(v)* nach kaudal verlagert *(m M. sternocleidomastoideus)*
b KST (SE, TR/TE = 3000/90 ms), transversal, nativ. In der T2-gewichteten Aufnahme flüssigkeitsgefüllte zystische Struktur *(1)* mit hoher Signalintensität. Ebenfalls höhere Signalintensität des
lymphatischen Gewebes *(l)* im Vergleich zur normalen Zungenmuskulatur *(2)*

Läsionen in dieser Region findet man erwor-
bene Fisteln *(Chylusfisteln)*, das *Hyroma colli*
sowie *zystische Veränderungen* von Trachea,
Ösophagus, Schilddrüse oder Thymus.
Kernspintomographisch imponieren die Zysten aufgrund der lymphatischen oder flüssi-
gen Füllung durch *hohe Signalintensität* in
T2-betonten Sequenzen (Abb. 106 b) und
niedrige Signalintensität in den T1-Sequen-
zen (Abb. 106 a). Kontrastmittelverstärkte
T1-betonte Aufnahmen sind wertvoll zur exakten Abgrenzung der Zystenwand von den
umgebenden Strukturen, da diese stets eine
signifikante KM-Aufnahme zeigt. Um die gesamte topographische Ausdehnung der Zysten zu erfassen, ist zusätzlich die frontale
Schichtführung obligatorisch.

11.5.3 Lipom, Liposarkom, Lipomatose

Lipome sind benigne Tumoren des Halses,
die in der Regel klein bleiben, oftmals jedoch
auch enorme Ausmaße annehmen können.
Diese Tumoren bestehen aus einer *homogenen Masse* und lassen sich *scharf* von der Umgebung abgrenzen, manchmal ist eine *septier-
te Kammerung* auffällig (Abb. 107). Patienten
mit einer *Lipomatosis colli (M. Madelung)*
leiden an mehreren konfluierenden Lipo-
men, vor allem im Nacken mit Ausdehnung
auf den gesamten Rücken. In T1- und T2-ge-
wichteten Sequenzen stellt sich das Lipomge-
webe mit *hoher Signalintensität* dar und ermöglicht somit eine optimale Darstellung der
Läsion in Relation zu den Umgebungsstrukturen (Abb. 108). Da das Fettgewebe kaum
Kontrastmittel aufnimmt, kann auf den Einsatz von Gd-DTPA bei klarer Nativdiagnostik verzichtet werden. Zusätzliche frontale
Aufnahmen sind wichtig, um die gesamte
Ausdehnung des Tumors in Relation zum
Aerodigestivtrakt erfassen zu können. Auch
eine Verdrängung oder Infiltration der para-
vertebralen und Longus-colli-Muskulatur
kann in dieser Schichtorientierung am besten
beurteilt werden. Das Liposarkom ist die
dem Lipom entsprechende maligne Form
und zeigt dementsprechend unscharfe Rand-
strukturen und in fortgeschrittenen Stadien
einen zentral nekrotischen Zerfall.

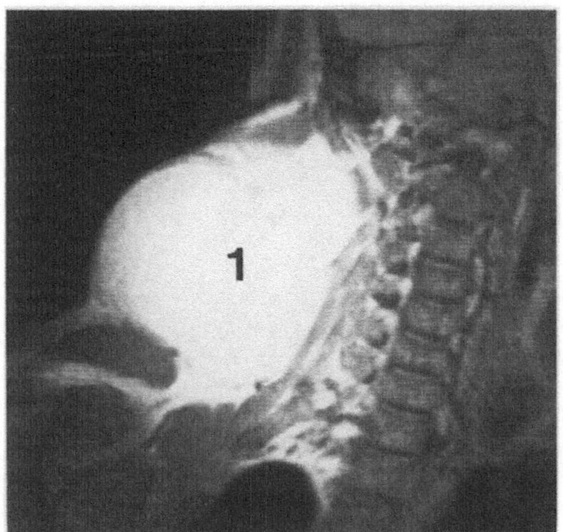

Abb. 107. Großes Lipom in der Regio colli lateralis rechts. KST (SE, TR/TE = 500/17 ms), frontal, nativ. Kernspintomographisch ausgedehntes benignes Lipom *(1)* in der Regio colli lateralis mit Verdrängungszeichen der angrenzenden Muskulatur ohne Infiltrationsnachweis

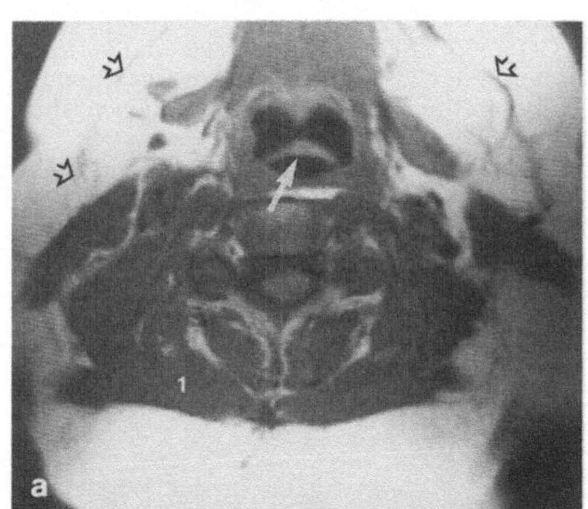

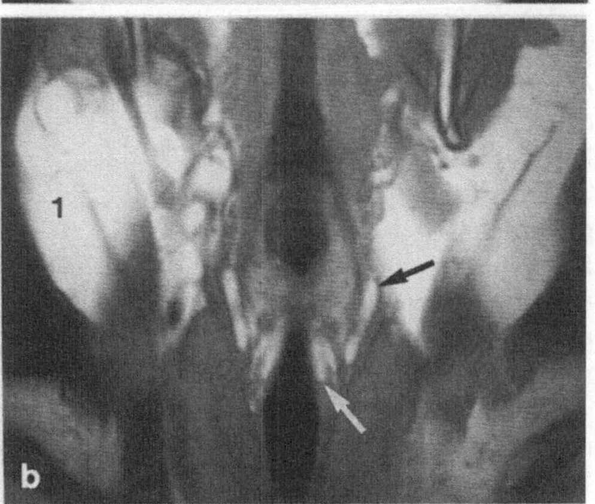

11.5.4 Neurogene Tumoren

Neurogene Tumoren entstehen prinzipiell entlang dem gesamten kranialen oder zervikalen Nervensystem, bevorzugte Ursprungsorte sind jedoch der N. vagus, der N. trigeminus und der N. hypoglossus außerhalb der Schädelbasis. Die *histologische Klassifizierung* der neurogenen Tumoren hängt vom Verhältnis des Nervengewebes zu fibrösen Anteilen und dem Grad der zystischen Degeneration ab. Schwannome (Neurilemmome) sind epithelialen Ursprungs und meist benigne, jedoch sind maligne Schwannome die häufigsten bösartigen neurogenen Neoplasien (Abb. 109). Benigne Neurofibrome besitzen einen höheren Anteil fibröser Elemente, mit häufig zentral verminderter Signalintensität in der KST (Abb. 110). Das maligne Neuroblastom ist ein häufiger Tumor im Kindesalter, eine adulte Manifestation und eine primäre Lokalisation in der Halsregion gelten als Raritäten.

Lokalisation und Wachstumsverhalten

Entscheidende Hinweise zur Lokalisation und Zuordnung neurogener Tumoren gibt bereits die klinische Symptomatik. So beeinträchtigen *Trigeminusneurinome* die Sensibilität der Gesichtshaut und können starke Schmerzen verursachen. *Neurinome des N. hypoglossus* führen zur einseitigen Paralyse der Zungenmuskulatur mit Schluckbeschwerden, Artikulationsstörungen und fettiger Degeneration.

◁
Abb. 108 a, b. Morbus Madelung mit Lipomatose des gesamten Halses
a KST (SE, TR/TE = 550/17 ms), transversal, nativ. Verbreitertes Fettgewebe ventral und dorsal mit hoher Signalintensität. Die Epiglottis *(Pfeil)* und die paravertrebralen Muskeln *(1)* sind normal ausgeprägt. Die oberflächliche Faszie als lineare Struktur mit Platysma abgrenzbar *(offene Pfeile)*
b KST (SE, TR/TE = 550/17 ms), frontal, nativ. Normale topographische Verhältnisse im Larynxbereich bei verbreitertem Fetthals *(1)*, Schildknorpel *(schwarzer Pfeil)* und Ringknorpel *(weißer Pfeil)*

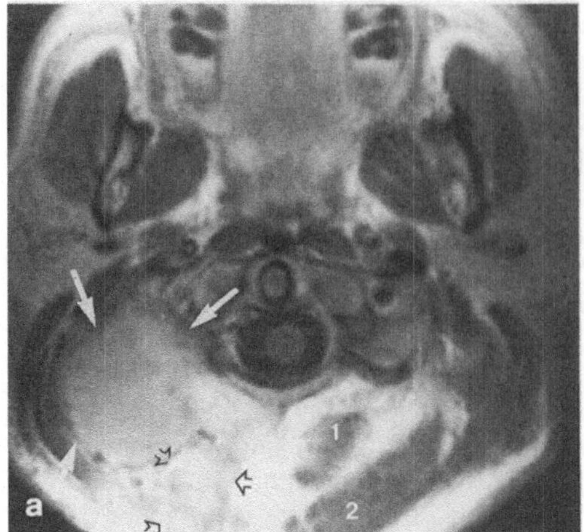

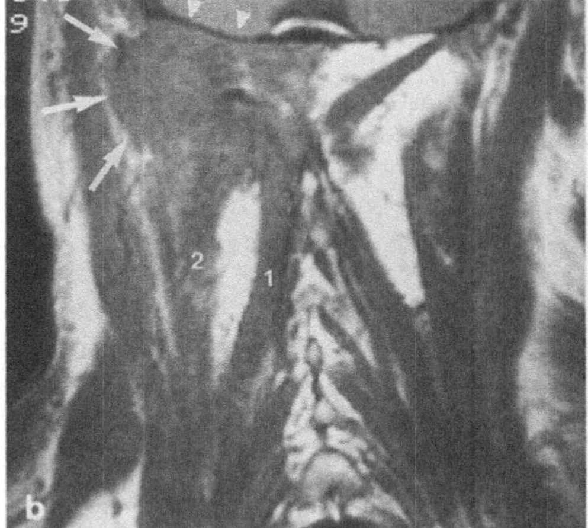

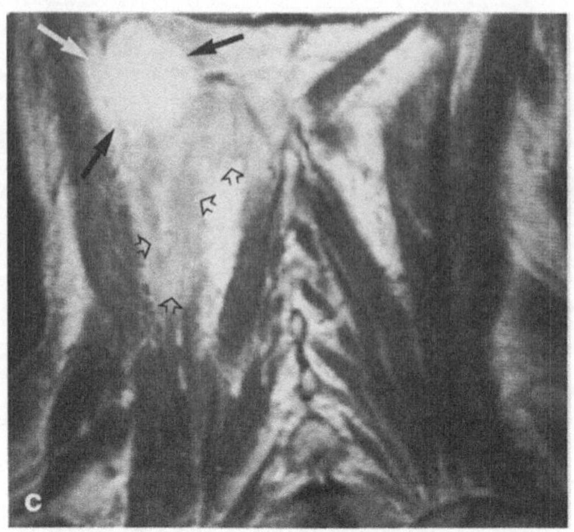

Abb. 109 a–c. Malignes Schwannom nuchal auf der rechten Seite

a KST (SE, TR/TE = 550/17 ms), transversal, Gd-DTPA. Tumor mittlerer Signalintensität mit asymmetrischer Darstellung der dorsalen Nackenmuskulatur *(Pfeile)*. Signalintensive Zone medial mit Muskelinfiltration, einer Lymphangiosis und Ödem nach KM-Gabe entsprechend *(offene Pfeile)*. *(1* M. rectus capitis posterior, *2* M. semispinalis capitis)

b KST (SE, TR/TE = 550/17 ms), frontal, nativ. Tumor in der T1-Sequenz isointens zur Muskulatur, keine Differenzierung der Infiltration möglich. Os occipitale nicht betroffen *(Pfeilspitzen)*

c KST (SE, TR/TE = 550/17 ms), frontal, Gd-DTPA. Nach Gd-DTPA-Applikation Differenzierung der soliden *(Pfeile)* und infiltrierenden Tumoranteile *(offene Pfeile)* die von der Schädelbasis bis zur supraklavikulären Muskulatur reichen

Benigne Neurinome sind vorwiegend in der oberen Etage lokalisiert und weisen eine Verdrängung von Grenz- und Nachbarschaftsstrukturen ohne infiltrativen Charakter auf. Die *malignen Formen,* vor allem das *maligne Schwannom,* können durch den infiltrativen Charakter und die unscharfe Tumorrandbegrenzung von benignen Läsionen differenziert werden.

Das *maligne Neuroblastom* manifestiert sich am häufigsten entlang des Gefäßbündels der A. carotis externa und V. jugularis interna sowie im parapharyngealen Raum posthyoidal.

KST-Kriterien

Die *Schwannome* zeigen in der Regel eine glatte Begrenzung und homogene Binnenstrukturen. Die Signalintensität in der *T1-Sequenz* ist nahezu isointens zur Muskulatur, in der *T2-Sequenz* im Vergleich deutlich erhöht. Nach *Applikation von Gd-DTPA* findet sich eine signifikante homogene Erhöhung der Signalintensität.

Die *Gruppe der Neurinome* und *Neurofibrome* zeigt in 30–40% der Fälle zentrale Hypointensitäten in der T2-Sequenz sowie Zonen mit verminderter KM-Aufnahme in der T1-Sequenz (Abb. 110). Alle malignen neurogenen Tumoren zeigen ein inhomogenes Erscheinungsbild, im Vordergrund stehen jedoch die Zeichen der Umgebungsinfiltration (Abb. 109).

11.5.5 Rhabdomyom, Rhabdomyosarkom

Das *Rhabdomyom* ist ein sehr seltener Tumor im Kopf-Hals-Bereich, als klinische Symptomatik finden sich Atembeschwerden, Schluckbeschwerden und ein Globusgefühl im Hals, Fieber oder palpierbare Lymphknoten fehlen meist. Rhabdomyome des Erwachsenen entstehen aus Resten des 3. und 4. Kiemenbogens und treten in einem Verhältnis von 4:1 zwischen Männern und Frauen des mittleren Lebensalters auf. In der KST erkennt man einen soliden, scharf begrenzten Tumor mit relativ hoher Kontrastmittelaufnahme ohne weitere differentialdiagnostische Hinweise. Eine vergleichsweise hohe Inzidenz aller malignen Neoplasien des Halses hat das *Rhabdomyosarkom*. Dabei handelt es sich nicht um eine maligne Entartung eines Myoms, sondern um eine primär maligne Genese. In der KST kann man den aggressiven Charakter dieses Tumors anhand asymmetrischer unscharfer Begrenzungen und einer inhomogenen Kontrastmittelaufnahme erkennen. Bei beiden Läsionen ist jedoch die histologische Verifizierung unverzichtbar.

11.5.6 Chordom

Primäre Chordome sind zu 85% im Bereich der mittleren Schädelbasis und in der Sakrokokzygealregion lokalisiert, nur in 15% der Fälle findet sich eine primär zervikale Lokalisation. In der Kernspintomographie imponiert dabei das Bild einer Raumforderung mit Zerstörung der Wirbelkörper und anterior oder lateral gelegenem Weichteilgewebe. Einige Chordome enthalten zusätzliche einzelne oder multiple Septierungen durch fibröse Binnenstrukturen. Der Tumor ist häufig von einer bindegewebigen Pseudokapsel umgeben, die die genaue Tumorabgrenzung in der KST erleichtert. In einigen Fällen beobachtet man vereinzelte, unregelmäßig verteilte signalarme Verkalkungsherde. In der Regel zeigen die Chordome eine mäßige

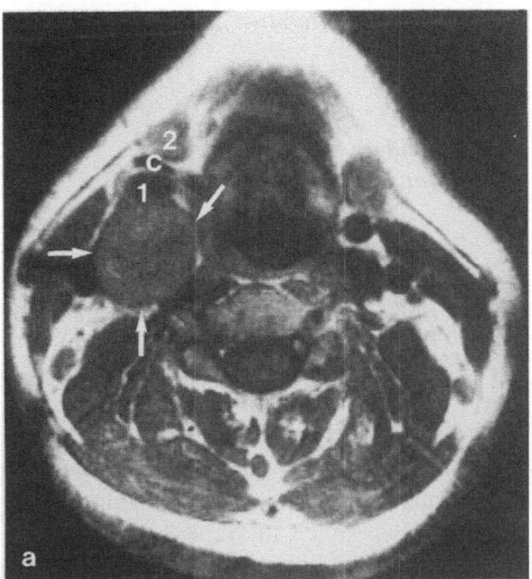

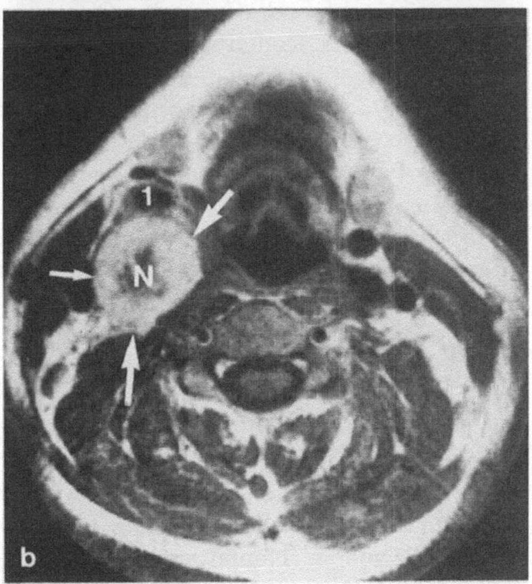

Abb. 110a, b. Vagusneurinom links im Parapharyngealraum

a KST (SE, TR/TE = 550/17 ms), transversal, nativ. Im Parapharyngealraum rechts zirkulärer Tumor mit homogener Signalintensität *(Pfeile)*. Die V. jugularis interna *(1)*, die Glandula submandibularis *(2)* und die A. carotis interna *(c)* werden vom Tumor nach anterior verlagert

b KST (SE, TR/TE = 550/17 ms), transversal, Gd-DTPA. Der Tumor imponiert mit starker Kontrastmittelaufnahme und nekrotischer Binnenstruktur *(N)*. Die scharfe Begrenzung des Tumors ist charakteristisch für eine benigne Läsion. Die enorme KM-Aufnahme, die Nekrose und die Lage im posterioren Kompartiment des Parapharyngealraumes beweisen das Neurinom

Kontrastmittelaufnahme in der T1-gewichteten Sequenz.

11.5.7 Andere Läsionen und Therapiekontrolle

In seltenen Fällen können sich auch andere Weichteiltumoren in der Halsregion manifestieren. Hier müssen das Chordom, das Fibrom (Fibrosarkom), das Histiozytom, das Hamartom und das Teratom erwähnt werden.
Kernspintomographisch von Bedeutung ist stets die Unterscheidung zwischen jeder Art von Neoplasie und fibröser Hyperplasie oder Narbengewebe nach Therapie.
Die Posttherapiediagnostik umfaßt Verlaufskontrolle, insbesondere nach Operation (Neckdissektion), Radiatio oder Chemotherapie. Als Regel hat zu gelten, daß stets umfangreiche *prätherapeutische Untersuchungen* die Grundlage für optimale Verlaufskontrollen eines Patienten mit einer Halsneoplasie darstellen.
Nach *Neckdissektion* oder *Lappenplastik müssen* sorgfältig die noch vorhandenen Muskelgruppen, ·Gefäße und auch implantiertes Weichteilgewebe analysiert werden. Gerade Lappenplastiken mit hohem Anteil an Fettgewebe imponieren durch hohe Signalintensitäten in T1- wie T2-gewichteten Sequenzen und stellen häufig einen „pitfall" dar. Unmittelbar nach Therapie sowie im Zeitraum der ersten 8–12 Wochen erlauben Weichteilläsionen, Hämatom und Serome keine exakte Diagnostik in der Kernspintomographie. Erst nach einem Zeitraum von 3 Monaten gelingt es, Narbengewebe von einem möglichen Tumorrezidiv zuverlässig zu differenzieren.

Merke:

Nachkontrolle

T1-Sequenz:
Isointensität: Narbe-Tumor-Muskel

T2-Sequenz:
Narben-Tumor: höhere Signalintensität im Vergleich zur Muskulatur

T1-Sequenz nach Gd-DTPA:
Narbe: keine signifikante KM-Aufnahme
Tumor: signifikante KM-Aufnahme

Merke:

Zervikale Weichteilraumforderung

Während die *Abszedierung* ein typisches Erscheinungsbild in der KST zeigt, sind andere *entzündliche Läsionen* in der Differentialdiagnostik problematisch. Aufgrund verlängerter T1- wie T2-Zeiten können *mediane oder laterale Halszysten* exakt differenziert werden. Die Kombination von verkürzten T1-Zeiten mit verlängerten T2-Zeiten erlaubt die sichere Analyse *lipomatöser* Veränderungen.
Topographie und Binnenstrukturen geben entscheidende Hinweise für die Diagnostik von *Schwannomen, Neurinomen, Neurofibromen* oder dem *Neuroblastom.*
Die sorgfältige Analyse der KST-Kriterien sowie die klinische Symptomatik sind richtungsweisend für die kleine Gruppe weiterer *seltener Raumforderungen* des Halses.
Einen hohen Stellenwert besitzt die Kernspintomographie für die Therapiekontrolle nach Operation, Radiatio oder Chemotherapie von zervikalen Neoplasien. Das wichtigste Kriterium stellt die fehlende oder geringe KM-Aufnahme von Nachbarstrukturen dar.

11.6 Vaskuläre Läsionen

Wie bereits mehrfach erläutert, stellen sich *Blutgefäße* mit hoher Flußgeschwindigkeit in Spinechosequenzen als signalarme Strukturen dar. Im Falle eines verlangsamten Blutflusses, insbesondere im venösen Gefäßsystem, läßt sich eine Zone erhöhter Signalintensität im Gefäßlumen identifizieren. Um diese Strukturen von umgebendem Weichteilgewebe zu differenzieren, muß in kontinuierlicher Schichtfolge entlang des Gefäßverlaufs untersucht werden. Bei geeigneter frontaler Schichtwahl lassen sich bereits in den Spinechosequenzen sämtliche arterielle und venöse Hauptgefäßstämme ab ihrem Ursprung aus dem Aortenbogen verfolgen.

Aufgrund der multiplanaren Abbildungsmöglichkeiten sowie der spezifischen Darstellbarkeit vaskulärer Raumforderungen erweist sich die KST im Vergleich mit CT und den angiographischen Techniken als überlegen [1–10]. Während extraluminale Prozesse, die das Gefäßlumen komprimieren, in der KST gut darstellbar sind, lassen sich kleinere intraluminale Veränderungen, wie etwa *arteriosklerotische Plaques,* nur eingeschränkt beurteilen.

11.6.1 Glomus-caroticum-Tumor

Glomustumoren des Halses (siehe auch Schädelbasis) entstehen aus nichtchromaffinen paraganglionären Zellen in der Karotisgabel und zeigen histologisch charakteristische arteriovenöse Shuntverbindungen. Glomustumore, auch Chemodektome oder Paragangliome genannt, zeigen nur langsame Progression und benignes Wachstum ohne Metastasierung. Durch den höheren Weichteilkontrast und das Flowphänomen hat sich mittlerweile die KST der CT in der Diagnostik dieser Tumoren als überlegen erwiesen. Die KST-Nativdiagnostik erzielt in allen Fällen eine gute Bildinformation, jedoch ergibt sich eine optimale Beurteilbarkeit erst nach der Applikation von Gd-DTPA (Abb. 84). Unter Verwendung der „fast-imaging-technique" und des Kontrastmittels Gd-DTPA zeigt sich ein analoger Verlauf der Signalintensität über dem Glomus-caroticum-Tumor

wie bei den Schädelbasisprozessen mit einer maximalen Anhebung der Signalintensität von 150%. Die KST erweist sich hier als vorteilhaft, da die exakte topographische Lagebeziehung des Tumors zur Karotisbifurkation und zu umgebenden Strukturen darstellbar ist.

KST-Kriterien

In *T1- wie T2-gewichteten Sequenzen* zeigen diese Raumforderungen *mittlere Signalintensitäten* im Vergleich zur Muskulatur. Die Kombination von Gradientenechotechnik (z. B. FLASH: $TR/TE/\alpha = 30/12$ ms/20°) und Gd-DTPA ermöglicht eine differentialdiagnostische Zuordnung der einzelnen Tumorformen (Abb. 111). Hierzu werden eine Aufnahme vor Kontrastmittelgabe und weitere 7 Aufnahmen im Abstand von jeweils 1 min nach Gd-DTPA-Applikation aufgezeichnet. Es ergeben sich dabei charakteristische Signalintensitätsverläufe für einzelne Tumortypen. Beim hochvaskularisierten *Glomuscaroticum-Tumor* zeigt sich unmittelbar nach KM-Gabe ein steiler Signalintensitätsanstieg und anschließend, bedingt durch den „washout" ein steiler Abfall der Signalintensität nach ca. 3 min (Abb. 112). Thrombosierte Glomustumoren oder *Hämangiome* weisen hingegen einen niedrigen Anstieg der Signalintensität nach KM-Applikation auf. In der Differentialdiagnostik müssen in erster Linie *Aneurysmen* der A. carotis externa wie interna, *Neurinome* und *Lymphome* berücksichtigt werden.

Bei einigen Patienten erfolgte die topographische Zuordnung (Abb. 113) nicht korrekt. Bei allen Patienten mit dem KST-Befund eines Glomus-caroticum-Tumors sollte zur Diagnosesicherung eine angiographische Darstellung mittels MRA oder DSA durchgeführt werden. Die DSA wie die MRA ermöglicht die Beurteilung der exakten selektiven Gefäßversorgung sowie die präoperative Befunderhebung des Verlaufs der 4 großen Halsarterien. Auffallend sind dabei die Inhomogenitäten dieser Raumforderungen.

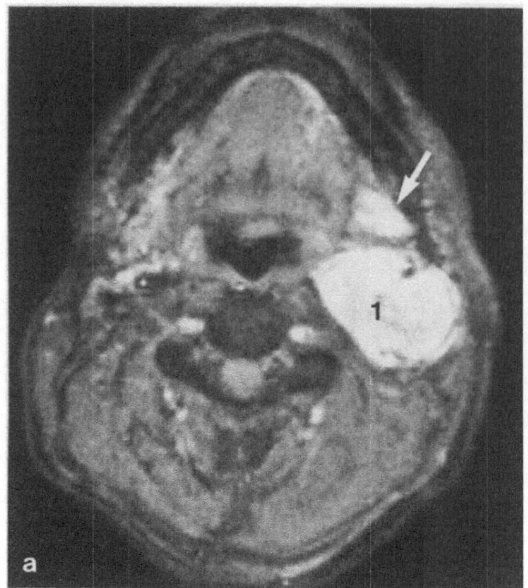

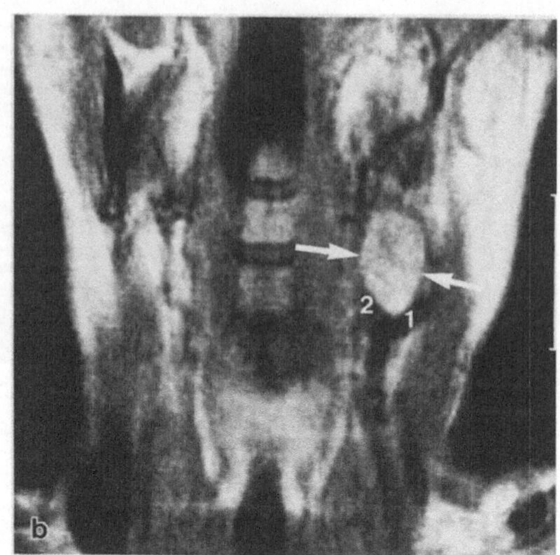

Abb. 111 a, b. Glomus-caroticum-Tumor links
a KST (FLASH, TR/TE = 30/12 ms, Flipwinkel 40°), transversal, Gd-DTPA. Der Tumor *(1)* liegt in der Gefäß-Nerven-Scheide links um die A. carotis und zeigt eine starke, inhomogene KM-Aufnahme. Die Glandula submandibularis *(Pfeil)* ist klar von der Läsion abgrenzbar und zeigt eine geringe KM-Aufnahme
b KST (SE, TR/TE = 1600/30 ms), frontal, Gd-DTPA. Exakte Dokumentation der Lage des Tumors *(Pfeile)* in der Bifurkation zwischen der A. carotis externa *(1)* und der A. carotis interna *(2)*

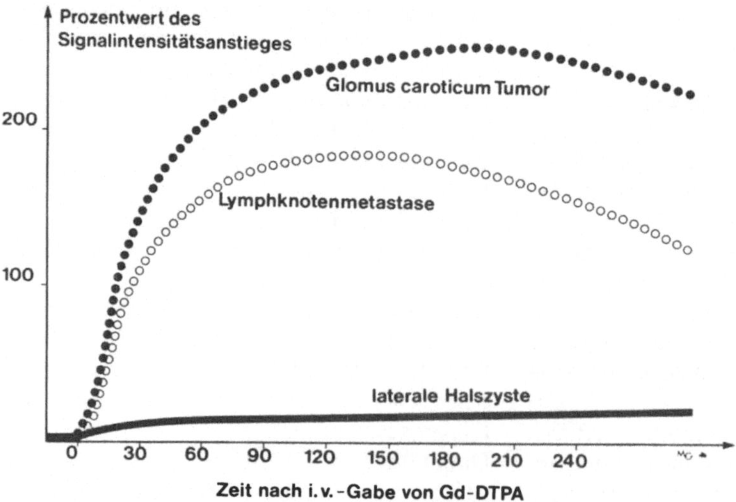

Abb. 112. Kontrastmittelaufnahme verschiedener Läsionen der Halsregion in der Kernspintomographie

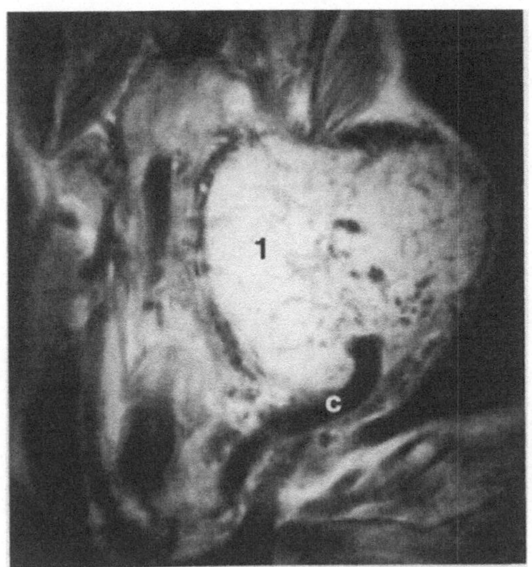

Abb. 113. Großer, stark vaskularisierter Glomus-caroticum-Tumor links. KST (SE, TR/TE = 1600/28 ms), frontal, nativ. Topographische Zuordnung kraniokaudal. Darstellung der in den Tumor *(1)* einmündenden A. carotis communis *(c)*. Perfundierte Gefäße mit hohem Flow

11.6.2 Hämangiom

Hämangiome des Halses verhalten sich kernspintomographisch vergleichbar zu Hämangiomen anderer Lokalisationen in der Kopf-Hals-Region. Topographisch ist die *flächige Ausdehnung* sowie der fehlende infiltrative Charakter der Raumforderungen wesentlich. In *T2-gewichteten Sequenzen* stellen sich die

Hämangiome mit *sehr hoher Signalintensität* dar. Zusätzlich kann man einzelne Zonen *niedriger Signalintensität* beobachten, erklärbar durch die Existenz einzelner Phlebolithen oder fibrotischer Knoten. Zuführende und abführende Gefäße werden als verschlängelte Strukturen niedriger Signalintensität abgebildet. Differentialdiagnostisch müssen Hämangiome von Halszysten differenziert werden, diese zeigen jedoch in T1-gewichteten Aufnahmen höhere Relaxationszeiten als Hämangiome, d. h. sie werden signalärmer abgebildet.

Die diagnostischen Möglichkeiten für weitere vaskuläre Läsionen des Halses werden in Kap. 13 abgehandelt.

11.7 Wertung und diagnostische Strategie

Die computertomographische und auch sonographische Diagnostik der Halsweichteile erreichte in den letzten Jahren eine ausreichende Bildqualität und diagnostische Information [67, 116, 129, 179, 218]. Während bei der CT die Applikation von jodhaltigen Kontrastmitteln zur Gefäßdarstellung zwingend notwendig ist, ermöglicht die KST bereits nativ die Beurteilung der Gefäßscheidenregion und der Lymphknotenstationen [76, 94, 96, 97).

Die Vorteile der KST liegen in der *verbesserten Weichteildifferenzierung*, den *multiplanaren Abbildungsmöglichkeiten* und der *nicht-invasiven Gefäßdarstellung* mittels MR-Angiographie (Abb. 114).

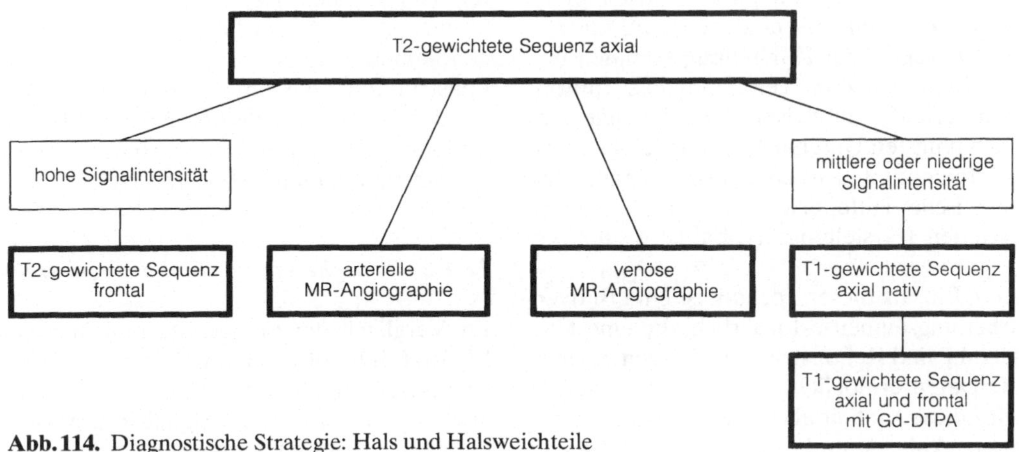

Abb. 114. Diagnostische Strategie: Hals und Halsweichteile

12 Dreidimensionale Abbildungsverfahren in der KST

Die computergestützten bildgebenden Verfahren CT und KST haben in der Kopf-Hals-Region die Diagnostik von Raumforderungen und Läsionen entscheidend verbessert. Diese Schnittbildverfahren basieren dabei auf der zweidimensionalen Darstellung von Schichtbildern aus den drei Raumebenen. Weitere Fortschritte in der Computertechnologie haben dreidimensionale Darstellungen ermöglicht. Diese Technik ist von großem Interesse für die chirurgischen Fachgebiete und verschiedene klinische Disziplinen, da oft Schwierigkeiten mit der Umsetzung einer Serie von Schnittbildern in die dreidimensionale Topographie bestehen. Die Idee, dreidimensionale Bilder aus CT-Bildern zu gewinnen, wurde bereits seit 1975 umgesetzt. Für die Fraktur- und Mißbildungsdiagnostik werden heute dreidimensionale CT-Rekonstruktionsverfahren klinisch eingesetzt. Im Gegensatz dazu ist die dreidimensionale Umsetzung von KST-Daten eine sehr viel jüngere Disziplin, deren Einsatzbereiche jedoch rasch zunehmen [39, 40, 102, 151, 207, 211, 225, 269]. Im Kopf-Hals-Bereich ist die dreidimensionale Darstellung von Läsionen im allgemeinen besonders problematisch, da eine Vielzahl von verschiedenen Strukturen in dieser Region zur Darstellung kommen und die Läsionen zum Teil komplexe Infiltrationsverläufe aufweisen. Hierfür hat sich nach jüngsten Untersuchungen die 3D-Kernspintomographie als eine ausgezeichnete diagnostische Hilfe erwiesen, die die bislang erzielten Darstellungsergebnisse weiter verbessern wird.

Zum Einsatz dieser Technik ist eine Bildverarbeitungseinheit erforderlich, die eine Umsetzung und Rekonstruktion der gemessenen 3D-Daten ermöglicht. In neuesten Anlagen wird diese Einheit als Option angeboten, für ältere Anlagen muß eine externe Station an den Rechner des Tomographen angeschlossen werden. Der Vorteil der externen, sogenannten „workstation" liegt in der Verwendung spezieller Bildverarbeitungsprozessoren, die den Vorteil einer hohen Geschwindigkeit aufweisen.

12.1 Wertigkeit verschiedener Abbildungsverfahren

12.1.1 Prinzipien der Aufnahmetechnik

Bei allen Patienten wird prinzipiell zunächst in Spinechotechnik mittels T1- und T2-gewichteter Aufnahmesequenzen der Befund erhoben. Die KST-3D-Untersuchungen werden im Anschluß durchgeführt, wobei abhängig von dem 2D-Befund das Kontrastmittel Gd-DTPA appliziert wird (0,1 mmol/kg). Für die 3D-Messung kann die konventionelle Aufnahmesequenz FLASH3D, besser jedoch eine flußkompensierte Variante oder eine stark T1-betonte Turbo-FLASH-Sequenz zum Einsatz kommen. Bei den Messungen sollten 128 Schichten mit 1–1,5 mm Dicke unter Einsatz der Kopfspule (Durchmesser 25 cm) oder auch der Oberflächenspule aufgenommen werden. Danach erfolgt die Rekonstruktion, die interdisziplinär geplant werden sollte, um eine optimale und für die jeweilige Raumforderung standardisierte Ansicht zu erhalten (Abb. 115 a, b).

12.1.2 Wertigkeit der Aufnahmesequenzen

Im Vergleich der Spinechotechnik mit den FLASH 3D-Aufnahmen belegen eigene Ergebnisse, daß die Spinechosequenzen aufgrund des höheren Signal-Rausch-Verhältnisses den 3D-Sequenzen diagnostisch

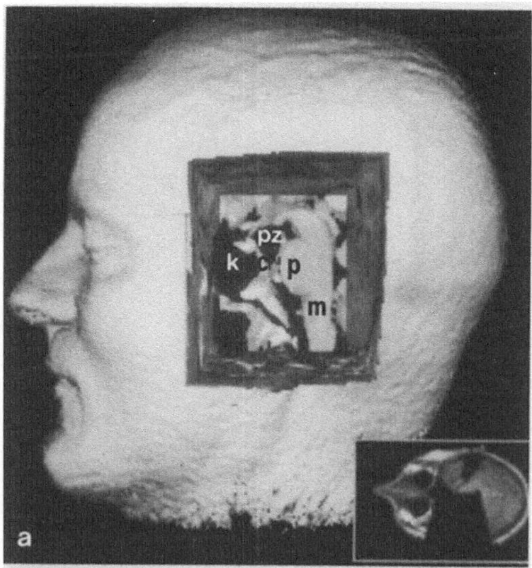

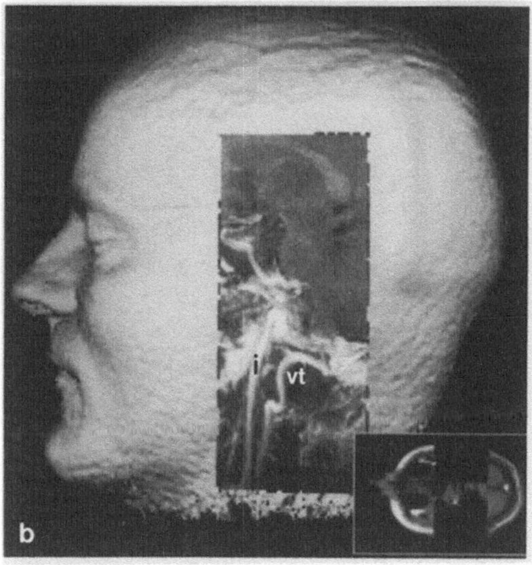

Abb. 115 a, b. Topographie der mittleren Schädelbasis
a KST (1,5 Tesla, 3D-Turbo-FLASH), Normalbefund. Topographie der mittleren Schädelbasis in einem dreidimensional rekonstruierten Schädel, sichtbar durch ein tiefes Fenster mit Andeutung der seitlich gelegenen durchdrungenen Strukturen. Exakte Abgrenzung der Keilbeinhöhle *(k)*. Darstellung des Hirnstammes mit Pons *(p)*, präpontine Zisterne *(pz)*, Medulla oblongata *(m)*, Mesenzephalon und Clivus *(c)*. Nach kaudal kommen der Nasopharynx und der weiche Gaumen zur Darstellung
b KST (1,5 Tesla, 3D-Turbo-FLASH). MR-Angiographie der Gefäße in einem hohen Fenster innerhalb des dreidimensional rekonstruierten Schädels. Dokumentation des exakten Verlaufes der A. carotis interna *(i)* sowie der A. vertebralis *(vt)*

überlegen sind. Die Beurteilung der Läsion weist bei einer Schichtdicke von 4–6 mm ein Optimum bezüglich topographischer Darstellung und Signal-Rausch-Verhältnis auf. Die Untersuchung mittels 3D-Technik hat somit keine zusätzlich diagnostische Wertigkeit, ist jedoch von großem Vorteil für klinisch operative Fragestellungen, um Topographie und Nachbarschaftsbeziehungen plastisch darzustellen.

Im Vergleich der 3D-Sequenzen weist die 3D-TurboFLASH-Sequenz im Kopf-Hals-Bereich das deutlich beste Signal-Rausch-Verhältnis und Kontrast-Rausch-Verhältnis auf (Abb. 116). Die Empfindlichkeit für Bewegungsartefakte ist bei der 3D-Turbo-FLASH-Sequenz wesentlich niedriger, dadurch können Bilder mit hoher räumlicher Auflösung und einem ausgezeichneten T1-gewichteten Kontrast erzeugt werden.

12.1.3 Wertigkeit des Kontrastmittels Gd-DTPA

Da primär eine Spinechountersuchung erfolgt, die in der Regel mit Kontrastmittel durchgeführt wird, kann je nach Befund die 3D-Untersuchung ebenfalls mit oder ohne KM durchgeführt werden. Bei der Mehrzahl der Raumforderungen, insbesondere in der Schädelbasis, ermöglicht jedoch die Messung nach intravenöser Applikation von GD-DTPA eine verbesserte Abgrenzbarkeit von Läsionen durch die Verkürzung der T1-Relaxationszeit mit Erhöhung der Signalintensität.

> *Merke:*
>
> Prinzipiell ist eine 2D-Spinechountersuchung zur Befunderhebung erforderlich. Anschließend kann eine 3D-Messung mit Kontrastmittel durchgeführt werden, wobei eine 3D-TurboFLASH als Aufnahmesequenz wegen des optimalen Kontrasts und der hohen Detailauflösung zum Einsatz kommen sollte.

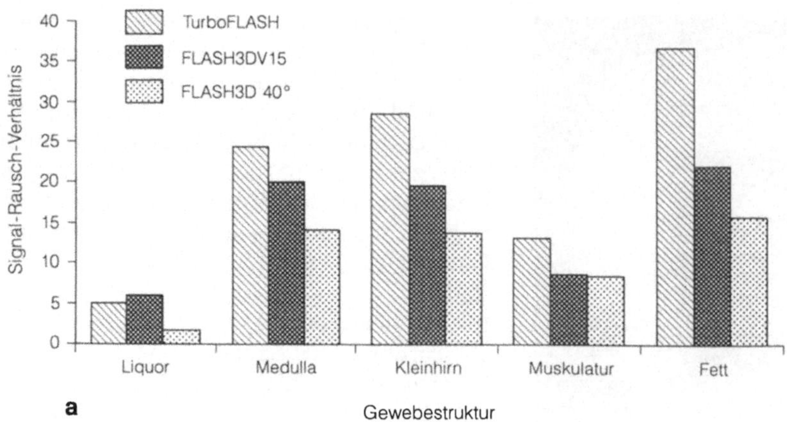

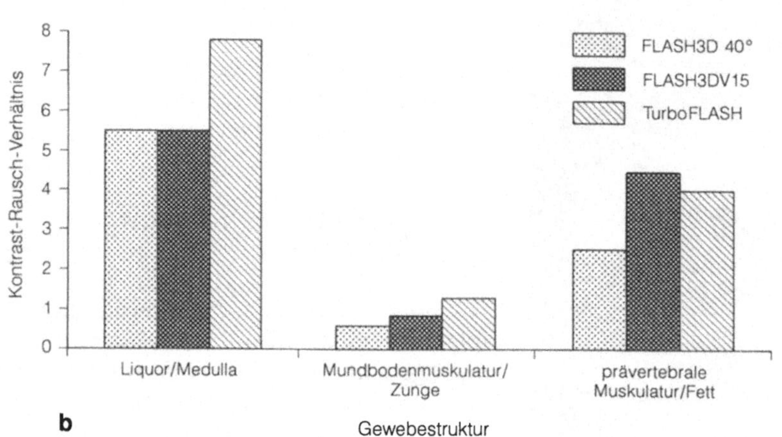

Abb. 116 a, b. Signal-Rausch- **(a)** und Kontrast-Rausch-Verhalten **(b)** der Sequenzen FLASH 3D, FLASH 3DV15 und TurboFLASH

12.2 Schädelbasis, Felsenbein und Gesichtsschädel

Nachbarschaftsbeziehungen von Raumforderungen zum *Gefäßsystem* wie zur A. carotis mit ihren Ästen und der V. jugularis geben Aufschluß über die Operabilität und das weitere therapeutische Vorgehen. Von wesentlicher Bedeutung ist weiterhin die *topographische Beziehung* zum Sinussystem, zum Nasopharynx und zu einzelnen *Muskelstrukturen* (Abb. 117 a, b). Diese topographischen Fragestellungen ließen sich jeweils mittels 3D-Technik beantworten, zumal die dünnen Schichten von 1–2 mm eine Differenzierung von Detailstrukturen erleichtern.

Bei Läsionen des Sinus maxillaris kommt ein intrakranieller Einbruch in den Subarachnoidalraum mit Verdrängung des Frontallappens in den *3D-Aufnahmen* exakt zur Darstellung. Zusätzlich kann die Infiltration der Keilbeinhöhle, das vollständige Ausfüllen des Sinus maxillaris durch den Tumor sowie die Gefäßbeziehung zur A. carotis nachgewiesen werden. Bei Neurinomen, wie z. B. einem Hypoglossusneurinom, sind Muskulatur, Gefäße und Myelon exakt abgrenzbar und damit der Verlauf der Raumforderung entlang des N. hypoglossus beurteilbar (s. Abb. 30). Ebenso weisen 3D-Rekonstruktionen von Meningeomen eine exzellente Detailgenauigkeit auf, die eine exakte Abgrenzung des Tumors zum Clivus oder zur Ala

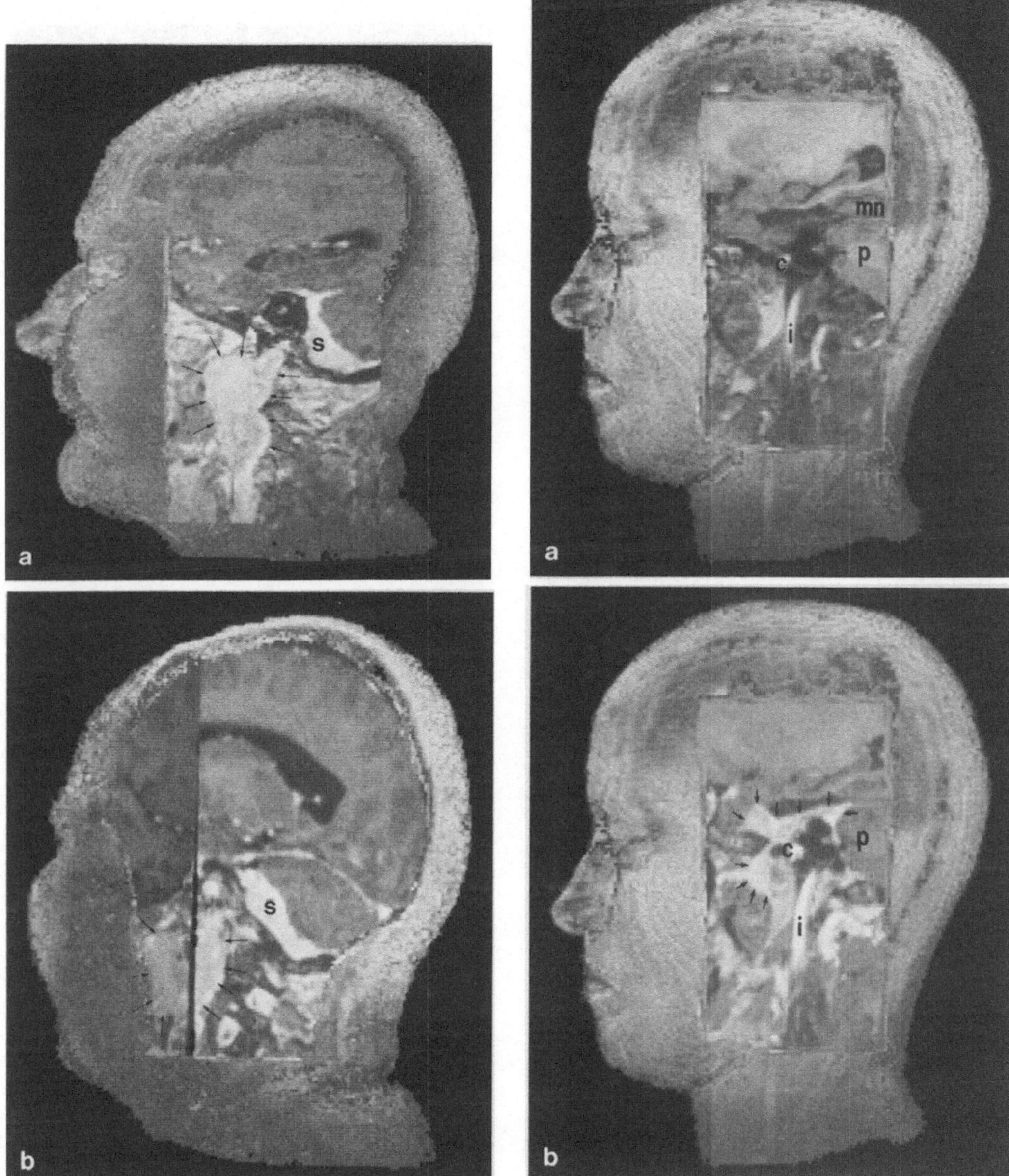

Abb. 117 a, b. Vom Foramen jugulare ausgehendes, 7 × 3 cm messendes Meningeom *(Pfeile)*. Nach KM-Applikation ausgeprägtes Enhancement der Raumforderung. Der Tumor reicht vom Bulbus venae jugularis bis in die Höhe der Mandibula. Deutliche Abgrenzung zum Weichteilgewebe. KM im Sinus sigmoideus mit hoher Signalintensität *(S)*
a KST (1,0 Tesla, 3D-FLASH), Gd-DTPA, 3D-Darstellung sagittal
b KST (1,0 Tesla, 3D-FLASH), Gd-DTPA, 3D-Darstellung frontosagittal

Abb. 118 a, b. Rezidiv eines Keilbeinmeningeoms
a KST (1,0 Tesla, 3D-FLASH), nativ. Rezidiv eines Keilbeinmeningeoms mit Beteiligung von Clivus und Ala minor ossis sphenoidalis. Der Tumor ist nativ nicht exakt vom gesunden Gewebe abgrenzbar. Nachbarschaftsbeziehung zu A. carotis interna *(i)*, Mesenzephalon *(mn)*, Clivus *(c)* und Pons *(p)*
b KST (1,0 Tesla, 3D-FLASH), Gd-DTPA. Nach Applikation von Gd-DTPA signifikantes Enhancement im Meningeom mit Darstellung der Tumorausläufer nach anterior, posterior und kaudal *(Pfeile)*

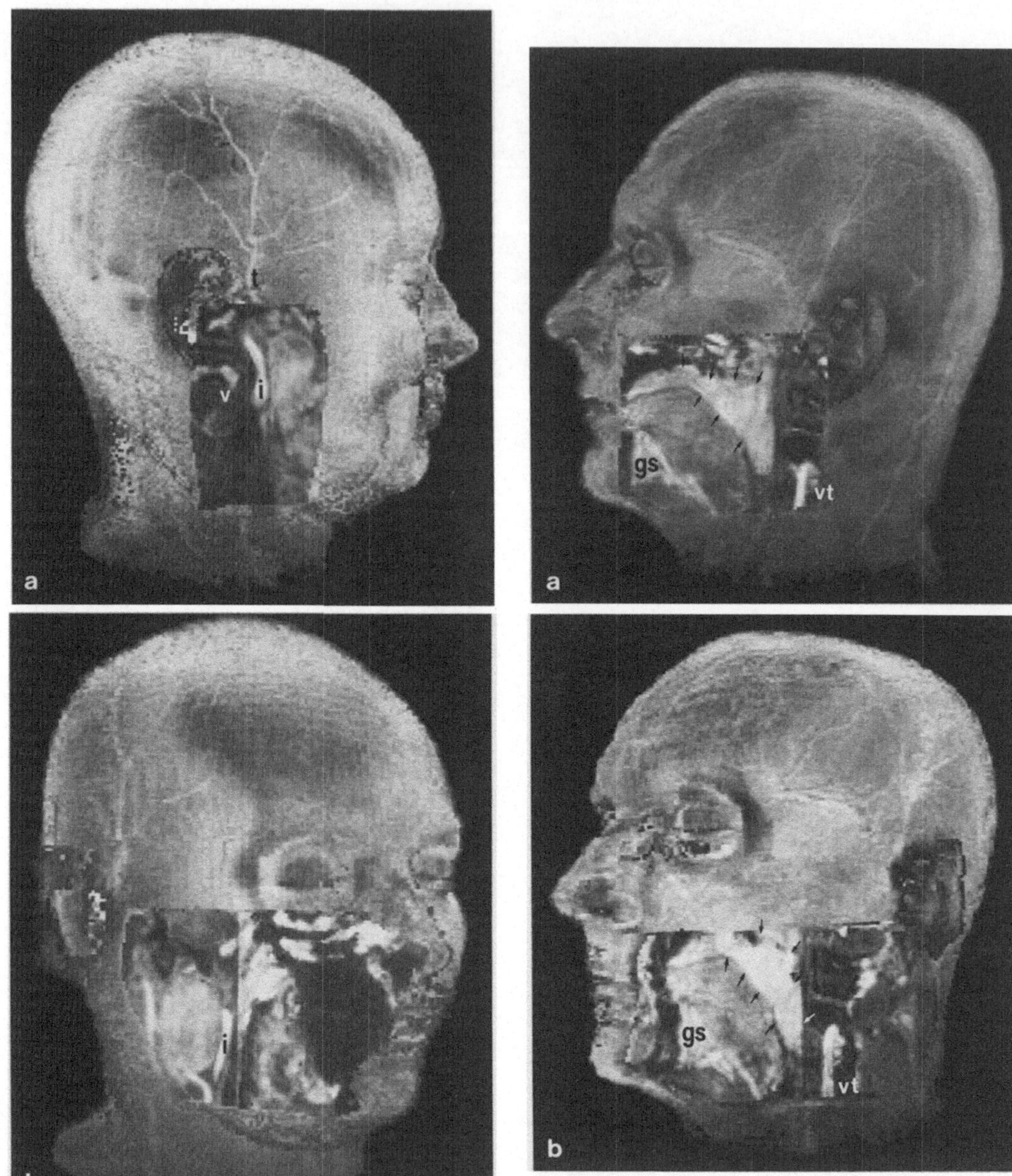

Abb. 119 a, b. Pleomorphes Adenom der Glandula parotis
a KST (1,0 Tesla, 3D-FLASH), Gd-DTPA. 3D-Rekonstruktion mit sagittalem Einblick auf das Parotisadenom. Das von der Tonsillenloge ausgehende Adenom weist hohe Signalinhomogenitäten auf. Darstellung der Nachbarschaftsbeziehungen zur A. carotis interna *(i)*, A. temporalis superficialis *(f)* und Vena jugularis *(v)*
b Frontolaterale Ansicht des pleomorphen Adenoms, bei der die Verdrängung der A. carotis interna *(i)* deutlich dargestellt wird

Abb. 120 a, b. Hämangiom des weichen Gaumens. KST (1,0 Tesla, 3D-FLASH), Gd-DTPA. Hämangiom des weichen Gaumens mit Beteiligung von Cavum oris und Oropharynx. Nach KM-Applikation sehr signalintensive Darstellung der Weichteilraumforderung, die den ganzen weichen Gaumen und das Cavum oris ausfüllt *(Pfeile)*. Glandula sublingualis *(gs)*, A. vertebralis *(vt)*
a 3D-Rekonstruktion mit sagittalem Einblick
b 3D-Rekonstruktion mit frontosagittalem Einblick

minor ossis spenoidalis bei z. B. Keilbein-
meningeomen ermöglicht. Bei derartigen
Untersuchungen kann der Vorteil der Kontrastmittelapplikation durch eine 3D-Rekon-
struktion sowohl vor als auch nach KM aufgezeigt werden (Abb. 118 a, b).
Die Beurteilung der Vaskularisation von Läsionen nach der Applikation des paramagnetischen Kontrastmittels Gd-DTPA im Vergleich zu den Nativaufnahmen ergibt eine
signifikante Anreicherung mit resultierender Erhöhung der Signalintensität, insbesondere bei Neurinomen, Parotisadenomen
(Abb. 119 a, b) und Glomustumoren. Die Anreicherung bei Sinus-maxillaris-Karzinomen
ist ausreichend für die Beurteilung der Infiltration und Topographie der Läsion.
Während für die Region Oropharynx (s.
Abb. 120) und Parotisloge die Zusatzinformationen durch 3D-Sequenzen für die prä-
und intraoperative Therapieplanung eher gering sind, ergeben sich wesentliche Vorteile
bei Läsionen der *Schädelbasis* und bei *intrakraniellen Infiltrationen* (Abb. 121 a, b). Dies
ist insbesondere gültig für alle stärker vaskularisierten Raumforderungen, die nach Gd-
DTPA-Applikation durch den Signalanstieg
von Umgebungsstrukturen besser differenziert werden können.

12.3 Interdisziplinärer Ausblick

Die bildgebenden Verfahren CT und KST
sind zweidimensionale Verfahren und bereiten bei der Darstellung komplexer topographischer Zusammenhänge immer wieder
Probleme der dreidimensionalen Umsetzung.
Die Möglichkeit, topographisch komplexe
Strukturen dreidimensional zu rekonstruie-
ren, erweckt daher großes Interesse. Intensive Bemühungen auf diesem Gebiet geben
den *3D-Rekonstruktionsverfahren* in einigen
Fachdisziplinen eine aussagefähige diagnostische Wertigkeit. Bereits etablierte Verfahren
sind die dreidimensionale *Gefäßdarstellung,*
die 3D-Darstellung von Läsionen im *neurochirurgischen Operationsfeld* sowie *Ober-
flächenrekonstruktionen,* insbesondere von
Knochen und Gelenken.
Die 3D-CT-Rekonstruktionstechnik im
Kopf-Hals-Bereich, insbesondere bei Mißbil-

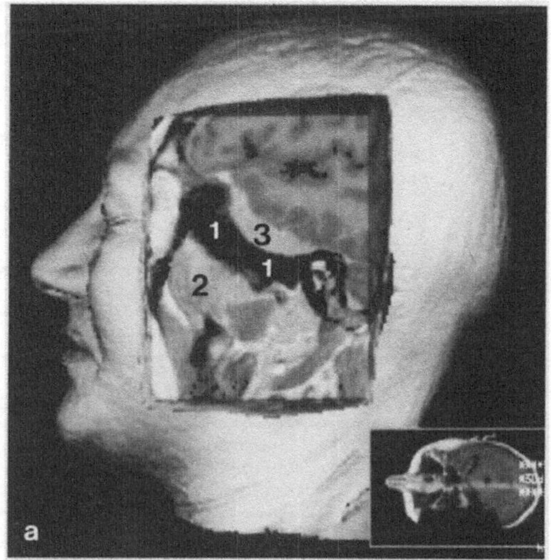
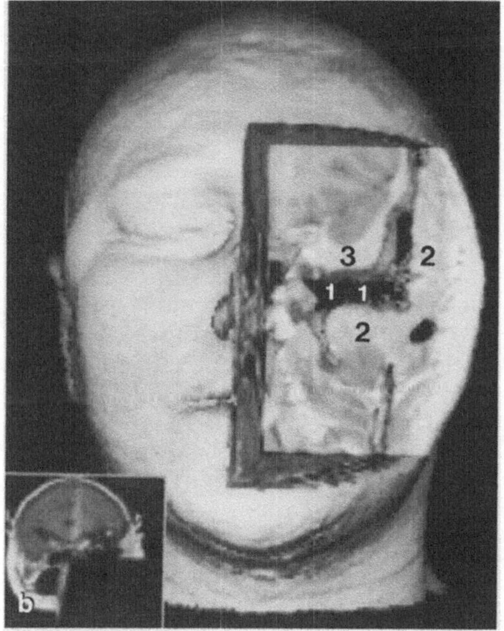

Abb. 121 a, b. Ossifizierendes Fibrom der Schädelbasis. KST (1,5 Tesla, 3D-TurboFLASH), Gd-
DTPA. In der 3D-Sequenz nach Applikation von
Gd-DTPA Darstellung der drei Gewebekompo-
nenten im Bereich dieser Schädelbasisraumforde-
rung. Die ossifizierenden Anteile *(1)* kommen
signalarm homogen zum Nachweis, keine spongiö-
sen Binnenstrukturen darstellbar. Die Weichteil-
komponente *(2)* des Fibroms mit hoher Signalintensität. Zusätzlich durale Infiltration entlang des
Temporallappens. *(3)*
a 3D-Darstellung sagittal
b 3D-Darstellung frontal

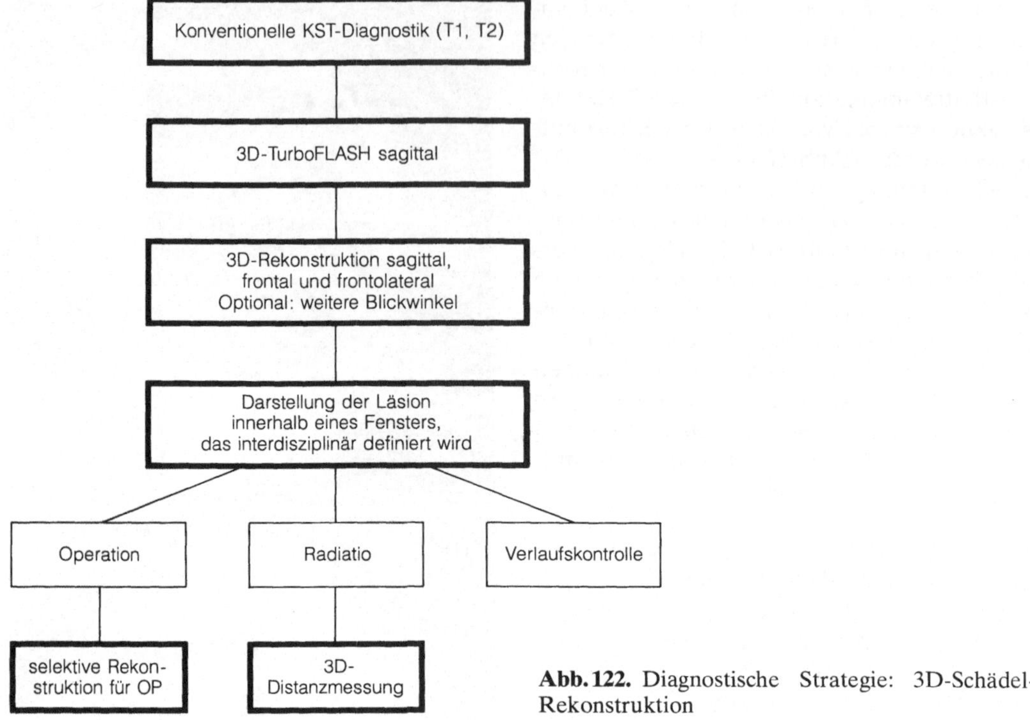

Abb. 122. Diagnostische Strategie: 3D-Schädel-Rekonstruktion

dungssyndromen und Frakturen, ist bereits eine aussagekräftige diagnostische Methode, die in den letzten Jahren etabliert werden konnte. Zusätzlich zu den genannten 3D-CT- und 3D-KST-Techniken werden verschiedene Computermodelle erarbeitet, die anatomische Strukturen aus 2D-CT-Daten errechnen und als Gitter am Bildschirm darstellen [77, 107, 108, 112, 121]. Der Nachteil bei diesen Methoden liegt in der geringen Detailgenauigkeit und in den Abtastverlusten, die der Computer nicht mehr korrigieren kann [145].

Als Untersuchungsprotokoll für die *3D-KST* hat sich dabei eine Sequenz jeweils vor und nach Applikation von Gd-DTPA bewährt, um Aussagen bezüglich Artdiagnose und Vaskularisaton zu erhalten. Im Anschluß an die Untersuchung des Patienten wird der aufgenommene Datensatz unter interdisziplinärer Festlegung des Schnittfensters dreidimensional rekonstruiert (Abb. 122).

Die 3D-Rekonstruktion der Läsion wird von verschiedenen Blickwinkeln und mit variierenden Einschnittiefen des Fensters geführt.

Die Daten werden auf Diskette gespeichert und dem Operateur vor oder während der Operation (in Planung) auf einem Bildschirm übermittelt.

Unsere umfangreichen Voruntersuchungen konnten zeigen, daß Größe, Form und Orientierung des ausgewählten Fensters entscheidende Parameter der Wertigkeit der 3D-Darstellung sind. Je größer das Fenster ist, um so besser ist auch die Beurteilbarkeit der interessierenden Struktur und des umliegenden Gewebes. Jedoch gehen bei der 3D-Rekonstruktion von Strukturen der frontalen Ebene unter Verwendung eines großen Fensters wichtige topographische Parameter, wie Nase, Wangen und Augen, verloren. Damit wird aber der entscheidende Vorteil dieser 3D-Technik, d.h. die Kombination von 2D-Schichten mit 3D-Darstellungen, vermindert.

Die Größe des Fensters sollte somit abhängig von der Lage und Ausdehnung der Läsion für jeden Patienten anders festgelegt werden, um eine optimale Ausnutzung der Technik zu gewährleisten.

Als Indikationsgebiet für diese Technik kommt bislang im wesentlichen die *Schädelbasis* in Frage [483–85], da in dieser Region die dreidimensionale Darstellung der Läsion Vorteile bezüglich Topographie und Beurteilung von Nachbarschaftsbeziehungen hat. Dieses 3D-Rekonstruktionsverfahren sollte nicht nur bei operativen Eingriffen in die Schädelbasisregion, bei denen wegen des hohen Operationsrisikos alle denkbaren diagnostischen Möglichkeiten ausgeschöpft werden müssen, eingesetzt werden, sondern als eine sinnvolle Ergänzung der bislang vorhandenen Diagnostik angesehen werden. Bei weiterer Reduktion der Meß- sowie Rekonstruktionszeit und gleichzeitige Vereinfachung des Rekonstruktionsverfahrens könnte die 3D-KST als *bildschirmunterstützte Operationsplanung* zum Einsatz kommen. Ein weiterer wichtiger Schritt wird die Anwendung T2-gewichteter FLASH-Sequenzen für dieses Rekonstruktionsverfahren sein, um die Sensitivität und Spezifität dieser „schnellen Bildgebung" weiter zu verbessern [31, 64]. Im Rahmen weiterer Forschungsvorhaben muß die Wertigkeit der 3D-KST der Kopf-Hals-Region bei der interaktiven Therapieplanung zusammen mit den chirurgischen Disziplinen und der Radiotherapie verifiziert werden.

13 Klinische Anwendung der MR-Angiographie (MRA)

Die MRA ist eine vielversprechende Methode für die nichtinvasive Gefäßdarstellung in der Kopf-Hals-Region. Die Computertomographie und die angiographischen Techniken verwenden für die Gefäßdarstellung jodhaltige Kontrastmittel mit dem potentiellen Risiko signifikanter Nebenwirkungen. Verglichen mit diesen invasiven Techniken besteht der Vorteil der MRA darin, daß fließendes Blut in MR-Bildern bestimmte Charakteristika aufweist und somit mit dem Fluß als „physiologischem" Kontrastmittel auf eine Kontrastmittelapplikation in der Regel verzichtet werden kann. Weitere Vorteile dieses Verfahrens sind das *Fehlen potentieller Nebenwirkungen* durch die Verwendung von Magnetfeldern und die Möglichkeit der multiplanaren Schichtführung ohne Umlagerung des Patienten.

Verglichen mit anderen nichtinvasiven Verfahren, z. B. der Doppler-Sonographie, bietet die MRA den Vorteil der exakten Gewebecharakterisierung und die gleichzeitige Abbildung der Gefäße über mehrere Schichten. Die Gefäßdarstellung mittels MRA wird von vielen verschiedenen Parametern beeinflußt, wie der Flußgeschwindigkeit, dem Fließverhalten (laminar, turbulent), der Flußrichtung und der Gradientenstärke.

Aufgrund der fehlenden Nebenwirkungen der KST sowie des *geringen Mehraufwands an Meßzeit* und der Nichtinvasivität der MRA läßt sich dieses Verfahren problemlos mit der konventionellen KST Bildgebung koppeln.

13.1 Technik und Indikation der arteriellen MRA

Für die Untersuchung des arteriellen Gefäßsystems im Hals-Kopf-Bereich eignen sich sowohl konventionelle SE- und IR-Sequenzen sowie insbesondere spezielle *Gradientenechosequenzen (GE)*. Gegenüber den GE-Sequenzen bieten die SE- und IR-Sequenzen den Vorteil eines höheren Signal-Rausch-Verhältnisses und reduzierter Bewegungsartefakte, jedoch muß bei diesen Techniken auf eine selektive Gefäßdarstellung verzichtet werden. Bei Fragestellungen, welche die Gefäßwand betreffen, wie Dissektion oder thrombotische Auflagerungen sind die *Spinechosequenzen* den GE-Sequenzen vorzuziehen, da das perfundierte Gefäßlumen signalfrei dargestellt wird. Die GE-Sequenzen FISP und FLASH stellen den Blutfluß mit einer hohen Signalintensität dar und eignen sich deshalb für eine differenzierte Gefäßdarstellung. Mittels eines folgenden Rechenschrittes werden aus dem Originaldatensatz vollrotierbare, nur Gefäße darstellende Aufnahmen berechnet, die mit den Aufnahmen der digitalen Subtraktionsangiographie (DSA) verglichen werden können. Als Faustregel für diese Anwendung gilt, daß sich die *FISP-3D-Sequenzen* (Abb. 123) vor allem für den schnellen und die *FLASH-2D-Sequenzen* für den langsamen arteriellen Blutfluß eignen. Untersucht wird je nach „region of interest (ROI)" entweder mit der *Kopfspule* oder einer *Helmholtz-Oberflächenspule*.

Die klinischen Fragestellungen betreffen vor allem die Diagnostik von *Stenosen* der Arterien sowie einer *Gefäßverlagerung* durch eine Raumforderung. Weiter werden *Gefäßläsionen* (Aneurysma, Glomus-caroticum-Tumor) sowie die Gefäßversorgung eines Tumors im Rahmen der präoperativen Diagnostik untersucht. Auf die Kontrastmittelapplikation von Gd-DTPA muß vor allem bei Fragestellungen im Bereich des Gesichtsschädels verzichtet werden, da die Anreicherung des Kontrastmittels in Schleimhäuten zu einer hohen

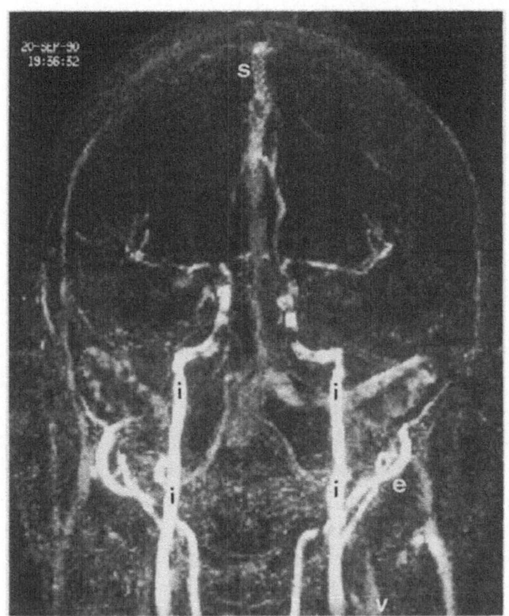

Abb. 123. MRA (FISP 3D, TR/TE = 23/13/13 ms, α = 20°), koronar. Rephasiert-dephasierte FISP 3D-Sequenz mit Darstellung der arteriellen und venösen Gefäße in unterschiedlicher Signalintensität (*i* A. carotis interna, *e* A. carotis externa, *v* V. jugularis, *s* Sinus sagittalis superior)

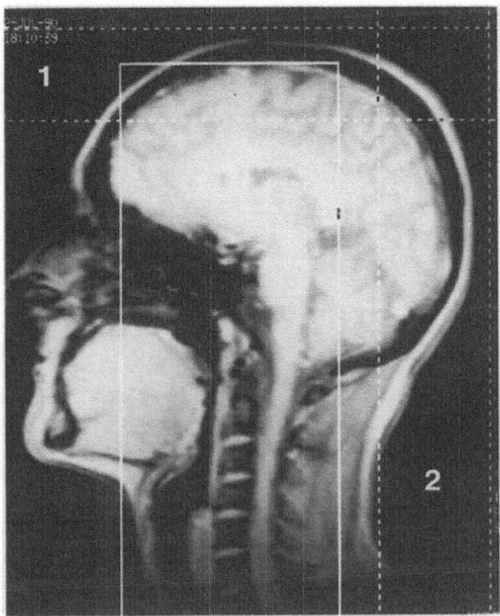

Abb. 124. KST (SE, TR/TE = 200/15 ms), sagittal. Lage von 3D-Meßvolumen *(geschlossener Rahmen)* und den beiden Vorsättigungen *(1)* und *(2)* für die arterielle MR-Angiographie

Signalintensität führt und somit die Gefäßdarstellung überlagert. In den übrigen Regionen kann auch nach Kontrastmittelapplikation untersucht werden und somit eine Mehrinformation über Lage und Größe einer Raumforderung erzielt werden.

13.1.1 Gefäße der Schädelbasis

Mittels MRA lassen sich arterielle intrakranielle Gefäße wie die A. carotis interna, der Circulus Willisii, die A. cerebri media, anterior und posterior, die Aa. vertebralis und die A. basilaris differenzieren. Geeignet für die *intrakranielle Gefäßdarstellung* ist eine *FISP 3D-Sequenz* mit *transversaler* Schichtorientierung und den Parametern: TR/TE = 40/7, α = 15°, Schichtdicke 64–90 mm, 64 Partitionen und einer Matrix von 256 × 256. Zur Steigerung der räumlichen Auflösung, muß die Schichtdicke so gering wie möglich gehalten werden. Die Signalintensität des venösen Flusses wird durch *zwei Vorsättigungen*

(transversal und koronar) im Bereich des Sinus sagittalis superior und des Confluens sinuum eliminiert (Abb. 124).

Topographie

Anatomisch wird die A. carotis interna in einen zervikalen, petrösen, kavernösen und zerebralen Gefäßabschnitt unterteilt. Der extrakranielle Verlauf der A. carotis interna ist in 70% der Fälle geradlinig. In 23% der Fälle werden Knickbildungen („kinking") und in 9% Schleifenbildungen („coiling"; Abb. 125) als Varianten beobachtet. Die A. carotis interna gibt als größere Äste die A. ophtalmica und die A. communicans posterior ab und zweigt sich dann in die A. cerebri anterior und die A. cerebri media auf. Die beiden Aa. vertebralis münden in die A. basilaris, die mit der A. cerebri posterior und der A. communicans posterior den Circulus Willisii bildet [5]. Alle oben genannten Gefäße lassen sich in der MRA gut beurteilen und

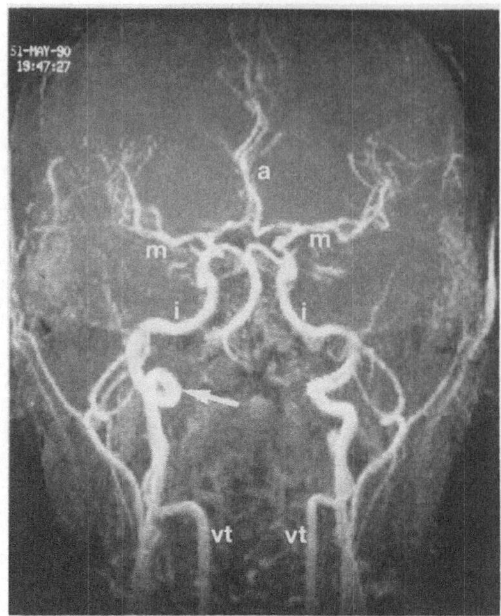

Abb. 125. MRA (FISP 3D, TR/TE = 40/7 ms, α = 15°), koronar, nativ. Nachweis einer Schlingenbildung („Coiling") der rechten A. carotis interna *(Pfeil)*. Gute Abgrenzbarkeit von A. cerebri anterior *(a)* und media *(m)*, A. carotis interna *(i)*, A. vertebralis *(vt)*

durch verschiedene Rotationsmöglichkeiten aus verschiedenen Blickwinkeln betrachten (Abb. 126).

Pathologie

Fragestellungen in dieser Region beziehen sich vor allem auf Aneurysmen bzw. Stenosen intrakranieller Gefäße, Verlagerung bzw. Kompression von Gefäßen durch Raumforderungen (Abb. 127) und Gefäßvarianten. Die Beurteilung von Gefäßläsionen wird durch veränderte intravasale Strömungsverhältnisse erschwert. So werden Stenosen ebenso wie Aneurysmen durch partielle Signalauslöschung überbewertet, MR-Angiographien sollten bei diesen Fragestellungen für eine präzise Diagnostik mit konventionellen T1-gewichteten Aufnahmen korreliert werden. Das *Kontrastmitel Gd-DTPA* kann bei Fragestellungen in dieser Region appliziert werden, führt jedoch bei reinen Gefäßläsionen zu keiner Mehrinformation. Bei tumorösen Prozessen führt die Untersuchung nach Applikation von Gd-DTPA zu einer genaueren Beurteilung der Lagebeziehung von Tumor und Gefäß.

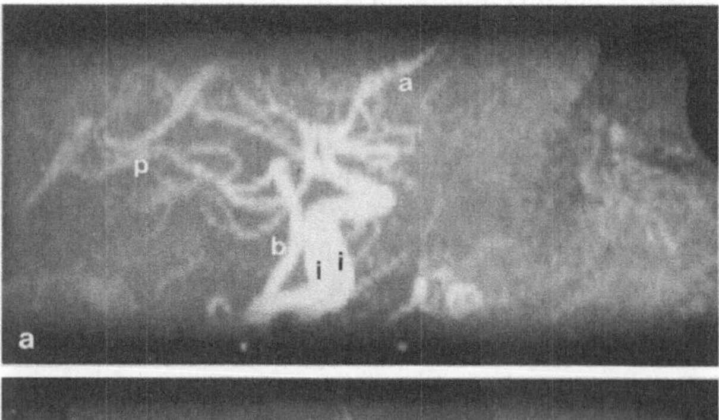

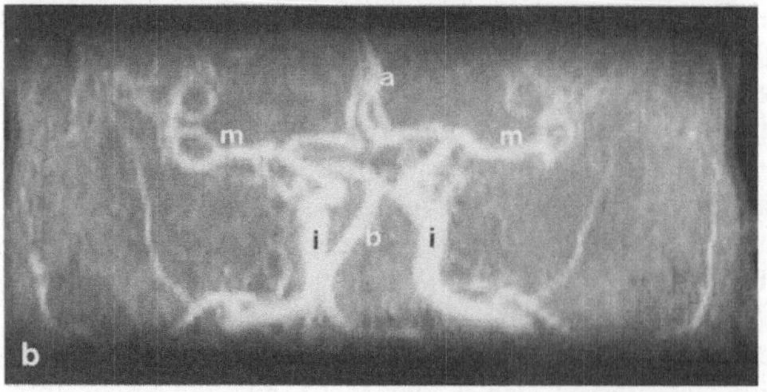

Abb. 126 a, b. MRA (FISP 3D, TR/TE = 40/7 ms α = 15°), transversal, nativ. Normale arterielle MRA der intrakraniellen Arterien und des Circulus Willisii
a Rotation der Projektion: Koronar > sagittal: −10°. Abgrenzbarkeit der A. basilaris *(b)*, carotis interna *(i)*, cerebri anterior *(a)* und cerebri posterior *(p)*
b Rotation der Projektion: Dorsal: 0°. Abgrenzbar sind die Aa. basilaris *(b)*, A. carotis interna *(i)*, A. cerebri anterior *(a)*, A. cerebri media *(m)*

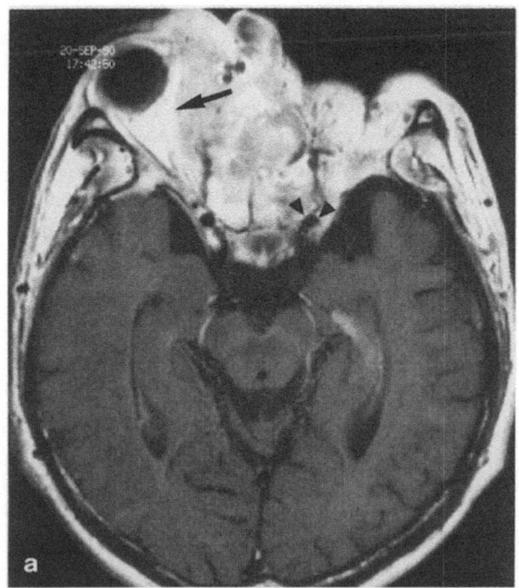
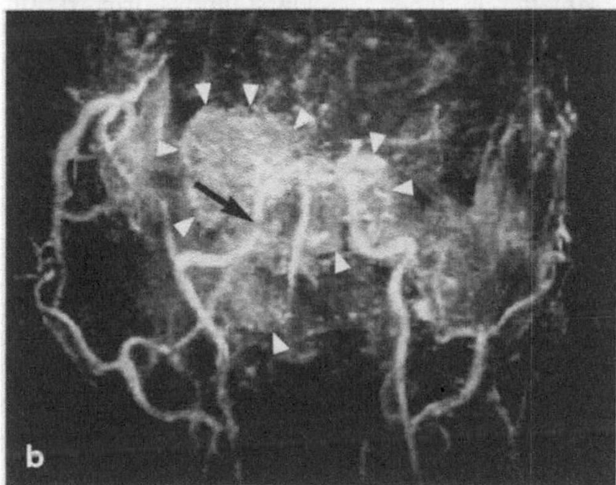

Abb. 127 a, b. Leiomyosarkom des Gesichtsschädels, Stenosierung der linken A. carotis interna durch den Tumor
a KST (SE, TR/TE = 700/17 ms), Gd-DTPA, transversal. Deutliches Enhancement der Raumforderung mit Infiltration der rechten Orbita *(Pfeil)* sowie Ummauerung der linken A. carotis interna *(Pfeilspitzen)*
b MRA (FISP 3D, TR/TE = 40/7 ms, $\alpha = 15°$), Gd-DTPA, koronar. In der arteriellen MRA Nachweis einer Stenosierung der linken A. carotis interna *(Pfeil)* sowie der Lagebeziehung des Tumors *(Pfeilspitzen)* zu Gefäßen

13.1.2 Gesichtsschädel

Die MRA-Untersuchung der arteriellen Gefäße im Gesichtsschädelbereich gestaltet sich aufgrund des *langsamen Blutflusses* in den Ästen der A. carotis externa als schwierig. Geeignet ist für diesen Bereich eine sequentielle *FLASH 2D-Sequenz* in *frontaler* Schichtorientierung. *Zwei Vorsättigungen* über dem Sinus sagittalis superior und dem Confluens sinuum unterdrücken die Signalintensität des venösen Flusses.

Mittels dieser Sequenz können alle *großlumigen Äste* der A. carotis externa, wie die A. thyroidea superior, die A. lingualis, die A. facialis und die A. temporalis superficialis differenziert werden. Der Verlauf der A. facialis kann exakt bis zur A. angularis verfolgt werden. Die A. temporalis superficialis ist in der MRA über den gesamten Verlauf beurteilbar, die Darstellung der A. lingualis und A. maxillaris ist schwierig, beide Gefäße werden durch Bewegungsartefakte nur im Anfangsteil dargestellt.

Fragestellungen in diesem Bereich sind auf eine *Gefäßverlagerung* bzw. *Kompression durch Raumforderungen* gerichtet. Die MRA muß *nativ* durchgeführt werden, da sich das Kontrastmittel Gd-DTPA in den Schleimhäuten, vor allem des Cavum nasi und des Nasopharynx, anreichert und somit zu einer hohen Signalintensität dieser Strukturen führt.

13.1.3 Hals

Für die angiographische Untersuchung der Halsregion können sowohl FLASH 2D- wie auch FISP 3D-Sequenzen verwendet werden. Die Sequenzauswahl richtet sich auch hier nach dem Kriterium des *schnellen* oder *langsamen Blutflusses*.

Für die Darstellung der gesamten A. carotis eignet sich eine koronar eingestellte *FISP 3D-Sequenz* mit großer Schichtdicke (Abb. 128). Bei Fragestellungen, die die distalen Äste der A. carotis externa betreffen, sollte die sequenzielle *FLASH 2D-Sequenz* in koronarer Orientierung zum Einsatz kommen. Die Eliminierung des venösen Flusses erfolgt wie bei der MRA der intrakraniellen Arterien.

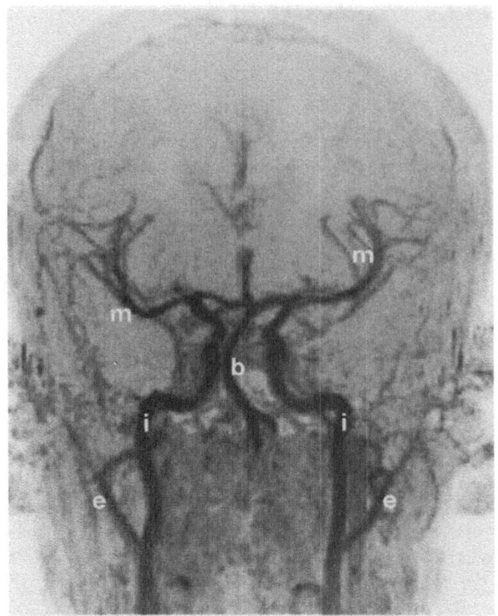

Indikationen für eine MRA in diesem Bereich sind eine *Verlagerung* bzw. *Pelottierung von Gefäßen durch Tumoren.* Weitere Indikationen sind Gefäßläsionen wie *Aneurysmen, Stenosen* oder *Tumoren des Glomus caroticum.* Bei diesen Prozessen muß das Ergebnis der MRA mit den Bildern konventioneller SE-Sequenzen korreliert werden, um das Ausmaß einer Gefäßläsion exakt beurteilen zu können (Abb. 129).

◁

Abb. 128. MRA (FISP 3D, TR/TE = 40/7 ms, $\alpha = 15°$), koronar, nativ, „negated". Darstellung der A. carotis externa *(e),* A. carotis interna *(i),* A. basilaris *(b),* A. cerebri media *(m)* sowie intrakranieller Gefäße. Die Darstellungsform ist mit DSA-Aufnahmen vergleichbar

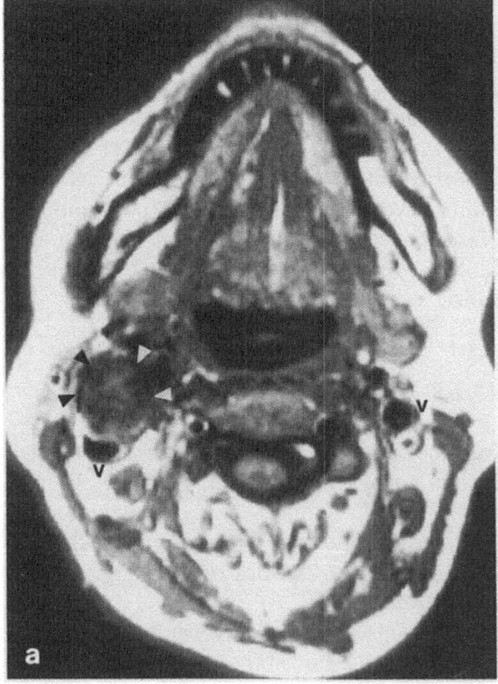

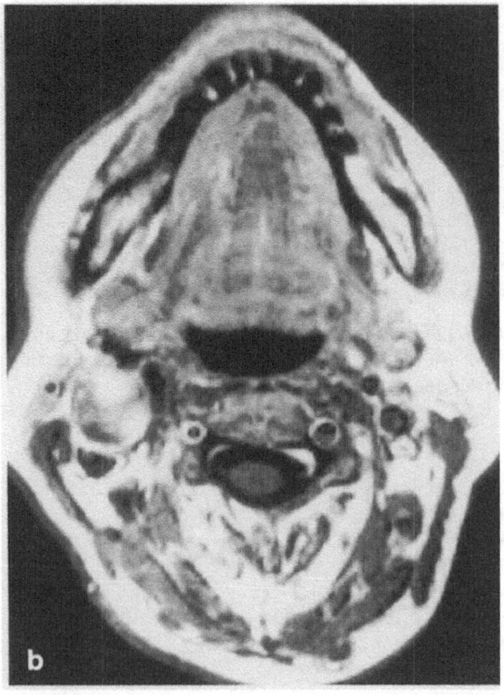

Abb. 129a–f. Aneurysma der rechten A. carotis interna
a KST (SE, TR/TE = 700/22 ms), transversal, nativ. Nativdiagnostisch Nachweis einer scharf begrenzten Raumforderung rechts *(Pfeilspitzen)* mit Verlagerung der V. jugularis interna *(v)* nach dorsal

b KST (SE, TR/TE = 700/22 ms), transversal, Gd-DTPA. Nach Kontrastmittelapplikation deutliches, inhomogenes Enhancement der Raumforderung rechts, bedingt durch unterschiedliches intravasales Fließverhalten. **c–f** s. S. 183

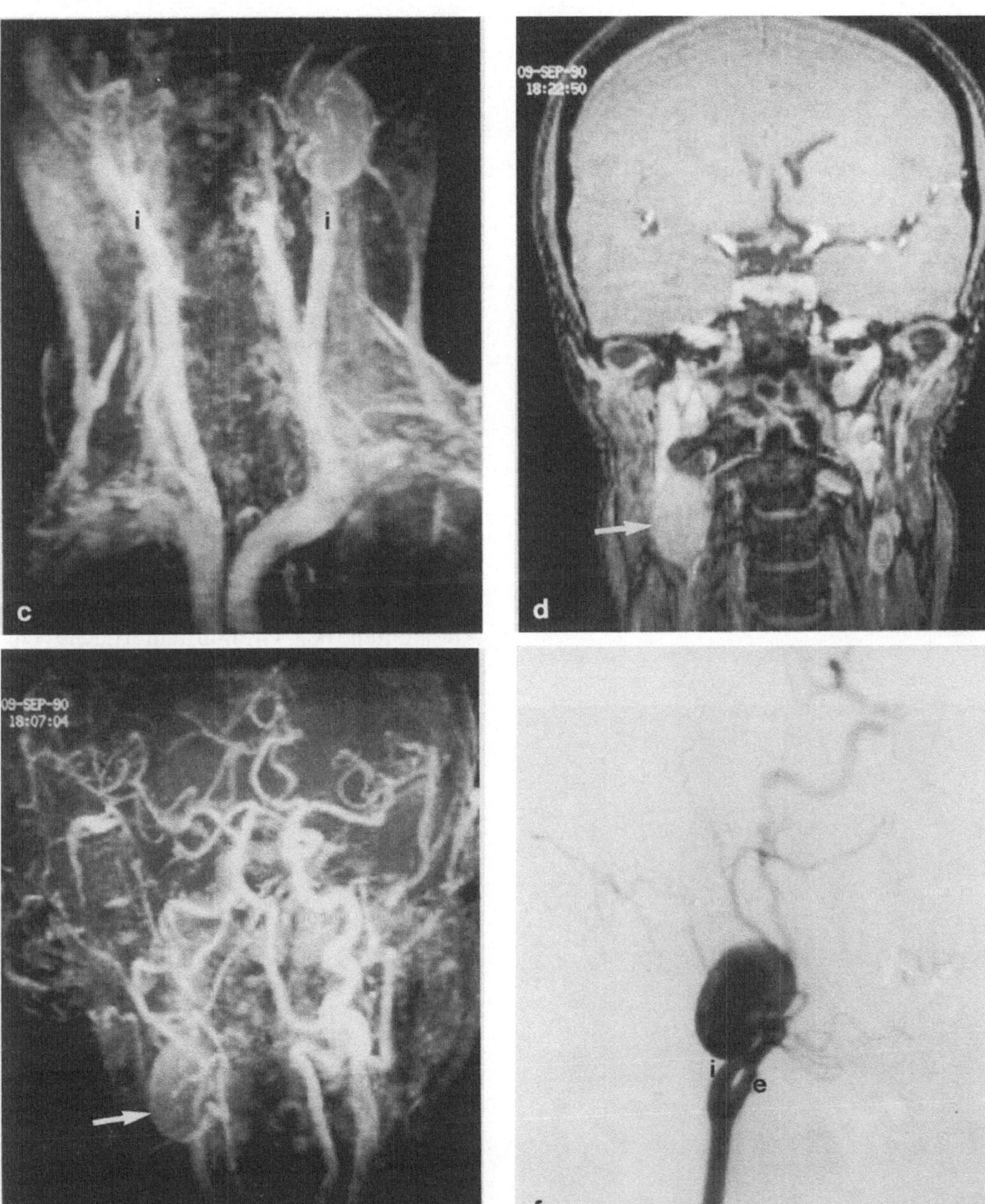

Abb. 129. c MRA (FISP 3D, TR/TE = 40/7 ms, $\alpha = 15°$), Gd-DTPA, koronar. In der arteriellen MRA mit der Helmholtz-Oberflächenspule exakter Nachweis des Aneurysmas der A. carotis interna *(i)* Ansicht von dorsal
d MRA (FISP 3D, TR/TE = 40/7 ms, $\alpha = 15°$), Gd-DTPA, koronar. Gute Abgrenzbarkeit der Raumforderung rechts *(Pfeil)* im mit der Kopfspule akquirierten 3D-Datensatz. Anhand dieser Bilder läßt sich der Gefäßverlauf exakt nachvollziehen

e MRA (FISP 3D, TR/TE = 40/7 ms, $\alpha = 15°$), Gd-DTPA, koronar. In der arteriellen MRA mit der Kopfspule gelingt die Beurteilung der Lage des Aneurysmas *(Pfeil)* rechts in Bezug zu den Gefäßen der Schädelbasis und der intrakraniellen Abschnitte
f DSA. Arterielle Angiographie der rechten A. carotis interna *(i)*. Korrelierend zum Ergebnis der MR-Angiographie Nachweis eines Aneurysmas der A. carotis interna rechts *(e* A. carotis externa). (Dankenswerterweise von Prof. Dr. Pfeifer zur Verfügung gestellt)

13.2 Technik und Indikation der venösen MRA

Das *venöse Blutsystem* im Hals-Kopf-Bereich kann optimal mit sequenziellen FLASH 2D-Sequenzen abgebildet werden. Mit der FISP 3D-Sequenz werden zwar die großen venösen Gefäße, wie die V. jugularis interna und die großen Sinussysteme dargestellt, jedoch gelangen mittlere und kleine Venen mit langsameren Blutfluß nicht zur Abbildung.

Das Prinzip der Datenakquisition mit der FLASH 2D-Sequenz ist ähnlich wie bei der FISP 3D-Sequenz, es werden eine Reihe von Schichten akquiriert, die anschließend mit MIP zu einem rotierbaren Projektionsangiogramm nachverarbeitet werden.

Das Signal des arteriellen Blutflusses wird durch *eine transversale Vorsättigung,* welche 1–2 cm distal der FLASH 2D-Schichten liegt, eliminiert.

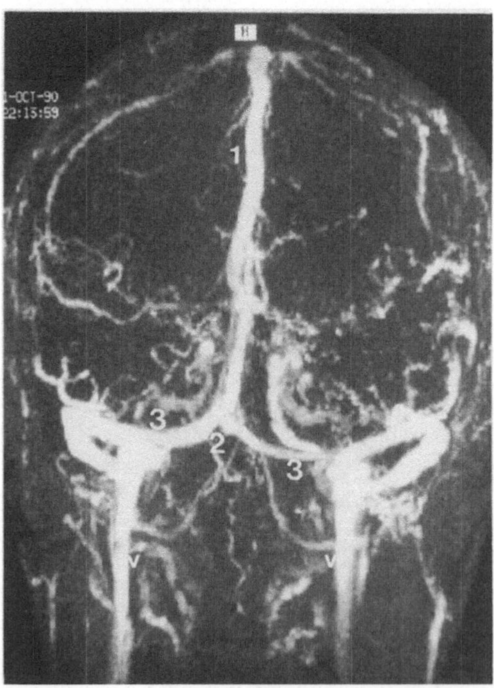

Abb. 130. MRA (FLASH 2D, TR/TE = 25/10 ms, $\alpha = 30°$), nativ, koronar. Venöse MRA mit regelrechter Darstellung des intrakraniellen Sinussystems. Darstellung des Sinus sagittalis superior *(1)*, Confluens sinuum *(2),* Sinus transversus *(3)* und der V. jugularis interna *(v)*

Indikationen zu der venösen MRA sind derzeit die Fragestellung einer *Sinusvenenthrombose, Gefäßverlagerung* und *Tumoren des Glomus jugulare* bzw. *tympanicum.*

13.2.1 Sinussystem und V. jugularis

Das venöse Sinussystem des Cerebrums und der Schädelbasis läßt sich in anatomischer und funktioneller Hinsicht in eine obere und untere Hauptgruppe einteilen. Die Sammelstelle der oberen Hauptgruppe stellt der Confluens sinuum dar, in welchem Blut aus der Schädelkapsel und dem größten Teil des Gehirns zusammenfließt. Der Abfluß erfolgt über den Sinus transversus in die V. jugularis interna. Die Sammelstelle der unteren Hauptgruppe stellt der Sinus cavernosus dar, in den Blut hauptsächlich aus dem Sinus sphenoparietalis und den basalen mittleren Abschnitten der Großhirnunterfläche einfließt.

Der Abfluß erfolgt über den Sinus petrosus superior und inferior zum Sinus sigmoideus bzw. in die V. jugularis oder über den Plexus basilaris und den Plexus vertebralis internus [6].

Für die Darstellung des venösen Systems in der MRA eignet sich vor allem eine *sequentielle FLASH 2D-Sequenz* mit den Parametern: TR/TE = 25/10, $\alpha = 30°$, Schichtdicke: 3–5 mm, 53 Schichten, Distanzfaktor: − 0,25 bis − 0,3, FOV 200 mm, Matrix: 256 × 256. Die Meßzeit von 8–9 min läßt nur eine Akquisition zu. Der arterielle Fluß wird durch *eine transversale Vorsättigung* eliminiert, welche 1–2 cm unterhalb der Schichten liegt. Mit dieser Sequenz gelangen das Sinussystem sowie größere Hirnvenen zur Darstellung (Abb. 130).

Pathologische Befunde im venösen MR-Angiogramm korrelieren in der Mehrzahl mit dem Ergebnis der DSA. *Sinusvenenthrombosen* betreffen entweder einzelne Segmente oder den gesamten Sinus (z. B. Sinus sagittalis superior).

In der MRA stellt sich eine Thrombose durch eine totale Signalauslöschung des betroffenen Gefäßes dar (Abb. 131). Differentialdiagnostisch sind jedoch die fehlende Anlage eines Sinus bzw. auch veränderte intravasale

Strömungsverhältnisse mit resultierender Signalauslöschung zu berücksichtigen.

Die häufigste Fragestellung in der Kopf-Hals-Region an die venöse zerebrale MRA stellen *Pathologien des Bulbus venae jugularis* dar. Dabei müssen mittels der MRA Variationen der Lage und Größe des Bulbus venae jugularis exakt beurteilt werden. Dies ist von differentialdiagnostischer Bedeutung, da sich in Spinechosequenzen nach Gd-DTPA-Applikation häufig eine atypische Kontrastmittelanreicherung findet, die nicht exakt von einer tumorösen Infiltration differenziert werden kann. Die häufigste Variation stellt dabei der *Bulbushochstand* dar (Abb. 132), eine klinisch nichtrelevante Gefäßvariante. Die zweithäufigste Indikation zur venösen MRA der Schädelbasis stellt eine tumoröse Infiltration des Bulbus durch *Glomus-jugulare-* oder *-tympanicum-Tumoren* dar. Die MRA ermöglicht hier die Darstellung der venösen Abflußverhältnisse sowie die topographische Lagebeziehung zum Sinus sigmoideus, Bulbus und der V. jugularis (Abb. 111). Die zuführenden arteriellen Äste können mit der MRA auch in der arteriellen Technik nicht erfaßt werden.

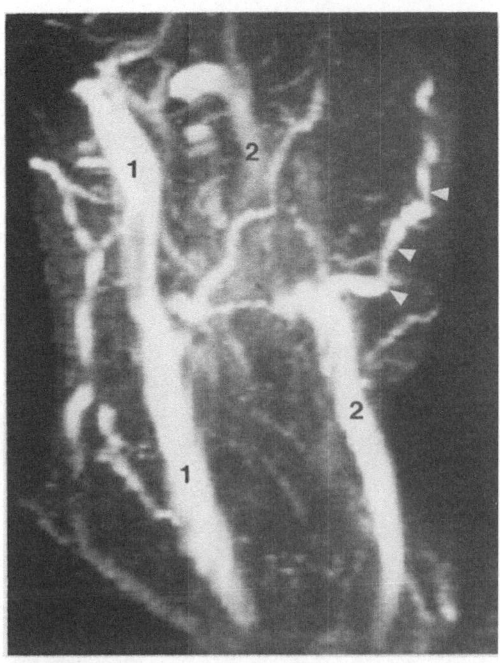

Abb. 131. MRA (FLASH 2D, TR/TE = 25/10 ms, $\alpha = 30°$), nativ, koronar. Regelrechte Perfusion der rechten V. jugularis *(1)*. Linksseitig Verschluß der proximalen V. jugularis interna *(2)*. Perfusion der distalen Abschnitte links *(2)* über Kollaterale *(Pfeilspitzen)*

13.3 Leitfaden zum klinischen Einsatz der MRA

Die Sequenzauswahl richtet sich nach der intravasalen Strömungsgeschwindigkeit und nach der Fragestellung. Bei der Lokalisierung der Vorsättigungen ist auf korrekte Lage und Abstand der Sättigungsschicht zur bildgebenden Schicht zu achten (Tabellen 40–42, Abb. 133).

13.3.1 Arterielle MRA

FISP 3D
– Intrakranielle Gefäße: transversale Orientierung.
– Gesamte A. carotis: koronare Orientierung.

FLASH 2D
– Koronare Orientierung, negativer Distanzfaktor.

Vorsättigung
– Eine *koronare* über dem Confluens sinuum, Schichtdicke: 30–60 mm.
– Eine *transversale* über dem Sinus sagittalis, Schichtdicke: 30–50 mm.

13.3.2 Venöse MRA

FLASH 2D
– *Koronare* Schichtorientierung, negativer Distanzfaktor.

FISP 3D
– Bei schnellem venösen Fluß (z. B: zervikale V. jugularis), *koronare* Schichtorientierung

Vorsättigung
– Eine distale Schicht, Abstand: 1–2 cm von der untersten Aufnahmeschicht, Schichtdicke: 30–60 mm.

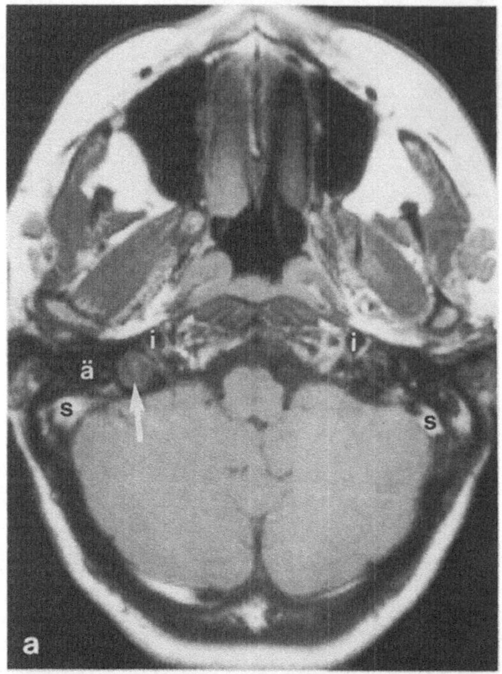

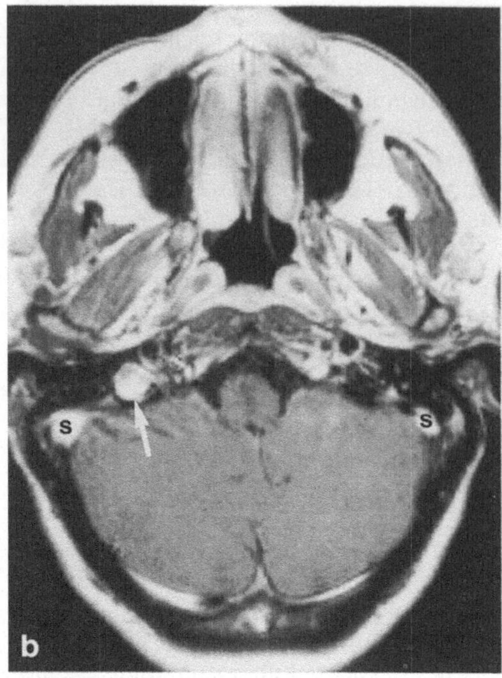

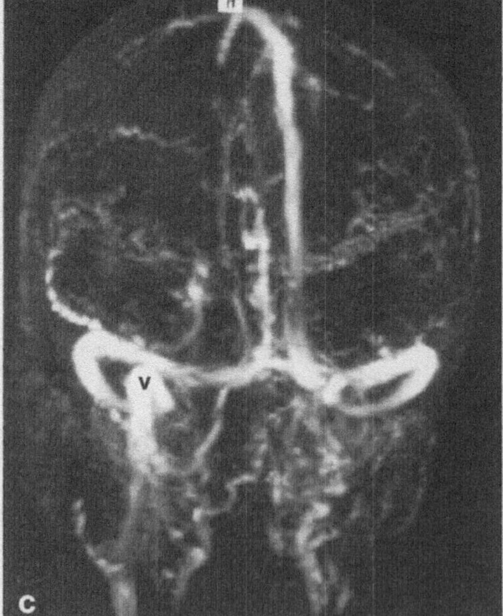

Abb. 132 a–c. Sjögren-Syndrom, Hochstand des Bulbus venae jugularis rechts

a KST (SE, TR/TE = 700/17 ms), transversal, nativ. Nativdiagnostisch Nachweis einer 1 × 1 cm großen Weichteilraumforderung rechts im Bereich des Bulbus *(Pfeil)* mit enger Nachbarschaftsbeziehung zum äußeren Gehörgang *(ä)*. (*s* Sinus sigmoideus, *i* A. carotis interna)

b KST (SE, TR/TE = 700/17 ms), transversal, Gd-DTPA. Nach Kontrastmittelapplikation deutliches Enhancement sowohl der Raumforderung rechts *(Pfeil)* mit scharfer Begrenzung, wie auch des Sinus sigmoideus *(s)*. Differentialdiagnostisch kommt für diesen Befund ein intrabulbärer Glomustumor oder ein Bulbushochstand in Frage

c MRA (FLASH 2D, TR/TE = 25/10 ms, $\alpha = 30°$, Schichtlücke − 0,25), koronar. In der venösen MRA Ansicht von dorsal. Nachweis der regelrechten Perfusion des Bulbus venae jugularis und des Sinus sigmoideus. Damit sichere Diagnose eines Bulbus-venae-jugularis-Hochstandes rechts *(v)*, ein Glomustumor kann so sicher ausgeschlossen werden

Tabelle 40. Parameter- und Schichtempfehlung für die MRA im Kopf-Hals-Bereich

Sequenztyp	Orientierung	TR [ms]	TE [ms]	α	Schichtdicke [mm]	Bemerkung
SE	Transversal/ frontal/sagittal	500–3000	22–90		3–10	
GE (FISP 3D)	Transversal/ frontal/sagittal	22– 40	7–13	15–35	40–200	1–2 Vorsättigungen
GE (FLASH 2D)	Transversal/ frontal	25	8–10	30–60	3–10	1–2 Vorsättigungen, Schichtlücke: –1–0

Tabelle 41. Wertigkeit der Sequenzen in der MR-Angiographie (*1* ausreichende, *2* gute, *3* optimale Bildqualität)

Sequenz	Arterielles System	Venöses System	Gefäßwand
Spinecho	2	2	2
FISP 3D	3	2	1
FLASH 2D	2	3	1

Tabelle 42. Indikationen für die MR-Angiographie [7]

Aneurysmen	Alternative zu DSA und CT mit KM
Dissektion	Primärindikation
Thromben	Alternative zu DSA und CT mit KM
Stenosen	Alternative zu DSA

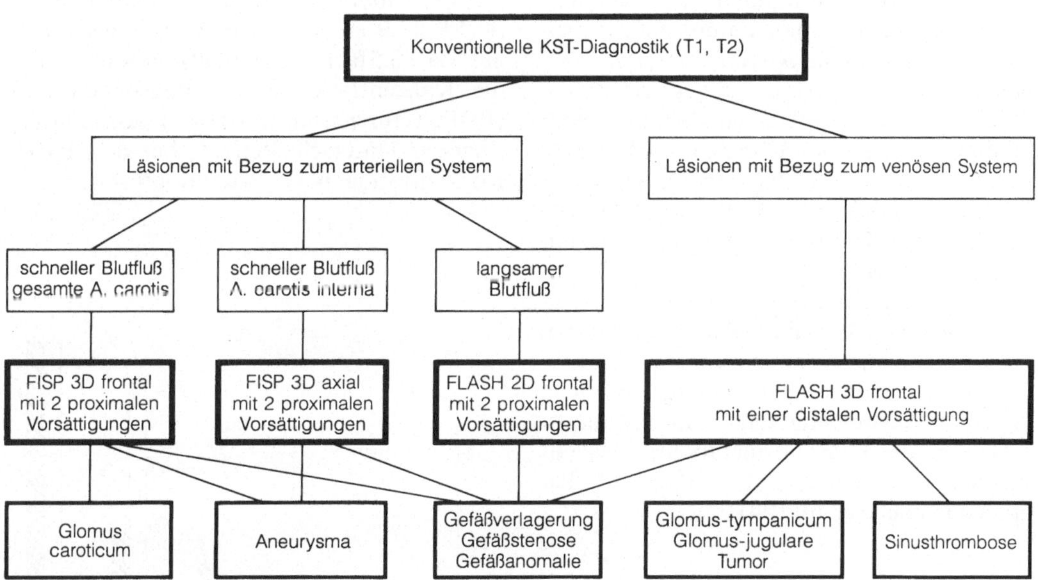

Abb. 133. Diagnostische Strategie: MR-Angiographie Kopf/Hals

14 In-vivo-^{31}Phosphorspektroskopie

14.1 Oberflächenspulenspektroskopie

14.1.1 Prätherapeutisch tumorspezifische Daten am Beispiel verschiedener Kopf-Hals-Tumoren

Der Magnetresonanzspektroskopie (MRS) steht die Einführung in die radiologische Routinediagnostik noch bevor. Um das Potential dieses neuen, vielversprechenden Verfahren genauer einzuschätzen, wurden an einer Reihe von internationalen Forschungszentren klinische Studien unternommen, welche die diagnostische Aussagekraft der MRS bei verschiedenen Erkrankungen ermittelten [27]. Folgende Beispiele entstammen einer klinischen Studie der Universität München. Hierbei wurde ein größeres Patientenkollektiv mit tumorösen Raumforderungen in der Parotis oder Halsregion vergleichend mit bildgebender KST und ^{31}Phosphor-MRS unter Verwendung der Oberflächenspulentechnik untersucht. Bei allen Patienten wurden die Meßergebnisse der erkrankten Halsseite denen der Gesunden gegenübergestellt. Die folgende Auswertung der Konzentrationsverteilung der Phosphormetaboliten bezieht sich dabei auf 50 prospektiv untersuchte Patienten (Tabelle 43 und 44).

Lymphknotenmetastasen von Plattenepithelkarzinomen

Plattenepithelkarzinome gehören zu den häufigsten Ursachen metastatischer Lymphknotenvergrößerungen in der Halsregion. Dabei sind diese neoplastischen Raumforderungen nicht immer sofort von denen entzündlicher Ursache abzugrenzen. Im Rahmen der o.g. klinischen Studie wurden mehrere Patienten mit Lymphknotenmetastasen

von Plattenepithelkarzinomen prospektiv mittels KST und MRS untersucht. Der Vergleich der ^{31}Phosphorspektren der tumorös veränderten Lymphknoten mit den gesunden der kontralateralen Halsseite zeigte in allen Fällen signifikante Unterschiede. Abbildung 134 veranschaulicht die typischen Unterschiede zwischen einem normalen Muskelspektrum und dem eines Plattenepithelkarzinoms. Mit einer Ausnahme fand sich in allen Fällen eine Konzentrationserhöhung der *Phosphomonoester (PME)* (Durchschnitt: + 75 %), bis zu einem Konzentrationsanstieg auf das 3,5fache. Ebenfalls erhöht waren die Konzentrationen von Phosphodiestern (PDE) (Durchschnitt: + 5 %), jedoch mit geringeren Unterschieden als bei den PME-Konzentrationen. Die Variationsbreite reich-

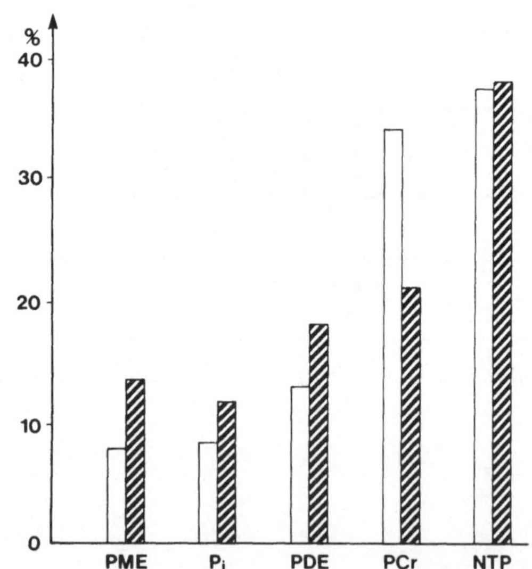

Abb. 134. Lymphknotenmetastase eines Plattenepithelkarzinoms. Vergleich der spektroskopisch ermittelten Konzentrationen von Tumor *(weiße Säulen)* und Muskel *(schraffierte Säulen)* [55]

Tabelle 43. Prätherapeutische Studien

Histologie	PME	Pi	PDE	PCr	NTP	pH-Wert
1. Plattenepithelkarzinom	▲▲▲	–	▲▲▲	▼▼▼	▼▼▼	7,35
2. Plattenepithelkarzinom	▲	▲	▲▲▲	▼▼▼	▲▲	7,16
3. Plattenepithelkarzinom Rezidiv	▲▲▲	▲	–	▼▼	▼	7,16
4. Plattenepithelkarzinom	▲	▲	▲	▼▼▼	–	7,33
5. Plattenepithelkarzinom	▲▲▲	▼	▲▲▲	▼▼▼	–	7,28
6. Plattenepithelkarzinom	▲	▲	–	▼▼▼	–	7,26
7. Plattenepithelkarzinom	▲▲	▲	▲	▼▼▼	–	7,30
8. Plattenepithelkarzinom	▲	▲	▲▲	▼▼▼	–	7,26
9. Synovialsarkom, Rezidiv	▲▲	▲	▲▲▲	▼▼▼	–	7,21
10. Undifferenziertes Karzinom	▲▲▲	▲	▲▲▲	▼▼▼	▲	7,26
11. Hodgkin-Lymphom	▲	–	–	▼▼▼	▲	7,16
12. High-grade-Lymphom	▲	–	▼	▼▼	▲▲▲	7,26
13. Tuberkulose	▲	▲	▲	▼▼	▼	7,10
14. Chronische Entzündung	▲▲	–	▲	▼▼	▼	7,16

–	Anstieg/Abnahme der Konzentration um weniger als 1% des gesamten Spektrums
▲–▼	Anstieg/Abnahme der Konzentration um mehr als 1% des gesamten Spektrums
▲▲–▼▼	Anstieg/Abnahme der Konzentration um mehr als 4% des gesamten Spektrums
▲▲▲–▼▼▼	Anstieg/Abnahme der Konzentration um mehr als 8% des gesamten Spektrums

Tabelle 44. Tumorverlaufskontrollen mittels [31]Phosphorspektroskopie (Zeichenerklärung s. Tabelle 43)

Histologie	PME	P_i	PDE	PCr	NTP	pH-Wert
Hodgkin-Lymphom						
Vor Therapie	▲	–	–	▼▼▼	▲	7,16
Nach 2 Wochen	▲	–	▲	▼▼▼	▲▲	7,13
Nach 4 Wochen	▲	▼	▲	▼	–	7,12
Nach 6 Wochen	–	–	▼	–	▲	7,14
High-grade-Lymphom						
Vor Therapie	▲	–	▼	▼▼	▲▲▲	7,26
Nach 2 Wochen	–	▲	▲	▼▼	▲	7,21
Plattenepithelkarzinom						
Vor Therapie	–	▲▲▲	▲	▼▼▼	▲	7,25
Nach 2 Tagen	–	▲▲	–	▼▼▼	▲▲▲	7,38
Nach 1 Woche	▲	▲▲	▲	▼▼▼	▲▲▲	7,40
Nach 2 Wochen	▲	▲	▲▲▲	▼▼▼	▼	7,21

te dabei von keiner signifikanten Differenz in einem Fall, bis zu einer Verdoppelung der Werte. Größere Verschiebungen zeigten die Analysen der Konzentrationen des *anorganischen Phosphats (P_i)*. Während ein Patient eine geringe Abnahme aufwies, fand sich in anderen Fällen eine Verdoppelung der Konzentrationen. Zusätzlich zeigte sich eine Korrelation zwischen Anstieg der P_i-Konzentration und dem Grad der Tumornekrose, die durch die Bildgebung mit dem paramagnetischen Kontrastmittel Gd-DTPA objektiviert werden konnte. So ließ sich bei einem Patienten mit einer auffällig inhomogenen Anreicherung von Gd-DTPA in der KST ein ungewöhnlich starker Anstieg des anorganischen Phosphats um 85% in der MRS beobachten. Dagegen fand sich bei Tumoren gleicher Histologie mit homogener KM-Aufnahme eine Reduktion des P_i um 25%. Als sehr spezifisches Phänomen erwies sich in allen Tumorspektren jedoch die *Abnahme des Phos-*

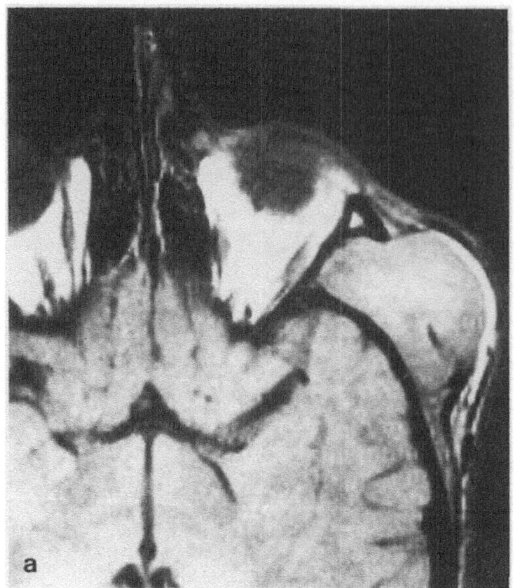

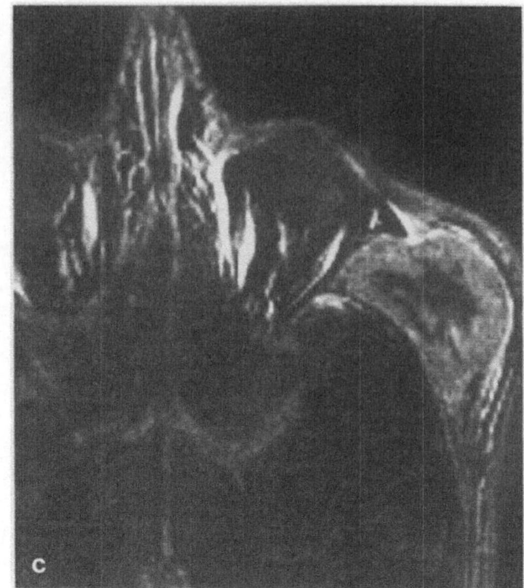

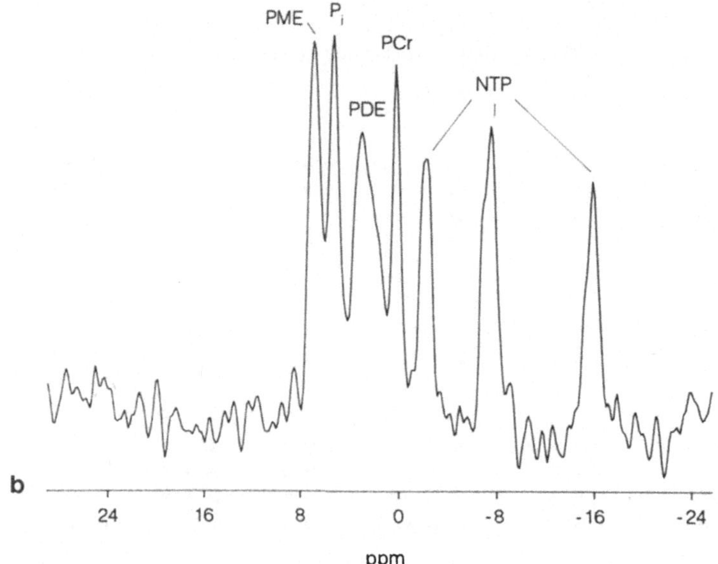

Abb. 135 a–e. Rezidiv eines Synovialsarkoms paraorbital links [55]

a KST (SE, TR/TE = 500/17 ms), transversal. In der Kernspintomographie nativ Nachweis einer Weichteilläsion paraorbital links

b KST (SE, TR/TE = 500/17 ms), transversal, Gd-DTPA, Subtraktionstechnik. Zentral im Tumor geringe KM-Aufnahme im Sinne eines Areals verminderter Vaskularisation, einer Nekrose entsprechend

c ^{31}Phosphorspektrum des Tumors, Transmitteramplitude 5 Volt

d, e s. S. 191

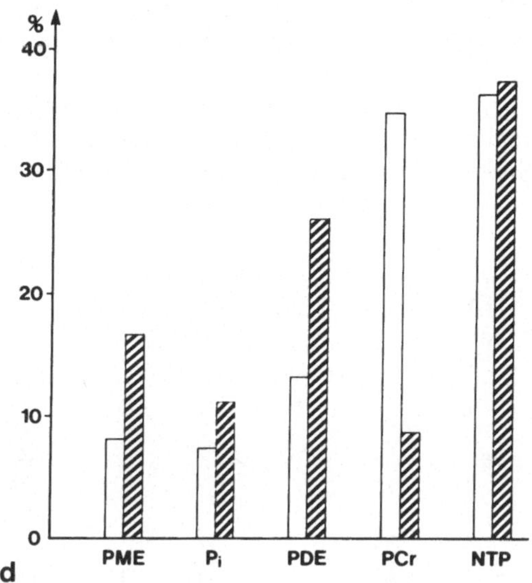

d

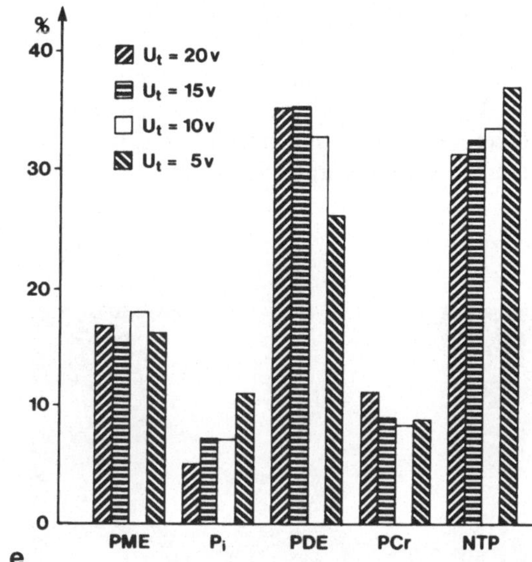

e

Abb. 135. d Vergleich der spektroskopisch ermittelten Konzentrationen von Tumor *(schraffierte Säulen)* und Muskel *(weiße Säulen)*
e Darstellung der Abhängigkeit der gemessenen Konzentrationen von der eingestellten Transmit-teramplitude. Das 5 Volt Spektrum ist charakteristisch für den oberflächlich gelegenen Tumor, das 20-Volt-Spektrum hingegen zeigt eine charakteristische Verteilung der Phosphormetaboliten im Hirngewebe

phokreatinpeaks (PCr), so daß sich PCr als verläßlichster Indikator einer Tumoraktivität eignet. Die stärkste Reduktion zeigten Patienten mit Zungengrundkarzinomen und ausgedehnter Lymphknotenmetastasierung.

Synovialsarkome

Abbildung 135a zeigt das kernspintomographische Bild eines linksseitig parietal gelegenen Synovialsarkoms. In der kernspintomographischen Untersuchung fand sich sowohl im T1- als auch im T2-gewichteten Bild in der Mitte des Tumors ein Bereich erhöhter Signalintensität. Im Vergleich mit einer 3 Monate zurückliegenden KST-Untersuchung konnte ein deutlich progredientes Wachstum des temporalen Tumoranteils in Richtung der Nasenhaupthöhlen nachgewiesen werden. Im Subtraktionsbild nach KM-Applikation zeigte das gering vaskularisierte Zentrum des Tumors (zentrale Nekrose) eine niedrigere Signalintensität als die stärker vaskularisierte Peripherie (Abb. 135b).
Die Auswertung des Tumorspektrums bei

einer Transmitterspannung von 5 V (Abb. 135c, d) ergab gegenüber dem als Vergleichskollektiv gewählten Mittel mehrerer Muskelspektren signifikante Unterschiede. Es fand sich eine *Verdoppelung der Konzentrationen von Phosphomonoestern und Phosphodiestern, eine Erhöhung des anorganischen Phosphats um 35% und eine Reduzierung des Kreatinphosphats* auf ein Viertel. Der pH-Wert erwies sich mit 7,21 gegenüber dem Muskel-pH von 7,12 als leicht erhöht. Zur Demonstration des Einflusses der Transmitterspannung auf die Meßcharakteristik wurden bei diesem Patienten neben der auf die Tumormorphologie abgestimmten Spannung von 5 V auch Spektren mit Transmitterspannungen von 10, 15 und 20 V erstellt. Die Auswertung (Abb. 135e) ergab mit zunehmender Spannung eine kontinuierliche Tendenz zu gehirntypischen Konzentrationen ab einer Eindringtiefe von 3 cm (hohe PDE-, geringe P_i und NTP-Konzentrationen).

Undifferenzierte Karzinome

Des weiteren wurden Patienten mit histologisch undifferenzierten Karzinomen der Glandula parotis und multiplen Lymphknotenmetastasen vergleichend mit KST und MRS untersucht. Abbildung 136a zeigt einen derartigen Tumor in der FLASH-Sequenz mit einem Flipwinkel von 40°. Es findet sich ein infiltrierendes Tumorwachstum von heterogener Struktur und Signalintensität. Die Subtraktionsbilder vor und nach Gd-DTPA-

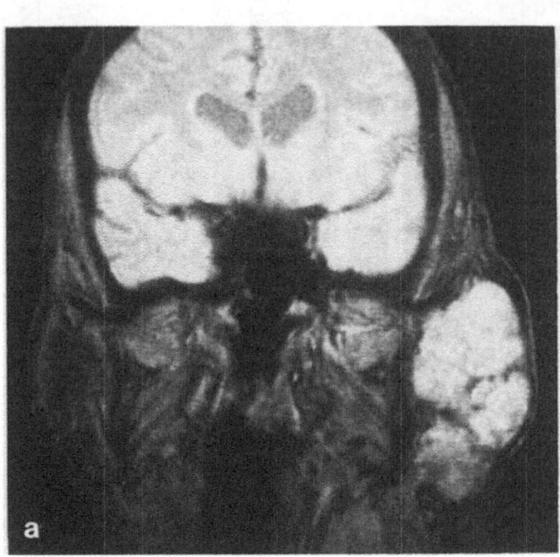

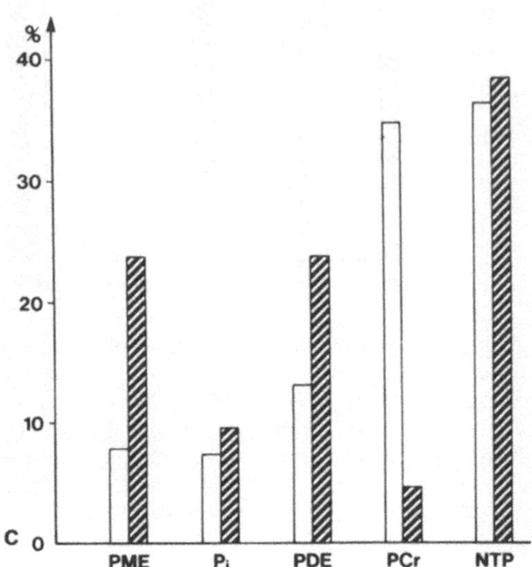

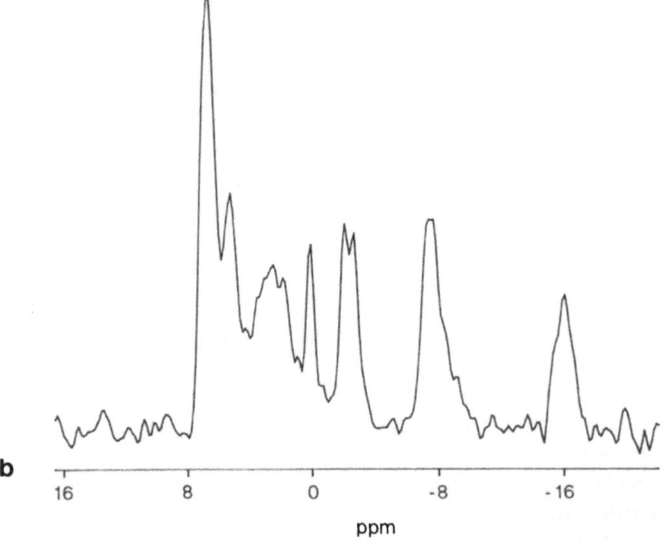

Abb. 136a–c. Undifferenziertes Karzinom der Glandula parotis [55]
a KST (FLASH, TR/TE = 500/17 ms, Flipwinkel 40°), transversal. Raumforderung hoher Signalintensität der Glandula parotis in der Gradientenechosequenz. Exakte Abgrenzung zu Umgebungsstrukturen möglich

b ^{31}Phosphorspektrum der tumorösen Raumforderung
c Vergleich der spektroskopisch ermittelten Konzentrationen von Tumor *(schraffierte Säulen)* und Muskel *(weiße Säulen)*

Gabe konnten als Zeichen für einen hohen Tumormetabolismus eine starke Kontrastmittelaufnahme nachweisen. Das ^{31}Phosphorspektrum dieses Tumors zeigte einen stark erhöhten PME-Peak (+210%), einen erhöhten PDE-Peak (+85%) und einen nahezu vollständigen Verlust des PCr-Peaks (−75%) (Abb. 136 b, c). Die pH-Wert-Berechnung ergab einen Wert von 7,26.

Lymphogranulomatosen

Abbildung 137 a zeigt die KST eines von mehreren untersuchten Patienten, die an der Lymphogranulomatose M. Hodgkin erkrankt sind. In dem abgebildeten Fall handelt es sich um eine histologisch gemischtzellige Form im klinischem Stadium IIB mit ausgedehntem Lymphknotenbefall der tiefen zervikalen Lymphknotengruppe in Höhe des rechten M. sternocleidomastoideus. Die Lymphknoten stellten sich sowohl im T1- als auch im T2-gewichteten Bild signalintensiver als Muskelgewebe dar. Die FLASH-Sequenz erlaubte eine besonders kontrastreiche Abgrenzung der Lymphknotengruppen von Umgebungsstrukturen. Die Anreicherung des paramagnetischen Kontrastmittels Gd-DTPA im Tumor führte zu einer relativ homogenen Zunahme der Signalintensität im T1-gewichteten Bild und ließ sich anhand von Subtraktionsaufnahmen demonstrieren.

Abbildung 137 b zeigt das ^{31}Phosphorspektrum des Tumorkonglomerats. Die Auswertung der prätherapeutisch mit der Oberflächenspule erstellten ^{31}P-Spektren von gesunder und befallener Halsseite ergab (Abb. 137 c), daß die *Konzentration der Phosphomonoester* im Tumor um 40% erhöht, die des *Kreatinphosphats* um 25% erniedrigt war. Die *Konzentrationen von anorganischem Phosphat, Phosphodiestern und Nukleosidtriphosphaten sowie der pH-Wert* waren ebenfalls im Tumor gering bis mäßig im Vergleich zum Muskelgewebe erhöht, statistisch jedoch nicht signifikant. Die spektralen Charakteristika anderer Lymphompatienten verhielten sich dazu analog. In einem Fall fand sich zusätzlich ein deutlicher Anstieg des Energiephosphats ATP um 30%.

Abb. 137 s. S. 194/195

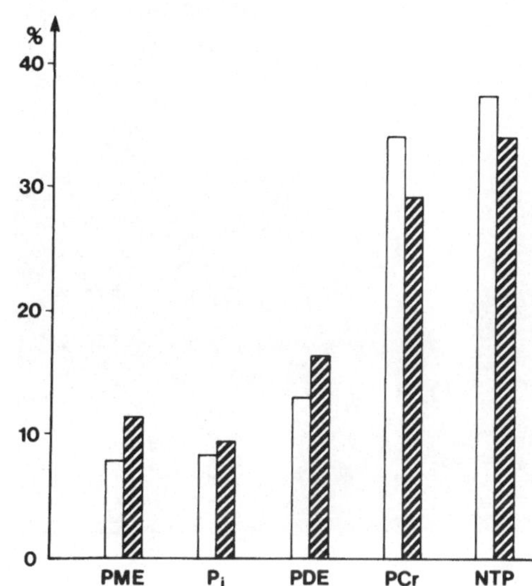

Abb. 138. Tuberkulöser Lymphknotenbefall zervikal. Vergleich der spektroskopisch ermittelten Konzentrationen von Tumor *(schraffierte Säulen)* und Muskel *(weiße Säulen)* [55]

Tuberkulöser Lymphknotenbefall

Die spektroskopischen Charakteristika von tuberkulösem Lymphknotenbefall (Abb. 138) erwiesen sich in gering erhöhten relativen Konzentrationen von anorganischem Phosphat, Phosphomonoestern und Phosphodiestern. Dagegen ist in den untersuchten Fällen die Konzentration von PCr um 15% und die von ATP um 10% leicht erniedrigt. Mit einem pH-Wert von 7,10 für das entzündliche Lymphknotengewebe zeigte sich kein signifikanter Unterschied zu normalem Gewebe.

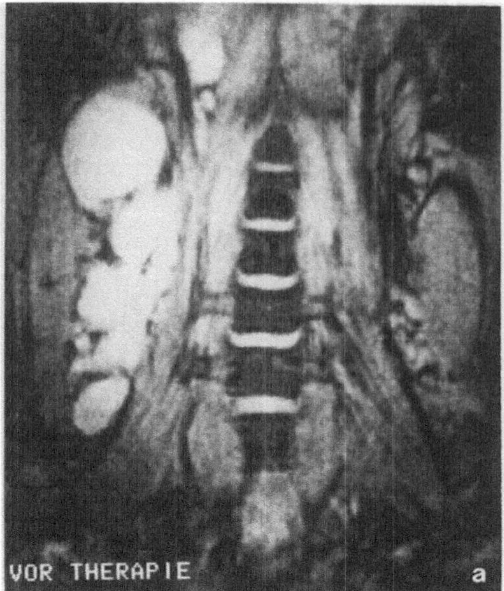

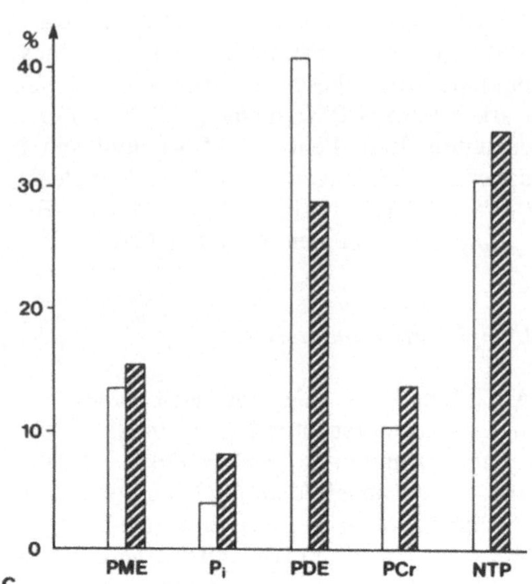

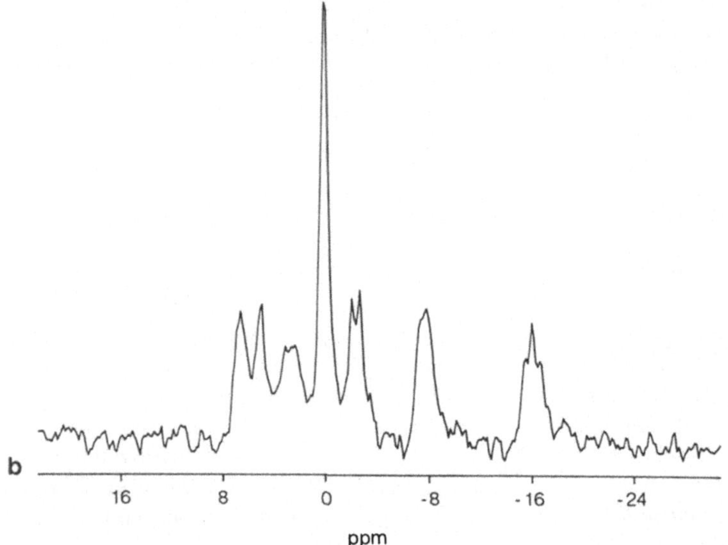

Abb. 137 a–h. Hodgkin-Lymphom der tiefen zervikalen Region [55]

a KST (FLASH, TR/TE = 500/17 ms, Flipwinkel 40°), transversal. Hohe Signalintensität der vergrößerten Lymphknotenpakete rechts zervikal

b ^{31}Phosphorspektrum des Lymphknotenkonglomerats rechts

c Vergleichende Darstellung der spektroskopisch ermittelten Metabolitenkonzentrationen von Lymphom *(schraffierte Säulen)* und Muskulatur *(weiße Säulen)*

d Zeitverlauf von KST und MRS, Kontrollen unter Chemotherapie

e KST (FLASH, TR/TE = 500/17 ms, Flipwinkel 40°), transversal. Die KST-Untersuchung im Verlauf 6 Wochen nach Chemotherapie an gleicher Schichtposition zeigt eine signifikante Größenreduktion der Lymphome

f Graphische Darstellung der Abnahme des Tumorvolumens während Chemotherapie. ◇---◇ Größe

g, h Änderung der spektroskopisch ermittelten Konzentrationen von Phosphomonoestern (PME) und Phosphokreatin (PCr). ●—● betroffener Lymphknoten; □—□ Muskel

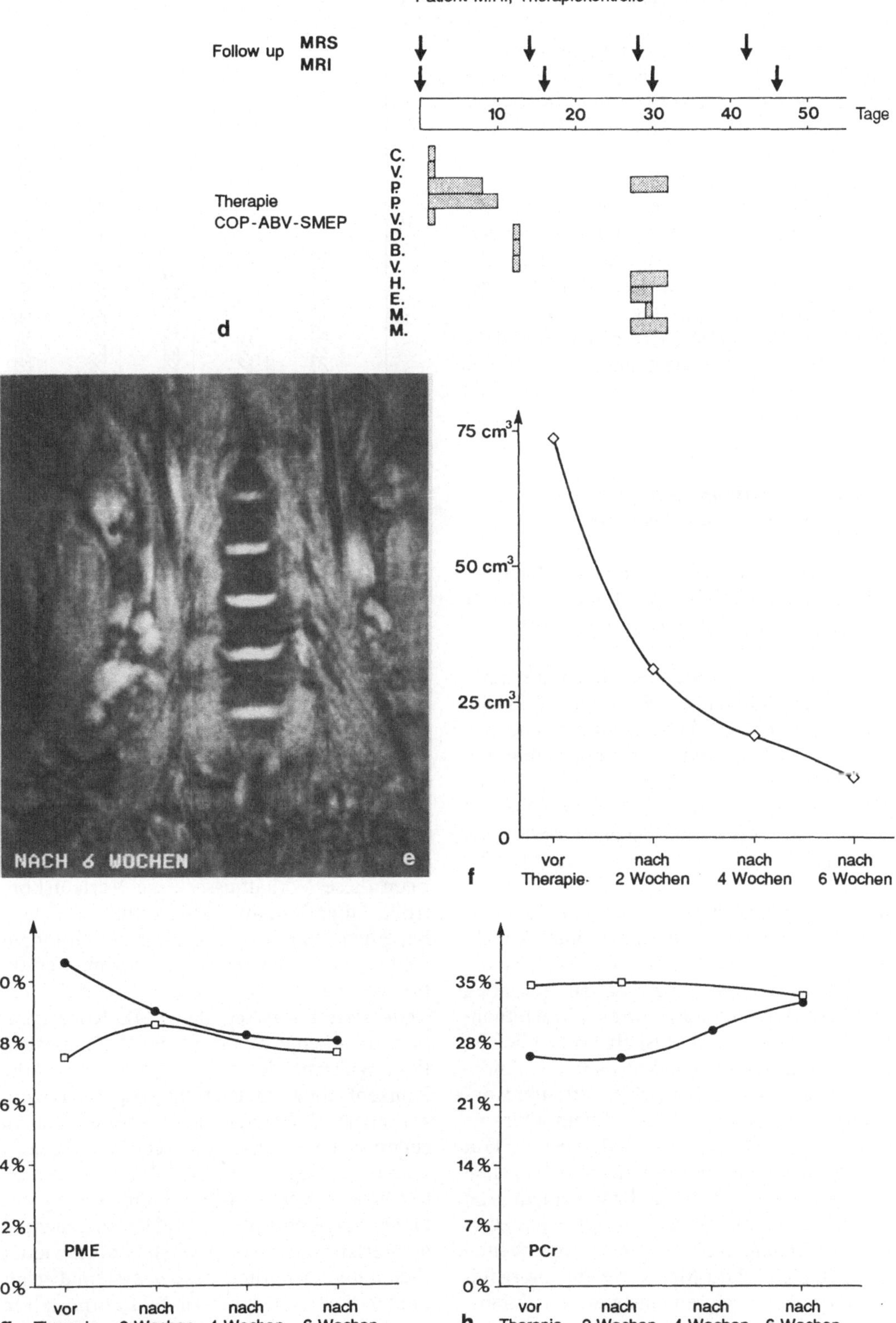
Patient M.H., Therapiekontrolle
Follow up
MRS
MRI
10
20
30
40
50
Tage
C.
V.
P.
P.
V.
D.
B.
V.
H.
E.
M.
M.
Therapie
COP-ABV-SMEP
d
75 cm³
50 cm³
25 cm³
0
vor
Therapie
nach
2 Wochen
nach
4 Wochen
nach
6 Wochen
f
NACH 6 WOCHEN
e
10%
8%
6%
4%
2%
0%
PME
vor
Therapie
nach
2 Wochen
nach
4 Wochen
nach
6 Wochen
g
35%
28%
21%
14%
7%
0%
PCr
vor
Therapie
nach
2 Wochen
nach
4 Wochen
nach
6 Wochen
h

Chronische Entzündungen

Eine entscheidende Fragestellung ist in vielen Fällen eine Unterscheidung zwischen entzündlichem Gewebe und malignem Wachstum. Abbildung 139 zeigt die spektroskopischen Konzentrationen einer chronisch entzündlichen Vergrößerung der Glandula submandibularis. Offensichtlich finden sich keine signifikanten Abweichungen von den Kriterien maligner Veränderungen. So ist die relative Konzentration der PME in der Raumforderung doppelt so hoch wie die in normaler Muskulatur (+ 120%), während die Werte für PCr erniedrigt sind (− 20%). Die anderen Metaboliten zeigen im Vergleich normale Werte.

14.1.2 Verlaufskontrolle unter onkologischer Therapie

Bei einigen Patienten wurden vergleichend mit KST und MRS Verlaufskontrollen unter onkologischer Therapie durchgeführt [53, 54].

Die Verlaufskontrolle bei einem an einer Lymphogranulomatose M. Hodgkin erkrankten Patienten in zweiwöchigem Abstand mittels KST, MRS, Computertomographie und Sonographie (unter Chemotherapie) (Abb. 137 d, e) bestätigte die Größenabnahme des Tumors auf etwa ein Sechstel seines ursprünglichen Volumens (Abb. 137 f). Die Auswertung der T1- und T2-Relaxationszeiten zeigte eine hohe statistische Schwankungsbreite, so daß nur eine geringe Abnahme der Signalintensität des Tumors im Vergleich zu Muskelgewebe zu erkennen war. Der Quotient der Kontrastmittelaufnahmen von Tumor- und Muskelgewebe blieb im Untersuchungszeitraum konstant. Die Änderungen der spektroskopisch ermittelten Konzentrationen während der Chemotherapie sind in den Abb. 137 g und h dargestellt. Gut erkennbar ist das kontinuierliche Angleichen der im Tumor erhöhten bzw. erniedrigten Konzentrationen von *Phosphomonoester und Phosphokreatin* an das entsprechende Muskelniveau. Die Meßwerte für anorganisches Phosphat zeigten eine gewisse Varianz, blieben im Tumor aber annähernd konstant.

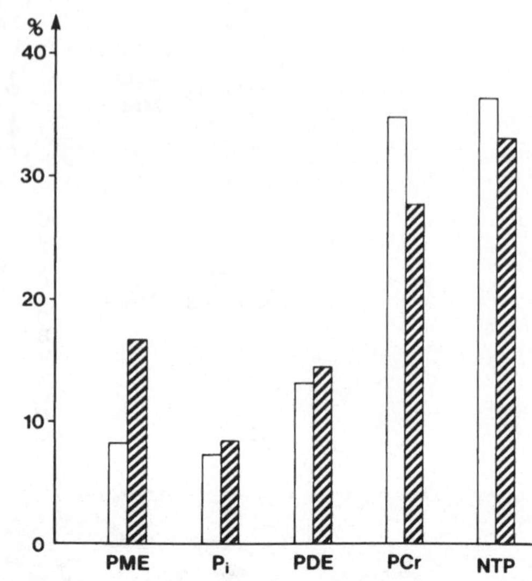

Abb. 139. Chronisch entzündliche Vergrößerung der Glandula submandibularis. Vergleich der spektroskopisch ermittelten Konzentrationen von Tumor *(schraffierte Säulen)* und Muskel *(weiße Säulen)* [55] (s. Abb. 140)

Eine große Schwankungsbreite im Untersuchungszeitraum zeigten die Konzentrationen für *Nukleosidtriphosphate* sowie der errechnete pH-Wert mit einem Mittelwert von 7,14 im Tumor und 7,11 für das Muskelgewebe.

Die bei weiteren Lymphompatienten ebenfalls unter Chemotherapie durchgeführten spektroskopischen Verlaufskontrollen bestätigen diese Verhältnisse. Eine Verlaufskontrolle unter Radiatio durchzuführen, gelang bei einem Patienten mit einem Ästhesioneuroblastom. Mit zunehmender Größenreduktion des Tumors unter Radiatio fand sich ein signifikanter Anstieg der PME-Konzentrationen und eine Abnahme der P$_i$-Konzentration. Während der ersten Wochen blieb die Konzentration von PDE im wesentlichen unverändert, 2 Wochen nach Therapiebeginn zeigte sich ein stetiger und schließlich signifikanter Anstieg. Über einen Zeitraum von einer Woche wurde zusätzlich ein Anstieg der Hochenergiephosphate (NTP) beobachtet, im Verlauf waren diese Werte jedoch wieder rückläufig. Aufgrund großer systematischer Fehler ließ sich eine exakte Interpretation von Veränderungen des pH-Wertes während

und nach onkologischen Therapiemodalitä-
ten nicht durchführen.

14.2 Volumenselektive MRS

Für die Untersuchung von tumorösen Raumforderungen im Bereich von Schädelbasis
und angrenzenden Räume ist bei derzeitigem
Stand der ^{31}Phosphorspektroskopie die *volu-
menselektive ISIS-Technik* das Verfahren der
Wahl. Das kleinste zu untersuchende Volumen hat damit die Form eines Würfels mit etwa 4 cm Kantenlänge [204, 206]. Daher kann
momentan Gewebe mit dieser Methode nur
dann analysiert werden, wenn es mindestens
die genannten Ausmaße besitzt.

Bei der von Ordige, Connelly und Lohmann
[171] entwickelten ISIS-Meßsequenz erfolgte
bei allen Patienten und Probanden die Volu-
menselektion   aus   8 Einzelexperimenten.
Während der Präparationsphase erfolgte in
allen Experimenten eine Inversion der Magnetisierung in keiner, 1, 2 oder in allen 3 or-
thogonalen Schichten, die das Volumen von
Interesse enthielten [104]. Anschließend wurde der „free-induction-delay" (FID), der den
nichtselektiven HF-Impulsen folgte, aufgezeichnet. Durch Addition und Subtraktion
der 8 Spektren kompensierten sich die Signale bei Frage des Außenraumes, und es wurde
das Spektrum des Volumens von Interesse
mit 8 facher Amplitude erstellt.

Abbildung 140 a zeigt ein KST-Bild mit dem
selektiven Volumen von Interesse (VOI). In
den Abb. 140 b und c ist ein charakteristisches
MRS-Spektrum dargestellt, das mit der ISIS-
Technik erstellt wurde. Die Messungen erfolgten jeweils mit der Helmholtz-Spule, bei
denen eine ^{1}H-Spule mit einer ^{31}P-Spule in
einem Winkel von 90° kombiniert wurde
(Abb. 141). Die Ergebnisse zeigten als Nachteil der hier eingesetzten Meßtechnik ein
eingeschränktes Signal-Rausch-Verhältnis.
Analog den im Abschnitt 14.1 vorgestellten
Ergebnissen zeigten die mit der ISIS-Technik
untersuchten Tumoren der Schädelbasis eine
charakteristische Erhöhung der PME- und
PDE-Konzentrationen. Die in ISIS-Technik
erstellten Spektren von hirneigenen Tumoren wie Oligodendrogliomen und Astrozyto-
men wurden in die vorliegende Auswertung

aufgrund meßtechnischer Unzulänglichkei-
ten nicht miteinbezogen.

14.3 Allgemeine Zielsetzung der In-vivo-MRS im Vergleich zur Bildgebung und In-vitro-Techniken

Die bildgebende KST hat sich binnen weniger Jahre einen festen Platz in der Radiologie
erobert. Basierend auf nichtinvasiv gewonnenen detaillierten Abbildungen des menschlichen Körpers lassen sich anatomische Informationen wie auch Aussagen über den
Funktionszustand von Organsystemen gewinnen. Ebenso wie die KST beruht die MRS
auf dem Prinzip der magnetischen Kernspinresonanz. Die primäre Zielsetzung der KST
ist jedoch nicht die Bildgebung, sondern die
nichtinvasive Analyse des Stoffwechsel einzelner Organe oder Körperteile. Ermöglicht
wird dies durch die Abhängigkeit der Resonanzfrequenz von Isotopen (z. B. ^{1}H, ^{13}C, ^{31}P)
und von der chemischen Struktur der Mole-
küle, in denen diese Atomkerne gebunden
sind [92]. Die Bestimmung der Resonanzfrequenzen erlaubt es deshalb, zwischen verschiedenen Stoffwechselprodukten zu differenzieren. Dagegen gibt die Signalintensität
Aufschluß über die Konzentrationen der entsprechenden Moleküle.

J. R. Griffiths und Mitarbeiter [92] haben
1980 diesen Zusammenhang anschaulich in
der Arbeit „Nuclear magnetic resonance, a
magnetic eye on metabolism" herausgearbei-
tet. Das bereits seit Jahren Chemikern und
Biochemikern vertraute Prinzip der In-vitro-
MRS wird dabei zur Strukturaufklärung von
Molekülen in Lösung eingesetzt. In den letzten Jahren ließen Versuche an Zellkulturen
und Tierexperimente mit perfundierten Organen erkennen, daß von den für die MRS in
Frage kommenden Atomkernen sowohl ^{1}H,
^{13}C als auch ^{31}P geeignet sind, biochemisch
wichtige Moleküle zu erfassen [41, 72]. Die
Ausweitung der MRS auf lebende Systeme
ist jedoch erst in den letzten Jahren an wenigen Zentren zur Routine geworden. Die so
gewonnenen Daten erlauben einen nichtinvasiven und wiederholbaren Einblick in den
Stoffwechsel lebender Systeme.

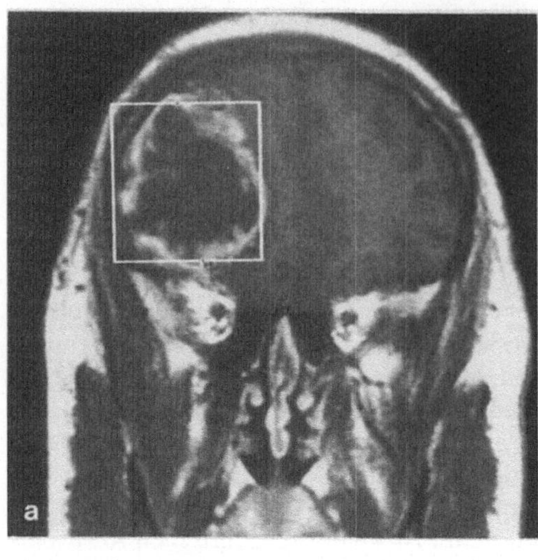

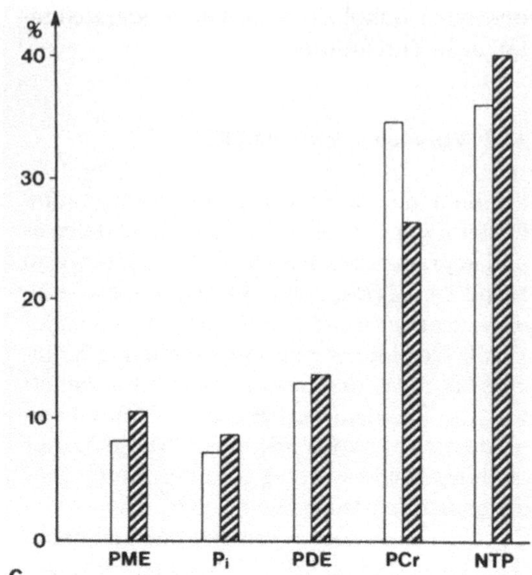

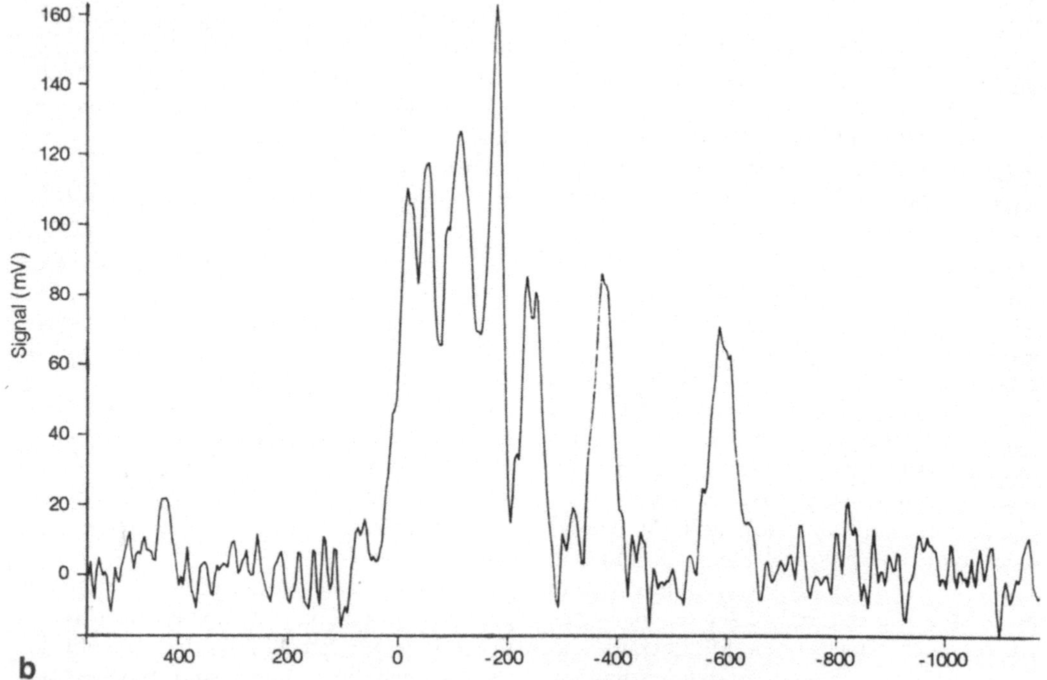

Abb. 140a–c. Glioblastom, vergleichend untersucht mit Bildgebung und ^{31}Phosphorspektroskopie [55]
a KST (SE, TR/TE = 500/17 ms), frontal, Gd-DTPA. Nach KM-Applikation ringförmiges Tumorenhancement eines Glioblastoms

b ^{31}Phosphorspektrum in ISIS-Technik mit relativ hohen Konzentrationen an PME und PDE
c Vergleich der spektroskopisch ermittelten Konzentrationen von Tumor *(schraffierte Säulen)* und Gehirn *(weiße Säulen)*

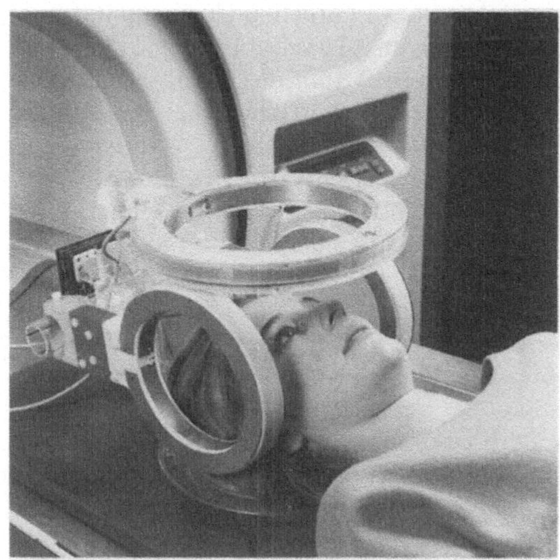

Abb. 141. Darstellung der kombinierten ^{31}P- und ^{1}H-Spule für simultane Spektroskopie in ISIS-Technik und Bildgebung

14.4 Räumliche Zuordnung der MR-Spektren

Eine Voraussetzung zur hochauflösenden MRS in vivo stellt die selektive Ableitung von Spektren aus bestimmten Bereichen des Versuchsobjektes dar. Insbesondere die ^{31}P-Spektroskopie ist nur dann sinnvoll einzusetzen, wenn das Spektrum eindeutig einer bestimmten Körperregion zugeordnet werden kann. Dazu stehen eine Reihe von Verfahren zur Verfügung, von denen einige näher erläutert werden. Grundsätzlich muß festgehalten werden, daß durch die niedrigere Sensitivität der ^{31}P-Spektroskopie die räumliche Auflösung wesentlich geringer ist als bei der Protonen-KST [252, 259]. Die Verwendung von Oberflächenspulen stellt die einfachste Methode dar, um lokalisierte Spektren zu erhalten [1]. Das sensitive Volumen entspricht dabei in etwa einem halbkugelförmigen Areal unterhalb der Spule mit einem Radius entsprechend dem Radius der Spule. So kann an dem Objekt, das sich in einem homogenen Magnetfeld befindet, eine lokalisierte Anregung mit anschließender Auslesung erfolgen [93]. Durch die Begrenzung auf oberflächennahe Bereiche wie Muskulatur und Gehirn wird der Vorteil der selektiven Untersuchung

eingeschränkt. Wie in unseren Studien dokumentiert werden konnte, läßt sich jedoch durch eine Veränderung der Energie der Sendeimpulse die Empfindlichkeitscharakteristik der Spule auf die Lage und Form des Untersuchungsvolumens anpassen [255]. Als weiterer Vorteil dieser Technik ist das hohe Signal-Rausch-Verhältnis aufgrund des geringen Abstandes zwischen Spule und Untersuchungsgebiet aufzuführen. Im Rahmen technischer Neuentwicklungen wurde durch die topische Kernspinresonanz [2] eine weitere Verbesserung der Lokalisation des Resonanzspiegels erreicht. Von Cox und Styles [42] wurde die „rotating frame spectroscopy" entwickelt, um innerhalb des sensitiven Volumens einer Oberflächenspule eine Tiefenlokalisation von Spektren zu erreichen. Die Ergebnisse unserer Studien bestätigen die zukünftige Bedeutung eines von Ordige 1986 erstmals vorgestellten Lokalisationsverfahrens [171]. Dieses Verfahren verwendet zur räumlichen Selektion eines wohldefinierten Kubus zunächst ein Protonen-KST-Bild. Zur Auswahl des interessierenden Volumens wird von drei selektiven Hochfrequenzpulsen bei gleichzeitiger Anwendung zueinander senkrecht stehender Feldgradienten ausgegangen. Diese Technik, auch „image selected in vivo spectroscopy" (ISIS) genannt, gestattet es, das zu untersuchende Volumen zu vergrößern oder auch zu verkleinern und schnell zu verlagern. Nachteile ergeben sich derzeit durch das eingeschränkte Signal-Rausch-Verhältnis, das eine Verkleinerung des Meßvolumens bei vertretbaren Meßzeiten verhindert [171].

14.5 Vorteile und Grundlagen der MR-MRS von ^{31}Phosphor im Vergleich zu anderen Kernen

Derzeit ist ^{31}Phosphor der für die in-vivo-MRS wichtigste Kern, da die ^{31}Phosphorspektroskopie im Vergleich zur ^{13}C- und ^{1}H-MRS einfacher durchführbar ist. Erleichtert wird die Aufnahme eines ^{31}P-Spektrums durch den relativ weiten Frequenzbereich (ca. 20 ppm), in dem nur wenige Resonanzsignale auftreten und die mit vertretbarem technischem Aufwand bei relativ kurzer Untersuchungszeit analysiert werden können. Die Anzahl der natürlich vorkommenden phosphorhaltigen Metaboliten ist zwar gering, aber biologisch von besonderer Bedeutung. So lassen sich vor allem die Verbindungen im Energiestoffwechsel nachweisen, z. B. Kreatinphosphat, Adenosintriphosphat und andere [115]. Die Bestimmung des anorganischen Phosphates und dessen chemischer Verschiebung gestattet erstmals eine nichtinvasive Bestimmung des pH-Werts im Gewebe [188, 249]. Grundlage des nichtinvasiven Einblickes in den In-vivo-Energiestoffwechsel stellt die exakte Kenntnis des Phosphormetabolismus für die Bioenergetik der Zelle dar [263]. So wird die bei der Hydrolyse von ATP in ADP und P_i freiwerdende Energie für chemische und osmotische Arbeit der Zelle benutzt. In Muskel- und Nervenzellen steht außer dem ATP noch Kreatinphosphat als weitere energiereiche Verbindung zur Verfügung. Hingegen enthalten die Phosphomonoester Moleküle des Phospholipidaufbaus, hauptsächlich Phosphorylcholin und Phosphorylethanolamin sowie Zuckerphosphate, die im Ablauf der Glykolyse vorkommen [72]. Im menschlichen Organismus lassen sich mit Ausnahme der Mamma in allen Organen ATP und in geringerem Maße auch anorganisches Phosphat nachweisen [93]. Kennzeichnend für die Muskulatur ist der hohe Gehalt an Kreatinphosphat, das in der Muskulatur als Energiespeicher dient. Demgegenüber weist die Leber einen hohen Gehalt an Phosphomonoestern und Phosphodiestern auf, aber kein Kreatinphosphat.

14.6 Einsatz der In-vivo-[31]Phosphor-MRS bei Tumoren im Rahmen der prätherapeutischen Diagnostik

Nach Versuchen an tierspezifischen Tumoren wurden auch in Mäusen und Hamstern implantierte menschliche Tumoren mit der ^{31}P-MRS untersucht [163, 165, 166]. Im Rahmen dieser Studien weisen verschiedene Tumorarten trotz unterschiedlicher Histologie ähnliche ^{31}P-Spektren auf, die sich zudem von den Spektren gesunder Gewebe unterscheiden. Diese Gemeinsamkeiten beruhen darauf, daß der Energiestoffwechsel in allen Tumorarten im wesentlichen gleich abläuft und weitgehend unabhängig von der Histologie ist. So wird im Laufe des Tumorwachstums infolge einer Verschlechterung der Durchblutung und zunehmender Hypoxie der Energiestoffwechsel vermehrt durch die angeregte Glykolyse übernommen. Gleichzeitig sinkt durch die Zunahme von Laktat der intrazelluläre pH-Wert ab. Hierbei nehmen die energiereichen Phosphormetaboliten Kreatinphosphat und ATP ab, während das anorganische Phosphat ansteigt [163, 165]. Die stärksten Veränderungen dieser Phosphormetaboliten fanden sich tierexperimentell in nekrotischen Tumoranteilen. Die hier beobachteten Abweichungen der Tumorspektren gegenüber den Muskelspektren stimmen mit den Untersuchungen anderer Gruppen überein [236, 252]. Allgemein sind tumoröse Prozesse durch erhöhte Konzentrationen an Phosphorestern und anorganischem Phosphat, erhöhten pH-Wert und einer starken Verringerung des Kreatinphosphates charakterisiert [238, 240]. Bisher ließ sich kein Zusammenhang zwischen Histologie und Spektrum herstellen, dagegen berichteten die meisten Arbeitsgruppen über eine gute Korrelation der erstellten Spektren mit dem metabolischen Zustand, vor allem dem Vaskularisationsgrad des Tumors [169, 175, 205, 237]. So unterscheidet E. J. Hall [99] drei Arten von Tumorzellen nach ihrer Nähe zu Blutkapillaren, die sie ver- und entsorgen. Innerhalb einer Entfernung von 10 Zellschichten zum Gefäß sind die Tumorzellen ausreichend mit Sauerstoff und Nährstoffen versorgt, um aeroben Stoffwechsel zu betreiben und toxische Produkte abzubauen. Nach den Zellen, die aeroben Stoffwechsel betreiben, folgt eine Schicht Zellen, die zwar hypoxisch, aber immer noch lebensfähig sind. Die von Versorgungsgefäßen am entferntesten liegenden Bereiche des Tumors bestehen aus nekrotischen Zellen. Deren Spektrum zeigt einen starken Peak für das anorganische Phosphat und nur eine geringe Konzentration an Phosphomonoestern [1, 91, 208]. Vergleicht man die ermittelten Konzentrationen an anorganischem Phosphat mit den kernspintomographischen Untersuchungen der jeweiligen Patienten, ist bei unseren Messungen eine gute Korrelation mit dem Auftreten nekrotischer Bezirke festzustellen [262]. Bei Patienten mit nekrotischen Bezirken beträgt die relative Konzentration des anorganischen Phosphats im Mittel mehr als 10%. Die in der KST gut vaskularisierten Tumoren anderer Patienten zeigen hingegen deutlich niedrigere Konzentrationen an anorganischem Phosphat. Dieser Zusammenhang ist bei der Strahlentherapie maligner Tumoren von Bedeutung, indem bei spektroskopisch diagnostiziertem Auftreten hypoxischer und nekrotischer Zellen Medikamente angewendet werden können, die deren verringerte Strahlenempfindlichkeit erhöhen. Die ursprünglichen Erwartungen, anhand der Spektren eine histologische Differenzierung vornehmen zu können, haben sich in den vergangenen Untersuchungen [180–183, 189, 198] vorläufig nicht bestätigen lassen. So unterscheiden sich auch in unserem Patientengut Spektren von Patienten mit nichtmalignen Erkrankungen nur unwesentlich von denen maligner Tumoren. Jedoch besteht eine Korrelation zwischen der Konzentrationserhöhung der Phosphomonoester und der Wachstumsgeschwindigkeit des Tumors. Die durch rasche Progredienz charakterisierten Tumorrezidive von zwei Patienten unseres Kollektivs zeigen eine starke Erhöhung der Konzentrationen an Phosphomonoestern. Zusammenfassend ist prätherapeutisch eine Unterscheidung von Tumorgewebe und gesunden Gewebestrukturen möglich. Dies beruht auf der Tatsache, daß Tumoren unabhängig von ihrer Histologie einen ähnlichen Phosphormetabolismus und Energiestoffwechsel aufweisen. Vergleichende Untersuchungen von benignem und malignem Tumorgewebe zeigen jedoch, daß eine eingehende Differentialdiagnose nicht möglich ist. Zuverlässig kann mittels der ^{31}Phosphorspektroskopie stets der metabolische Zustand und die Vaskularisierung des Untersuchungsgebiets nachvollzogen werden.

14.7 Einsatz der ^{31}Phosphor-MRS bei der Therapiekontrolle von Tumoren

Verschiedene Arbeitsgruppen setzten bereits sehr früh die unterschiedlichen spektroskopischen Techniken zur Therapiekontrolle von Tumoren in vitro und in vivo ein. So fanden Naruse et al. [163] im ^{31}P-Spektrum eines Neuroblastoms bereits 30 min nach Injektion einer niedrigen Dosis von Cyclophosphamid eine Abnahme von ATP und einen Anstieg des anorganischen Phosphats. Innerhalb der nächsten 30 min kehrten die ATP und P_i-Konzentrationen zu ihren Ausgangswerten zurück. Diese nur kurzzeitige Störung im Energiestoffwechsel wurde bei Tumoren beobachtet, die keine endgültige Rückbildung nach Applikation des Zytostatikums zeigten. Hammersley et al. [100] erhielten entsprechende Ergebnisse bei der Chemotherapie eines Plasmozytoms mit Zytosinarabinosid. 1984 berichteten Ross und Mitarbeiter [189] über die Reaktion von Nierentumoren auf Chemotherapie. Nur bei Auswahl eines geeigneten und wirksamen Mittels führte die Chemotherapie zu einer entsprechenden Veränderung im MR-Spektrum. Die von diversen Gruppen während Chemotherapie an Tieren [32, 55, 100, 191, 209, 219] und Menschen [70, 120, 165, 205, 208] durchgeführten Untersuchungen ergaben meist ein Absinken der Hochenergiephosphate (PCr, NTP) und ein Ansteigen von pH-Wert und anorganischem Phosphat. An der Universität München durchgeführte Langzeitverlaufskontrollen unter Chemotherapie zeigten in allen Fällen eine Größenreduktion der Tumoren, kombiniert mit einer Normalisierung der Spektren. So fand sich bei allen Patienten eine Abnahme der relativen Konzentrationen von PME, P_i, und PDE. Die kontinuierliche Annäherung der Konzentrationen der verschiedenen Phosphorverbindungen des Tumors an die des Muskels ist auf den wachsenden Anteil gesunden Gewebes am „Tumorspektrum" zurückzuführen. Aus diesem Grund ist es sicherlich sinnvoll, nur Patienten in spektroskopische Therapiekontrollen einzubeziehen, deren Tumoren geringere Größenveränderungen erwarten lassen. Auch während Strahlentherapie entspricht ein Absinken der Konzentrationen an ATP, P_i und PME einer Tumorregression. In Übereinstimmung mit unseren Ergebnissen findet sich unter Radiatio bei minimaler Größenänderung eines Tumors ein Anstieg der Konzentrationen an PDE. Ein Mangel an energiereichen Phosphatverbindungen ist in

Übereinstimmung mit dem Sistieren des Tumorwachstums bzw. einer Tumorregression zu werten. Histologische Veränderungen sind oft zu diesem Zeitpunkt noch nicht nachweisbar. Unsere Ergebnisse mit der in-vivo-^{31}Phospor-MRS belegen, daß dieses Verfahren derzeit nur eingeschränkt zur Tumordiagnostik beitragen kann [181, 183]. Hingegen kann diese Technik wesentliche Informationen für die Verlaufs- und Therapiekontrolle von malignen Erkrankungen liefern. Eine mögliche klinische Indikation stellt daher die Einleitung einer dem metabolischen Zustand angepaßten Behandlung [141] sowie die darauf folgende Therapiekontrolle dar.

Merke:

KST: Messung von Protonendichte und Relaxationszeiten.
MRS: Messung von Molekülkonzentrationen.

^{31}Phosphorspektroskopie
Lokalisationsverfahren:
Oberflächenspulen
(halbkugelförmige Volumina),
„rotating frame"
(schichtförmige Volumina),
ISIS (würfelförmige Volumina).

Analyse von
Membranphosphaten und Energiephosphaten.

Tumoröses Wachstum
Konzentrationsverminderung von Kreatinphosphat.

Tumornekrosen
Konzentrationserhöhung von anorganischem Phosphat.

Strahlentherapie
Konzentrationsanstieg von Phosphodiestern.

Mögliche zukünftige Anwendungsgebiete der 31 Phosphorspektroskopie
– Therapieplanung.
– Therapiekontrolle.

15 Abschließende Bewertung

Die einzigartige Topographie der Kopf-Hals-Region ist die Voraussetzung für die hervorragenden Einsatzmöglichkeiten bildgebender Untersuchungsverfahren. Auf engstem Raum sind hier eine Vielzahl unterschiedlicher Gewebestrukturen und Sinnesorgane lokalisiert, die oft simultan physiologische Vorgänge und Bewegungen steuern müssen. Die Aufgabe bildgebender Verfahren dieser Region ist es insbesondere, mit hoher Treffsicherheit tumoröse Raumforderungen und deren Ausdehnung zu erfassen.

Die innovative Entwicklung des Kernspinresonanzexperiments bis hin zur bildgebenden KST und In-vivo-Spektroskopie macht daher eine Überprüfung der diagnostischen Möglichkeiten für die Kopf-Hals-Region erforderlich.

Im Rahmen eines Forschungsvorhabens wurde daher ein Gesamtkollektiv vor mehr als 1000 Patienten mit Raumforderungen der Kopf-Hals-Region prospektiv mittels bildgebender KST und Vergleichsverfahren untersucht. Die Zielsetzung umfaßte dabei die Entwicklung einer optimierten Untersuchungstechnik der bildgebenden KST sowie die Untersuchung ihrer Wertigkeit.

An einem prospektiv untersuchten Patientenkollektiv mit Läsionen im Bereich des Felsenbeins wird der diagnostische Stellenwert der KST im Vergleich zu anderen bildgebenden Verfahren untersucht. Basierend auf einer Sensitivität von 100% und einer Spezifität von 96% zeigt sich die KST allen anderen bildgebenden Verfahren signifikant überlegen. Diese hervorragenden Ergebnisse basieren jedoch auf einer strengen Indikationsstellung, die interdisziplinär basierend auf der klinischen Symptomatik erfolgen muß. Ergeben sich Hinweise auf eine Raumforderung im Bereich des inneren Gehörgangs, Innenohrs und Kleinhirnbrückenwinkels, ist die Durchführung der KST mit dem paramagnetischen Kontrastmittel Gd-DTPA absolut indiziert.

Unsere Ergebnisse in der Mittelohrdiagnostik zeigen, daß hier unverändert die Computertomographie in „high-resolution-technique" primär durchgeführt werden muß.

Die diagnostische Mehrinformation der KST für die Tumordiagnostik im Bereich Pharynx, Mundhöhle und Hals beruht auf Ergebnissen der Primärdiagnostik, der Therapiekontrolle und der Rezidivdiagnostik. Mittels eines diagnostischen Scores und 3 unabhängigen Untersuchern werden die einzelnen bildgebenden Techniken verglichen und bewertet. Primäre Untersuchungsverfahren von Pharynx und Cavum oris sind unverändert klinische Diagnostik und Stützlaryngoskopie. Während in den Tumorstadien pT1 kein weiteres bildgebendes Verfahren erforderlich ist, muß die bildgebende KST in allen höheren Tumorstadien zur Therapieplanung zum Einsatz kommen.

Die zum Teil unbefriedigende Gewebedifferenzierung in der bildgebenden KST muß durch den Einsatz der In-vivo-^{31}Phosphorspektroskopie zur Tumordiagnostik weiter verbessert werden. Verschiedene Studien prätherapeutisch und unter onkologischer Therapie zeigen neue Informationen über den Stoffwechsel von Tumoren. Insbesondere werden Ergebnisse von Kopf-Hals-Tumoren unter Radio- wie Chemotherapie vorgestellt.

Zusammenfassend stellen die Ergebnisse dieser Kernspinresonanzstudien die Basis für ein neues diagnostisches Konzept im Kopf-Hals-Bereich dar. In enger Kooperation mit klinischen Fachdisziplinen wird somit ein sinnvoller Einsatz dieser neuen bildgebenden Verfahren ermöglicht. Die wesentlichen Schlußfolgerungen lauten daher:

1. Die bildgebende KST konnte als primäres bildgebendes Verfahren bei klinischem Verdacht auf Raumforderung im inneren Gehörgang, Kleinhirnbrückenwinkel und Fossa jugularis etabliert werden.

2. Die Kombination von Endoskopie und KST stellt heute die optimale diagnostische Strategie für die Tumordiagnostik des Pharynx und der Mundhöhle dar.

3. Die ^{31}Phosphorspektroskopie erlaubt erstmals In-vivo-Untersuchungen des Phosphormetabolismus von Tumoren. Eine erhöhte Konzentration an Membranphosphaten ist dabei ein Charakteristikum maligner Tumoren.

4. Verlaufsstudien unter Radiotherapie sowie Chemotherapie zeigen neue Möglichkeiten der Therapiekontrolle von Tumoren.

5. Neue technische Applikationen wie die 3D-Darstellung und die MR-Angiographie führen zu einem breiteren Einsatz dieser bildgebenden Verfahren.

Literatur

1. Ackermann JJH, Grove TH, Wong GG, Gadian DG, Radda GK (1980) Mapping of metabolites in whole animals by 31P-NMR using surface coils. Nature 283: 167–170
2. Aue WP (1983) Topische Kernspin-Resonanz – eine nichtinvasive Sonde für biochemische Messungen in Lebewesen. Radiologie 23: 357–360
3. Baierl P, Bauer WM, Obermüller H (1985) Measurement of relaxation times in intracranial tumors – an approach to tissue discrimination. In: Lissner J, Dopmann J (ed) MR'85. Schnetztor, Konstanz, pp 85–89
4. Baker HL (1986) The application of magnetic resonance imaging in otolaryngology. Laryngoscope 96: 19–26
5. Bauer M, Obermüller H, Vogl T, Lissner J (1984) MR bei zerebraler alveolärer Echinokokkose. Digit Bilddiagn 4: S 129–131
6. Bauer M, Baierl P, Vogl T, Wendt T, Lissner J (1986) Efficacy and secondary intracranial tumors before and after radiotherapy. Society of Magnetic Resonance in Medicine, 5th annual meeting, Montreal, Canada. Book of abstracts vol 3, pp 590–591
7. Bauer M, Baierl P, Fink U, Vogl T, Rohloff R (1986) Verlaufskontrolle von primären und sekundären Hirntumoren nach Strahlentherapie mittels Kernspintomographie im Vergleich zur Computertomographie. In: Vogler E, Schneider GH (Hrsg) Digitale bildgebende Verfahren – Integrierte digitale Radiologie. 84. Grazer Radiologisches Symposium 3.–5. Oktober 1985. Schering, Berlin, S 151–155
8. Bauer M, Vogl T, Krauss B, Nägele N (1987) Plane MR – diagnostic value and potential in comparison to contrast enhanced (Gd-DTPA) MR in tumorous and inflammatory diseases of the brain. In: Lissner J (Hrsg) MR 87 Symposium Garmisch. Schnetztor, Konstanz, S 133–139
9. Bauer M, Einhäupl K, Heywang S, Vogl T, Seiderer M, Clados D (1987) Magnet resonance imaging of venous sinus thrombosis. AJNR 8: 713–715
10. Bauer M, Fenzl G, Vogl T, Fink U, Lissner J (1986) Indications for the use of Gd-DTPA in MR of the CNS. Invest Radiol 5: 12
11. Bauer WM, Baierl P, Obermüller H, Bise K, Valenti M (1985) Comparision of plain and contrast-enhanced MR in intracranial tumors – report on 37 cases confirmed by histology. In: Society of Magnet resonance, 4th annual meeting, London. Book of abstracts, pp 310–311
12. Bauer WM, Baierl P, Vogl T, Obermüller H (1985) Contrast-enhancement in intercranial tumors – a comparison of CT and MR. Radiology 157 (P): 126
13. Becker H, Vogelsang H, Schwarzrock R (1985) Vergleichende MR- und CT-Untersuchungen bei ausgewählten neuroradiologischen Fragestellungen. RÖFO 142: 23–30
14. Becker H, Naumann E, Pfalz O (1982) HNO-Heilkunde. Thieme, Stuttgart
15. Beimert U, Grevers G, Vogl T (1988) Zum Stellenwert der digitalen Subtraktionsangiographie bei der Diagnostik von Glomustumoren. Arch Otorhinolaryngol [Suppl II]: 100–101
16. Beimert U, Grevers G, Vogl T (im Druck) Differentialdiagnostische Kriterien bei der Dignitätsbeurteilung zervikaler Schwellungen. Otorhinolaryngolie
17. Beimert U, Grevers G, Vogl T (1989) Differentialdiagnose zervikaler Schwellungen: Thrombose der Vena subclavia. HNO-Information 1: 98
18. Bender A, Bradac GB (1986) Erfahrungen in der radiologischen Diagnostik kleiner Akustikusneurinome. Röntgenblätter 39: 36–39
19. Bentson J (1980) Combined gascisternography and edge enhanced computed tomography of the internal auditory canal. Radiology 136: 777–779
20. Blake PR, Carr DH, Goolden AWG (1986) Intracranial Hodgkin's disease. Br J Radiol 59: 414
21. Bloch F, Hansen WW, Packard M (1946) Phys Rev 69: 127
22. Bohndorf K, Lönnecken I, Zanella F, Laufermann L (1987) Der Wert von Sonographie und Sialographie in der Diagnostik von Speicheldrüsenerkrankungen. RÖFO 147 3: S 288–293
23. Bottomley PA, Foster TH, Aegersinger RE, Pfeiffer LM (1984) A review of normal tissue hydrogen NMR relaxation times and relaxa-

tion mechanism from 1–1000 MHz: Dependence on tissue type, NMR frequency, temperature, species, excision and age. Med Phys 11: 112

24. Brant-Zawadzki M, Normann D, Newton TH et al. (1984) Magnetic resonance of the brain: the optimal screening technique. Radiology 152: 71–77

25. Brash RC (1983) Methods of contrast enhancement for NMR imaging and potential applications: a subject review. Radiology 147: 781–783

26. Brasch RC, Weinmann HJ, Wesby GE (1983) Contrast enhanced NMR imaging: animal studies using Gd-DTPA complex. AJR 142: 625–630

27. Brindle KM, Campbell ID (1984) Hydrogen nuclear magnetic resonance studies of cells and tissues. In: James TL (ed) Biomedical magnetic resonance. Radiol Research and Education Foundation, San Francisco, pp 243–255

28. Bruneton JN, Normand F, Balu-Maestro C, Kerboul P, Santini N, Thyss A, Schneider M (1987) Lymphomatous superficial lymph nodes. US-detection. Radiology 165: 233

29. Bryan RN, Miller RM, Ferreyro RJ et al. (1982) Computed tomography of the major salivary glands. AJR 139: 547–5545

30. Bydder GM, Steiner RE, Young IR et al. (1982) Clinical NMR imaging of the brain: 140 cases. AJR 139: 215–236

31. Carlson J, Crooks L, Ortendahl D, Kramer DM, Kaufmann L (1988) Signal-to-noise radio and section thickness in two-dimensional versus three-dimensional Fourier transform MR imaging. Radiology 166: 266–270

32. Carpinelli G, Podo F, Di Vito M, Gresser I, Proietti E, Belardelli F (1985) 31P-NMR study on metabolic modulations of phosphomonoesters and phosphodiesters in experimental tumors during regression in vivo. Society of Magnetic Resonance in Medicine, 4th annual meeting, London. Book of abstracts, p 454

33. Carr DH, Brown J, Lenng WL, Pennok JM (1984) Iron and gadolinium chelates as contrast agents in NMR imaging: Preliminary studies. Comput Assist Tomogr 8: 385–389

34. Casjannias P, Moret J (1978) Normal and nonpathological variables in angiography aspects of the arteries of the middle ear. Neuroradiology 15: 213–219

35. Casselmann JW, Mancuso AA (1987) Major salivarygland masses: comparison of MR imaging and CT. Radiology 165: 183–189

36. Castelijns JA, Gerritsen GJ, Kaiser MC et al. (1987) MRI of normal and laryngeal cartilage: histopathologic correlation. Laryngoscope 97: 1085–1093

37. Castelijns JA, Doornbos J, Verbeeten B, Vielvoje GJ, Bloem JL (1985) Magnet resonance imaging of the normal larynx. Comput Assist Tomogr 9/5: 919–925

38. Castelijns JA, Kaiser MC, Valk J, Gerritsen GJ, van Hattum AH, Snow GB (1987) Magnetic resonance imaging of the laryngeal cancer. Comput Assist Tomogr 11/1: 134–140

39. Cline HE, Dumoulin CL, Hart HR, Lorensen WE, Ludke S (1987) 3D reconstruction of the brain from magnetic resonance images using a connectivity algorithm. Magn Reson Imaging 5: 345–352

40. Cline HE, Lorensen WE, Herfkens RJ, Johnson GA, Glover GH (1989) Vascular morphology by three-dimensional magnetic resonance imaging. Magn Reson Imaging 7: 45–54

41. Cohen SM (1983) Application of nuclear magnetic resonance to the study of liver physiology and disease. Hepatology 3: 738–749

42. Cox SJ, Styles P (1980) Towards biochemical imaging. J Magn Reson 40: 209

43. Curtin HP, Wolfe P, Syndermann N (1983) Facial nerve between the stylomastoid foramen and parotid: CT-imaging. Radiology 149: 165–169

44. DalMaso M, Lippi L (1985) Adenoid cystic carcinoma of the head and neck: clinical study of 37 cases. Radiology 157: 856

45. Damadian R (1971) Tumor detection by nuclear magnetic resonance. Science 171: 1151

46. Damadian R, Zaner K, Hor D, Dimaio T (1973) Human tumors by NMR. Physiol Chem Phys 5: 381–402

47. Damadian R, Zaner K, Hor D, Dimaio T (1974) Human tumors detected by magnetic resonance. Proc Natl Acad Sci USA 71/4: 1471–1473

48. Daniels DL, Schende JF, Forster T et al. (1985) Surface-coil magnetic resonance imaging of the internal auditory canal. AJR 145: 469–472

49. Davis PL, Crooks L et al. (1981) Potential hazards in NMR imaging: heating effects of changing magnetic fields and RF fields on small metallic implants. AJR 137: 857

50. Dazegan JO (1980) Internal laryngozele and saccular cysts in children. Ann Otol 89: 409

51. Dillon WP (1986) Applications of magnetic resonance imaging to the head and neck. Semin US CT MR 7: 202

52. Dillon WP (1986) Magnetic resonance imaging of head and neck tumors. Cardiovasc Intervent Radiol 8: 275

53. Dillon WP, Mills CM, Kjos B, Degroot J, Brant-Zawadzki M (1984) Magnetic resonance imaging of the nasopharynx. Radiology 152: 731–738

54. Dooms GC, Hricak H, Moseley ME, Bottles K, Fisher MR, Higgins CB (1985) Characterization of lymphadenopathy by magnetic resonance relaxation times: preliminary results. Radiology 155: 691

55. Evelhoch JL, Bissery MC, Keller NA, Corbett TH (1987) Flavone acetic acid (FAA, NSC-347512)-induced reduction of ATP in glasgow osteogenic sarcomas monitored by in-vivo 31P nuclear magnetic resonance (NMR) spectroscopy. Society of magnetic resonance in medicine, 6th annual meeting and exhibition. Book of abstracts, p 33

56. Felix R, Schoerner W, Laniado M, Niendorf HP, Claussen C, Fiegler W, Speck U (1985) Brain tumors: MR imaging with gadolinium-DTPA. Radiology 156: 681–688

57. Felix R, Schoerner W, Laniado M, Semmler W (1985) Kontrastmittel in der magnetischen Resonanztomographie. RÖFO 143: 9–14

58. Fenzl G, Heywang S, Vogl T, Obermüller J, Einhäupl K, Clados D, Steinhoff H (1986) Die Kernspintomographie der Wirbelsäule und des Rückenmarks im Vergleich zu Computertomographie und Myelographie. RÖFO 144/6: 636–643

59. Fisch U (1970) Transtemporal surgery of the internal auditory canal. Adv ORL 17: 203–240

60. Fisch U (1977) Die Mikrochirurgie des Felsenbeins. HNO 25: 193–197

61. Flannigan BD, Bradley WG, Mazziotta JC (1985) Magnetic resonance imaging of the brainstem: normal structure and basic functional anatomy. Radiology 154: 375–383

62. Frahm J, Haase A, Mathai D et al. (1985) FLASH MR imaging: from images to movies. Radiology 157: 156 (Abstract)

63. Frahm J, Merbold KD, Hänike W, Haase A (1985) Stimulated echo imaging. J Magn Reson 64: 81–93

64. Frahm J, Haase A, Matthaei D (1986) Rapid three-dimensional MR imaging using the FLASH-technique. J Comput Assist Tomogr 10/2: 363–368

65. Frey KW, Mündnich K (1957) Schichtaufnahmen des Felsenbeins mit polyzyklischer Vermischung bei angeborenen Ohrmißbildungen. RÖFO 87, 164–176

66. Friedburg H, Bockenheimer S (1983) Klinische NMR-Tomographie mit sequentiellen T2-Bildern (Carr-Purcell-Spin-Echosequenzen). Radiologe 23: 353–356

67. Friedmann M, Shelton VK, Mafee MF, Bellity P, Grybauskas V, Skolnik E (1985) Metastatic neck disease, evaluation by computed tomography. Radiology 155: 555

68. Frühwald F, Salomonowitz E, Neuhoff A, Pavelka R, Mailath G (1985) Tonque cancer: sonographic assessment of the tumor stage. J Ultrasound Med 6 121–137

69. Gademann G, Haels J, König R et al. (1986) Kernspintomographisches Staging von Tumoren der Mundhöhle, des Oro- und Hypopharynx sowie des Larynx. RÖFO 145/5: 503–509

70. Gademann G, Semmler G, Bachert-Baumann P, Zabel H-J, van Kaick G, Lorenz W-J (1987) 31P-spectroscopy follow up studies of human tumor after chemotherapy. Society of Magnetic Resonance in Medicine, 6th annual meeting and exhibition. Book of abstracts, p 506

71. Gademann H, Haels J, Semmler W, von Kaick G (1988) KST bei Erkrankungen der Parotis. Laryngol Rhinol Otol (Stuttg) 67: 211–216

72. Gadian DG, Radda GK (1981) NMR studies of tissue metabolism. Ann Rev Biochem 50: 69–83

73. Gastpar H (1961) Die Tumoren des Glomus caroticum, Glomus jugulare tympanicum und Glomus vagale. Acta Otolaryngol (Stockh) [Suppl] 167: 1–23

74. Giovaniello J, Grieco RV (1970) Laryngozele. AJR Radium Ther Nucl Med 9: 108

75. Glazer HS, Niemeyer JH, Balfe DM et al. (1986) Neck neoplasms: MR imaging part 2. Radiology 160: 349–354

76. Glazer HS, Niemeyer JH, Balfe DM (1986) Neck neoplasms: MR imaging, part I: initial evaluation. Radiology 160: 349–354

77. Glenn WV, Johnston RJ, Morton PE, Dwyer SJ (1975) Image generation and display techniques for CT scan data. Invest Radiol: 10: 403–416

78. Gollmitzer W, Grevers G, Vogl T (1988) Keilbeinmeningeom mit Befall der Paukenhöhle. Laryngol Rhinol Otol (Stuttg) 67: 657–659

79. Grevers G, Vogl T (1987) Computertomographische Darstellung der Choanalatresie. Laryngol Rhinol Otol (Stuttg) 6/7–15

80. Grevers G, Vogl T (1987) Glomus caroticum-Tumor – diagnostische Möglichkeiten an einem Fallbeispiel. Laryngol Rhinol Otol (Stuttg) 66: 392–394

81. Grevers G, Vogl T (1988) Die arterielle und venöse digitale Subtraktionsangiographie (DSA) – eine aktuelle Studie für die HNO-Heilkunde. Laryng Rhinol Otol 67: 221–225

82. Grevers G, Vogl T (1988) Zur Bedeutung der digitalen Subtraktionsangiographie bei der Differentialdiagnose zervikaler Schwellungen. Oto Rhino Laryngol 135: 12–20

83. Grevers G, Wittmann A, Vogl T, Wiechell R (1989) Untersuchungen zur multiplanaren Darstellung des Felsenbeins – erste Ergebnisse. Laryngol Rhinol Otol (Stuttg) 68: 392–395

84. Grevers G, Wiechell R, Vogl T, Wittmann A (1988) Der aktuelle Stellenwert multiplanarer Abbildungen für die Felsenbeindiagnostik. Arch Oto Rhino Laryngol [Suppl II]: 98–100

85. Grevers G, Wilimzig C, Vogl T, Laub G (im Druck) Eine neue Methode zur 3D-Rekonstruktion im Kopf-Hals-Bereich. Laryngol Rhinol Otol (Stuttg)

86. Grevers G, Vogl T, Wilimzig C (1989) Operationsplanung im Kopf-Hals-Bereich mittels 3D-Rekonstruktionen – erste Ergebnisse. HNO-Information 1: 63

87. Grevers G, Vogl T, Wilimzig C, Laub G (im Druck) Zur Aussagefähigkeit der 3D-KST-Rekonstruktion am Beispiel eines Parotisadenoms. Laryngol Rhinol Otol (Stuttg)

88. Grevers G, Vogl T, Kang K (1989) Radiologische Mittelohrdiagnostik – Möglichkeiten und Perspektiven. Laryngol Rhino Otol (Stuttg) 68: 481–485

89. Grevers G, Vogl T, Kang K, Markl A (1989) Zur Aussagefähigkeit der HR-Computertomographie bei Mittelohrmißbildungen. Oto Rhino Larnygol 68: 88–91

90. Grevers G, Vogl T, Dresel S, Mees K (1989) Moderne radiologische Diagnostik des Nasen-Rachenraumes. Laryngol Rhino Otol (Stuttg) 68: 516–520

91. Griffiths JR, Cady E, Edwards RHT, McCready VR (1983) 31P-NMR studies of human tumor in situ. Lancet: 1435–1436

92. Griffiths JR, Iles RA (1980) Nuclear magnetic resonance – a „magnetic" eye on metabolism. Clin Sci 59: 225–230

93. Grinent J (1988) Magnetische Resonanz-Spektroskopie. Deutscher Ärzteverlag, Köln

94. Grodd W, Schmitt WGH (1983) Protonenrelaxationsverhalten menschlicher und tierischer Gewebe Invitro, Änderungen bei Autolyse und Fixierung. RÖFO 139/9: 233–240

95. Haase A, Frahm J (1986) MR imaging using stimulated echos. Radiology 160: 787–791

96. Haels J, Lenarz T, Gademann G, Kober B, Mende U (1986) Kernspintomographie in der Diagnostik von Kopf- und Halstumoren. Laryngol Rhinol Otol (Stuttg) 65: 180–186

97. Hagemann J, Witt CP, Jend-Rossmann T, Hörmann L, Jend HH, Bücheler E (1983) Wertigkeit der Computertomographie bei Tumoren des Epi- und Oropharynx. RÖFO 139: 373–378

98. Hajek PC, Salomonowitz E, Türk R, Tscholakoff D, Kumpan W, Czernbirch H (1986) Lymph nodes of the neck, evaluation with US. Radiology 158: 739–742

99. Hall EJ (1987) Radiobiology for the radiologist. Harper & Row, New York

100. Hammersley PAG et al. (1985) A 31P-NMR study of growth and therapy in murine tumors. Society of Magnetic Resonance in Medicine, 4th annual meeting, London. Book of abstracts, pp 471–472

101. Hansson LG, Johansen CC, Biörklund A (1988) CT sialography and conventional sialography in the evaluation of parotid gland neoplasm. J Laryngol Otol 102: 163–168

102. Harms SE, Muschler G (1986) Three-dimensional MR imaging of the knee using surface coils. J Comput Assist Tomogr 10/5: 773–777

103. Hart H, Beimert U, Vogl T (1989) Vestibulärer Schwindel als Initialsymptom eines Parotisrezidivtumors. HNO-Information 1: S 94

104. Heindl W, Friedmann G (1988) Image guided localized 31P-NMR spectroscopy in brain tumors. Symp. in positron emission tomography and magnetic resonance spectroscopy in oncology, Heidelberg. Book of abstracts, p 12

105. Henning J, Nauerth A, Friedburg H, Ratzel D (1984) Neue Schnellbildverfahren für die Kernspintomographie. Radiologe 24: 579–580

106. Henschen (1913) Die Akustikustumoren. RÖFO 207

107. Hermann GT (1988) Three-dimensional imaging on a CT or MR scanner. J Comput Assist Tomogr 12/3: 450–458

108. Hermann GT, Lin HK (1977) Display of three-dimensional information in computed tomography. Comput Assist Tomogr 2: 155–160

109. Higer HP, Bielke G (1986) Gewebecharakterisierung mit T1, T2 und Protonendichte: Traum und Wirklichkeit. RÖFO 144/5: 597–605

110. Hildmann H, Tiedjen KV (1983) Zur Differentialdiagnose des Glomustumors. Laryngol Rhinol Otol (Stuttg) 62: 502–504

111. Hippel RV (1910) Über Kehlsackbildungen beim Menschen (Laryngozele ventricularis). Dtsch Z Chir 107: 477

112. Hoehne KH, Delapaz RL, Bernstein R, Taylor RC (1987) Combined surface display and reformatting for the threedimensional analysis of tomographic data. Invest Radiol 22/8: 658–664

113. Hofmann U, Hofmann D, Vogl T, Wiesinger H, Coerdt J (1990) Rezidivierende Atemnotattacken bei Neugeborenen mit gestieltem nasopharyngealen Hamatom. Pädiatr Praxis 39: 55–59

114. Holliday RA, Cohen WP, Schinella RA, Rothstein SG, Pursky MS, Jacobs JM, Som PM (1988) Benign lymphoepithelial parotid cysts and hyperplasic cervical adenopathy in AIDS risk patients. A new CT appearance. Radiology 168: 439–441

115. Hoult PJ, Radda GK (1974) Observation of tissue metabolites using 31P nuclear magnetic resonance. Nature 252: 285–287

116. Jinkins JR (1987) Computed tomography of the cranio-cervical lymphatic system: anatomical and functional considerations. Neuroradiology 29: 317

117. Jensen AM, Samulsen U (1963) On laryngozele. Acta Otolaryngol (Stockh) 57: 475

118. Katzmann R, Puppins HM (1973) Brain electrolytes and fluid metabolism. Wiliams Wilkins, Baltimore

119. Kazner E, Wende S, Grumme T, Lanksch W, Storchdorph O (1982) Computed tomography in intracranial tumors. Springer, Berlin Heidelberg New York Tokyo

120. Keniry MA, Goldberg HI, Benz C (1987) Tumor cell response to antimitochondrial agents monitored by 31P magnetic resonance spectroscopy. Society of Magnetic Resonance in Medicine, 6th annual meeting and exhibition. Book of abstracts, p 102

121. Kett H, Obletter N, Breit A (1987) Weiterentwicklung der diagnostischen Möglichkeiten in der MR-Tomographie: Kombination von 3D-Sequenzen mit schnellen Bildverarbeitungssystemen. RÖFO 147/5: 557–562

122. Kilgore DP, Breger RK, Daniels DL et al. (1986) Cranial tissue: normal MR appearance after intravenous injection of Gd-DTPA. Radiology 160: 757–761

123. Kleinsasser O (1987) Tumoren des Larynx- und Hypopharynx. Thieme, Stuttgart

124. König H, Lenz M, Sauter R (1986) Temporal bone region: high resolution MR imaging using surface coils. Radiology 159: 191–194

125. Kreidel WD (1947) Über die Verwendung des Ultraschalls in der klinischen Diagnostik. Ärztl Forschg 2 Forschungsergeb Ges Med 1: 349

126. Kurz C, Willich N, Vogl T (1987) Bestrahlung bei Chemodektomen. Laryngol Rhinol Otol 66: 469–473

127. Kurze T, Doyle JB (1962) Extradural intracranial approach to the internal auditory canal. J Neurosurg 19: 1033–1077

128. Lauterbur PC (1973) Image formation by induced local interactions. Examples employing NMR. Nature 242: 190

129. Lee YY, Van Tassel P, Nauert C, North LB, Jing BS (1987) Lymphomas of head and neck. CT findings at initial presentation. AJR 149: 575

130. Lenz M, König H, Sauter R, Schrader M (1985) Kernspintomographie des Felsenbeins und des Kleinhirnbrückenwinkels. RÖFO 143: 1–8

131. Lenz M, Skalej M, Ozdoba C, Bongers H (1989) Kernspintomographie der Mundhöhle, des Oropharynx und des Mundbodens: Vergleich mit der CT. RÖFO 150/4: 425–433

132. Lloyd G, Land V, Phelps P, Howard D (1987) MRI in evaluation of nose and paranasal sinus disease. Br J Radiol 60: 957–968

133. Lloyd TM, Van Aman V, Johnson JC (1979) Aberrant jugular bulb presenting as middle ear mass. Radiology 131: 139–141

134. Lovrencic M, Kalousek M, Marotti M, Petric V, Virag M (1987) Tumors of nasopharynx: a CT evaluation of 52 patients. Digital radiology. Springer, Berlin Heidelberg New York, pp 265–269

135. Lufkin RB, Hanafee WN (1986) MR reveals subtleties of head and neck pathology. Diagn Imaging 8: 98–104

136. Lufkin RB, Hanafee WN (1985) Application of surface coils to MR anatomy of the larynx. AJR 145/9: 483–485

137. Lufkin RB, Hanafee WN (1988) MRI of the head and neck. Magn Reson Imaging 6: 69–88

138. Lufkin RB, Wortham DG, Dietrich RB, Hoover LA, Larson SG (1986) Tongue and oropharynx: findings on MR imaging. Radiology 161: 69–75

139. Lufkin RB, Larsson SG, Hanafee WN (1983) Work in progress: NMR anatomy of the larynx and tongue base. Radiology 148: 173–175

140. Lufkin RB, Hanafee WN (1985) Comparison of CT and MR of the head and neck. In: Carter BL (ed) Computed tomography of the head and neck. Churchill Livingstone, New York, p 303

141. Lyon RC, Daly P, Cohen JS (1987) Metabolism of human cancer cells invitro and invivo monitored by magnetic resonance spectroscopy. Society of Magnetic Resonance in Medicine, 6th annual meeting and exhibition. Book of abstracts, p 965

142. Mafee MF, Valvassai GE et al. (1983) High resolution and dynamic sequential computed tomography. Arch Otolaryngol 109: 691–696

143. Mancuso AA, Hanafee WN (1985) Computed tomography and magnetic resonance imaging of the head and neck, 2nd ed. Williams & Wilkins, Baltimore

144. Mancuso AA, Bohmann L, Hanafee WN, Maxwell D (1980) Computed tomography of the nasopharynx: normal and variants of normal. Radiology 137: 113–121

145. Mandelblatt SM, Bron IF, Davis PC, Fry SM, Jacobs LH, Hoffmann (1987) Parotid masses: MR imaging. Radiology 3: 411–414

146. Mann W (1975) Die Ultraschalldiagnostik der Nasennebenhöhlen. Arch Otorhinolaryngol 211: 145

147. Mann W, Wachter W (1988) Ultraschalldiagnostik der Speicheldrüsen. Laryngol Rhinol Otol (Stuttg) 67: S 192–201

148. Mansfield P, Pykett IL (1978) Biological and medical imaging by NMR. J Magn Reson 29: 355–373

149. Markl A, Riedel KG, Öckler R, Vogl T, Scheidhauer K (1986) Kernspintomographie der Orbita. Erste Erfahrungen mit der Anwendung des paramagnetischen Kontrastmittels Gd-DTPA. Digit Bilddiagn 4: 151–155

150. Markl A, Riedel KG, Vogl T (1988) MR imaging of the orbit and optic chiasm. Neurosurg Rev 37: 2–8

151. Marsh JL, Vannier MW (1983) The „third“ dimension in craniofacial surgery. Plast Reconstr Surg 9: 759–767

152. Mathew GD, Faser GW (1978) Symptoms, findings and methods: a diagnosis in patients with acoustic neuroma. Laryngoscope 88: 1893–1903
153. Mayer EG (1923) Otologische Röntgendiagnostik. Springer, Wien
154. McCunniff AJ, Raben M (1986) Metastatic carcinoma of the neck from an unknown primary. Int J Radiat Oncol Biol Phys 12: 1849
155. McGinnis BD, Brady TJ, New PF et al. (1983) Nuclear magnetic resonance (NMR). Imaging of tumors in the posterior fossa. Comput Assist Tomogr 7: 575–584
156. Mees K, Vogl T, Seiderer M (1984) Kernspintomographie in der Hals-Nasen-Ohrenheilkunde. Fallbeispiele. Laryngol Rhinol Otol (Stuttg) 63: 485–487
157. Mees K, Vogl T, Bauer M (1985) Kernspintomographie in der Hals-Nasen-Ohrenheilkunde. Diagnostische Möglichkeiten. Laryngol Rhinol Otol (Stuttg) 64: 177–180
158. Mees K, Vogl T, Kellermann O (1988) Die Kernspintomographie bei Tumoren der Kopfspeicheldrüsen – ein diagnostischer Vorteil? Laryngol Rhinol Otol (Stuttg) 67: 355–361
159. Mendonca-Dias MH, Gaggelli E, Lauterbur PG (1983) Paramagnetic contrast agents in nuclear magnetic resonance medical imaging. Semin Nucl Med 13: 364–376
160. Mezrich R, Axel L, Dougherty H, Kressel HY (1985) Strip-scan: a method for faster imaging. Radiology 157: 156
161. Mödder U, Steinbrich W, Heindel W, Lindemann J, Brusis T (1985) Indikationen zur Kernspintomographie bei Tumoren des Gesichtsschädels und Halsbereiches. Digit Bilddiagn 5: 55–60
162. Mödder U, Lenz M, Steinbrich W (1987) MRI of facial skeleton and parapharyngeal space. Eur J Radiol 7: 6–10
163. Naruse S et al. (1985) Observations of energy metabolism in neuroectodermal tumors using invivo 31P-NMR. Magn Reson Imaging 3: 117–123
164. New PF, Badow TB, Wismer GL et al. (1985) MR imaging of the acoustic nerves and small acoustic neuromas at 0.6 Tesla. AJR 144: 1021–1026
165. Ng TC, Evanochko WT, Hiramoto RN et al. (1982) 31P-NMR spectroscopy of invivo-tumors. J Magn Reson 49: 271–286
166. Ng TC et al. (1985) 31P-MRS study of human tumors in response to radiation. Therapy using a 1.5 T MRI system. Society of Magnetic Resonance in Medicine, London, 4th annual meeting. Book of abstracts, pp 516–517
167. Nidecker A, Wehrle T, Elke M (1985) Effizienz der Radiodiagnostik von Akustikusneurinomen. RÖFO 142: 56–63
168. Niendorf HP, Weimann HJ (1983) Ansatzmöglichkeiten für Kontrastmittelanwendung in der KST. In: Wende S, Thelen M (Hrsg) Kernspintomographie in der Medizin. Springer, Berlin Heidelberg New York, S 123–127
169. Okunieff PG, Koutcher JA, Gerweck L et al. (1986) Tumor size dependent changes in murine fibrosarcoma: use of invivo-31P-NMR for noninvasive evaluation of tumor metabolic status. Int J Radiat Oncol Biol Phys 12: 793–799
170. Oppelt K, Graumann R, Barfuss H et al. (1986) FISP: eine neue schnelle Pulssequenz für die KST. Elektromedika 15–18
171. Ordige R (1986) Image selected in vivo-spectroscopy. J Magn Reson 66: 283
172. Pavlicek W, Geisinger M et al. (1983) The effects of nuclear magnetic resonance on patients with cardiac parameters. Radiology 147: 149
173. Perry FS, Reichmanis M, Marino AA, Becker RO (1984) Environmental power frequency magnetic fields and suicide. Health Phys 41: 959
174. Plester D, Wende S, Nakayama N (1978) Kleinhirnbrückenwinkeltumoren – Diagnostik und Therapie. Springer, Berlin Heidelberg New York
175. Podo F, Carpinelli G, Ferretti A, Di Vito M, Sestili P, Proietti E, Belardelli F (1988) NMR studies on alterations in the levels of phosphomonoesters and phosphodiesters in murine tumors after in vivo-administration of cytokines of antitumor drugs. Symposium on positron emission tomography and magnetic resonance spectroscopy in oncology. Heidelberg, Book of abstracts, p 35
176. Purcell EM, Torry MC, Pound RV (1946) Resonance absorption by nuclear magnetic moments in a solid. Phys Rev 69: 37–38
177. Harnsberger R, Bragg DG, Osborn et al. (1987) Non-Hodgkin's lymphoma of the head and neck: CT evaluation of nodal and extranodal sites. AJR 149: 785
178. Rabi II, Millmann S, Kusch P, Zacharias JR (1939) Phys Rev 55: 526
179. Reede DL, Bergeron RT (1985) Cervical tuberculous adenoids: CT manifestations. Radiology 154: 701
180. Reimann V, Holtmann S, Vogl T, Peer F, Sauter R, Weber H (1988) Anwendung von Oberflächenspulen bei der MRS-Untersuchung von Tumoren im Kopf-Hals-Bereich. Biomed Techn 33: 151/2
181. Reimann V, Holtmann S, Vogl T, Weber H (1988) 31-PMR-Spektroskopie von Tumoren im Kopf-Hals-Bereich. Arch Otorhinolaryngol (Suppl II): 20–22
182. Reimann V, Holtmann S, Vogl T, Beimert U, Alzner A, Hartl W (1988) Kombinierte MR

invivo- und invitro-Analyse von neoplastischem Gewebe. Biomed Techn 33: 169–170

183. Reimann V, Holtmann S, Koeck E, Vogl T, Jakob K, Kastenbauer E (in press) Analysis of membrane-phospholipids and its value for noninvasive diagnosis of tumors. J Can Res Clin Oncol

184. Requard H, Sauter R, Bayerl J, Weber H (1987) Helmholtzspulen in der Kernspintomographie. Electromedia 55/2: 61–67

185. Riederer A, Müller-Höcker J, Wilmes E, Vogl T (1988) Die aggressive Fibromatose im Kopf-Hals-Bereich. Arch Otorhinolaryngol 7: 321

186. Riederer A, Vogl T, Wilmes E (1989) Kernspintomographische Befunde bei HIV-Manifestationen im Kopf-Hals-Bereich. 2. Deutscher Aids-Kongreß, Berlin 1989. Symposiumsband S 315

187. Riederer A, Vogl T, Wilmes E, Grevers G (1989) Wertigkeit der KST bei Symptomen der HIV 1-Infektion im Kopf-Hals-Bereich. HNO-Information 1: S 100

188. Roberts JK, Wade-Jardetzky N, Jardetzky O (1981) Intracellular pH measurements. Biochemistry 20: 5389–5394

189. Ross BD, Marshall V, Smith M, Bartlett S (1984) Monitoring response to chemotherapy of intact human tumors by 31P-nuclear magnetic resonance. Lancet 8378: 641–646

190. Roth K (1984) NMR-Tomographie und -Spektroskopie in der Medizin. Springer, Berlin Heidelberg New York

191. Rummeny E, Okunieff P, Hitzig BM, Brady TJ, Suit H, Neuringer LJ (1987) Effects of pentobarbital anesthesia, oxigen breathing and radiation therapy on murine tumors monitored by 31P MRS. Society of Magnetic Resonance in Medicine, 6th annual meeting and exhibition. Book of abstracts, p 33

192. Runge VM, Clanton JA, Price AC, Wehr CJ, Herzer WA, Partain CL, James AE (1985) The use of Gd-DTPA as a perfusion agent and marker of blood-brain barrier disruption. Magn Reson Image 3: 43–55

193. Schäfer SB, Maravilla KR, Close LG, Burms DK, Merkel MA, Richard AS (1985) Evaluation of NMR versus CT for parotid masses: a preliminary report. Larnygoscope 95: 945–950

194. Schätzle W, Baumert U (1962) Über die Laryngozele. Laryngologie 4: 270

195. Schedel H, Vogl T, Hahn D, Mees K, Peer F, Lissner J (1988) Erkrankungen des lymphatischen Systems im Kopf-Hals-Bereich. Vergleichsstudie KST und CT. Digit Bilddiagn 8: 158–167

196. Scheier H, Henle J (1904) Bericht über Versuche, den Processus mastoideus darzustellen. Versammlung Dtsch Naturforscher

197. Scherer S (1980) Strahlentherapie, 2. Aufl. Springer, Berlin Heidelberg New York

198. Schiffer M, Braunschweiger PG, Glickson JD, Evanochko WT, Thian CN (1985) Preliminary observations on the correlation of proliverative phenomena with invivo-31P-NMR spectroscopy after tumor chemotherapy. Ann NY Acad Sci 12: 270–277

199. Schmidt H, Bauer M, Heywang S, Tiling R, Vogl T, Yousry T (1988) Indikationen zur Anwendung von Gd-DTPA in der Kernspintomographie. Röntgenber 17/1: 32–59

200. Schoerner W, Semmler W, Felix R, Laniado M, Speck U, Niendorf HP (1984) Zur Wahl der Aufnahmesequenzen in der Kontrastmittel-Kernspintomographie: Kontrastverhalten von Hirntumoren nach Gd-DTPA-Anwendung bei unterschiedlichen Spin-Echo-Verfahren. Röntgenpraxis 37: 323–326

201. Schörner W, Felix R, Claussen C et al. (1984) Kernspintomographische Diagnostik von Hirntumoren mit dem Kontrastmittel Gd-DTPA. RÖFO 141: 511–516

202. Schroth G, Thron A, Voigt K (1984) Raumforderungen der hinteren Schädelgrube. RÖFO 141: 635–641

203. Schüller G (1905) Die Schädelbasis im Röntgenbild. Lugas, Gräfe und Sillens, Hamburg

204. Segebarth CM, Baleriaux DF, Arnold DL, Luyten PR, den Hollander JA (1987) MR image-guided P31-MR-spectroscopy in the evaluation of brain tumor treatment. Radiology 165: 215

205. Semmler W (1988) Monitoring tumor response to chemotherapy in patients with 31P-MR-spectroscopy. Symposium on positron emission tomography and magnetic resonance spectroscopy in oncology. Heidelberg, Book of abstracts, p 15

206. Seo Y et al. (1983) Intracellular pH-determination by a 31P-NMR technique. The second dissociation constant of phosphoric acid in a biological system. J Biochem 94: 729–734

207. Sherry CS, Harms SE, McCroskey WK (1987) Spinal MR imaging: multiplanar representation from a single high resolution 3D acquisition. J Comput Assist Tomogr 11/5: 859–862

208. Shine NJ, Palladio M, Deisseroth A, Karczmar G, Matson G, Weiner MW (1987) Effects of tumor necrosis factor on high-energy-phosphates of an experimental mouse tumor. Society of Magnetic Resonance in Medicine, 6th annual meeting and exhibition. Book of abstracts, p 35

209. Sijens PE, de Jung WH, Seijkens D, Neijt JP (1987) 31P-NMR spectroscopy reveals an alcaline shift of pH in a cisplatin (CDDP) resistant tumor during treatment with CDDP. Society of Magnetic Resonance in Medicine, 6th annual meeting and exhibition. Book of abstracts, p 978

210. Silver JA, Mawad ME, Hilal SK et al. (1983) Computed tomography of the nasopharynx and related spaces. I. Anatomy. Radiology 147: 725–731 II. Pathology. Radiology 147: 733–738

211. Skalej M, Klose U, Kuper K (1988) Optimierte Untersuchungstechnik von Meniskopathien durch kernspintomographisches 3D-Imaging bei 1,5 Tesla. RÖFO 148 (2): 183–188

212. Smith FW, Deans HE, McLay KA, Rayner CW (1988) Magnetic Resonance Imaging of the parotid glands using inversion-recovery sequences at 0,08 Tesla. Br J Radiol 61: 480–491

213. Som PM (1987) Lymph nodes of the neck. Radiology 165: 593

214. Som PM, Braun JF, Shapiro MD, Reed DL, Curtin HD, Zimmermann RA (1987) Tumors of the parapharyngeal space and upper neck. Radiology 164: 823

215. Som PM, Shugar JMA, Sacher M, Stallmann AL, Biller HF (1988) Benign and malignant parotid pleomorphic adenomas: CT and MR studies. Comput Assist Tomogr 12: 65–69

216. Spiessl B, Hermanek P, Scheibe O, Wagner G (1982) TNM-Atlas, UICC. Springer, Berlin Heidelberg New York

217. Stark D, Moss A, Gamsu G, Clark OH, Gooding GAW, Webb WR (1984) Magnetic resonance imaging of the neck, part 1. Radiology 150: 447–454

218. Stark DD, Moss AA, Gamsu G, Clark OH, Gooding GA, Webb WR (1983) Magnetic resonance imaging of the neck II. Pathological findings. Radiology 150: 455–461

219. Steen RG, Tamargo RJ, Rajan SS, McGovern K, Brem H, Wehrle JP, Glickson JD (1987) In vivo 31P-NMR analysis of 9L gliosarcoma tumor, bioenergetics following chemotherapy with carmustine. Society of Magnetic Resonance in Medicine, 6th annual meeting and exhibition. Book of abstracts, p 490

220. Steinbrich W, Beyer D, Mödder U (1985) Möglichkeiten der Lymphomdiagnostik mit der MR-Tomographie. Ein Vergleich mit anderen bildgebenden Verfahren. Radiology 25: 199

221. Stenvers HW (1917) Roentgenology of the os petrosum. Arch Radiol Electrother 1917

222. Teresi LM, Lufkin RB, Warthan DG, Abemayor E, Hanafee WN (1987) Parotid masses: MR imaging. Radiology 163: 405–409

223. Teresi LM, Lufkin RB, Hanafee WN et al. (1987) MRI imaging of the nasopharynx and floor of the middle cranial fossa. I. normal anatomy. Radiology 164: 811–816. II. malignant tumors. Radiology 164: 817–821

224. Tidwell TJ, Montague ED (1975) Chemodectomas involving the temporal bone. Radiology 116: 147

225. Tyrell RL, Gluckert K, Pathria M, Modic MT (1988) Fast three-dimensional MR imaging of the knee: comparison with arthroscopy. Radiology 166/3: 865–872

226. Unger MJ (1985) The oral cavity and tongue: magnetic resonance imaging. Radiology 155: 151–153

227. Valavanis A (1986) Praeoperative embolization of the head and neck, indication, patient selection, goals and precautions. Am J Neuroradiol 7: 943–952

228. Valavanis A (1986) Intraarterielle DSA in der interventionellen Neuroradiologie. In: Nadjmi M (Hrsg) Digitale Subtraktionsangiographie in der Neuroradiologie. Thieme, Stuttgart, pp 239–246

229. Valavanis A, Dabiv K, Hamdi R, Oquz M (1982) The current state of the radiological diagnosis of acoustic neuroma. Neuroradiology 23: 7–13

230. Valavanis A, Schubinger O, Naidid TP (1987) Clinical imaging of the cerebello pontine angle. Springer, Berlin Heidelberg New York

231. Vogl T (1988) Einfluß der KST auf den menschlichen Organismus. Enke, Stuttgart

232. Vogl T (1989) Biologische Effekte und gesundheitliche Risiken. In: Lissner J (Hrsg) Klinische Kernspintomographie. Enke, Stuttgart, S 137–148

233. Vogl T (1989) KST: Gesichtsschädel/Oropharynx. KST: Felsenbein. KST: Hals. In: Lissner J (Hrsg) Klinische Kernspintomographie. Enke, Stuttgart, S 266–283

234. Vogl T (1989) Erkrankungen des Aerodigestivtraktes und der Halsweichteile: Vergleich MRI und CT. Röntgenblätter 42: 199–209

235. Vogl T, Mees K (1989) Bildgebende Verfahren: Computertomographie und Kernspintomographie des Gesichtsschädels und des Halses. Otorhinolaryngology [Suppl] 1989/1: 1–40

236. Vogl T, Schmidt H (1989) KST: Spektroskopie. In: Lissner J (Hrsg) Klinische Kernspintomographie. Enke, Stuttgart, S 159–176

237. Vogl T, Mees K, Bauer M, Rath M (1984) Kernspintomographie bei cervikalen Lymphknotenschwellungen. Digit Bilddiagn 4: 132–134

238. Vogl T, Bauer M, Hahn D, Brüning R, Mees K, Lissner J (1986) Kernspintomographische Untersuchungen bei Verdacht auf Akustikusneurinom: Vorgehen und differentialdiagnostische Überlegungen. RÖFO 145: 6

239. Vogl T, Hefele B, Hahn D, zur Nieden J, Mühlig H-P (1986) Ergebnisse einer Vergleichsstudie von MR, CT und Sonographie bei Patienten mit primärem Hyperparathyreoidismus. RÖFO 145 2: 39–44

240. Vogl T, Lissner J, Seiderer M, Krimmel K, Sandner H (1986) Einfluß der bei der KST verwendeten Feldarten auf die Kern- und

Oberflächentemperatur im menschlichen Organismus. Ergebnisse von in vitro und in vivo-Experimenten. RÖFO 144 5: 591–596

241. Vogl T, Mühlig H-P, zur Nieden J, Moser E, Spelsberg F (1986) KST zur Diagnostik von Erkrankungen der Schilddrüse und der Nebenschilddrüsen. Therapiewoche 46: 4740–4744

242. Vogl T, Schuler M, Hahn D, Funk W, Mees K (1986) Vergleichende Darstellung einer Laryngozele im MR, CT und konventioneller Röntgendiagnostik. Digit Bilddiagn 6: 64–66

243. Vogl T, Bauer M, Hahn D, Mees K, Brüning R, Lissner J (1987) MR-Imaging of acoustic neuroma: plain and contrast enhanced studies. Magn Reson Imag 5 [Suppl 1]: 112

244. Vogl T, Bauer M, Fenzl G, Mees K, Lissner J (1987) Optimiertes diagnostisches Procedere bei Erkrankungen des Felsenbeins. In: Lemke HU, Rhodes ML, Jaffee CC, Felix R (Hrsg) Computer assisted radiology, CAR. Springer, Berlin Heidelberg New York, pp 17–26

245. Vogl T, Hefele-Rödel B, Sonnenbichler J, Hahn D, Markl A, Mees K (1987) Bestimmung der T2-Zeiten von Tumor- und Muskelgewebe – kernspintomographisch und resonanzspektroskopisch – Ergebnisse einer Vergleichsstudie. Digit Bilddiagn 2/7: S 51–56

246. Vogl T, Mees K, Grevers G (1987) Die diagnostische Wertigkeit der Kernspintomographie bei Raumforderungen des Pharynx. Laryngol Rhinol Otol (Stuttg) 66: S 543–546

247. Vogl T, Bauer M, Schedel H, Brüning R, Mees K, Lissner J (1988) Kernspintomographische Untersuchungen von Paragangliomen des Glomus caroticum und Glomus jugulare mit Gd-DTPA. RÖFO 148: 38 46

248. Vogl T, Paulus W, Fuchs A, Krimmel K, Krafczyk S (1988) Einfluß der in-vivo Kernspintomographie auf somatosensorisch und visuell evozierte Potentiale bei Menschen. Digit Bilddiagn 8: 1–6

249. Vogl T, Brüning R, Grevers G, Mees K, Bauer M, Lissner J (1988) MR-imaging of the oropharynx and tongue: comparison of plain and Gd-DTPA studies. Comput Assist Tomogr 12/3: 427–433

250. Vogl T, Mees K, Grevers G (1988) Kernspintomographische Untersuchungen des Oropharynx und Zungengrundes. Nativdiagnostik contra Kontrastmitteluntersuchung. Otorhinolaryngology 135/1: 45–48

251. Vogl T, Kellermann O, Randzio J, Kniha H, Requardt H, Tiling R, Lissner J (1988) Ergebnisse der Kernspintomographie des Temporomandibulargelenkes mittels optimierter Oberflächenspulen bei 100 Kiefergelenken. RÖFO 149/5: 502–507

252. Vogl T, Rennschmid C, Sauter R, Holtmann S, Schedel H, Peer F, Lissner J (1988) 31P in vivo-spectroscopy of human tumors with image guided technique (ISIS). Tumor Diagn Ther 9: 168–169

253. Vogl T, Ballhaus J, Dresel S, Kang K (1989) Gichttophus der Schädelbasis. RÖFO 150/5: 113–114

254. Vogl T, Dresel S, Schedel H, Markl A, Grevers G, Stelzer S, Lissner J (1989) KST des Nasopharynx mit Gd-DTPA: Wertigkeit und differentialdiagnostische Kriterien. RÖFO 150/5: 516–522

255. Vogl T, Peer F, Reimann V, Holtmann S, Rennschmid C, Weber H, Hahn D, Lissner J (1989) In-vivo 31P Magnetresonanz Spektroskopie und MRI bei Patienten mit oberflächlich gelegenen Tumoren. RÖFO 150/1: 58–65

256. Vogl T, Brüning R, Schedel H, Grevers G, Kang K, Hahn D, Lissner J (1989) MR-imaging of paragangliomas of the jugular bulb and carotid body: fast imaging technique and Gd-DTPA. AJNR 10: 823–827; AJNR 153: 583–588

257. Vogl T, Dresel S, Kang K, Grevers G, Riederer A, Späth M, Lissner J (1989) Kernspintomographie der Glandula parotis: Nativdiagnostik und Gd-DTPA. Digit Bilddiagn 5: 59–68

258. Vogl T, Wilimzig C, Hofmann U, Hofmann D, Hecker W, Lissner J (1989) Wertigkeit der KST des Thorax bei kongenitalen Trachealstenosen. RÖFO 151/4: 428–433

259. Vogl T, Peer F, Lissner J, Reimann V, Hoffmann S, Rennschmid C (1989) Comput Assist Radiol 17–23

260. Vogl T, Dresel S, Kang K, Hahn D, Grevers G, Lissner J (in press) Nasopharyngeal and adjacent tumors, MRI with Gd-DTPA. AJNR 1990

261. Vogl T, Dresel S, Späth M, Grevers G, Wilimzig C (1990) Parotid gland: plain and gadolinium-enhanced MR imaging. Radiology 177: 667–674

262. Weber AL, Davis KR, Nadol JB (1982) Chemodectomas of the glomus jugulare, glomus vagale and carotid body. Ann Otol Rhinol Laryngol 91: 666–669

263. Wehrli FW, MacFall JR, Glover GH, Grigsby H, Haughton H, Johanson V (1984) The dependency of NMR image contrast on intrinsic and pulse sequence timing parameters. Magn Reson Imaging 2: 3–16

264. Weinmann HJ, Brasch RC, Press WR, Wesby GE (1984) Characteristics of Gd-DTPA complex: A potential NMR contrast agent. AJR 142: 619–624

265. Yasargil MG, Fisch U (1969) Mikrochirurgische Exstirpation des Akustikusneurinoms. Arch Otorhinolaryngol 194: 243–247

266. Young IR, Hall AS, Pallis CA, Bydder GM, Legg NJ, Steiner RE (1981) Nuclear magnetic

resonance imaging of the brain in multiple sclerosis. Lancet 14:1063–1066

267. Young JR, Bydder GM, Hall AS et al. (1983) The role of NMR imaging in the diagnosis and management of acoustic neuroma. AJNR 4: 223–224

268. Zinreich SJ, Kennedy DW, Rosenbaum AE, Gayler BW, Kumar AJ, Stammenberger W (1987) Paranasal sinuses: CT imaging requirements for endoscopic surgery. Radiology 163: 769–775

269. Zonneveld FW, van der Meulen JC, van Akkerveeken PF, Koornneef L, Vaandrager JM, van der Horst CM (1988) Dreidimensionale Bildgebung durch Verarbeitung von CT-Daten und klinische Anwendungen in der Orthopädie und Chirurgie des Gesichtsschädels. Röntgenstrahlen 59:28–39

Sachverzeichnis

Danksagung

Ich möchte mich vor allem bei meinem verehrten Lehrer Professor Lissner für die wissenschaftliche Betreuung und die großzügige Unterstützung sowie die persönliche Förderung, die ich von ihm erfahren durfte, sehr herzlich bedanken. Nur durch seine Initiative und sein Verständnis war es mir möglich, das Fachgebiet systematisch zu bearbeiten und dabei das dargestellte Datenmaterial im Rahmen mehrerer Forschungsprojekte zu gewinnen und auszuwerten.
Eine breit ausgelegte Studie wäre nicht durchführbar ohne die aktive Unterstützung anderer Kliniken und Institute der Medizinischen Fakultät. Mein besonderer Dank gilt daher Herrn PD Dr. S. Holtmann, Frau Prof. Dr. K. Schorn, Herrn Prof. Dr. K. Mees, Herrn PD Dr. Reimann, Herrn Prof. Dr. Behbehani, Herrn Prof. Dr. Kastenbauer sowie allen Kollegen der Klinik und Poliklinik für Hals-Nasen-Ohren-Heilkunde der Universität München (Dir. Prof. Dr. Kastenbauer) für ihren engagierten Beitrag zum klinischen Teil des Buches und die Überlassung der klinischen Befunde; allen Kollegen der Neurochirurgischen Klinik und Poliklinik (Dir. Prof. Dr. Marguth) für die Überlassung der Operationsberichte sowie klinischer Daten.
Herrn Prof. Dr. Dr. Randzio sowie allen Kollegen der Klinik und Poliklinik für Kieferchirurgie (Dir. Prof. Dr. Schlegel) für die aktive Mithilfe.
Herrn Prof. Dr. Permanetter sowie allen Kollegen des Pathologischen Institutes der Universität München (Vorst. Prof. Dr. Eder) für ihre Unterstützung sowie die Überlassung pathologischer Befunde und Sektionsberichte.
Die Organisation und Durchführung der klinischen Studien wurde durch Sach- und Personalmittel ermöglicht, die im Rahmen zweier Forschungsprojekte von der Deutschen Forschungsgemeinschaft sowie der Wilhelm-Sander-Stiftung gewährt wurden.
Allen technischen Assistentinnen sowie den Kollegen Dr. H. Schedel, Dr. R. Brüning und Prof. Dr. Hahn gilt mein Dank für die Mithilfe bei der Fallanalyse.
Frau M. Vorbuchner half mit einzigartigem Einsatz bei der Zusammenstellung des Buches und der Durchführung der Untersuchungen.
Herrn Sturm, Herrn Teifel und Frau Schulze-Beer gilt mein Dank für die herausragende Anfertigung der photographischen Arbeiten für die Abbildungen.
In besonderer Weise möchte ich meiner Frau und meinen Eltern dafür danken, daß sie mich stets bei den wissenschaftlichen Arbeiten gefördert und angespornt haben.

KLINISCHE RADIOLOGIE

U. Mödder, Universität Düsseldorf; **M. Lenz,** München (Hrsg.)

Gesichtsschädel, Felsenbein, Speicheldrüsen, Pharynx, Larynx, Halsweichteile

Diagnostik mit bildgebenden Verfahren

1991. XII, 308 S. 352 Abb. in 660 Einzeldarst. 13 Tab.
(Klinische Radiologie. Hrsg. F. Heuck) Geb. DM 370,–
ISBN 3-540-17409-5

Subskriptionspreis: Geb. DM 296,–
(Subskriptionspreis bei Verpflichtung zur Abnahme des Gesamtwerkes)

Dieser nach topographischen Gesichtspunkten gegliederte Band behandelt die Diagnostik von Erkrankungen des Hals-Nasen-Ohren- und Zahn-Mund-Kiefer-Bereichs mit bildgebenden Verfahren. Besonders ausführlich wird neben der konventionellen Röntgendiagnostik auf die Computertomographie eingegangen. Durch anschauliche Darstellung der Schnittbildanatomie und durch praxisnahe, klinisch orientierte Vermittlung modernen Wissens wird auch der Anfänger in die Lage versetzt, sich systematisch in die komplexe Anatomie und Pathologie der Kopf-Hals-Region einzuarbeiten. Die umfangreiche Darstellung von Differentialdiagnosen hilft auch erfahrenen Praktikern bei der Diagnose seltener Erkrankungen. Der Band spricht somit nicht nur den Radiologen an, sondern er vermittelt auch dem HNO- und ZMK-Arzt die Möglichkeiten der modernen bildgebenden Diagnostik, die heute Grundlage einer differenzierten Therapie ist.

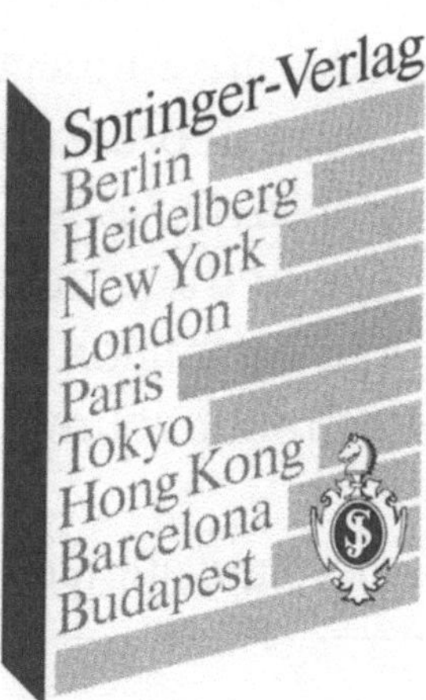